M. Adli und M. Hautzinger (Hrsg.)

Praxishandbuch Depression

Mazda Adli und Martin Hautzinger (Hrsg.)

Praxishandbuch Depression

Ursachen – Diagnostik – Therapie

1. Auflage

Mit Beiträgen von: Mazda Adli, Michael Bauer, Bettina Bechen, Maximilian Berger, Thomas Berger, Sandra Boden, Eva-Lotta Brakemeier, Lasse Brandt, Nicole Bührsch, Pichit Buspavanich, Hans Förstl, Anne Guhn, Martin Hautzinger, Dada Held-Poschardt, Jonathan Hennsler, Patricia Hölzle, Martin E. Keck, Stephan Köhler, Gabriel Kornwachs, Julia Krombach, Christine Kühner, Sonja Lech, André Lee, Daniel Maasfeld, Eva Meisenzahl, Angela Merkl-Maßmann, Silke Naab, Katharina Nickchen, Christoph Nissen, Ximena Omlin, Jens Plag, Francesca Regen, Andreas Reif, Christine Reif-Leonhard, Eckhard Roediger, Henning Schauenburg, Leonhard Schilbach, Alexandra Schosser, Elisabeth Schramm, Ulrich Schweiger, Jochen Schwemm, Valerija Sipos, Lara von Koch, Henrik Walter, Natalia Wege, Julia C. Zwick

ELSEVIER

Elsevier GmbH, Bernhard-Wicki-Str. 5, 80636 München, Deutschland
Wir freuen uns über Ihr Feedback und Ihre Anregungen an kundendienst@elsevier.com

ISBN 978-3-437-23031-8
eISBN 978-3-437-18239-6

Wichtiger Hinweis für den Benutzer
Die medizinischen Wissenschaften unterliegen einem sehr schnellen Wissenszuwachs. Der stetige Wandel von Methoden, Wirkstoffen und Erkenntnissen ist allen an diesem Werk Beteiligten bewusst. Sowohl der Verlag als auch die Autorinnen und Autoren und alle, die an der Entstehung dieses Werkes beteiligt waren, haben große Sorgfalt darauf verwandt, dass die Angaben zu Methoden, Anweisungen, Produkten, Anwendungen oder Konzepten dem aktuellen Wissensstand zum Zeitpunkt der Fertigstellung des Werkes entsprechen.
Der Verlag kann jedoch keine Gewähr für Angaben zu Dosierung und Applikationsformen übernehmen. Es sollte stets eine unabhängige und sorgfältige Überprüfung von Diagnosen und Arzneimitteldosierungen sowie möglicher Kontraindikationen erfolgen. Jede Dosierung oder Applikation liegt in der Verantwortung der Anwenderin oder des Anwenders. Die Elsevier GmbH, die Autorinnen und Autoren und alle, die an der Entstehung des Werkes mitgewirkt haben, können keinerlei Haftung in Bezug auf jegliche Verletzung und/oder Schäden an Personen oder Eigentum, im Rahmen von Produkthaftung, Fahrlässigkeit oder anderweitig übernehmen.

Für die Vollständigkeit und Auswahl der aufgeführten Medikamente übernimmt der Verlag keine Gewähr.
Geschützte Warennamen (Warenzeichen) werden in der Regel besonders kenntlich gemacht (®). Aus dem Fehlen eines solchen Hinweises kann jedoch nicht automatisch geschlossen werden, dass es sich um einen freien Warennamen handelt.

Bibliografische Information der Deutschen Nationalbibliothek
Die Deutsche Nationalbibliothek verzeichnet diese Publikation in der Deutschen Nationalbibliografie; detaillierte bibliografische Daten sind im Internet über https://www.dnb.de abrufbar.

23 24 25 26 27 5 4 3 2 1

In ihren Veröffentlichungen verfolgt die Elsevier GmbH das Ziel, genderneutrale Formulierungen für Personengruppen zu verwenden. Um jedoch den Textfluss nicht zu stören sowie die gestalterische Freiheit nicht einzuschränken, wurden bisweilen Kompromisse eingegangen. Selbstverständlich sind **immer alle Geschlechter** gemeint.

Planung: Dr. Bernhard Gall, München
Projektmanagement: Anke Drescher, München
Redaktion: Michaela Mohr/Michael Kraft, mimo-booxx|textwerk. – Büro für Verlagsdienstleistungen, Augsburg
Rechteklärung: Niklas Borck, München
Herstellung: Ute Landwehr-Heldt, Bremen
Satz: STRAIVE, Puducherry/Indien
Druck und Bindung: Drukarnia Dimograf Sp. z o. o., Bielsko-Biała/Polen
Umschlaggestaltung: SpieszDesign, Neu-Ulm
Titelfotografie: © markasia – stock.adobe.com

Aktuelle Informationen finden Sie im Internet unter **www.elsevier.de**

Vorwort

Die Depression gehört weltweit zu den großen Volkskrankheiten und kostet vielen Menschen viele gesunde Lebensjahre. Sie verursacht erhebliches Leid für Betroffene und deren Angehörige. Sie beeinträchtigt die Lebensqualität, das soziale Leben und den Beruf. Sie ist Risikofaktor für andere Erkrankungen wie Herz-Kreislauf-Erkrankungen, Diabetes mellitus, Fettstoffwechselstörungen oder Demenzen. Und sie ist eine potenziell tödliche Erkrankung. Jährlich sterben in Deutschland doppelt so viele Menschen an Suizid wie an Verkehrsunfällen. Der größte Teil geht dabei auf eine Depression zurück.

Depression ist aber auch weiterhin ein erhebliches Tabuthema, besonders in Deutschland. Dabei betrifft sie in jedem Jahr rund fünfeinhalb Millionen Menschen in diesem Land. Über Niedergeschlagenheit, Ängstlichkeit, vermindertes Selbstwertgefühl, den Verlust des Interesses an geliebten Menschen oder auch am Alltag zu sprechen fällt uns immer noch viel zu schwer. Und ganz besonders gilt dies für Suizidgedanken. Daher gehört es zu den oft schwierigen Aufgaben für PsychiaterInnen und PsychotherapeutInnen, Symptome einer Depression zu erkennen, sie einfühlsam zur Sprache zu bringen und den Betroffenen Hoffnung zu spenden in einer Situation, in der Hoffnungslosigkeit gleichzeitig Symptom der Krankheit ist.

Mit dem vorliegenden Buch wenden wir uns an PraktikerInnen und solche, die es werden wollen. In der Klinik, der niedergelassenen Fach- oder hausärztlichen bzw. psychotherapeutischen Praxis, in Ausbildung oder Studium. Oder auch in jeder anderen wissensdurstigen Situation. Ein besonderer Wert ist für uns, der multimodalen Behandlung der Depression in diesem Buch Platz zu geben. Dabei macht es die Vielzahl der sehr unterschiedlichen Ansätze einerseits und der relative Mangel an Prädiktoren für das Ansprechen auf eine bestimmte Behandlung andererseits in der Praxis zu einer Herausforderung, die passenden Therapien in der bestmöglichen zeitlichen Abfolge auszuwählen. Wir möchten daher über pharmakologische, psychotherapeutische, stimulationstherapeutische, chronotherapeutische, soziotherapeutische, kreativtherapeutische, bewegungstherapeutische und präventive Aspekte informieren und sie möglichst anwendungsnah erläutern. Natürlich ist es für eine gute und erfolgreiche Depressionstherapie keinesfalls nötig, alle diese verschiedenen Behandlungsoptionen auf eine Patientin bzw. einen Patienten anzuwenden. Es bleibt Aufgabe des/der jeweiligen BehandlerIn, eine auf den/die jeweilige(n) PatientIn persönlich zugeschnittene Therapie zu gestalten. Wir hoffen, mit dem vorliegenden Buch einen Beitrag zu einer guten antidepressiven Behandlungsplanung zu leisten. Hierzu haben wir hervorragende KollegInnen aus den jeweiligen Sparten gebeten, an diesem Buch mitzuwirken. Ihnen sind wir besonders dankbar, dass sie ihr Wissen und Können in diesem Buch teilen.

Mit der Erstauflage sind wir sehr gespannt, ob Sie sich in Ihrer Arbeit durch die Lektüre dieses Buches unterstützt fühlen. Und natürlich auch darauf, ob Ihnen vielleicht etwas fehlt. Wir sind offen und dankbar für Ihr Feedback und verstehen das *Praxishandbuch Depression* als lebendiges Buch, das wir durch die hoffentlich folgenden Auflagen hindurch den Bedürfnissen aus der klinischen Praxis anpassen möchten. Wir wünschen Ihnen viel Freude beim Lesen.

Berlin, Tübingen, im Mai 2022
Mazda Adli und Martin Hautzinger

Herausgeber

Prof. Dr. Mazda Adli
Theodor Fliedner Stiftung
Fliedner Klinik Berlin
Charité – Universitätsmedizin Berlin
Klinik für Psychiatrie und Psychotherapie
Campus Charité Mitte
Charitéplatz 1
10117 Berlin

Prof. Dr. Martin Hautzinger
Eberhard Karls Universität Tübingen
Klinische Psychologie und Psychotherapie
Fachbereich Psychologie
Schleichstraße 4
72076 Tübingen

Autorinnen und Autoren

Prof. Dr. Dr. Michael Bauer
Klinik und Poliklinik für Psychiatrie und Psychotherapie
Universitätsklinikum Carl Gustav Carus
Technische Universität Dresden
Fetscherstraße 74
01307 Dresden

Bettina Bechen, M. A.
Theodor Fliedner Stiftung
Fliedner Klinik Berlin
Markgrafenstraße 34
10117 Berlin

Dr. Maximilian Berger
Charité – Universitätsmedizin Berlin
Psychiatrische Universitätsklinik der Charité im St. Hedwig-Krankenhaus
Große Hamburger Straße 5–11
10115 Berlin

Prof. Dr. Thomas Berger
Universität Bern
Institut für Psychologie
Fabrikstraße 8
CH-3012 Bern

Sandra Boden, Dipl.-Psych.
Tübinger Akademie für Verhaltenstherapie
Neckarhalde 26a
72070 Tübingen

Prof. Dr. Eva-Lotta Brakemeier
Lehrstuhl für Klinische Psychologie und Psychotherapie
Universität Greifswald
Franz-Mehring-Straße 47
17489 Greifswald

Dr. Lasse Brandt
Charité – Universitätsmedizin Berlin
Klinik für Psychiatrie und Psychotherapie
Campus Charité Mitte
Charitéplatz 1
10117 Berlin

Dr. Nicole Bührsch, Dipl.-Psych.
Theodor Fliedner Stiftung
Fliedner Klinik Berlin
Markgrafenstraße 34
10117 Berlin

Dr. Pichit Buspavanich
Klinik für Psychiatrie und Psychotherapie
Charité – Universitätsmedizin Berlin
Campus Charité Mitte
Charitéplatz 1
10117 Berlin

Prof. Dr. Hans Förstl
Technische Universität München
Klinik und Poliklinik für Psychiatrie und Psychotherapie
Ismaninger Straße 22
81675 München

Dr. Anne Guhn, Dipl.-Psych.
Charité – Universitätsmedizin Berlin
Klinik für Psychiatrie und Psychotherapie
Charitéplatz 1
10117 Berlin

Dr. Dada Held-Poschardt
Theodor Fliedner Stiftung
Fliedner Klinik Berlin
Markgrafenstraße 34
10117 Berlin

Dr. Jonathan Hennsler
Charité – Universitätsmedizin Berlin
Psychiatrische Universitätsklinik der Charité im St. Hedwig Krankenhaus
Große Hamburger Straße 5-11
10115 Berlin

Dr. Patricia Hölzle
Klinikum rechts der Isar
Ismaninger Straße 22
81675 München

Prof. Dr. Dr. Martin Keck
Akademie und Gesundheitszentrum Frauenchiemsee
Frauenchiemsee 50
83256 Chiemsee

PD Dr. Stephan Köhler
Charité – Universitätsmedizin Berlin
Klinik für Psychiatrie und Psychotherapie
Campus Charité Mitte
Charitéplatz 1
10117 Berlin

Dr. Gabriel Kornwachs
Universität Tübingen
Fachbereich Psychologie
Klinische Psychologie und Psychotherapie
Schleichstraße 4
72076 Tübingen

Dr. Julia Krombach
Technische Universität München
Klinik und Poliklinik für Psychiatrie und Psychotherapie
Ismaninger Straße 22
81675 München

Prof. (apl.) Dr. Christine Kühner, Dipl.-Psych.
Abteilung Psychiatrie und Psychotherapie
Zentralinstitut für Seelische Gesundheit (ZI)
J 5
68159 Mannheim

Sonia Lech M. Sc.
Institut für Medizinische Soziologie und Rehabilitationswissenschaft
Charité – Universitätsmedizin Berlin
Charitéplatz 1
10117 Berlin

Prof. Dr. André Lee
Juniorprofessur für Musikphysiologie und Musikermedizin
Hochschule für Musik
Theater und Medien Hannover
Neues Haus 1
23 Schiffgraben 48
30175 Hannover

Daniel Maasfeld, M. A.
Dipl.-Sozialarbeiter/-Sozialpädagoge
Perspektive Zehlendorf e. V.
Teltower Damm 20
14169 Berlin

Prof. Dr. Eva Meisenzahl
LVR-Klinikum Düsseldorf
Kliniken der Heinrich-Heine-Universität Düsseldorf
Postfach 12 05 10
40605 Düsseldorf

PD Dr. Dipl.-Psych. Angela Merkl-Maßmann
Theodor Fliedner Stiftung
Fliedner Klinik Berlin
Klinik für Psychiatrie und Psychotherapie der Charité – Universitätsmedizin Berlin
Campus Charité Mitte
Charitéplatz 1
10117 Berlin

Dr. Silke Naab
Schön Klinik Roseneck
Am Roseneck 6
83209 Prien am Chiemsee

Dr. Katharina Nickchen
Theodor Fliedner Stiftung
Fliedner Klinik Berlin
Markgrafenstraße 34
10117 Berlin

Prof. Dr. Christoph Nissen
Universitäre Psychiatrische Dienste Bern (UPD) AG
Universitätsklinik für Psychiatrie und Psychotherapie
Bolligenstraße 111
CH-3000 Bern 60

Ximena Omlin, PhD
Universitäre Psychiatrische Dienste Bern (UPD) AG
Universitätsklinik für Psychiatrie und Psychotherapie
Bolligenstraße 111
CH-3000 Bern 60

Dr. med. Jens Plag
Klinik für Psychiatrie und Psychotherapie
Charité – Universitätsmedizin Berlin
Campus Charité Mitte
Charitéplatz 1
10117 Berlin

Dr. Francesca Regen
Klinik für Psychiatrie und Psychotherapie
Charité - Universitätsmedizin Berlin
Campus Benjamin Franklin
Hindenburgdamm 30
12203 Berlin

Prof. Dr. Andreas Reif
Klinik für Psychiatrie, Psychosomatik und Psychotherapie
Universitätsklinikum Frankfurt
Heinrich-Hoffmann-Straße 10
60528 Frankfurt am Main

Dr. Christine Reif-Leonhard
Klinik für Psychiatrie, Psychosomatik und Psychotherapie
Heinrich Hoffmann-Straße 10
60528 Frankfurt am Main

Dr. Eckhard Roediger
Frauenlobstraße 64
60487 Frankfurt am Main

Prof. Dr. Henning Schauenburg
Universitätsklinikum Heidelberg
Klinik für Psychosomatische und Allgemeine klinische Medizin
Thibautstraße 2
69115 Heidelberg

Prof. Dr. Leonhard Schilbach
Klinik und Poliklinik für Psychiatrie und Psychotherapie
LVR-Klinikum Düsseldorf
Kliniken der Heinrich-Heine-Universität Düsseldorf
Bergische Landstraße 2
40629 Düsseldorf

Prim. Priv.-Doz. Dr. Alexandra Schosser, PhD. MBA
Sigmund Freud PrivatUniversität Wien
Campus Prater
Freudplatz 1
A-1020 Wien

Prof. Dr. Elisabeth Schramm
Universitätsklinikum Freiburg
Klinik für Psychiatrie und Psychotherapie
Hauptstraße 5
70104 Freiburg

Prof. Dr. Ulrich Schweiger
Psychosoziales Zentrum am Krankenhaus West
Rostocker Chaussee 70
18437 Stralsund

Jochen Schwemm
Theodor Fliedner Stiftung
Fliedner Klinik Berlin
Markgrafenstraße 34
10117 Berlin

Dr. Dipl.-Psych. Valerija Sipos
Psychosoziales Zentrum am Krankenhaus West
Rostocker Chaussee 70
18437 Stralsund

Dipl.-Psych. Lara von Koch
Fliedner Klinik Berlin
Markgrafenstraße 34
10117 Berlin

Prof. Dr. Dr. Henrik Walter
Klinik für Psychiatrie und Psychotherapie in Berlin
am Campus Charité Mitte
Charité – Universitätsmedizin Berlin
Charitéplatz 1
10117 Berlin

Dr. Natalia Wege
LVR-Klinikum Düsseldorf
Kliniken der Heinrich-Heine-Universität Düsseldorf
Postfach 12 05 10
40605 Düsseldorf

Dr. rer. nat. Julia Zwick, Dipl.-Psych.
Psychologische Psychotherapeutin (VT)
Christoph-Dornier-Stiftung
Institut Tübingen
Silcherstraße 5
72076 Tübingen

Abkürzungen

Symbol	
5-HAT	5-Hydroxytryptamin (Serotonin)
A	
AAP	atypische/s Antipsychotikum/a
ACSM	American College of Sports Medicine
ACT	Akzeptanz- und Commitmenttherapie
AD	Antidepressivum/a
ADS	allgemeine Depressionsskala, akutes Entzugs- oder Absetzsyndrom (Antidepressant Discontinuation Syndrome)
ADHS	Aufmerksamkeitsdefizit- und Hyperaktivitätsstörung/-syndrom
Alg	Arbeitslosengeld
APA	American Psychiatric Association
ART	antiretrovirale Therapie
ASA	Adult Separation Anxiety
B	
BA	Verhaltensaktivierung, Behavioral Activation
BAp	British Association for Psychopharmacology
BBW	Berufsbildungswerk/e
BDI	Beck-Depressions-Inventar
BDNF	Brain-derived Neurotrophic Factor
BEM	betriebliches Eingliederungsmanagement
BEW	betreutes Einzelwohnen
BFPE	Bielefelder Fragebogen zu Partnerschaftserwartungen
BFW	Berufsförderwerk/e
BGQ	Brief Grief Questionnaire
BZTS	Beschäftigungstagesstätte/n
BTZ	berufliche/s Trainingszentrum/en
C	
CANMAT	Canadian Network for Mood and Anxiety Treatments
CAU	Care as Usual (gewohnte Behandlung)
CBASP	Cognitive Behavioral Analysis System of Psychotherapy
CBZ	Carbamazepin
CHMP	Ausschuss für Humanarzneimittel
CI	kognitive Einschränkung
COPD	chronisch obstruktive Lungenerkrankung
CRF	kardiorespiratorische Fitness
CRH	Corticotropin-Releasing-Hormon
CRP	C-reaktives Protein
C-SSRS	Columbia Suicide Severity Rating Scale
CTQ-SF	Childhood Trauma Questionnaire
CYP	Cytochrom
D	
d	Tag/e
DBS	Deep Brain Stimulation
DBT	dialektisch-behaviorale Therapie
DESS	Discontinuation-Emergent Signs and Symptoms
DGPPN	Deutsche Gesellschaft für Psychiatrie und Psychotherapie, Psychosomatik und Nervenheilkunde e. V.
DGPs	Deutsche Gesellschaft für Psychologie e.V.
DiA	Depression im Alter
DiGA	digitale Gesundheitsanwendungen
DLMO	Dim Light Melatonin Onset
DLPFC	dorsolateraler präfrontaler Cortex (Dorsolateral Prefrontal Cortex)
DMNT3a	De-novo-Methyltransferase 3
DPE	diszipliniertes persönliches Einlassen
DSM	Diagnostic and Statistical Manual of Mental Disorders
DTI	Diffusion Tensor Imaging
DTK	Depressionstest für Kinder
DVG	Digitale-Versorgung-Gesetz
E	
EBA	erweiterte Berufsfindung und Arbeitserprobung
ECR	Experiences in Close Relationships
EE	erwünschtes Ergebnis
eEF2	eukaryoter Elongationsfaktor-2
EEG	Elektroenzephalogramm
E-EKT	Erhaltungs-Elektrokonvulsionstherapie
EHIS	European Health Interview Survey
EKG	Elektrokardiogramm
EKT	Elektrokonvulsionstherapie
EMA	Europäische Arzneimittelagentur
EntgFG	Entgeltfortzahlungsgesetz
EPS	extrapyramidale/s Störung/Syndrom
ERK	Extracellular-signal Regulated Kinases
F	
FDA	Food and Drug Administration
G	
GAD	generalisierte Angststörung
GAP	German Algorithm Project
GDS	geriatrische Depressionsskala
GSK-3	Glykogensynthasekinase-3
GWAS	genomweite Assoziationsstudie

H

h	Stunde/n
HAMD	Hamilton-Depressionsskala
HDRS	Hamilton-Depressions-Ratings-Skala
HHNA	Hypothalamus-Hypophysen-Nebennierenrinden-Achse
HIIT	hochintensives Intervalltraining
HPA	Hypothalamus-Hypophysen-Nebennierenrinden-Achse
HS	Hoffnungslosigkeits-Skala
HWZ	Halbwertszeit

I

ICD	International Classification of Diseases
ICG	Inventory of Complicated Grief
i. d. R.	in der Regel
IDS	Inventar depressiver Symptome (Inventory of Depressive Symptoms)
IDÜ	interpersonelle Diskriminationsübung
IFD	Integrationsfachdienst/e
IIP-D	Inventar zur Erfassung Interpersoneller Probleme
IMI	Impact Message Inventory
IPT	interpersonelle Psychotherapie
i. v.	intravenös

J

J.	Jahr/e

K

KBV	Kassenärztliche Bundesvereinigung
KG	Körpergewicht
KHK	koronare Herzkrankheit
KI	Konfidenzintervall
KKP	klinische/r Konsenspunkt/e
KLE	kritische Lebensereignisse
KPR	kontingente persönliche Reaktion
KVT	kognitive Verhaltenstherapie

L

Li	Lithium
Lj.	Lebensjahr/e
LOE	Level of Evidence
LTA	Leistungen zur Teilhabe am Arbeitsleben

M

MADRS	Montgomery-Asberg-Depressions-Rating-Skala
MAOH (MAO-I)	Monoamin-Oxidasehemmer
MBE	Mind Body Exercise
MBI	Maslach Burnout Inventory
MDD	Major Depressive Disorder
MDE	majore depressive Episode
MDMA	3,4-Methylendioxy-N-methylamphetamin (Ecstasy)
MI	motivierende Gesprächsführung (Motivational Interviewing)
Min.	Minute/n
MKT	Magnetkonvulsionstherapie
Mon.	Monat/e
MS	multiple Sklerose
mTOR	Mammalian Target of Rapamycin
MTT	Microbiota Transfer Therapy
mVB	mediales Vorderhirnbündel

N

NaSSA	noradrenerges und spezifisch serotonerges Antidepressivum
NDRI	Noradrenalin-Dopamin-Wiederaufnahmehemmer
NHS	National Health Service
NICE	National Institute for Health and Clinical Excellence
NMDA	N-Methyl-D-Aspartat
NMDAR	N-Methyl-D-Aspartat-Rezeptor
NNR	Nebennierenrinde
NNT	Number Needed to Treat
NSAR	nichtsteroidale/s Antirheumatikum/a
NVL	Nationale VersorgungsLeitlinien

O

OPD	operationalisierte psychodynamische Diagnostik
OR	Odds Ratio

P

PET	Positronenemissionstomografie
PFC	präfrontaler Kortex
PHQ	Patient Health Questionnaire
PKB	Proteinkinase B
PMDS	prämenstruelle dysphorische Störung
PME	prämenstruelle Exazerbationen
PPD	peripartale Depressionen
PRC	Phase Response Curve
PSI	postiktaler Supressionsindex
PsychKG	Gesetz über Hilfen und Schutzmaßnahmen bei psychischen Krankheiten

Q

QIDS	Quick Inventory of Depressive Symptoms

R

RCT	randomisierte kontrollierte Studie (Randomized Controlled Trial)
RDoC	Research Domain Criteria
RP	Rezidivprophylaxe
RR	Blutdruck (Riva-Rocci-Apparat)
rTMS	repetitive transkranielle Magnetstimulation

S

s	Sekunde/n
SAS	Social Adjustment Scale
SASB	Structural Analysis of Social Behavior
s. c.	subkutan
SCN	suprachiasmatischer Nukleus
SDS	Sheehan Disability Scale

SES	sozioökonomischer Status
SGB	Sozialgesetzbuch
SKID	strukturiertes klinisches Interview für DSM-IV
SNDRI	selektive Noradrenalin- und Dopamin-Wiederaufnahmehemmer
SNP	Single Nucleotid Polymorphism
SNRI	selektive/Serotonin-Noradrenalin-Wiederaufnahmehemmer
SOC	Kohärenzgefühl (Sense of Coherence)
SSNRI	selektive Serotonin- und Noradrenalin-Wiederaufnahmehemmer
SSRI	selektive/r Serotonin-Wiederaufnahmehemmer
SSU	Skalen sozialer Unterstützung
SuT	Substitutionstherapie
SWS	Slow Wave Sleep
T	
T3	Trijodthyronin
T4	Thyroxin
tDCS	transkranielle Gleichstromstimulation
TDM	therapeutisches Drug-Monitoring
TE	tatsächliches Ergebnis
THS	tiefe Hirnstimulation
TMS	transkranielle Magnetstimulation
TrkB	Tyrosinkinase B
TSH	Thyrotropin
TWG	therapeutische Wohngemeinschaft/en
TZA	tri-/tetrazyklische Antidepressiva
U	
UAW	unerwünschte Arzneimittelwirkungen
UPD	unipolare Depression
V	
V. a.	Verdacht auf
VLPO	ventrolaterales präoptisches Areal
VNS	Vagusnervstimulation
W	
WFSBP	World World Federation of Societies of Biological Psychiatry
Wo.	Wochen/n
Y	
YLD	Years Lived with Disability

Abbildungsnachweis

Der Verweis auf die jeweilige Abbildungsquelle befindet sich bei allen Abbildungen im Werk am Ende des Legendentextes in eckigen Klammern. Alle nicht besonders gekennzeichneten Grafiken und Abbildungen © Elsevier GmbH, München.

G1126	Konrad, C./et al.: Therapie der Depression. Springer, 1. Aufl. 2017.
H053-005	Burgess, H.J./Sharkey, K.M./Eastman, C.I.: Bright light, dark and melatonin can promote circadian adaptation in night shift workers. In: Sleep Medicine Reviews. Volume 6, Issue 5, Pages 407-420. Elsevier, October 2002.
H154-001	Steffen, A./ et al.: Trends in prevalence of depression in Germany between 2009 and 2017 based on nationwide ambulatory claims data. In: Journal of Affective Disorders. Volume 271, Pages 239-247. Elsevier, June 2020.
H255-001	Adli, M., et al. (2017). How Effective Is Algorithm-Guided Treatment for Depressed Inpatients? Results from the Randomized Controlled Multicenter German Algorithm Project 3 Trial. In: International Journal of Neuropsychopharmacology. Volume 20, Issue 9, Pages 721–730. Oxford University Press, June 2017.
H256-001	Stahmeyer, J. T./Kuhlmann, K./Eberhard, S.: Die Häufigkeit von Depressionsdiagnosen nach Versichertengruppen im Zeitverlauf–eine Routinedatenanalyse der Jahre 2006–2015. In: PPmP-Psychotherapie· Psychosomatik· Medizinische Psychologie. Volume 69, Issue 2, Pages 72-80. Thieme, Feburar 2019.
L143	Heike Hübner, Berlin
P1144	Dr. med Jens Plag, Berlin
P1145	Dr. med. Silke Naab, Roseneck
P1146	Dr. rer. nat. Anne Guhn, Berlin
P1147	Dr. rer. nat. Julia Zwick, Tübingen
P1148	PD Dr. med. Angela Merkl-Maßmann, Berlin
P1149	PD Dr. Stephan Köhler, Berlin
P1150	Prim. PD Dr. Alexandra Schosser, Wien
P1151	Prof. Dr. Andreas Reif, Frankfurt
P1152	Prof. Dr. Elisabeth Schramm, Freiburg
P1153	Prof. Dr. Eva-Lotte Brakemeier, Greifswald
P1154	Prof. Dr. Hans Förstl, München
P1155	Prof. Dr. Martin Hautzinger, Tübingen
P1156	Prof. Dr. Mazda Adli, Berlin
P1157	Prof. Dr. med. Henning Schauenburg, Heidelberg
P1158	Prof. Dr. Michael Bauer, Dresden
P1159	Prof. Dr. Ulrich Schweiger, Stralsund
W193	Statistisches Bundesamt, Wiesbaden
W798	World Health Organization (WHO), Genf
W882	DGPPN, BÄK, KBV, AWMF (Hrsg.) für die Leitliniengruppe Unipolare Depression*. S3-Leitlinie/Nationale Versorgungsleitlinie Unipolare Depression – Langfassung, 2. Auflage. Version 5. 2015

Fehler gefunden?

https://else4.de/978-3-437-23031-8

An unsere Inhalte haben wir sehr hohe Ansprüche. Trotz aller Sorgfalt kann es jedoch passieren, dass sich ein Fehler einschleicht oder fachlich-inhaltliche Aktualisierungen notwendig geworden sind.

Sobald ein relevanter Fehler entdeckt wird, stellen wir eine Korrektur zur Verfügung. Mit diesem QR-Code gelingt der schnelle Zugriff.

Wir sind dankbar für jeden Hinweis, der uns hilft, dieses Werk zu verbessern. Bitte richten Sie Ihre Anregungen, Lob und Kritik an folgende E-Mail-Adresse: kundendienst@elsevier.com

Inhaltsverzeichnis

I Grundlagen

KAPITEL

1

Mazda Adli

Störungsbild und Symptomatik (Vielfalt und Komplexität)

Kernaussagen

- **Depressive Episoden** können im Rahmen verschiedener Diagnosen auftreten.
- Die Depression ist eine **multifaktorielle Störung,** bei deren Entstehung genetische, epigenetische Faktoren und verschiedenartige Stressoren zusammenwirken.
- Die Depression ist eine **Volkskrankheit** und weltweit die Erkrankung mit dem höchsten Anteil an mit Beeinträchtigung gelebter Lebensjahre (Years Lived with Disability).

1.1 Einführung

Traurigkeit, Niedergeschlagenheit, Lustlosigkeit oder Energielosigkeit kennt jeder Mensch als zum Leben gehörende Alltagserfahrung. Sie geht in der Regel vorüber. Bei depressiven Erkrankungen jedoch bleiben diese Veränderungen über lange Zeit bestehen und beeinträchtigen Denken, Erleben und Verhalten eines Menschen. Dadurch kommt es häufig zu belastenden Einschränkungen im sozialen, familiären und beruflichen Alltag. Äußerlich sichtbare Krankheitszeichen gibt es dabei häufig nicht, was dazu führen kann, dass Betroffene und ihre Angehörige der Depression keinen Krankheitswert zuordnen. Betroffene geben sich für ihren Zustand oft selbst die Schuld, was wiederum das depressive Erleben zusätzlich verstärkt und dazu führt, dass Erkrankte mit zum Teil erheblicher zeitlicher Verzögerung oder gar keine psychiatrische und psychotherapeutische Hilfe suchen. Dabei ist die Depression selbst Risikofaktor für zahlreiche körperliche Erkrankungen, wie etwa Herz-Kreislauf-Erkrankungen, und neuropsychiatrische Erkrankungen, wie Demenzen. Sie verschlechtert überdies die Prognose für so gut wie alle anderen Krankheiten. Die Depression gehört daher zu den Erkrankungen, bei denen einer guten öffentliche Aufklärung sowie einer prominenten Position in der ärztlichen Ausbildung eine besondere Bedeutung zukommt.

1.2 Vielfalt und Komplexität eines altbekannten Störungsbildes

Die Depression wurde bereits im 4. Jh. v. Chr. von Hippokrates als Krankheit und im 2. Jh. v. Chr. von Galen als wiederkehrender Zustand beschrieben. Die sog. Melancholie wurde als Störung der schwarzen Galle (griech. mélaina choláe) aufgefasst. Der Begriff Melancholie findet bis heute Verwendung und beschreibt in der modernen Krankheitsklassifikation den Subtyp, der besonders viele biologische Merkmale aufweist. Die krankheitswertige Depression unterscheidet sich von den nichtpathologischen Stimmungsschwankungen, den emotionalen Reaktionen auf alltägliche Situationen, der Trauer als Reaktion auf einen Schicksalsschlag oder der vorübergehenden Traurigkeit, die allesamt zu den normalen psychischen Gemütszuständen gehören. Kraepelin ordnete 1913 „depressive Zustände" dem „manisch-depressiven Irresein" zu. Tellenbach beschrieb 1961 eine zur Depression neigende Persönlichkeit als gewissenhaft, übergenau und ordentlich und nannte sie „Typus melancholicus".

Nach heutiger Einteilung kann die Depression bei verschiedenen psychischen Erkrankungen auftreten. Sie kann einmalig als **depressive Episode** oder wiederkehrend als **rezidivierende depressive Störung** vorkommen. Darüber hinaus kommt sie im Verlauf bipolarer Störungen vor oder aber als anhaltende Störungsform bei der **Dysthymie** sowie der **Zyklothymie.** Depressive Episoden können zudem eindeutig äußeren physikalischen Veränderungen folgen, wie etwa die **saisonal abhängige Depression,** die meist mit den kürzer werdenden Tagen in den Herbst- und Wintermonaten beginnt und auch ein jahreszeitliches Verlaufsmuster aufweist. Depressive Episoden können aber auch hormonellen Veränderungen folgen wie z. B. die **postpartale Depression** oder auch die (etwas seltener vorkommende) **Schwangerschaftsdepression.** Depressive Störungen kommen zudem gehäuft als Komorbidität zahlreicher anderer psychischer Erkrankungen vor, besonders bei Abhängigkeitserkrankungen, Angststörungen, Zwangsstörungen, Persönlichkeitsstörungen, Essstörungen oder Demenzerkrankungen. Als sekundäre Folge körperlicher Erkrankungen kann es zu **organisch bedingter Depression** kommen, so z. B. bei Hypothyreosen, onkologischen Erkrankungen oder chronisch-entzündlichen Erkrankungen (➤ Kap. 9). Die genauere Klassifikation depressiver Störungen wird in ➤ Kap. 3 erläutert.

Die Varianten von affektiven Störungen, in deren Rahmen depressive Episoden oder Phasen auftreten zeigt ➤ Abb. 1.1.

Mit den heute zur Verfügung stehenden Möglichkeiten der Pharmakotherapie, der Psychotherapie, der nichtpharmakologischen biologischen Verfahren wie Stimulationsverfahren und chronobiologische Interventionen sowie der Vielzahl adjuvanter Therapieverfahren ist die Prognose der depressiven Einzelepisode günstig. Jedoch liegt das Risiko einer erneuten depressiven Episode bei 50 %. Das Rezidivrisiko steigt mit jeder weiteren Episode. Trotz guter Behandlungsmöglichkeiten ist die Depression bis heute eine potenziell

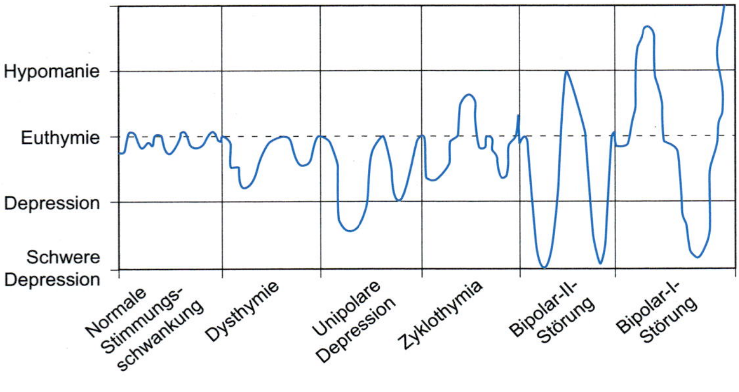

Abb. 1.1 Stimmungsschwankungen und Verlaufsformen affektiver Störungen (nach Goodwin, Jamison 2007) [L143]

tödliche Erkrankung: In Deutschland sterben pro Jahr 10.000 Menschen am Suizid, weltweit sind es über 700.000. 50–70 % der Suizide geschehen im Rahmen depressiver Erkrankungen.

1.3 Depression als epigenetische, multifaktorielle Störung

Die Depression gilt als multifaktorielle Erkrankung, bei der genetische Vulnerabilität, epigenetische neurobiologische und psychosoziale Belastungsfaktoren zusammenwirken. Trotz umfangreicher Forschung in den letzten Jahrzehnten ist es jedoch bisher nicht gelungen diese Faktoren zu einem empirisch belegten Gesamtmodell zusammenzusetzen. Diese laufen mutmaßlich auf einer neurobiologischen Endstrecke zusammen, über die vermutlich auch Antidepressiva ihre Wirksamkeit entfalten. Jedoch existieren bis heute lediglich Modelle die die Interaktion von neuronalen, neurochemischen, neuroendokrinen und neuroplastischen Faktoren beschreiben, ohne dass es hier eine generalisierbare entsprechende empirische Evidenz gibt. Der Grund dafür wird in der Heterogenität depressiver Störungen gesehen, die unter der Diagnose „Depressive Episode“ vermutlich eine Vielzahl unterschiedlicher Störungsbilder vereint, deren biologische Demarkationslinien nicht bekannt sind. Die bis einschließlich zum ICD-9 geltende Dichotomisierung der Depression in endogene und neurotische Depressionen wurde mit dem ICD-10 aufgegeben, da sich in Genetik, Epidemiologie, Verlauf und Symptomatik eine solche Zweiteilung nicht bestätigen ließ. Die Einteilung erfolgt heute nach Symptomen, Schweregrad, Dauer und Langzeitverlauf (➤ Kap. 3).

Gut belegt ist die Rolle von Risikofaktoren wie aversive emotionale Erfahrungen in der Kindheit, wie Vernachlässigung, Missbrauch und Traumatisierung sowie von Life Events (Lebensereignissen), die deutliche Alltagsveränderungen mit sich bringen, vor allem aber Trauerereignisse, Trennungserfahrungen oder der Verlust von existenzieller Sicherheit (➤ Kap. 7). Ebenso als belegt gilt die Rolle biologischer, v. a. genetischer und epigentischer Risikofaktoren (➤ Kap. 8).

MERKE

Die Depression ist ein gutes Beispiel für Gen-Umwelt-Interaktion, bei der genetische Vulnerabilität und Stressoren verschiedenster Qualität (Life Events, chronischer Stress, Traumata) in unterschiedlicher Gewichtung zusammenwirken und dadurch die Erkrankung auslösen.

Gleichzeitig führt eine Depression mit ihren Auswirkungen auf soziale und berufliche Funktionsfähigkeit wiederum zu Stress, der wiederum zum aufrechterhaltenden Faktor werden kann. Zuletzt konnte auch der Einfluss eines globalen Stressors wie der SARS-CoV-2-Pandemie auf regionale Depressionsprävalenzen gezeigt werden. So zeigte eine große Studie mit Daten aus 204 Ländern wachsende Depressionsprävalenzen mit steigender Infektionsrate und zunehmender Mobilitätseinschränkung in der Bevölkerung (als Indikatoren für die Betroffenheit von der Pandemie), wobei Frauen und jüngere Altersgruppen am stärksten betroffen waren (COVID-19 Mental Disorders Collaborators 2021). Einen Überblick über die Rolle der einzelnen Risikofaktoren geben ➤ Kap. 7 (Lebensgeschichtliche und biografische Ursachen) und ➤ Kap. 8 (biologische Ursachen).

1.4 Depression im hausärztlichen Bereich

Noch immer lastet auf der Depression (wie auf psychischen Erkrankungen im Allgemeinen) eine schwere Tabulast. Dies führt zu einer erheblichen Rate an unerkannten, nicht oder zu spät diagnostizierten Fällen sowie zu einer hohen Zahl unzureichend durchgeführter Behandlungen. Auch wenn die Behandelbarkeit der Depression im hausärztlichen Bereich mit Aufkommen verträglicherer selektiv wirksamer Antidepressiva leichter geworden ist, gibt es nach wie vor eine hohe Nichterkennensrate. So wird nur knapp die Hälfte der Patienten mit positivem Depressionsscreening durch den Hausarzt sicher als Depression erkannt. Auch schwere Depressionen werden nur zu 70 % korrekt erkannt. Von den erkannten Fällen erhalten 60 % keine leitliniengerechte Behandlung im primärärztlichen Bereich (Trautman et al. 2017). Gleichzeitig kommt Hausärzten in der

Depressionsbehandlung eine wichtige Rolle zu, da sie sehr häufig die ersten Ansprechpartner für Betroffene sind. Verschiedenen Schätzungen zufolge leidet jeder zehnte Patient in der Hausarztpraxis an einer Depression. Eine enge Verbindung und kurze Wege zwischen primärärztlichem und fachärztlich-psychiatrischem Sektor sind daher ausgesprochen wichtig.

1.5 Stellenwert national und global

Depressionen gehören zu den häufigsten Ursachen für Arbeitsausfälle und sind führende Ursache für vorzeitige Berentung. Mit einem Anteil von 5 % unter allen Diagnosen bei Arbeitsunfähigkeit sind sie für die dritthöchste Anzahl an Arbeitsunfähigkeitstagen in Deutschland verantwortlich (Marschall et al. 2020). Über 40 % der Frühverrentungen gehen auf die Diagnose Depression zurück. Der häufig existierende Eindruck, dass Depressionen über die Jahre in der Bevölkerung zunehmen lässt sich empirisch nicht belegen. Vielmehr liegt es daran, dass es Betroffenen heute leichter fällt über depressive Beschwerden zu sprechen und sich Hilfe zu organisieren als noch vor 20 oder 30 Jahren. Auch die Erkennungsrate der Depression hat sich, trotz des genannten diagnostischen Defizits, über die Jahre verbessert. Dazu passt, dass es innerhalb von 30 Jahren nahezu zu einer Halbierung von Suizidraten in Deutschland gekommen ist. Nichtsdestotrotz zeigt die Europäische Gesundheitsbefragung (European Health Interview Survey, EHIS), dass die Prävalenz der Depression in Deutschland (9,2 %) höher ist als im EU-Durchschnitt (6,2 %). Dabei geht der Unterschied vor allem auf leichte depressive Störungen zurück. Überdurchschnittlich betroffen im EU-Vergleich sind in Deutschland Jugendliche und junge Erwachsene (15–29 Jahre; Hapke et al. 2019; ➤ Kap. 8). Mit einer Lebenszeitprävalenz von 16–18 % gehört die unipolare Depression heute zu den weltweit am weitesten verbreiteten Volkserkrankungen. Unter allen psychischen Erkrankungen stellt sie mit einem Anteil von über 30 % diejenige dar, die global die höchste Anzahl der mit Beeinträchtigung verbrachter Lebensjahre (Years Lived with Disability, YLD) verursacht (GBD 2019 Mental Disorders Collaborators 2022). Sie ist für 7,5 % der YLD verantwortlich und nimmt damit unter allen Erkrankungen eine Spitzenrolle ein (WHO 2017).

MERKE

Depressive Störungen gehören zu den häufigsten Erkrankungen mit erheblichen Folgen auf Lebensqualität und Teilhabe der Betroffenen. Dennoch werden sie in ihrer Relevanz unterschätzt und häufig nicht erkannt.

Tab. 1.1 Die fünf häufigsten Symptommuster der Depression nach Region (absteigend)

	Nichthindigene* in westlich geprägten Ländern (Nordamerika, Europa, Australien)	Lateinamerika	Mittlerer Osten	Ostasien	Südasien
1	**Depressive Stimmung**	**Müdigkeit/ Antriebslosigkeit**	**Depressive Stimmung**	**Müdigkeit/ Antriebslosigkeit**	**Schlafstörung**
2	Soziale Isolation/Einsamkeit	**Depressive Stimmung**	Soziale Isolation/ Einsamkeit	**Gefühle der Wertlosigkeit/Schuld**	**Müdigkeit/ Antriebslosigkeit**
3	**Müdigkeit/Antriebslosigkeit**	Weinen	**Müdigkeit/ Antriebslosigkeit**	**Schlafstörung**	**Depressive Stimmung**/Traurigkeit
4	**Schlafstörung**	**Interessenverlust**	Reizbarkeit	**Interessenverlust**	**Gewichts-/Appetitveränderung**
5	**Interessenverlust**	Soziale Isolation/ Einsamkeit	**Schlafstörung**/allgemeine Schmerzen	**Gewichts-/Appetitveränderung**	Herzbeschwerden/ Kopfschmerzen

(nach Haroz et al. 2017)
Fett gedruckt sind Symptome, die nach DSM-V ein diagnostisches Kriterium darstellen.
* Zu einheimischen westlichen Populationen liegen bislang nur wenige Studien vor.

Depressive Erkrankungen kommen weltweit vor. Jedoch zeigt sich in den verfügbaren Studien, dass sich die Symptommuster je nach globaler Region unterscheiden. Die gängigen diagnostischen Kriterien nach DSM-V oder ICD-11 tragen der regionalen Unterschiedlichkeit jedoch keine Rechnung. ➤ Tab. 1.1 fasst die Symptommuster zusammen, die in westlich geprägten Ländern, in Lateinamerika, im Mittleren Osten, Ostasien sowie Südasien eine depressive Episode typischerweise auszeichnen.

LITERATUR

COVID-19 Mental Disorders Collaborators. Global prevalence and burden of depressive and anxiety disorders in 204 countries and territories in 2020 due to the COVID-19 pandemic. Lancet (London, England) 2021, 398(10312), 1700–1712. www.thelancet.com/journals/lancet/article/PIIS0140-6736(21)02143-7/fulltext (letzter Zugriff 16.02.2022)

DRV Bund. Positionspapier der Deutschen Rentenversicherung zur Bedeutung psychischer Erkrankungen in der Rehabilitation und bei Erwerbsminderung (1. A.). Deutsche Rentenversicherung Bund, 2014.

Goodwin F. K., Jamison K. R. Manic-Depressive Illness: Bipolar Disorders and Recurrent Depression (2. A.). Oxford University Press; 2007.

GBD 2019 Mental Disorders Collaborators. Global, regional, and national burden of 12 mental disorders in 204 countries and territories, 1990–2019: a systematic analysis for the Global Burden of Disease Study 2019. The Lancet. Psychiatry 2022, 9(2), 137–150. www.thelancet.com/journals/lanpsy/article/PIIS2215-0366(21)00395-3/fulltext (letzter Zugriff 16.02.2022)

Hapke U., Cohrdes C., Nübel J. Depressive Symptomatik im europäischen Vergleich – Ergebnisse des European Health Interview Survey (EHIS) 2. Journal of Health Monitoring 2019, 4(4): 62–70.

Haroz E. E., Ritchey M., Bass J. K. et al. How is depression experienced around the world? A systematic review of qualitative literature. Social science & medicine (1982), 2017, 183, 151–162. www.sciencedirect.com/science/article/abs/pii/S0277953616307109?via%3Dihub (letzter Zugriff 16.02.2022)

Marschall J., Hildebrandt S., Kleinlercher K. et al.: (2020). DAK Gesundheitsreport 2020. Stress in der modernen Arbeitswelt. Sonderanalyse: Digitalisierung und Homeoffice in der Corona-Krise (Beiträge zur Gesundheitsökonomie und Versorgungsforschung). medhochzwei Verlag; 2020.

Trautman S., Beesdo-Baum K., Knappe S. et al. Behandlung depressiver Störungen in der primärärztlichen Versorgung. Deutsches Ärzteblatt International 2017, 114: 721–728.

World Health Organization. Depression and Other Common Mental Disorders: Global Health Estimates. Genev. Licence: CC BY-NC-SA 3.0 IGO. 2017.

KAPITEL

2

Martin Hautzinger, Silke Naab, Patricia Hölzle, Julia Krombach, André Lee und Hans Förstl

Altersbedingte Besonderheiten der Symptomatik

2.1 Kindes- und Jugendalter

Martin Hautzinger und Silke Naab

Kernaussagen

Kindes- und Jugendalter

- Erst ab dem Jugendalter ist das **Symptombild einer Depression** ähnlich dem bei Erwachsenen. Davor dominieren Störungen des Ess-, Schlaf- und Spielverhaltens, Bauchschmerzen, träumerische Abwesenheit und Introversion.
- **Depressionen im Kindes- und Jugendalter** sind altersabhängig mit 2–8 % häufig, teilweise recht stabil, doch meist nicht erkannt.
- In der Diagnostik spielen **Verhaltensbeobachtung und Fremdbeurteilungen** eine zentrale Rolle.
- Das **multifaktorielle Verständnis** ist der Entstehung angemessen.

Höheres Lebensalter

- Grundsätzlich dieselben Symptome, wie zu früheren Lebensabschnitten, doch im Vordergrund stehen **somatische und kognitive Probleme.**
- **Altersbedingte Multimorbidität** mit einer zunehmenden Dominanz neurodegenerativer und vaskulärer Veränderungen.
- Daher kommt der gründlichen **somatischen Diagnostik entscheidende Bedeutung** zu.
- Bei der **Depressionsentwicklung** spielen genetische, psychische, soziale, endokrine, entzündliche, mikrobiologische, hydrodynamische und neurobiologische Faktoren eine Rolle.

Depressionen im Kindes- und Jugendalter werden wie bei Erwachsenen nach den diagnostischen Kriterien des ICD bzw. DSM diagnostiziert, auch wenn es neben dem Vorliegen der **Kernsymptome** (Stimmungsprobleme, Probleme im Denken und Veränderungen im Aktivitätsniveau) in den verschiedenen Altersphasen zu großen Unterschieden in der Symptomatik kommen kann (➤ Kap. 2.1.1). Vor allem bei Kindern zeigen sich die Symptome häufiger als bei Erwachsenen als körperliche Beschwerden wie Kopf- und Bauchschmerzen und werden daher zu Beginn nur schwer als depressive Phasen erkannt. Zudem ist es vielen Kindern nicht möglich, Auskunft über ihre aktuelle Befindlichkeit zu geben, was die Diagnosestellung zusätzlich erschweren kann. Aber gerade ein frühes Auftreten der Symptome kann in den Folgejahren zu schwerwiegenden psychosozialen Problemen führen, die bis ins Erwachsenenalter hinein persistieren: So zeigen Kinder und Jugendliche mit Depressionen eher Probleme bei ihren Schulleistungen, eine geringere soziale Anpassung, höhere Kriminalitätsraten und ein deutlich erhöhtes Suizidrisiko (Fombonne et al. 2001). Zudem steigt das Risiko um bis zu 50 %, auch als Erwachsener unter Depressionen zu leiden. Fergusson et al. (2002) zeigen darüber hinaus ein erhöhtes Risiko für Angststörungen im Erwachsenenalter.

2.1.1 Symptomatik im Entwicklungsverlauf

Kleinkindalter (0–3 J.): gestörtes Ess- und Schlafverhalten, Spielunlust oder auffälliges Spielverhalten, z. B. fehlende Kreativität, genitale Manipulation, wenig mimischer Ausdruck, wirkt traurig und leicht irritierbar.

Vorschulkinder (3–6 J.): trauriger Gesichtsausdruck, Spielunlust, mangelnde Fähigkeit, sich zu freuen, Introvertiertheit mit teilweise auftretender Aggressivität, Schlafstörungen, Essstörungen, Stimmungslabilität, somatische Probleme (Kopf- und Bauchschmerzen, Muskelschmerzen).

Schulkinder: Schulleistungsstörungen, berichten selbst über starke Traurigkeit, viele Sorgen und Ängste, suizidale Gedanken.

Pubertät und Jugendalter: sozialer Rückzug, selbstverletzendes Verhalten, Leistungsprobleme, psychosomatische Störungen, Apathie, Interesselosigkeit, verringertes Selbstvertrauen, zirkadiane, teils schnelle Wechsel in der Befindlichkeit

2.1.2 Epidemiologie und Verlauf

Die Lebenszeitprävalenz (bis zum 18. Lj.) depressiver Störungen im Kindes- und Jugendalter liegt bei 15 % (Shashi et al. 2007). Die Punktprävalenz wird bei Kindern auf ca. 2 % und bei Jugendlichen auf 4–8 % geschätzt (Hoffmann et al. 2012). Minore und subsyndromale Depressionen liegen zwischen 5 und 10 % (Birmaher et al. 2007). Während im Kindesalter das Geschlechterverhältnis ausgeglichen ist, beginnt der Anstieg depressiver Störungen bei Mädchen um 3–4 J. früher als bei Jungen, was in einer um den Faktor 2–3 erhöhten Depressionsrate bei jugendlichen Mädchen führt (Boyd et al. 2000).

Die Symptomatik und der Erkrankungsverlauf bei Depressionen unterscheiden sich bei Kindern und Jugendlichen individuell sehr stark. So dauert eine durchschnittliche Episode bei Kindern und Jugendlichen bis zu 8 Mon., wobei fast die Hälfte der depressiven Erkrankungen innerhalb eines Jahres vollständig remittiert (NICE 2005). Es kommt jedoch bei 20–40 % der Betroffenen zu einem Rückfall innerhalb der ersten 2 J. und sogar bei bis zu 70 % innerhalb von 5 J., wobei neben dem Vorliegen depressiver Erkrankungen in der Familie und weiblichem Geschlecht v. a. das Vorliegen von emotional-instabilen Persönlichkeitsmerkmalen und Konflikten innerhalb der Familie bedeutende Risikofaktoren für Rückfälle darstellen (Lewinsohn et al. 2000).

WEITERE INFORMATIONEN

Preschool Depression

Über 300 Kindergartenkindern (zwischen 3 und 6 J.) mit erhöhten Depressionswerten wurden über 2 J. prospektiv im Abstand von jeweils 6 Mon. untersucht (Luby et al. 2009) und mit einer klinisch unauffälligen, gesunden Kindergruppe verglichen. Es zeigte sich, dass bereits bei dieser jungen Gruppe chronische Krankheitsverläufe (dauerhaft erhöhte Depressionswerte über 2 J.) und rezidivierende Verläufe auftreten. Die Autoren betonen: „*Preschool depression, similar to childhood depression, is not a developmentally transient syndrome, but rather shows chronicity and/or recurrence.*" (Luby et al. 2009, S. 897). Dabei finden die Autoren, dass neben einer familiären Belastung mit Depression insbesondere die Preschool Depression der wesentliche Prädiktor für spätere depressive Episoden ist.

2.1.3 Diagnostik

Neben dem Einsatz diagnostischer Verfahren (Tests, Interviews) ist bei Kindern die Verhaltensbeobachtung des Spielverhaltens und des Ess- und Schlafverhaltens besonders wichtig. Im Spielverhalten depressiver Kinder zeigen sich neben Spielunlust v. a. schnelle Entmutigungen und eine dysphorische Abwehrhaltung (DGKJP 2007). Der Schlaf kann bei den Patienten vermindert oder auch erhöht sein. Verhaltensbeobachtungen sollten dabei sowohl von Eltern als auch von Lehrern und Kindergärtnern eingeholt werden, um ein möglichst vollständiges Bild zu erhalten. Bei Jugendlichen ist es wichtig, das Leistungsverhalten, v. a. plötzliche Leistungseinbrüche, in der Schule zu beobachten bzw. auch durch Eltern und Lehrer einschätzen zu lassen. Das **Einholen fremdanamnestischer Daten** spielt eine wichtige Rolle, da Kinder und Jugendliche die eigene Situation häufig eher verdrängen oder starke Schamgefühle vorhanden sind.

Zur Beurteilung des Schweregrades einer Depression bei Kindern und Jugendlichen sind, anders als bei Erwachsenen, nicht allein die Anzahl der Symptome ausschlaggebend, sondern es muss das **Funktionsniveau** beachtet werden (Ihle et al. 2012). So kann das schulische und soziale Funktionieren während einer leichten Depression meist unter Anstrengung beibehalten werden, während in einer schweren Depression wenige bis keine sozialen und schulischen Aktivitäten mehr aufgesucht werden.

2.1.4 Differenzialdiagnostik

Zum Ausschluss von organischen Ursachen der depressiven Symptome sollten eine neurologisch-körperliche Routineuntersuchung und eine Labordiagnostik erfolgen.

Schwieriger als die organische Abklärung ist oft die Unterscheidung zwischen depressiven und anderen psychischen Störungen, da verschiedene Symptome (z. B. Selbstzweifel, Konzentrations- oder Schlafstörungen) auch bei anderen Erkrankungen auftreten.

Besonders zu beachten ist die Differenzialdiagnose zwischen einer Depression und einer bipolaren Störung. Bei fast der Hälfte der Jugendlichen tritt die bipolare Störung erstmals als depressive Episode auf (Shashi et al. 2007) und das Ersterkrankungsalter liegt häufig in der Pubertät. Zudem ist das Suizidrisiko bei einer beginnenden bipolaren Störung deutlich erhöht. Es ist ferner davon auszugehen, dass etwa ein Drittel der Kinder und Jugendlichen nach einer depressiven Episode eine bipolare Störung entwickeln (Birmaher et al. 2007).

MERKE

Organische und psychische Differenzialdiagnosen

- **Organische Differenzialdiagnosen:** Anämie, Stoffwechselerkrankungen, Krebserkrankungen, Hypothyreose, Virusinfektionen (z. B. grippale Infekte, Hepatitis), Diabetes mellitus, Nebenwirkungen und/oder Erscheinungsbild einiger Medikamente (z. B. Stimulanzien, Kortisonpräparate, Kontrazeptiva)
- **Psychische Differenzialdiagnosen:** bipolare Störung, Prodromalstadium einer Schizophrenie, Angststörung, Störungen der Sozialverhalten, Aufmerksamkeits- und Hyperaktivitätsstörung, Entwicklungsstörungen, Substanzmissbrauch

2.1.5 Komorbidität bei Depressionen

Depressionen gehen häufiger als bei Erwachsenen mit anderen psychischen Störungen einher: Birmaher et al. (2007) fanden bei 40–90 % der Betroffenen weitere psychische Erkrankungen; bei bis zu 50 % traten sogar ≥ 2 Komorbiditäten auf. Die häufigsten komorbiden Störungen sind (Hofmann et al. 2012): Angst bzw. emotionale Störungen (24 %), somatoforme Störungen (17 %), hyperkinetische Störungen (16 %), posttraumatische Belastungsstörungen (10 %), Störungen des Sozialverhaltens (9 %), Leistungsstörungen (8 %), Suchtmittelkonsum (5 %), Essstörungen (5 %).

2.1.6 Risikofaktoren und Entstehungsbedingungen

Die Entstehung depressiver Störungen im Kindes- und Jugendalter erfordert ein multifaktorielles Verständnis. Biologischen Faktoren (Genetik), Temperament bzw. Persönlichkeitsfaktoren, frühe Belastungen und Misshandlungen, ungünstige Lernerfahrungen formen eine psychobiologische Anfälligkeit (Vulnerabilität). Akute bzw. proximale Einflüsse wie Pubertät, schwere Krankheiten, Leistungsdruck, Medien, Stress durch Lebensereignisse, Verluste, Ausgrenzungen, Erkrankungen in der Familie fördern vor dem Hintergrund der Vulnerabilität die Entwicklung einer Depression. In ➤ Abb. 2.1 ist ein derart komplexer Zusammenhang dargestellt. Dieses Modell von McCauley et al. (2001) wird auch zur Grundlage der Entwicklung von Behandlungsoptionen (➤ Kap. 29; Pössel, Hautzinger 2006) herangezogen.

2.2 Höheres Lebensalter

Patricia Hölzle, Julia Krombach, André Lee und Hans Förstl

Wesentliche Merkmale des höheren Lebensalters sind Multimorbidität und deren zunehmend aufwendigere Behandlung. Depression ist häufig die subjektive Seite dieser somatischen Belastungen.

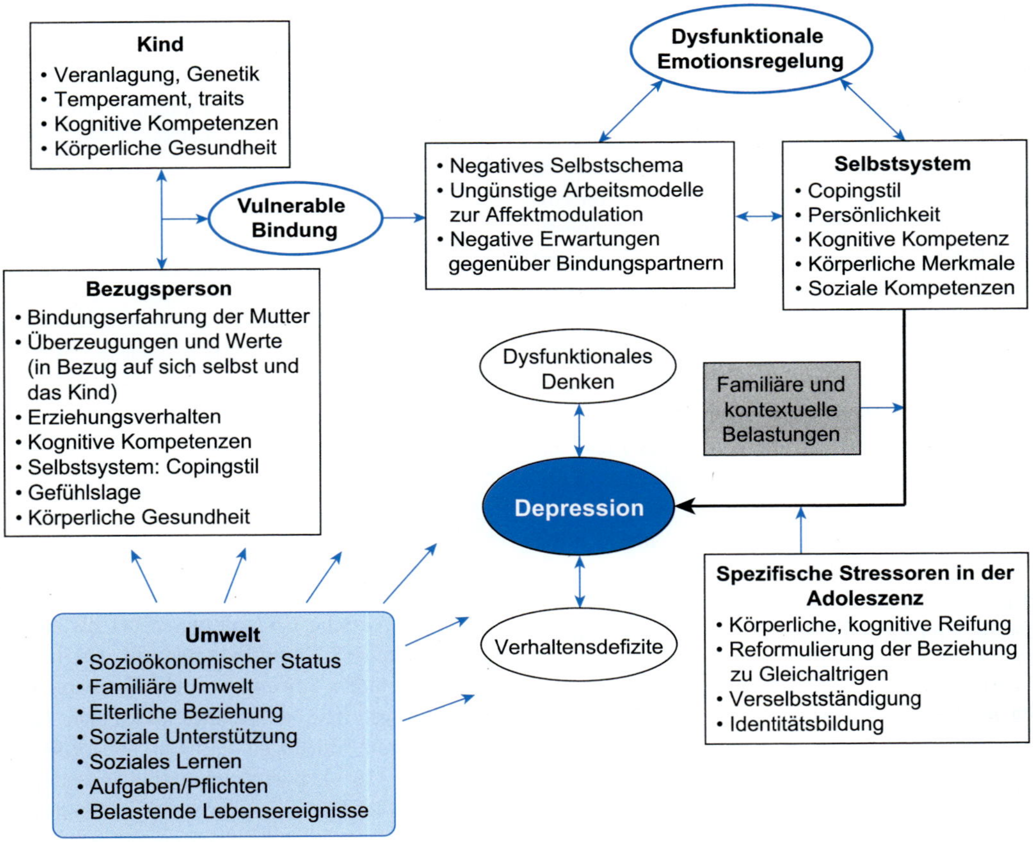

Abb. 2.1 Entstehungs- und Verlaufsmodell von Depressionen im Kindes- und Jugendalter nach McCauley et al. (2001) [P1155/P1145/L143]

Hinzu kommen lebenspraktische Umstände (z. B. Verlust, Einsamkeit, Armut) und existenzielle Probleme (z. B. Zeit zum Nachdenken, Lebensbilanz, Perspektivlosigkeit).

2.2.1 Symptomspektrum

Bei einer Depression im Alter stehen häufig **nicht** gedrückte Stimmung, Freud- und Interessenlosigkeit oder reduzierter Antrieb im Vordergrund, sondern Schlafstörungen, Ängste, nihilistischer Wahn, kognitive und somatische Probleme. Beurteilungsskalen setzen jedoch vorrangig auf die psychopathologische Kernsymptomatik nach ICD und DSM. Depression verdoppelt das Demenzrisiko, unterschiedliche Demenzformen sind mit depressiver Symptomatik assoziiert; je häufiger und schwerer die depressiven Episoden, desto höher das Risiko (Förstl, Förstl 2020). Im Graubereich zwischen typischer Depression und typischer Demenz kann man lange überlegen, ob es sich um eine reversible „depressive Pseudodemenz" oder eine „demenzielle Pseudodepression" handelt; der Verlauf entscheidet. Mischformen sind bei antidepressiver Behandlung oft teilreversibel. Nach Mischbildern manifestieren sich mittelfristig meist eindeutige kognitive Defizite. Diese Symptomatik kann zunächst ängstlich oder wahnhaft akzentuiert sein und damit Anlass zu Fehldiagnosen geben. Neurodegenerative und vaskuläre Hirnerkrankungen können also ihren Schatten als affektiv und kognitiv gefärbte Syndrome vorauswerfen. Suizidalität und vollendete Suizide sind im Senium wesentlich häufiger als bei Jüngeren und steigen im Alter > 80 J. weiter an. Objektives Alleinsein, subjektive Einsamkeit und Hoffnungslosigkeit erhöhen das Risiko (Gunzelmann et al. 2016).

MERKE

Die klinische Symptomatik der Depression wandelt sich im höheren Alter in dem neurodegenerative und vaskuläre Hirnerkrankungen ihren Schatten in Form affektiver Störungen und reversibler kognitiver Defizite vorauswerfen.

2.2.2 Symptomerfassung

Die geriatrische Depressionsskala (GDS) sowie die klinischen Interviews zur Erfassung der Symptomatik nach ICD- bzw. DSM-Kriterien gelten als recht gut geeignet für die Erfassung der Depression im Alter und die Differenzialdiagnose zu anderen charakteristischen Erkrankungen oder „altersnormalen" Befunden. Diese formalistische Artefaktkunde vernachlässigt jedoch die häufig organisch geprägten Zustandsbilder. Dadurch besteht die Gefahr, dass die häufigen Mischbilder aus affektiven und kognitiven Störungen, die ebenfalls einem antidepressiven Behandlungsversuch verdienen, unerkannt bleiben (Ford, Almeida 2017).

2.2.3 Somatische Diagnostik

Wegen der Häufigkeit unterschiedlichster körperlicher Erkrankungen als Korrelat affektiver Störungen im Alter besitzt die gründliche somatische Diagnostik entscheidende Bedeutung zur Erkennung behandelbarer Ursachen (z. B. Hypothyreose), zu bewältigender Auslöser (z. B. Hüftfraktur und temporäre Immobilität), lösbarer Belastungsfaktoren (z. B. vermeintliche Krebsdiagnose), wichtiger Komorbiditäten (z. B. Übergewicht und Bewegungsmangel), vermeidbarer Stressfolgen (z. B. Magenulkus und Appetitlosigkeit) und besonderer Behandlungsrisiken (z. B. lange QTc-Zeit). Zum Grundprogramm gehören die klinisch-neurologische Untersuchung inklusive Vitalparameter, EKG, Routinelabor mit Elektrolyten, Leberenzymen, TSH, Retentionsparametern und Blutbild. Bei gezieltem Verdacht werden EEG, zerebrale Bildgebung und weitere spezielle Untersuchungen je nach Befundlage ergänzt (➤ Tab. 2.1).

MERKE

Wegen der Häufigkeit unterschiedlichster körperlicher Erkrankungen als Korrelat affektiver Störungen im Alter besitzt die gründliche somatische Diagnostik entscheidende Bedeutung.

2.2.4 Epidemiologie

Qualifizierte Schätzungen an „alten" Menschen weisen auf eine Jahresprävalenz von 5–10 % behandlungsbedürftiger unipolarer Depression hin. Risikofaktoren sind weibliches Geschlecht, (noch)

Tab. 2.1 Basisprogramm („Routinelabor" und EKG) und fakultative Untersuchungen zur Differenzialdiagnose affektiver Störungen im Alter

	Befund z. B.	Verdacht auf z. B.
Klinische Chemie	Glukose, HbA1c Erhöhung	Diabetes mellitus
	Hyponatriämie	Müdigkeit, Verwirrtheit, Gangstörung
	Transaminasen	Hepatitis, C2-Abusus
	Blutbild, Fe, B_{12}	Anämie: Erschöpfung, Antriebsmangel
	TSH, ggf T3, T4	Hypo-/Hyperthyreose
	Vitamin D	Mangel kann depressive Symptome verstärken
	Parathormon	Hyperparathyreoidismus
Serologie	Nach Anamnese u. Befund	Hepatitis, Borreliose, sex. übertragbare Erkr.
EKG	ST-Hebung	Myokardinfarkt?
	Lange QTc-Zeit	Vorsicht mit manchen Antidepressiva!
EEG	Allgemeinveränderung	Verwirrtheitszustand? Metabolische Erkrankung?
cMRT	Kognitive Defizite, Gangstörungen, Harninkontinenz	Normaldruckhydrozephalus
	Temporoparietale Atrophie	Alzheimer-Demenz
	Frontotemporale Atrophie	Frontotemporale Demenzen
	Mikroangiopathie	Vaskuläre Enzephalopathie, gemischte Demenzen
	Infarkte, Blutungen	
DAT-Scan	Verminderte Dopamintransporterbindung	V. a. Morbus Parkinson etc.
Polysomnografie	Obstruktive Schlafapnoe	Tagesschläfrigkeit, Bluthochdruck, Übergewicht, Diabetes mellitus

höheres Lebensalter mit einer Zunahme v. a. schwerer Depression mit dem 80. Lj., schlechter sozioökonomischer Status, Verluste und Einsamkeit, Wechsel des Wohnorts (Altenheim), Multimorbidität und Polypharmazie, häufig mit der Konsequenz noch schlimmerer Schlafstörungen. Somatische Morbidität verdreifacht das Depressionsrisiko im Vergleich zu Gleichaltrigen ohne chronische körperliche Erkrankung; jede zusätzliche körperliche Erkrankung steigert das Risiko etwa um weitere 50 % (Read et al. 2017). Umgekehrt verschlimmert die Depression kardiozerebrovaskuläre und pulmonale Erkrankungen, Diabetes mellitus, Hyperlipidämie und Adipositas, Lumbago, Osteoporose und v. a. kognitive Störungen hinsichtlich Risiko und Ausprägung (Bica et al. 2017).

2.2.5 Pathogenese

Bei den meisten alten Patienten spielen bei der Depressionsentwicklung genetische, psychische, soziale, endokrine und neurobiologische Dimensionen eine Rolle. Zur Erklärung des Zusammenhangs von krankem Körper, schwachem Geist und trauriger Seele werden derzeit vorrangig endokrine, entzündliche, mikrobiologische und hydrodynamische Mechanismen bemüht, die über zunehmend poröse Barrieren zwischen Darm, Blut und Gehirn von unten nach oben und zurückwirken. Hierbei ist von Interesse, dass eine Reihe wirksamer Antidepressiva auch antibiotische Effekte entfalten, die das Mikrobiom deutlich verändern (Longhi et al. 2020; ➤ Abb. 2.2).

2.2.6 Medikamentenanamnese

Häufig werden nur ungenaue Angaben zu den verordneten und eingenommenen Medikamenten gemacht, sodass ein Abgleich mit Angehörigen, ggf. Pflegedienst, Haus- und Fachärzten vorgenommen werden muss. Polypharmazie ist bei depressiven Patienten oft ausgeprägter als bei vergleichbaren chronisch kranken Patienten ohne Depression (Holvast et al. 2017). Insofern ist es wichtig, in dieser Patientengruppe alle Medikamentengaben besonders kritisch zu hinterfragen und v. a. auf das Interaktionspotenzial der verschiedenen Medikamente zu achten. Auch andere Faktoren, etwa die vergleichsweise eingeschränkten Organfunktionen, führen zu einem erhöhten Auftreten von unerwünschten Arzneimittelwirkungen, die nicht nur die Lebensqualität deutlich einschränken, sondern auch zur vermehrten Hospitalisierung führen können (➤ Tab. 2.2; Wallace et al. 2017).

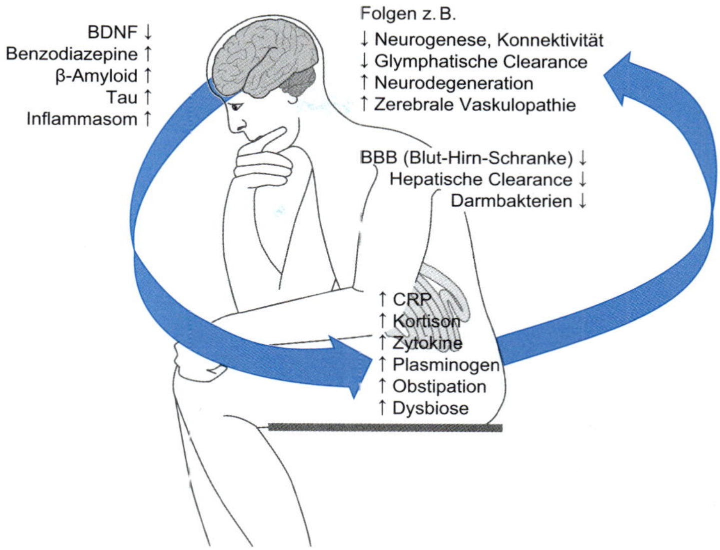

Abb. 2.2 Eine vereinfachte modellhafte Darstellung der Interaktion von biologischen Faktoren, Affekt und Kognition im Alter ist derzeit nicht überzeugend möglich. Aufgrund der durchlässigeren Schranken rücken Bauch und Gehirn mit den Jahren näher zusammen, sodass metabolische und entzündliche Prozesse zu vaskulären und degenerativen Veränderungen in mehreren Etagen führen, die von affektiven und kognitiven Störungen begleitet sind. [P1154/L143]
BDNF = Brain-derived Neurotrophic Factor; CRP = C-reaktives Protein

Tab. 2.2 Medikamente als Ursache einer depressiven Verstimmung

	Beispiele
Analgetika	Fentanyl, Hydromorphon, Ibuprofen, Indomethazin, Oxycodon, Tramadol
Antibiotika	Ciprofloxazin, Cyclosporine, Metronidazol
Antihypertensiva	Betablocker, Enalapril
Antikonvulsiva	Carbamazepin, Clonazepam, Ethosuximid, Gabapentin, Lamotrigin, Levetiracetam, Phenytoin, Pregabalin, Topiramat, Valproat
Antipsychotika	Aripiprazol, Haloperidol, Olanzapin, Risperidon
Hormone	Kortison, Finasterid, Methylprednisolon, Östrogene, Tamoxifen
Andere	Amphetamine, Baclofen, Cetiricin, Interferon, Levodopa

MERKE

Polypharmazie ist bei depressiven Patienten oft ausgeprägter als bei vergleichbaren chronisch kranken Patienten ohne Depression. Genaue, fremdanamnestische Abklärung wichtig.

2.2.7 Allgemeiner Therapiealgorithmus

Die Symbolkraft einer Medikamentenverordnung kann kaum überschätzt werden. Noch höher ist die Wirksamkeit bei tatsächlicher Einnahme der Medikamente trotz der Nebenwirkungsanfälligkeit alter Menschen. Manche Ärzte finden eine subdepressive Stimmungslage sei im Alter doch normal; für viele Patienten ist die Verordnung eines geeigneten Antidepressivums daher auch ein wichtiges Zeichen in ihrer depressiven Verstimmung ernst genommen zu werden. Dennoch ist von Anbeginn klarzustellen, dass auch moderne Medikamente ihre Wirkung nur richtig entfalten können, wenn durch persönliche Anstrengung des Betroffenen geeignete Voraussetzungen geschaffen werden. Chronotherapeutische Bemühungen mit Bewegung, Beschäftigung und geeigneten Sozialkontakten am Tag inklusive einer konsequenten Schlafhygiene sind sehr wichtig (Förstl 2022). Pflicht eines jeden Arztes und Psychotherapeuten ist das Erkennen und gezielte Behandeln etwaiger organischer Grunderkrankungen und das Absetzen depressionsfördernder Medikamente. Das können erfahrene Hausärzte oft viel besser als

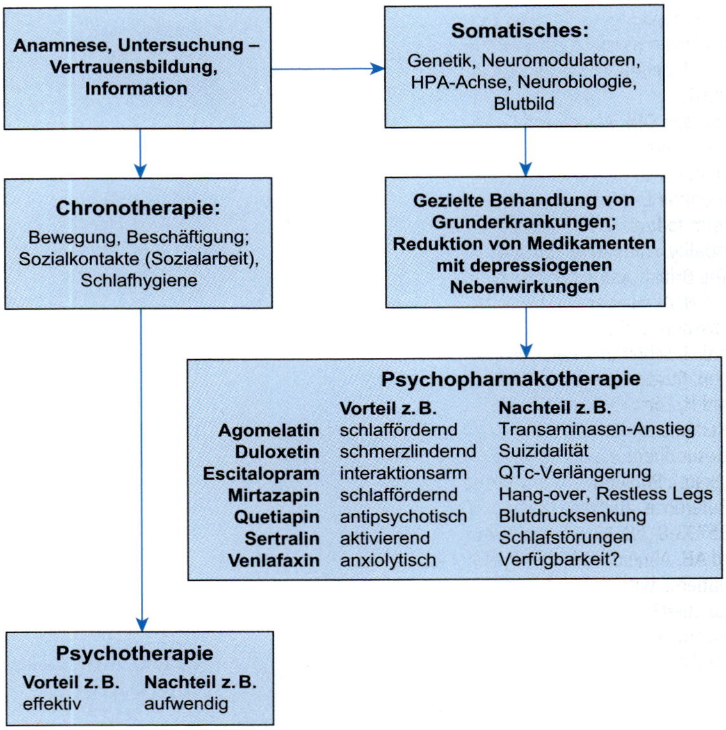

Abb. 2.3 Die Therapie einer Depression im Alter geht über die Verordnung von Antidepressiva hinaus. Zusammenfassung relevanter Maßnahmen. [P1154/L143]

hoch spezialisierte Psychiater und Psychotherapeuten. ➤ Abb. 2.3 fasst die Therapie einer Depression im Alter zusammen (Cabanel et al. 2016; Hölzel et al. 2018; ➤ Kap. 15 und ➤ Kap. 30).

Die folgenden, in anderen Kapiteln ausgeführten Interventionen besitzen aufgrund ihrer Wirksamkeit einen besonders hohen Stellenwert im Alter:

- **Integrierte Chronotherapie:** alters- und morbiditätsangepasster Schlafentzug; Lichttherapie; Bewegung vom Einkaufengehen über Treppensteigen bis hin zu Yoga und Gymnastik; Sozialkontakte, auch unter Einschaltung moderner Technik
- **Management:** medikamentöse Augmentation bei „Therapieresistenz", Elektrokrampfbehandlung

LITERATUR

Beautrais AL. Risk factors for suicide and attempted suicide among young people. Australian and New Zealand. Journal of Psychiatry 2000; 34: 420–436.

Bica T, Castello R, Toussaint LT, Monteso-Curto P. Depression is a risk factor of organic diseases: an international integrative review. J Nurs Scholarship 2017; 49: 389–399.

Birmaher B, Ryan ND, Williamson DE et al. Childhood and adolescents depression: a review of the past ten years. Journal of the American Academy of Child and Adolescent Psychiatry 1996; 35: 1427–1439.

Birmaher B, Brent D. Practice Parameters for the Assessment and Treatment of Children and Adolescents With Depressive Disorders. Journal of the American Academy of Child and Adolescent Psychiatry 2007; 46: 1503–1526.

Boyd CP, Gullone E, Kostanski M et al. Prevalence of Anxiety and Depression in Australian Adolescents: Comparisons with World-Wide Data. Journal of Genetic Psychology: Research and Theory on Human Development 2000; 161 (4): 479–492.

Brent DA, Baugher M, Bridge J et al. Age- and sex-related risk factors for adolescent suicide. Journal of the American Academy of Child and Adolescent Psychiatry 1999; 38, 1497–1505.

Cabanel N, Kundermann B, Hautzinger M et al. MVT. Psychiat Praxis 2016; 43: 222–224.

Deutsche Gesellschaft für Kinder- und Jugendpsychiatrie und -psychotherapie. Leitlinien zur Diagnostik und Therapie von psychischen Störungen im Säuglings-, Kindes- und Jugendalter. Deutscher Ärzte Verlag, 3. überarb. A., 2007.

Fergusson DM, Woodward LJ. Mental Health, Educational, and Social Role Outcomes of Adolescents with Depression. Archives of General Psychiatry 2002; 59: 225–231.

Fombonne E, Wostear G, Cooper V et al. The Maudsley long-term follow-up of child and adolescent depression: Suicidality, criminality and social dysfunction in adulthood. The British Journal of Psychiatry 2001; 179: 218–223.

Förstl H. Alzheimer und Demenz. Grundlagen, Diagnose, Therapie. München: CH Beck; 2021.

Förstl H. Schlaf im Alter. Leistungen – Störungen – Lösungen. Stuttgart: Kohlhammer; 2022.

Förstl H, Förstl S. Demenzerkrankungen – Prävalenz, Bedeutung und Implikationen für die Prävention und Gesundheitsförderung. In: Tiemann M, Mohokum M (Hrsg.). Prävention und Gesundheitsförderung Springer Reference, 2020; 1–28 doi.org/10.1007/978-3-662-55793-8_58–1.

Ford AH, Almeida OP. Management of depression in patients with dementia: is pharmacological treatment justified? Drugs Aging 2017; 34: 89–95.

Gunzelmann, T, Beutel M, Kliem S, Brähler E. Suizidgedanken, Hoffnungslosigkeit und Einsamkeit bei Älteren. Z Psychosom Med Psychother 2016; 62: 366–376.

Hofmann F, Petermann F, Glaeske G, Bachmann CJ. Prevalence and comorbidities of adolescent depression in Germany: An analysis of health insurance data. Zeitschrift für Kinder- und Jugendpsychiatrie und Psychotherapie 2012; 40: 399–404.

Hölzel LP, Härter M, Hüll M. Multiprofessionelle ambulante psychosoziale Therapie älterer Patienten mit psychischen Störungen. Nervenarzt 2018; 88: 1227–1233

Holvast F, van Hattem BA, Sinnige J et al. Late-Life Depression and the Association with Multimorbidity and Polypharmacy: A Cross-Sectional Study. Family Practice 2017; 34: 539–545.

Ihle W, Groen G, Walter D et al. Depression. Leitfaden Kinder- und Jugendpsychiatrie, Band 16. Göttingen: Hogrefe-Verlag 2012.

Lewinsohn PM, Rhode P, Seeley JR et al. Natural Course of Adolescent Major Depressive Disorder in a Community Sample: Predictors of Recurrence in Young Adults. American Journal of Psychiatry 2000; 157: 1584–1591.

Longhi S, Pömsl J, Förstl H. Infektion – Mikrobiom – Pharmaka – Psyche. Pharmazeutische Zeitung 2020.

Luby JL, Xuemei S, Belden AC et al. Preschool Depression. Homotypic continuity and course over 24 months. Archives of General Psychiatry 2009; 66 (8): 897–905

McCauley E, Pavlidis K, Kendall K. Developmental precursors of depression: The child and the social environment. In: Goodyer IM (Ed.), The depressed child and adolescent (pp. 46–78). Cambridge: Cambridge University Press 2001.

NICE 28–2005. National Institute for Health and Clinical Excellence. Depression in children and young people. Identification and Management in primary, community and secondary care. NICE 2005; Vol. 28.

Pössel P, Hautzinger M. Effekte pharmakologischer und psychotherapeutischer Interventionen auf Depressionen bei Kindern und Jugendlichen. Zeitschrift für Kinder- und Jugendpsychiatrie und Psychotherapie 2006; 34 (4): 243–255.

Read JR, Sharpe L, Modini M, Dear BF. Multimorbidity and depression: A systematic review and meta-analysis. J Affect Disord 2017; 221: 36–46.

Shashi K, Bhatia MD, Subhash C, Bhatia C. Childhood and Adolescent Depression. American Academy of Familiy Physicians 2007; 75 (1): 73–80.

Wallace E, McDowell R, Bennett K et al. Impact of Potentially Inappropriate Prescribing on Adverse Drug Events, Health Related Quality of Life and Emergency Hospital Attendance in Older People Attending General Practice: A Prospective Cohort Study. The Journals of Gerontology. Series A, Biological Sciences and Medical Sciences 2017; 72: 271–277

KAPITEL

3

Leonhard Schilbach

Diagnostik und Differenzialdiagnostik der depressiven Störungen

Kernaussagen

- Depressive Störungen sind psychische Erkrankungen, denen besonders häufig ein erheblicher **Verlust an gesunden Lebensjahren** zuzuschreiben ist.
- Die **Diagnosestellung** der depressiven Störungen wird dadurch **erschwert,** dass Patienten selten typische Symptome einer Depression berichten und die geschilderten Beschwerden sehr vielgestaltig ausfallen.
- Das **Vorliegen einzelner depressiver Symptome** ist nicht gleichbedeutend mit der Diagnose einer depressiven Störung, so dass eine **differenzialdiagnostische Abklärung** besonders wichtig ist.
- **Depressive Erkrankungen** können als Begleiterkrankungen von anderen psychischen Erkrankungen, aber auch als Begleiterkrankungen bzw. als Folge von körperlichen Erkrankungen bzw. ihrer Behandlung auftreten.
- Ein Großteil der Patienten leidet während einer depressiven Episode an **Suizidgedanken** und das **Suizidrisiko** ist im Vergleich zur Normalbevölkerung **deutlich erhöht.**

3.1 Einführung

Die Depression hat viele Gesichter. Dieses Kapitel soll dem Leser eine pragmatische Übersicht über die Diagnostik und Differenzialdiagnostik der depressiven Störungen geben. Hierbei wird zum einen auf die gängigen Klassifikationssysteme Bezug genommen, zum anderen werden auch praktische Vorschläge gemacht, um die diagnostische Einschätzung im klinischen Alltag zu erleichtern und relevante Differenzialdiagnosen, aber auch Störungen, die der

Entwicklung und Aufrechterhaltung von depressiven Störungen Vorschub leisten, ebenfalls zu bedenken.

3.2 Klassifikation

Mehr als 100 Jahre nachdem Kraepelin die „depressiven Zustände" dem „manisch-depressiven Irresein" zugeordnet und damit eine wegweisende Einteilung vorgenommen hat (Kraepelin 1899, 1913), wird die Bezeichnung Depression als symptomorientierter Oberbegriff verwendet, um im Rahmen eines dimensionalen Kontinuums diejenigen Störungsbilder zu erfassen, die den Hauptteil der sog. affektiven Störungen ausmachen, d.h. diejenigen psychischen Erkrankungen, die mit einer starken Veränderung der Stimmungslage verbunden sind. Aufgrund von klinischen Leitsymptomen, Schweregrad und Verlaufscharakteristika können hierbei verschiedene Krankheitsformen und Schweregrade unterschieden werden. Um depressive Störungen von normalpsychologischen Stimmungsveränderungen zu unterscheiden, müssen Zeitkriterien erfüllt und signifikanter Leidensdruck bzw. Beeinträchtigungen sozialer, beruflicher oder anderer wichtiger Funktionsbereiche nachweisbar sein.

Im Klassifikationssystem der International Classification of Diseases 11th Revision (ICD-11) werden depressive Störungen als psychopathologische Syndrome von bestimmter Dauer innerhalb der diagnostischen Kategorie der affektiven Störungen (Kapitel 6, Mood Disorders) als Untergruppe definiert. Hierbei stellen die „schwere Depression" und die „Manie" die Pole des affektiven Spektrums dar. Auf syndromaler Ebene sind folglich die unipolaren depressiven Störungen von den bipolaren Störungen zu unterscheiden, bei denen es im Verlauf zu Auslenkungen in Richtung beider Pole kommt. Bei den depressiven Störungen im engeren Sinne wird laut ICD-11 zwischen der **einzelnen depressiven Episode (6A70)** und der **rezidivierenden depressiven Störung (6A71)**, der **dysthymen Störung (6A72)**, der **gemischten depressiven und Angststörung (6A73)**, der **anderen spezifizierten depressiven Störung (6A7Y)** und der **anderen unspezifizierten depressiven Störung (6A7Z)** unterschieden. Eine depressive Störung solle nicht diagnostiziert werden bei einer Person, die jemals eine manische, gemischte oder hypomanische Episode erlebt hat, da dies ein Hinweis auf das Vorliegen einer bipolaren Störung sei. Die prämenstruell dysphorische Störung wird andernorts klassifiziert.

3.2.1 Klassifikation nach Symptomatik und Schweregrad

Gemäß ICD-11 werden depressive Episoden anhand des Vorliegens von 5 charakteristischen Symptomen, die die meiste Zeit am Tag und fast jeden Tag über den Zeitraum von 2 Wo. vorliegen, festgestellt.

Hierbei muss zumindest ein Symptom des sog. **affektiven Clusters** vorliegen, andere Symptome können im Bereich eines **kognitiv-behavioralen** bzw. eines **neurovegetativen Clusters** vorliegen.

Affektives Cluster:

- Gedrückte Stimmung (entweder vom Patienten berichtet oder in der Fremdbeo bachtung erfasst).
- Verlust von Interesse oder Freude an Aktivitäten, die normalerweise als angenehm erlebt wurden; Letzteres kann auch eine Verringerung des sexuellen Interesses beinhalten.

Kognitiv-behaviorales Cluster:

- Verminderte Fähigkeit zur Konzentration und Aufmerksamkeitserhaltung bei Aufgaben oder deutliche Unentschlossenheit
- Niedrige Selbstwertüberzeugung oder exzessiver oder unangemessenes Schuldempfinden, das auch wahnhafte Züge annehmen kann
- Hoffnungslosigkeit gegenüber der Zukunft
- Wiederholte Gedanken an den Tod (nicht nur Angst vor dem Sterben), wiederkehrende suizidale Ideationen (mit oder ohne spezifischen Plan) oder Evidenz für einen stattgehabten Suizidversuch

Neurovegetatives Cluster:

- Deutliche Schlafstörungen (verzögerter Schlafbeginn, Durchschlafstörungen, Früherwachen) oder exzessives Schlafen
- Deutliche Veränderung des Appetits (reduziert oder verstärkt) oder deutliche Gewichtsveränderung (Zu- oder Abnahme)
- Psychomotorische Unruhe oder Verlangsamung (von anderen beobachtbar, nicht nur subjektives Gefühl der Unruhe oder der Verlangsamung)
- Energielosigkeit, Müdigkeit oder deutliche Erschöpfung nach geringster Anstrengung

Diese Symptome werden laut ICD-11 nicht besser als Reaktion auf einen Trauerfall erklärt und sind keine Manifestation einer körperlichen Erkrankung oder das Resultat des Effekts einer Substanz oder Medikation auf das zentrale Nervensystem bzw. von Entzugserscheinungen. Die Störung führt zu bedeutsamen Einschränkungen im persönlichen, familiären, sozialen, Bildungs-, beruflichen oder anderen wichtigen Lebensbereichen. Falls das Funktionsniveau erhalten bleibt, gelingt dies nur durch zusätzliche Anstrengung.

Weiterhin wird der **Schweregrad der depressiven Störung** auf Grundlage der Anzahl und Schwere der Symptome unterschieden: So kann eine einzelne depressive Episode in leichtgradiger (6A70.0), mittelgradiger (6A70.1) oder schwergradiger (6A70.3) Ausprägung vorliegen. Im Falle der mittel- und schwergradigen Ausprägung wird weiterhin das Vorliegen von psychotischen Symptomen klassifiziert (6A70.2 bzw. 6A70.4). Eine Person, die von einer leichtgradigen Episode betroffen ist, zeigt keine Symptome in starker Ausprägung. Die betroffene Person leidet unter den vorhandenen Symptomen und weist einige, aber keine beträchtlichen psychosozialen Einschränkungen auf. Im Falle der leichtgradigen Episode liegen keine psychotischen Symptome vor. Eine Person, die von einer mittelgradigen Episode betroffen ist, leidet unter gedrückter Stimmung und Interessenverlust sowie an weiteren Symptomen. Diese Symptome sind deutlich vorhanden und die betroffene Person hat beträchtliche Schwierigkeiten, die beruflichen, sozialen und häuslichen Aktivitäten aufrechtzuerhalten, kann aber zumindest in einigen Bereich dies noch schaffen. Im Falle einer schweren Depression gelingt dies nicht mehr oder aber nur noch in sehr eingeschränktem Maße. Sowohl bei einer mittelgradigen als auch schwergradigen Episode kann zusätzlich codiert werden, ob psychotische Symptome in der gegenwärtigen Phase gegeben sind. Hierunter fallen Wahnideen, die typischerweise Ideen der Versündigung und Verarmung beinhalten, bevorstehende Katastrophen, die der Betroffene selbst verursacht habe, Schuldwahn. Weitere psychotische Symptome können aber auch ein hypochondrischer oder nihilistischer Wahn sowie Verfolgungsideen sein, dies jedoch deutlich seltener als bei anderen psychischen Störungen. Akustische Halluzinationen kommen bei einem sehr kleinen Teil der Patienten vor und sind häufiger als visuelle oder olfaktorische Sinnestäuschungen. Insgesamt sind psychotische Symptome oftmals subtil und die Grenze zwischen psychotischen Merkmalen und persistierenden depressiven Denkinhalten ist nicht immer klar zu ziehen. Psychotische Merkmale variieren in ihrer Intensität im Laufe einer depressiven Episode oder im Tagesverlauf.

3.2.2 Klassifikation nach Dauer und Verlauf

Laut ICD-11 ist eine depressive Episode charakterisiert durch einen Zeitraum von mindestens 2 Wo., in dem fast täglich eine deprimierte Stimmung oder ein Interessenverlust sowie andere Symptome im Sinne von Konzentrationsschwierigkeiten, Gefühlen der Wertlosigkeit, exzessiver oder unangemessener Schuld, Hoffnungslosigkeit, rezidivierenden Gedanken an den Tod oder Suizid, Veränderungen des Appetits oder Schlafs, psychomotorischer Unruhe oder Verlangsamung und Energielosigkeit und Müdigkeit vorliegen. Eine einzelne depressive Episode wird dann diagnostiziert, wenn sich keine Hinweise für stattgehabte depressive oder andere affektive Episoden finden lassen. Eine rezidivierende depressive Störung ist laut ICD-11 charakterisiert durch das Vorliegen von mindestens 2 depressiven Episoden, die durch eine Phase von einigen Monaten getrennt sind, in der es nicht zu Stimmungsauffälligkeiten gekommen ist.

3.3 Symptomatologie und Diagnosestellung

3.3.1 Symptomatologie

Typische Kennzeichen depressiver Störungen sind eine gedrückte Stimmung bzw. eine „motivlose, tiefe Traurigkeit" und eine „Hemmung allen seelischen Geschehens" (Jaspers 1913/1973). Das Ausmaß der Depressivität kann von einer leicht gedrückten Stimmung bis hin zu einem „Gefühl der Gefühllosigkeit", einem „qualvollen Fühlen eines Nichtfühlens" reichen

(Jaspers 1913/1973). Patienten können sich weder über Positives freuen noch Trauer empfinden. Die gedrückte Stimmung ändert sich wenig, kann aber charakteristischen Tagesschwankungen unterliegen. Viele Patienten berichten auch über Angstgefühle als Ausdruck einer starken Unsicherheit und von Zukunftsängsten. Auch findet sich oft eine rasche Irritierbarkeit in Kombination mit dem Gefühl selbst durch kleinste Anforderungen, z. B. soziale Kontakte, überfordert zu sein. Die von Jaspers beschriebene Hemmung betrifft weiterhin den Antrieb der Patienten. Sie können sich nicht mehr aufraffen, fühlen sich erschöpft und energielos. Mimik und Gestik sind ebenfalls reduziert, die Sprache leise. Neben der psychomotorischen Hemmung, die in der Maximalvariante als depressiver Stupor imponieren kann, der die Kommunikation und Nahrungsaufnahme unmöglich macht, finden sich auch depressive Störungen, die durch Agitiertheit und innerliche Unruhe charakterisiert sind. Der Verlust des Interesses an vormals attraktiven Tätigkeiten sowie die Freudlosigkeit führen oft zu einem Rückzug depressiver Patienten von der Umwelt. Weiterhin bestehen bei depressiven Störungen auch Hemmungen des Denkens (Einfallsarmut, Konzentrationsstörungen) und es werden mnestische Defizite beklagt (depressive Pseudodemenz). Depressiv erkrankte Personen tun sich oft schwer mit Entscheidungen, weisen pessimistische Gedanken und eine Grübelneigung auf. Thematisch sind die Gedanken häufig mit der eigenen Insuffizienz und Minderwertigkeit befasst, aber auch Schuldgefühle, Sinn-, Hoffnungs- und Perspektivlosigkeit spielen eine wesentliche Rolle. Weiterhin treten Suizidgedanken im Rahmen von depressiven Störungen auf. Diese korrelieren v. a. mit Hoffnungslosigkeit, Schuldgefühlen, geringer Selbstachtung (van Gastel et al. 1997). Weiterhin werden von depressiv Erkrankten häufig Zukunftsängste berichtet sowie Gefühle der Überforderung und Überlastung. Zu den typischen körperlichen Störungen bei der Depression zählt ein „verändertes Vitalgefühl", womit eine allgemeine Schwung-, Kraft- und Energielosigkeit gemeint ist (Schneider 1950/2007, aber auch AMDP 2018). Häufig bestehen Schlafstörungen, Appetitminderung bzw. -verlust, verminderte Libido sowie Leibgefühlsstörungen wie Kopfdruck, Engegefühle in der Brust, Herzklopfen, diffus wandernde Schmerz-, Spannungs- und Schweregefühle oder Schwindel.

In früheren Ausführungen der Klassifikationssysteme (z. B. ICD-10) wurde erfasst, ob zusätzlich zu den depressiven Symptomen ein sog. **somatisches Syndrom** vorliegt. Als typische Merkmale dieses Syndroms gelten:

1. Interessenverlust oder Verlust der Freude an normalerweise angenehmen Aktivitäten
2. Mangelnde Fähigkeit, auf eine freundliche Umgebung oder freudige Ereignisse emotional zu reagieren
3. Frühmorgendliches Erwachen, ≥ 2 h vor der gewohnten Zeit
4. Morgentief
5. Der objektive Befund einer psychomotorischen Hemmung oder Agitiertheit
6. Deutlicher Appetitverlust
7. Gewichtsverlust, häufig > 5 % des Körpergewichts im vergangenen Monat
8. Deutlicher Libidoverlust

Eine Depression mit einem somatischen Syndrom entspricht der Form der Depression, die unter Bezugnahme auf historische Krankheitskonzepte als „endogen" bezeichnet werden kann (z. B. Schneider 1920): Es wurde diskutiert, dass endogene Depressionen weniger von psychosozialen Faktoren abhängig zu sein scheinen und stärker biologischen Fluktuationen unterliegen. Weiterhin wurde den Störungen der Vitalgefühle eine größere Rolle zugesprochen.

Beispielfragen zur Symptomerfassung depressiver Störungen:

1. Fühlten Sie sich in den letzten 2 Wo. häufig niedergeschlagen, traurig, bedrückt oder hoffnungslos?
2. Hatten Sie in den letzten 2 Wo. deutlich weniger Lust und Freude an Dingen, die Sie sonst gerne tun?
3. Fühlen Sie sich ständig müde und abgeschlagen?
4. Fällt es Ihnen schwer, die Aufgaben des Alltags zu bewältigen?
5. Haben Sie Mühe, zu lesen oder einem Gespräch zu folgen?
6. Machen Sie sich häufig Vorwürfe?
7. Sind Sie weniger selbstsicher als sonst?
8. Machen Sie weniger Pläne für die Zukunft als sonst?
9. Geht es Ihnen so schlecht, dass Sie an den Tod denken oder daran, dass es besser wäre, tot zu sein?
10. Schlafen Sie mehr oder weniger als sonst?
11. Haben Sie ungewollt abgenommen?

Bereits die Verwendung der ersten beiden Fragen – als „Zwei-Fragen-Test" bekannt – kann mit einer Sensitivität von 96 % und einer Spezifität von 57 % das Vorliegen einer depressiven Störung erfassen (Whooley et al. 1997).

3.3.2 Diagnosestellung

Zur Diagnosestellung einer **depressiven Störung** sind laut ICD-11 folgende diagnostische Kriterien maßgeblich:

- Es müssen mindestens 5 charakteristische Symptome der verschiedenen Symptombereiche (Cluster) die meiste Zeit des Tages, an fast allen Tagen eines Zeitraums von mindestens 2 Wo. vorliegen. Mindestens eines dieser Symptome muss aus dem affektiven Cluster (➤ Kap. 3.2.1) stammen. Die Einschätzung der An- oder Abwesenheit dieser Symptome soll in Relation zum typischen Funktionsniveau des Patienten getroffen werden.
- Ein Patient mit einer **leichten depressiven Episode** leidet an den Symptomen, die nicht in starker Ausprägung vorhanden sind, und hat typischerweise einige, aber keine beträchtlichen Schwierigkeiten, berufliche, soziale oder häusliche Aktivitäten fortzuführen. Es finden sich keine Wahnsymptome oder Halluzinationen.
- Bei einer **mittelgradigen depressiven Episode** liegen verschiedene deutliche Symptome einer depressiven Episode vor oder es tritt eine größere Anzahl von Symptomen mit weniger ausgeprägtem Schweregrad auf. Ein Patient mit einer mittelgradigen depressiven Episode hat typischerweise beträchtliche Schwierigkeiten, berufliche, soziale oder häusliche Aktivitäten fortzuführen, kann dies aber in einigen Bereich noch leisten. Beim Vorliegen von psychotischen Symptomen wäre dies zusätzlich zu codieren.
- Bei einer **schweren depressiven Episode** liegen viele oder die meisten Symptome einer depressiven Episode deutlich vor oder eine kleinere Anzahl von Symptomen ist vorhanden und stark ausgeprägt. Ein Patient mit einer schweren depressiven Episode ist typischerweise nicht in der Lage, berufliche, soziale oder häusliche Aktivitäten fortzuführen, außer in einem sehr limitierten Umfang. Beim Vorliegen von psychotischen Symptomen wäre dies zusätzlich zu codieren.

Zur Diagnosestellung einer **rezidivierenden depressiven Störung** sind laut ICD-11 folgende diagnostische Kriterien maßgeblich:

- Die rezidivierende depressive Störung ist charakterisiert durch eine Vorgeschichte von mindestens 2 depressiven Episoden, die mindestens einige Monate voneinander getrennt sind, in denen keine Stimmungsauffälligkeit bestand.
- Es bestanden nie Hinweise für das Vorliegen von manischen, hypomanischen oder gemischten Episoden, da diese auf das Vorliegen einer bipolaren Störung hindeuten würden.

Die **dysthyme Störung** ist laut ICD-11 charakterisiert durch eine gedrückte Stimmungslage, die über 2 J. und mehr persistiert, die meiste Zeit am Tag vorliegt und die überwiegende Zahl der Tage betrifft. Die gedrückte Stimmung wird begleitet von anderen Symptomen wie Interessenverlust, Freudlosigkeit und reduzierte Konzentration und Aufmerksamkeit sowie Unentschlossenheit, niedriger Selbstwert, exzessive oder unangemessene Schuld, Hoffnungslosigkeit, Schlafstörungen oder Hypersomnie, verminderter oder gesteigerter Appetit, Energielosigkeit und Müdigkeit. Während der ersten beiden Jahre der dysthymen Störung lag definitionsgemäß laut ICD-11 niemals eine 2-wöchige Phase vor, deren Symptome die diagnostischen Kriterien einer depressiven Episode erfüllt hätten. Die Dysthymie beginnt gewöhnlich früh im Erwachsenenleben. Bei späterem Beginn tritt die Störung häufig nach einer abgrenzbaren depressiven Episode, nach einem Trauerfall oder einer anderen Belastung auf. Eine depressive Episode kann im späteren Verlauf die Dysthymie überlagern (sog. Double Depression).

Neben der Exploration des betroffenen Individuums hat die **Fremdanamnese** auch im Falle der depressiven Störungen einen wichtigen Stellenwert und kann relevante Zusatzinformationen zu den Umständen und Auslösern einer depressiven Episode, zu eventuellen früheren Episoden und Behandlungserfolgen, zu psychotischen Erlebnisweisen und anderen betroffenen Familienangehörigen liefern. Weiterhin können durch die Fremdanamnese auch Veränderungen des Sozialverhaltens exploriert werden wie sie typischerweise bei Depressionen auftreten können („negative Interaktionsspirale"; Laux 2008).

3.3.3 „Fallstricke" bei der Diagnosestellung

Das möglichst frühzeitige Erkennen und Behandeln von depressiven (und anderen psychischen) Störungen ist für eine optimale Versorgung von entscheidender Bedeutung (z. B. Klosterkötter 2017). Außerdem kann es die Chronifizierung von Erkrankungen und womöglich dauerhafte, negative Auswirkungen verhindern helfen. Dies ist auch gerade deshalb von großer Bedeutung, da depressive Störungen eine vergleichsweise lange Erkrankungsdauer aufweisen, es häufig zu wiederkehrenden Beschwerden kommt und Depression in den vergangenen Jahren in zunehmendem Maße für Arbeits- und Berufsunfähigkeiten verantwortlich sind (Wittchen et al. 2010; TK Depressionsatlas 2015). Weiterhin ist bekannt, dass Depressionen bereits heute zu den Erkrankungen gehören, denen ein erheblicher Verlust an gesunden Lebensjahren zuzuschreiben ist (Murray et al. 2012).

Die Diagnosestellung der depressiven Störungen wird dadurch erschwert, dass Patienten oftmals nicht typische Symptome einer Depression, sondern stattdessen körperliche Beschwerden oder allgemeines Unwohlsein berichten. Dies führt dazu, dass Hausärzte und Allgemeinmediziner als erste Ansprechpartner der Patienten fungieren. Deshalb ist es wichtig, depressive Störungen in ihren verschiedenen Symptomkonstellationen v. a. auch in der hausärztlichen Praxis zu erkennen und auch bei der isolierten Schilderung von körperlichen Beschwerden wie Schlafstörungen, Appetitveränderungen, Kraftlosigkeit und diffusen Kopf- und Körperschmerzen depressive Störungen differenzialdiagnostisch in Erwägung zu ziehen. Dies sollte insbesondere dann erfolgen, wenn depressive Episoden in der Vorgeschichte oder in der Familienanamnese bekannt sind, wenn schwere körperliche Erkrankungen oder ein Substanzmissbrauch oder aber belastende Lebensereignisse bzw. ein Mangel an sozialer Unterstützung vorliegen. Neuere Ergebnisse belegen weiterhin, dass gerade auch bei jüngeren Menschen eine Zunahme an depressiven Symptomen vorzuliegen scheint (z. B. Hapke et al. 2019). Gerade bei Risikogruppen kann ein Screening zur Identifizierung möglicherweise depressiv Erkrankter anhand von etablierten Fragebögen (WHO-5, PHQ-D, ADS) sinnvoll sein. Mit ihrer Hilfe lassen sich depressive Symptome erfassen, sie sind jedoch allein für die Diagnostik nicht ausreichend. Die Diagnose der depressiven Störungen wird klinisch auf der Basis des erhobenen psychopathologischen Befunds gestellt, d. h. anhand der spontanen Beschwerdeschilderung sowie gezielter Explorationsfragen unter Berücksichtigung von anamnestischen Faktoren und des bisherigen Krankheitsverlaufs. Dementsprechend sollte bei dem V. a. das Vorliegen einer depressiven Störung eine weitere fachärztliche Diagnostik veranlasst werden.

3.4 Differenzialdiagnostik

Bei vielen psychischen Erkrankungen gehören depressive Symptome zum Krankheitsbild (z. B. bipolare Störungen, psychotische Störungen, schizoaffektive Störungen). Deshalb ist das Vorliegen einzelner depressiver Symptome nicht gleichbedeutend mit der Diagnose einer depressiven Störung. Auch gibt es Störungen, bei denen Ähnlichkeiten in der Symptomatik auftreten können (depressive Symptome vs. Negativsymptome einer Schizophrenie, Abgrenzung einer gemischten Episode bei bipolarer Störung von einer depressiven Episode mit ausgeprägter Irritabilität). Dementsprechend ist eine differenzialdiagnostische Abklärung erforderlich, die zum einen depressive Zustandsbilder von normalpsychologischen Reaktionen der Demoralisierung und Trauer und zum anderen depressive Störungen im engeren Sinne von anderen psychischen Erkrankungen abgrenzt. Weiterhin ist zu berücksichtigen, dass depressive Erkrankungen sowohl als Begleiterkrankungen von psychischen Erkrankungen, aber auch als Begleiterkrankungen bzw. als Folge von körperlichen Erkrankungen bzw. ihrer Behandlung auftreten können.

Bei der Abgrenzung von depressiven Störungen von normalpsychologischen Trauerreaktionen gilt, dass durchaus Überschneidungen mit der Symptomatik einer gedrückten Stimmung und Niedergeschlagenheit existieren. Allerdings treten die negativen Gefühle bei Trauer oder Enttäuschung eher fluktuierend und wellenartig auf und sind meist an Gedanken oder Erinnerungen an das auslösende Ereignis gebunden. Weiterhin sind z. B. Trauerphasen meist auch von positiven Emotionen durchsetzt, die affektive Schwingungsfähigkeit bleibt erhalten und die Phase wird typischerweise nicht begleitet von Gefühlen der Wertlosigkeit bzw. dem Gefühl der Gefühllosigkeit. Die niedergedrückte Stimmung hält i. d. R. Tage, aber nicht Wochen oder Monate an und längerfristige Funktionseinbußen sind weniger wahrscheinlich. Allerdings kann sich auch eine Trauerreaktion zu einer depressiven Anpassungsstörung bzw. einer depressiven Episode entwickeln, insbesondere wenn es sich bei den Betroffenen um Personen mit einer erhöhten Vulnerabilität handelt.

Bei der Abgrenzung von anderen psychischen Erkrankungen können Screeningfragen hilfreich sein (z. B. M-CIDI; Pfister, Wittchen 1995), die sich auf einen Zeitraum der letzten 4 Wo. beziehen und Hinweise liefern können, ob weitere psychische Erkrankungen – ggf. auch als Komorbidität – vorliegen:

- **Panikstörung:** „Hatten Sie schon einmal einen Angstanfall, bei dem Sie ganz plötzlich von starker Angst, Beklommenheit oder Unruhe überfallen wurden?"
- **Generalisierte Angststörung:** „Haben Sie sich schon einmal über mindestens einen Monat oder länger ängstlich, angespannt und voll ängstlicher Besorgnis gefühlt?"
- **Soziale Phobie:** „Hatten Sie jemals unbegründete Ängste, mit anderen zu reden, etwas in Gegenwart anderer zu tun oder im Mittelpunkt der Aufmerksamkeit zu stehen?"
- **Agoraphobie:** „Litten Sie jemals unter unbegründeten Ängsten, öffentliche Verkehrsmittel zu benutzen, in Geschäfte zu gehen oder sich auf öffentlichen Plätzen aufzuhalten?"
- **Posttraumatische Belastungsstörung:** „Haben Sie jemals ein ungewöhnlich schreckliches oder bedrohliches Ereignis erlebt, unter dessen Nachwirkungen Sie monatelang litten?"
- **Zwangsstörung:** „Haben Sie jemals unter Gedanken gelitten, die unsinnig waren und immer wieder kamen, auch wenn Sie es gar nicht wollten?"
- **Manie:** „Waren Sie jemals über mehrere Tage ungewöhnlich glücklich, überdreht oder reizbar, sodass sich Freunde oder Angehörige Sorgen machten?"
- **Essstörung:** „Haben Sie sich jemals über mehrere Monate hinweg große Sorgen darüber gemacht, wie viel Sie essen, zu dick zu sein oder zuzunehmen?"
- **Alkoholmissbrauch:** „Gab es einmal eine Zeit in Ihrem Leben, in der Sie fünf oder mehr Gläser Alkohol pro Tag getrunken haben?"
- **Medikamentenmissbrauch:** „Haben Sie schon mehrmals Anregungs-, Beruhigungs-, Schlaf- oder Schmerzmittel ohne ärztliche Verschreibung oder in höherer Dosierung eingenommen?"
- **Drogenmissbrauch:** „Haben Sie in Ihrem Leben schon mehrmals irgendwelche Drogen wie z. B. Haschisch, Ecstasy, Kokain oder Heroin eingenommen?"

Werden einzelne Fragen bejaht, sollte eine weiterführende, fachärztliche Diagnostik eingeleitet werden, da depressive Störungen oft gleichzeitig mit anderen psychischen Erkrankungen auftreten. Eine sog. Komorbidität zeigt sich insbesondere bei Angststörungen, somatoformen Störungen, Substanzmissbrauch oder -abhängigkeit, Schizophrenie, Ess- und Persönlichkeitsstörungen sowie sog. Entwicklungsstörungen, d. h. ADHS und Autismus (z. B. Kessler et al. 2005; Hirvikoski et al. 2016). Bei der Kombination einer depressiven Störung mit einer anderen psychischen Erkrankung kommt es häufig zu einer stärker ausgeprägten Symptomlast bei der depressiven Störung. Auch kommt es häufiger zur Chronifizierung und stärkeren Beeinträchtigungen im Bereich der sozialen Teilhabe sowie höheren Suizidraten. Weiterhin erweist sich die medikamentöse und psychotherapeutische Behandlung von depressiven Störungen bei komorbid vorliegenden psychischen Erkrankungen als deutlich schwieriger (z. B. Dold et al. 2017). Dementsprechend ist die differenzialdiagnostische Einschätzung von großer Relevanz und sollte bei entsprechenden Befunden zum Einsatz spezialisierter Behandlungsangebote führen.

Neben psychischen Erkrankungen können auch verschiedene körperliche Erkrankungen (multiple Sklerose, Tumorerkrankungen, kardio- und zerebrovaskuläre Erkrankungen) sowie deren Behandlungen mit depressiven Symptomen einhergehen (Härter 2000). Hierbei lassen sich verschiedene ätiopathogenetische Erklärungsmöglichkeiten nennen:

1. Depressive Symptome sind auf biologischer Ebene durch die körperliche Erkrankung oder ihre Behandlung ausgelöst, im Sinne einer organischen psychischen Störung.

2. Die körperliche Erkrankung kann im Sinne eines Stressors bei vulnerablen Personen eine depressive Störung auslösen.
3. Die depressive Störung entwickelt sich als unmittelbare Reaktion auf die körperliche Erkrankung oder ihre Behandlung (z. B. Tumorerkrankung oder medikamentöse Behandlung).
4. Eine depressive Störung kann dem Beginn von körperlichen Beschwerden bzw. Erkrankungen vorausgehen und/oder sie ungünstig beeinflussen.
5. Die körperliche Erkrankung und die depressive Störung zeigen eine zeitliche Koinzidenz, sind aber nicht kausal verbunden.

Diese Überlegungen sind ebenfalls von großer Relevanz und verweisen auf die Notwendigkeit des Ausschlusses einer behandelbaren körperlichen Grundlage der Depression, im Sinne einer organisch depressiven Störung. Bei diesen Störungen steht die Behandlung der körperlichen Erkrankung bzw. die Modifikation der Medikation, wenn sie als depressionsauslösend in Betracht kommt, im Vordergrund. Wenn die körperliche Erkrankung als psychologischer Stressor eine Rolle spielt, geht es im Rahmen der Behandlung u. a. um den Aufbau von Coping- und Bewältigungsstrategien. Wegen des denkbaren Zusammenhangs von körperlichen Korrelaten der Depression sollten somatische Zusatzuntersuchungen durchgeführt werden, um diese zu erkennen, aber auch um die körperlichen Voraussetzungen für eine multimodale antidepressive Therapie zu überprüfen.

3.5 Erfassung von Suizidalität

Ein Großteil der Patienten leidet während einer depressiven Episode an Suizidgedanken und das Suizidrisiko ist im Vergleich zur Normalbevölkerung 30-mal höher (Harris et al. 1997). Insgesamt gehen wohl bis zu 70 % der jährlichen Suizide in Deutschland auf eine depressive Störung zurück (Kocalevent, Hegerl 2010). Daher ist es von besonderer Bedeutung, Patienten bereits im Rahmen der Erstdiagnostik aktiv und empathisch im Hinblick auf Suizidalität zu befragen, um das akute Suizidrisiko einschätzen zu können. Eingeschätzt werden soll dabei der aktuelle Handlungsdruck (Lebensüberdruss, Todesgedanken/-wünsche, Suizidabsichten, Suizidpläne). Das Befragen der Patienten führt entgegen weitverbreiteten Befürchtungen nicht dazu, dass diese „auf die Idee" gebracht würden, sondern in aller Regel zu einer Erleichterung, dass das Thema entlastend angesprochen wird. Die Einschätzung des Suizidrisikos soll durch Erfragen von Risikomerkmalen vorgenommen werden. Hierbei können auch Checklisten Verwendung finden, die bekannte Risikofaktoren im Hinblick auf das Suizidrisiko abschätzen ➤ Kap. 4.

LITERATUR

AMDP-System. Manual zur Dokumentation psychiatrischer Befunde. Göttingen: Hogrefe; 2018.

Dold M, Bartova L, Souery D et al. Clinical characteristics and treatment outcomes of patients with major depressive disorders and comorbid anxiety disorders. J Psychiatry Res 2017; 91: 1–13.

Härter MC. Psychische Störungen bei körperlichen Erkrankungen. Psychother Psychosom Med Psychol 2000; 50: 274–286.

Hapke U, Cohrdes C, Nübel J. Depressive Symptomatik im europäischen Vergleich – Ergebnisse des European Health Interview Survey (EHIS) 2. Journal of Health Monitoring 2019; 4(4).

Harris EC, Barraclough B. Suicide as an outcome for mental disorders. A meta-analysis. Br J Psychiatry 1997; 170(3): 205–228.

Hautzinger M, Mayer TG. Diagnostik affektiver Störungen. Göttingen: Hogrefe; 2004.

Hirvikoski T, Mittendorfer-Rutz E, Boman M et al. Premature mortality in autism spectrum disorder. Br J Psychiatry 2016; 208(3): 232–238.

International Classification of Diseases 11th Revision – The global standard for diagnostic health information. https://icd.who.int/en (letzter Zugriff 26.04.2021).

Jaspers K. Allgemeine Psychopathologie. Berlin: Springer-Verlag; 1913/1973.

Kessler RC, Chiu WT, Demler O, Walters EE. Prevalence, severity and comorbidity of twelve-month DSM-IV disorders in the national comorbidity survey replication (NCS-R). Arch Gen psychiatry 2005; 62(6): 617–627.

Klosterkötter J. Handbuch Präventive Psychiatrie. Stuttgart: Schattauer Verlag; 2017.

Kocalevent RD, Hegerl U. Depression und Suizidalität. Public Health Forum 18 2010; 13–14: 789.

Kraepelin E. Die klinische Stellung der Melancholie. Mschr Psychiatr Neurol 1899; 6: 325–335.

Kraepelin E. Psychiatrie. Ein Lehrbuch für Studierende und Ärzte. Leipzig: Johann Ambrosius Barth; 1913.

Laux G. Depressive Störungen. In: Psychiatrie & Psychotherapie, 3. A. Berlin: Springer-Verlag; 2008.

Murray CJ et al. Disability-adjusted life years (DALYs) for 291 diseases and injuries in 21 regions, 1990–2010: a systematic analysis for the Global Burden of Disease Study. Lancet 2012; 380(9859): 2197–2223.
Pfister H, Wittchen H. M-CIDI Computerprogramm. München: Max-Planck-Institut für Psychiatrie, Klinisches Institut; 1995.
Schneider K. Die Schichtung des emotionalen Lebens und der Aufbau der Depressionszustände. Zeitschrift für die gesamte Neurologie und Psychiatrie 1920; 59: 281–286.
Schneider K. Klinische Psychopathologie. 15. A. Stuttgart: Thieme; 1950/2007.
TK Depressionsatlas 2015. https://www.tk.de (letzter Zugriff 26.04.2021).
Wittchen HU et al. Depressive Erkrankungen. Gesundheitsberichterstattung des Bundes. Hrsg.: Robert-Koch-Institut, Berlin. Heft 51; 2010.
Whooley MA, Avins AL, Miranda J, Browner WS. Case-finding instruments for depression. Two questions are as good as many. J Gen Intern Med 1997; 12: 439–445.

KAPITEL

4

Martin Hautzinger, Maximilian Berger

Suizidalität

Kernaussagen

- Die Auseinandersetzung mit **suizidalem Erleben und Verhalten** ist ein **häufiges Thema in der Klinik.**
- Als **zentrale Risikofaktoren** für Suizide gelten psychische, insbesondere depressive Erkrankungen.
- **Auslöser und Erklärungen sind:** Last für andere, Scham, Demütigung, Hoffnungslosigkeit, Schmerzen, Impulsivität, Verfügbarkeit von Tötungsmitteln.
- **Therapeutisch** geht es darum, Patienten dabei zu helfen, (wieder) mit lebensbejahenden Aspekten in Kontakt zu kommen.
- **Medikamentöse Strategien** bei suizidalen Patienten zielen auf eine reduzierte Impulsivität und eine akute Anspannungsreduktion ab.
- Von **zentraler Bedeutung** scheint es zu sein, dass das suizidale Erleben und Verhalten den Hauptfokus der Behandlung darstellen.

4.1 Symptomatik und Epidemiologie

Der Begriff Suizidalität umfasst die ganze Bandbreite von (passiven und aktiven) Suizidgedanken, über Suizidabsichten hin zu Vorbereitungshandlungen, Suizidversuchen und Suiziden. Eine einheitliche und international gebräuchliche Nomenklatur und Klassifikation suizidaler Gedanken und Verhaltensweisen existiert bislang nicht. Um von einer suizidalen Handlung sprechen zu können, muss eine (mind. minimale) Absicht, durch die Handlung sterben zu wollen, eruierbar sein; andernfalls handelt es sich um nichtsuizidales oder unbestimmtes selbstverletzendes Verhalten.

Im Jahr 2017 starben in der Bundesrepublik Deutschland 9235 Menschen durch einen Suizid. Die Suizidgefährdung nimmt in Deutschland mit steigendem Alter zu; zudem versterben Männer etwa zwei- bis dreimal so häufig an einem Suizid wie Frauen. Geschlechterübergreifend werden in Deutschland die meisten Suizide durch Erhängen vollzogen. Die Lebenszeitprävalenz von Suizidversuchen liegt in Deutschland bei 1,7 %, knapp 10 % berichten, im Lauf ihres Lebens bereits unter Suizidgedanken gelitten zu haben. Naturgemäß finden sich in klinischen Populationen deutlich höhere Prävalenzraten für Suizidgedanken, Suizidversuche und Suizide als in der Allgemeinbevölkerung.

MERKE

Noch immer sterben in Deutschland ca. 9000 Menschen jährlich durch Suizid. Suizidgefährdung nimmt mit dem Alter zu. Männer haben ein bis zu dreifach erhöhtes Risiko.

4.2 Diagnostik und Risikoabschätzung

Als **zentrale Risikofaktoren für Suizide** gelten psychische Erkrankungen, insbesondere Depressionen, bipolare Störungen, psychotische Erkrankungen, Suchtmittelstörungen und emotional instabile Persönlichkeitsstörung. Vorangegangene Suizidversuche, Suizidgedanken, ein niedriger sozioökonomischer Status, belastende Lebensereignisse (inkl. finanzielle Verluste, Partnerschaftskonflikte, Traumatisierungen), chronische Erkrankungen, fehlende soziale Unterstützung und Suizide in der Familie sind weitere Risikofaktoren.

4.2.1 Risikofaktoren

- Frühere Suizidversuche **(wichtigster Risikofaktor!)**
- Drängende Suizidgedanken, konkrete Suizidpläne oder Vorbereitung suizidaler Handlungen
- „Harte“ Methode
- Keine Distanzierung von Suizidideen/Suizidversuch nach längerem Gespräch
- Abschiedsvorbereitungen
- Suizidarrangement
- Gefühle von großer Hoffnungslosigkeit, Hilflosigkeit, Wertlosigkeit und Schuld
- Keine Zukunftsvorstellungen
- Starke Eingeengtheit auf den Suizid (präsuizidales Syndrom), starker Handlungsdruck
- Zunehmender sozialer Rückzug, Verabschiedung von Menschen, Verschenken von Wertgegenständen, Regelung letzter Dinge (Testament, Versicherungen, Papiere)
- Offene und verdeckte Ankündigungen von Suizid
- Patient reagiert gereizt, aggressiv, agitiert, ängstlich oder panisch
- Altruistische (pseudoaltruistische) Suizidideen
- Selbstopferungsideen
- Ideen erweiterter Suizidalität (Einbeziehung z. B. der Partner oder Kinder)
- Depressiver Wahn oder anderweitig psychotische Depression
- Persistierende Schlafstörung, Anhedonie, Gewichtsverlust, schlechte Konzentrationsfähigkeit
- Substanzabusus bzw. -abhängigkeit
- Männliches Geschlecht, höheres Alter (v. a. Männer > 70 J.)
- Familiengeschichte mit suizidalem Verhalten
- Lebenssituation: alleinstehend, arbeitslos, chronische körperliche Erkrankung, mehrfache tatsächliche aktuelle Belastungen oder Kränkungen
- Aktuell Suizide in der Umgebung
- Keine religiöse o. ä. Bindung

Einen hilfreichen Rahmen zur **Risikoabschätzung** bietet der Ansatz der **„chronologischen Erfassung suizidaler Ereignisse“** (Shea 2011). Die Risikoabschätzung wird dadurch strukturiert, dass die Art und das Ausmaß suizidaler Ideen und Handlungen in Bezug auf verschiedene Zeiträume erfragt werden. Das Gespräch untergliedert sich somit in eine Exploration

1. aktueller Suizidalität,
2. suizidalen Verhaltens in den vergangenen zwei Monaten,
3. vergangener Suizidhandlungen und
4. unmittelbar bevorstehendem suizidalem Erleben und Verhalten.

Innerhalb jedes Zeitfensters richtet sich der Fokus der Fragen auf Art und Ausmaß von Suizidgedanken und suizidalen Verhaltensweisen.

4.2.2 Risikobeurteilung

Es bieten sich folgende **Fragen zur Risikobeurteilung** an:

- Viele Menschen würden in Ihrer Lebenssituation am Sinn des Lebens zweifeln oder es für das Beste halten, nicht mehr zu leben. Wie ist das bei Ihnen?
- Wie sehen diese Gedanken aus? Wie oft denken Sie derzeit daran, sich das Leben zu nehmen? Wie lange dauern diese Gedanken normalerweise an?
- Haben Sie darüber nachgedacht, wie, wo und wann Sie sich töten werden?
- Haben Sie Zugriff auf die notwendigen Mittel? Haben Sie überlegt, wie Sie die Mittel erhalten
- Haben Sie bereits Dinge vorbereitet? (Internetrecherche, Abschiedsbrief geschrieben, Testament verfasst, Zahlungsmodalität der Lebensversicherung abgeklärt etc.)?
- Haben Sie schon mal probiert, wie es wäre, wenn Sie es dann wirklich tun würden (potenziellen Suizidort aufgesucht, Seil geknüpft, Medikamentenmix erstellt etc.)
- Während der letzten sechs bis acht Wochen, wie oft haben Sie da darüber nachgedacht, sich das Leben zu nehmen? An wie vielen Tagen haben Sie einen Suizidversuch vorbereitet oder geprobt?
- Haben Sie schon versucht, sich das Leben zu nehmen? Wie oft?
- Wann haben Sie zuletzt versucht, sich das Leben zu nehmen? Was genau haben Sie gemacht? Wie ist es dazu gekommen, dass Sie überlebt haben? Waren Sie im Anschluss in medizinischer Behandlung? Haben Sie den Versuch länger geplant oder ist es eher plötzlich dazu gekommen? Wie fanden Sie es seinerzeit, überlebt zu haben?
- Welchen Suizidversuch würden Sie als Ihren schwersten bezeichnen, d. h. wann war ihr Wunsch zu sterben am allergrößten bzw. wann waren Sie sich am sichersten, dass das gewählte Vorgehen tödlich sein würde?
- Wie sieht es mit Suizidgedanken aus, während wir gerade miteinander reden? Und wenn Sie jetzt die Praxis verlassen: Was denken Sie passiert dann mit Ihrem Suizidwunsch?

Ergänzend muss sich der Diagnostiker natürlich auch ein Bild vom Vorliegen verschiedener Risikofaktoren für suizidales Verhalten (u. a. Furchtlosigkeit vor Tod/Sterben, Impulsivität, Alkohol- und Drogenkonsum, Zugriff auf letale Mittel, Suizide im Familien- oder Freundeskreis), dem Suizidmotiv, den derzeitigen Lebensbedingungen, dem aktuellen Krisenanlass und potenziellen Schutzfaktoren (soziale Unterstützung, Spiritualität, Ressourcen) machen.

Es muss darauf hingewiesen werden, dass es sich bei der Befürchtung, (wiederholte) Fragen nach suizidalem Erleben und Verhalten könnten suizidale Handlungen auslösen, um einen empirisch gut widerlegten Mythos handelt (DeCou und Schuhmann 2018).

4.3 Probleme und Schwierigkeiten

Ein zentrales Problem in der Beurteilung und Behandlung suizidaler Patienten besteht darin, dass sich nicht verlässlich zwischen **Hochrisiko-** und **Niedrigrisikopatienten** unterscheiden lässt (Woodford et al. 2019). Auf der einen Seite führen die allermeisten Personen – auch solche, bei denen viele Risikofaktoren vorliegen – keine suizidalen Handlungen aus. Auf der anderen Seite unterliegt suizidales Erleben erheblichen Intensitätsschwankungen, mit potenziell schnellen Transitionen von Suizidgedanken zu suizidalen Handlungen. Das komplexe Zusammenspiel überdauernder Risikofaktoren mit potenziell zufälligen situativen Bedingungen beschränkt die Einschätzung akuter suizidaler Gefährdung grundlegend. Vor diesem Hintergrund ist der Umgang mit suizidalen Patienten immer mit Unsicherheit belastet. Eine engmaschige Betreuung mit mehreren Sitzungsterminen pro Woche, eine auf die Wünsche und Bedürfnisse der Patienten abgestimmte Behandlungsplanung und die fortwährende Einschätzung der Distanzierungs- und Absprachefähigkeit der Patienten (inkl. etwaiger Überweisung in ein geschützteres Behandlungssetting) können gleichwohl einen verlässlichen Behandlungsrahmen schaffen.

Ein weiteres Problem besteht darin, dass suizidale Patienten eine **geringe Inanspruchnahme psychosozialer und psychiatrischer Behandlungsangebote** zeigen. Angst vor Stigmatisierung, fehlender Glaube an die Effektivität bzw. Notwendigkeit entsprechender Angebote und Angst vor (unfreiwilliger) Hospitalisierung spielen hierbei ebenso eine Rolle wie strukturelle Barrieren (z. B. fehlende Behandlungsplätze, lange Wartezeiten, Geldmangel). Motivationsfördernden, niederschwelligen und zeitlich limitierten Interventionsmodulen kommt dementsprechend eine besondere Bedeutung zu.

4.4 Erklärungsmodelle und therapeutische Ansatzpunkte

Inzwischen gibt es eine ganze Reihe ausgearbeiteter und empirisch überprüfter (psychologischer) Modelle zum Verständnis suizidalen Verhaltens. Hierzu zählen der Eindruck, eine Last für andere und nicht Teil einer wertgeschätzten sozialen Gemeinschaft zu sein (Joiner 2005), der Eindruck, demütigenden bzw. niederschmetternden Erlebnissen – ohne Aussicht auf Rettung – ausgeliefert zu sein (O'Connor und Kirtley 2018) sowie Hoffnungslosigkeit und die Empfindung, (mentalen) Schmerz nicht länger aushalten zu können (Wenzel et al. 2009). Alle Modelle betonen die Bedeutung von Impulsivität, (habitueller) Furchtlosigkeit vor Schmerz, Sterben und Tod und der Verfügbarkeit von Tötungsmitteln für den Übergang von Suizidgedanken zu suizidalen Handlungen. Die **Verbesserung der Affekt- und Impulskontrolle** stellt daher, genauso wie die **Zugangskontrolle zu letalen Mitteln,** einen wichtigen präventiven und therapeutischen Ansatzpunkt dar.

MERKE

Erklärungen für suizidales Verhalten sind: eine Last für andere zu sein, einem demütigenden Erlebnis ausgeliefert zu sein, Hoffnungslosigkeit, Schmerzen nicht länger aushalten zu können, Impulsivität, Furchtlosigkeit gegenüber dem Tod, Verfügbarkeit von Tötungsmitteln.

4.5 Behandlungsempfehlungen

In Abhängigkeit vom aktuellen Gefährdungsgrad und der motivationalen Ausgangslage des Patienten geht es darum, dem Patienten dabei zu helfen, (wieder) mit **lebensbejahenden Aspekten** in Kontakt zu kommen: Konkret geht es darum, Ambivalenz für Betroffene spürbar und Gründe, die (immer noch) für das Leben sprechen, wieder erlebbar zu machen. Hat der Patient die Entscheidung getroffen, sich auf eine Behandlung einzulassen, sollten Strategien zur Förderung der Patientensicherheit eingesetzt werden: Zum einen sollten Maßnahmen ergriffen werden, um den unmittelbaren Zugriff auf letale Mittel zu begrenzen (z. B. Giftstoffe wegwerfen oder Freunden, Familienmitgliedern, Therapeuten zur Aufbewahrung geben). Zum anderen sollte ein Notfallplan erstellt werden. Beim **Notfallplan** handelt es sich um eine Liste von hierarchisch organisierten Skills, Personen oder Institutionen, die ein Patient im Fall einer suizidalen Zuspitzung anwenden bzw. kontaktieren kann. Smartphone-Apps können genutzt werden, um den Notfallplan zu erstellen und mit sich zu führen. Ergänzend geht es darum, die Inanspruchnahme sozialer Unterstützung zu fördern, darauf achtzugeben, dass sich die Lebensbedingungen des Patienten nicht weiter verschlechtern, sowie Hilfen zur emotionalen Stabilisierung und Problembearbeitung zu geben. In Abhängigkeit vom Ansprechen des Patienten auf die verschiedenen Methoden und Strategien, muss im Krisenverlauf schlussendlich immer wieder neu über das passende Behandlungssetting (ambulant, teilstationär, stationär) nachgedacht und entschieden werden.

In weiteren Behandlungsphasen geht es darum, solche Faktoren zu modifizieren, die den Patienten für suizidales Erleben und Verhalten anfällig werden lassen. In Abhängigkeit von der individuellen Konstellation können hierbei kognitive Methoden und Problemlösetrainings zur Auseinandersetzung mit suizidassoziierten Kognitionen genauso genutzt werden. Auch Techniken zum Aufbau bzw. zur Verbesserung sozialer Beziehungen, zur Emotionsregulation, zur Verbesserung der Alltagsstruktur, zur Schlafhygiene und zur Entspannungsfähigkeit, um die sog. **Suicide Drivers** zu modifizieren und dem Patienten einerseits dabei zu helfen, Suizidgedanken zu überwinden und andererseits die Verhaltenskontrolle dahingehend zu stärken, dass eine Transition von Suizidgedanken zu suizidalem Verhalten unterbleibt.

Ein weiteres Element ist die sog. **Relapse Prevention Task** (Freedenthal 2017). Hierbei handelt es sich um eine Imaginationsübung, in der Patienten angeleitet werden, sich sowohl eine zurückliegende als auch eine antizipierte zukünftige suizidale Krise zu vergegenwärtigen und den Einsatz von Bewältigungsstrategien in der Vorstellung zu erproben. Durch detailliertes Erfragen von Situationscharakteristika, sensorischen Eindrücken, Gedanken, Gefühlen und Verhaltensweisen unterstützt der Therapeut den Patienten darin, eine möglichst lebhafte Vorstellung der Situation zu entwickeln. Die Technik dient am Ende der Behandlung sowohl der Konsolidierung der Therapieinhalte als auch zur Kontrolle, ob der Patient in der Lage ist, die entwickelten Strategien – zumindest in der Vorstellung – einzusetzen.

Benzodiazepine spielen als Notfallmedikation zur Senkung der Impulsivität und Suizidalität ohne Zweifel klinisch eine wichtige Rolle. Anders, als sich erwarten ließe, wird das Risiko für einen Suizidversuch oder einen Suizid durch die Einnahme von Antidepressiva nicht gesenkt. Eine signifikante Senkung der Rate von Suiziden und Suizidversuchen konnte hingegen unter **Lithiumbehandlung** nachgewiesen werden. Es empfiehlt sich jedoch weniger für den Umgang mit akuter Suizidalität als vielmehr für chronisch suizidales Erleben und Verhalten. Bei den **Antipsychotika** gibt es nur für Clozapin Hinweise auf suizidpräventive Effekte. Der Nutzen einer kurzfristigen Behandlung mit Ketamin bzw. Esketamin wird diskutiert; bislang fehlt es jedoch an aussagekräftigen Studien.

MERKE

Eine Akutbehandlung (möglichst <2 Wo.) mit einem Benzodiazepin kann bei suizidgefährdeten Patienten in Betracht gezogen werden (Empfehlung der NVL Depression).

4.6 Psychopharmakologische Behandlung suizidaler Patienten und medikamentöse Suizidprävention

In der psychiatrisch-psychotherapeutischen Versorgung suizidaler Patienten mit depressiven Störungen kommt sowohl in der Akut- als auch der Langzeitbehandlung pharmakologischen Strategien eine wichtige Bedeutung zu. Insbesondere Patienten mit akuter Suizidalität werden dabei häufig in Krankenhäusern und deren Rettungsstellen behandelt, während medikamentöse Suizidprävention auch im ambulanten Bereich stattfindet.

In der **Akutbehandlung** von Patienten mit Suizidgedanken und Handlungsabsicht steht zunächst eine psychomotorische Dämpfung zur Reduktion der Impulsivität im Mittelpunkt pharmakologischer Interventionen. Hierzu haben sich insbesondere Benzodiazepine in der klinischen Praxis bewährt, wobei **Lorazepam** das Benzodiazepin der Wahl darstellt. Lorazepam steht zur oralen und intravenösen Applikation zur Verfügung. Dabei ist die intravenöse Gabe mit einem schnelleren Wirkeintritt verbunden ist. Vor der Gabe von Benzodiazepinen sollten eine Schwangerschaft oder eine Erkrankung mit respiratorischer Insuffizienz, beispielsweise eine schwere COPD, aber auch eine Intoxikation mit anderen zentral dämpfenden Medikamenten oder psychotropen Substanzen wie Alkohol, Opiaten, GHB/GBL ausgeschlossen werden bzw. in angemessener Weise Berücksichtigung finden. Fehlen Hinweise auf eine solche Kontraindikation kann beispielsweise Lorazepam in einer Dosierung von 1–2,5 mg p. o. oder i. v. verabreicht werden. Die unterschiedliche Wirkdauer der verschiedenen Benzodiazepine ist zu berücksichtigen, um die Anzahl der täglichen Einnahmen für die weitere Behandlung festzulegen (➤ Kap. 16.2.4).

Die Gabe von Benzodiazepinen sollte aufgrund des Abhängigkeitspotenzials auf eine Dauer von maximal vier Wochen beschränkt werden. Aufgrund des Risikos von Entzugssymptomen sollte darüber hinaus ein ausschleichendes Absetzen am Ende der Therapie erfolgen.

Wenngleich Benzodiazepine selbst keine antidepressive Wirkung aufweisen, können sie auch zur Überbrückung der Wirklatenz von Antidepressiva bei Angst, Unruhe oder Schlafstörungen hilfreich sein. Hinweise zum Einsatz von Benzodiazepinen in Kombination mit Antidepressiva ➤ Kap. 16.2.4.

Insbesondere bei geriatrischen und multipel internistisch vorerkrankten Patienten kann alternativ die Gabe eines schwach potenten Antipsychotikums erwogen werden. Während Melperon (z. B. 50–100 mg) oder Dipiperon (40–120 mg) nur zur oralen Anwendung zur Verfügung stehen, kann Promethazin (z. B. 25–50 mg) auch intramuskulär verabreicht werden.

Seit 2019 steht darüber hinaus in der EU **Esketamin** als Nasenspray zur Akutbehandlung depressiver Symptome zur Verfügung. Wenngleich eine antisuizidale Wirkung von intranasalem Esketamin nicht nachgewiesen werden konnte, ist vor allem die Kurzzeitbehandlung mit einem Rückgang depressiver Symptome assoziiert und kommt damit vorrangig für Patienten mit hohem akuten Leidensdruck infrage. In Deutschland besteht für Esketamin-Nasenspray bei unipolarer Depression eine Zulassung in psychiatrischen Notfallsituationen in Kombination mit einer oralen antidepressiven Pharmakotherapie. Außerdem ist es als antidepressives Zusatzmedikament zu einem SSRI oder SNRI zugelassen, wenn der Patient zuvor auf mindestens zwei unterschiedliche Antidepressiva nicht angesprochen hat. Weitere Informationen zum Einsatz von Ketamin und Esketamin bei therapieresistenter Depression ➤ Kap. 17.5.3.

Kontraindiziert ist Esketamin-Nasenspray vor allem bei Patienten, für die eine Blutdrucksteigerung aufgrund anderer Erkrankungen ein schweres Risiko darstellt. Hierzu gehören beispielswiese Gefäßaneurysmen, intrazerebrale Blutungen oder ein Myokardinfarkt in den letzten sechs Wochen. Neben einem Anstieg der systolischen und diastolischen Blutdruckwerte stellen Dissoziationen eine häufige Nebenwirkung dar. Die blutdrucksteigernde Wirkung erreicht bei intranasal appliziertem Esketamin nach ca. 40 Minuten ihren Höhepunkt, sodass dann eine erneute Messung des Blutdrucks erfolgen sollte. Während der Akutbehandlung beträgt die empfohlene Dosis für Erwachsene 84 mg zweimal wöchentlich für vier Wochen.

Außerhalb der Akutbehandlung kommen für die medikamentöse Suizidprävention aber auch die verschiedenen Antidepressiva sowie **Lithium** infrage. Während es keine Belege für die Prävention von Suiziden bzw. Suizidversuchen durch Antidepressiva gibt, bestehen deutliche Hinweise auf eine Reduktion von Suizidgedanken durch Antidepressiva (Bschor 2015).

Mittlerweile stehen über 30 verschiedene Antidepressiva zur Verfügung. Hinweise zur Auswahl eines geeigneten Wirkstoffs und der Anwendung von Antidepressiva sind dem ➤ Kap. 16 zu entnehmen. Für Lithium, welches bei unipolarer Depression vor allem im Rahmen von Augmentationsstrategien in der Akut- und Erhaltungstherapie sowie zur Rezidivprophylaxe zur Anwendung kommt (➤ Kap. 17 und ➤ Kap. 17.5.2), konnte unabhängig von seiner antidepressiven bzw. stimmungsstabilisierenden Wirkung eine suizidpräventive Wirkung nachgewiesen werden. Die suizidpräventive Wirkung von Lithium stützt sich dabei auf eine breite Evidenz (Lewitzka und Haußmann 2022). So ist das Suizidrisiko unter der Einnahme von Lithium um etwa 80 % vermindert gegenüber einer Behandlung mit anderen Psychopharmaka (Baldessarini et al. 2006). Mit Lithium behandelte Patienten zeigen weniger Suizidversuche und es kommt seltener zu Suiziden (Smith und Cipriani 2017). Dieser Effekt gilt sowohl für Patienten mit unipolarer Depression als auch für schizoaffektive und bipolar-affektive Störungen. Als Mechanismen hinter dieser Wirkung werden die antidepressive und stimmungsstabilisierende Wirkung einerseits und eine Serotonin-vermittelte Reduktion von Impulsivität und Aggressivität andererseits (Cipriani 2005) angenommen. Hinzu kommen unspezifische Effekte durch die kontinuierliche psychiatrische Betreuung, welche mit einer Lithiumgabe in der Regel verbunden ist. Insbesondere bei Patienten mit einem erhöhten Suizidrisiko sollte daher frühzeitig, d. h. nach unzureichendem Ansprechen auf eine mindestens vierwöchige Therapie mit einem Antidepressivum in adäquater Dosierung, eine Augmentation mit Lithium in Erwägung gezogen werden (➤ Kap. 17). Während die Lithiumaugmentation von Antidepressiva also eine effektive Strategie bei Therapieresistenz darstellt, kann es als Monotherapie auch für die Rezidivprophylaxe (Abou-Saleh et al. 2017) sowie als suizidpräventive

Medikation angewandt werden. Bemerkenswert scheint hierbei auch, dass Lithium bereits in sehr niedrigen Dosierungen z. B. im Trinkwasser einen solchen Effekt zeigen könnte (Eyre-Watt et al. 2021). Trotz der nachgewiesenen Effektivität von Lithium sowohl in der antidepressiven als auch der suizidpräventiven Pharmakotherapie kommt eine Lithiumbehandlung noch immer zu selten zur Anwendung.

Der Vollständigkeit halber sei an dieser Stelle auch die nachgewiesene suizidpräventive Wirkung von **Clozapin,** einem atypischen Antipsychotikum, erwähnt. Aufgrund des Risikos einer Agranulozytose sowie der Notwendigkeit einer langsamen und schrittweisen Eindosierung spielt es in der Akutbehandlung suizidaler Patienten keine Rolle und ist der Behandlung der therapieresistenten Schizophrenie vorbehalten.

MERKE

Bei Patienten mit akuter Suizidalität kann die Gabe von Benzodiazepinen insbesondere von Lorazepam, zur psychomotorischen Dämpfung und Spannungsreduktion sinnvoll sein. In der medikamentösen Suizidprävention hat Lithium eine herausragende Stellung.

4.7 Schlussfolgerung

Von zentraler Bedeutung scheint es zu sein, dass das suizidale Erleben und Verhalten den Hauptfokus der Behandlung darstellen. So haben Interventionen, die auf die Reduktion assoziierter Psychopathologie (z. B. Depression, Hoffnungslosigkeit) abzielen, zumeist keinen nennenswerten Einfluss auf die Reduktion der Suizidversuchsrate (Meerwijk et al. 2016).

Trotz der grundsätzlich positiven Befundlage ist das Wissen um effektive Behandlungsmethoden suizidaler Patienten als rudimentär zu bezeichnen. So fehlt es nahezu vollständig an Replikationsstudien sowie an vergleichender Therapieforschung und Komponentenanalysen.

LITERATUR

Abou-Saleh MT, Müller-Oerlinghausen B, Coppen AJ. Lithium in the episode and suicide prophylaxis and in augmenting strategies in patients with unipolar depression. Int J Bipolar Disord 2017; 5(1) 11.

Baldessarini RJ et al. Decreased risk of suicides and attempts during long-term lithium treatment: a meta-analytic review. Bipolar Disord 2006; 8(5 Pt 2): 625–639.

Bschor T. Leserbrief – Antidepressiva verhindern nicht Suizidversuche oder Suizide. Nervenarzt 2015; 86: 1168–1170.

Calati R, Courtet P. Is psychotherapy effective for reducing suicide attempt and nonsuicidal self-injury rates? Meta-analysis and meta-regression of literature data. J Psychiatr Res 2016; 79: 8–20. doi: https://doi.org/10.1016/j.jpsychires.2016.04.003 (letzter Zugriff 18.02.2021).

Cipriani A et al. Lithium in the prevention of suicidal behavior and all-cause mortality in patients with mood disorders: a systematic review of randomized trials. Am J Psychiatry 2005; 162(10) 1805–1819.

DeCou CR, Schumann ME. On the iatrogenic risk of assessing suicidality: a meta-analysis. Suicide Life-Threat Behav 2018; 48: 531–543. doi: https://doi.org/10.1111/sltb.12368 (letzter Zugriff 18.02.2021).

Eyre-Watt B et al. The association between lithium in drinking water and neuropsychiatric outcomes: A systematic review and meta-analysis from across 2678 regions containing 113 million people. Aust N Z J Psychiatry 2021; 55(2): 139–152.

Freedenthal S. Helping the suicidal person. London: Routledge; 2017.

Gøtzsche PC, Gøtzsche PK. Cognitive behavioural therapy halves the risk of repeated suicide attempts: systematic review. J R Soc Med 2017; 110: 404–410. doi: https://doi.org/10.1177/0141076817731904 (letzter Zugriff 18.02.2021).

Joiner T. Why people die by suicide. Cambridge: Harvard University Press; 2005.

Lewitzka U, Haußmann R. Lithium – ein Update. InFo Neurologie + Psychiatrie 2022; 24(1): 44–53.

Meerwijk EL, Parekh A, Oquendo MA, Allen IE, Franck LS, Lee KA. Direct versus indirect psychosocial and behavioural interventions to prevent suicide and suicide attempts: a systematic review and meta-analysis. Lancet Psychiat 2016; 3: 544–554. doi: https://doi.org/10.1016/S2215–0366(16)00064-X (letzter Zugriff 18.02.2021).

NVL Depression. 2015. www.depression.versorgungsleitlinien.de (letzter Zugriff 18.02.2021).

O'Connor RC, Kirtley OJ. The integrated motivational-volitional model of suicidal behaviour. Philos Trans Royal Soc 2018; 373: 20170268. https://pubmed.ncbi.nlm.nih.gov/30012735/ (letzter Zugriff 18.02.2021).

Shea S. The practical art of suicide assessment. New York: Wiley; 2011.

Smith KA, Cipriani A. Lithium and suicide in mood disorders: Updated meta-review of the scientific literature. Bipolar Disord 2017; 19(7): 575–586.

Teismann T, Dorrmann W. Suizidalität. Göttingen: Hogrefe; 2014.

Torok M, Han J, Baker S et al. Suicide prevention using self-guided digital interventions: a systematic review and meta-analysis of randomized controlled trials. Lancet Digital Health 2020; 2: 25–36. doi: https://doi.org/10.1016/S2589–7500(19)30199–2 (letzter Zugriff 18.02.2021).

Woodford R, Spittal MJ, Milner A et al. Accuracy of clinician predictions of future self-harm: a systematic review and meta-analysis of predictive studies. Suicide Life-Threat Behav 2019; 49: 23–40. doi: https://doi.org/10.1111/sltb.12395 (letzter Zugriff 23.6.2022).

KAPITEL

5 Klinische Erhebungsmethoden und Instrumente

Martin Hautzinger, Sandra Boden

Kernaussagen

- Zur Störungsdiagnostik, Früherkennung, Beurteilung des Schweregrads der depressiven Störung, Dokumentation des Verlaufs bzw. der Veränderungen und Diagnostik assoziierter Merkmale liegen **zahlreich reliable und objektive Messinstrumente** vor.
- Es stehen **spezifische Erhebungsverfahren** für Kinder, Jugendliche und für ältere Patienten zur Verfügung.
- Aus der Fülle an Instrumenten ragen insbesondere die **WHO-5-Skala** als Screeningmaß, das **BDI 2** als von Patienten selbstständig zu beantwortender Fragebogen und das **IDS/QIDS** als durch Kliniker zu beantwortendes (Fremd-) Beurteilungsmaß heraus.
- Es wird empfohlen, diese Instrumente als **Qualitätsstandards der Depressionsdiagnostik,** ergänzend zu strukturierten Interviews, in der Klinik und der Praxis zu etablieren.

5.1 Allgemeine Probleme der Diagnostik depressiver Störungen

Es wird immer wieder in Zweifel gezogen, dass Menschen während einer Depression in der Lage sind, angemessen Auskunft über ihre Beschwerden und den Verlauf dieser Beeinträchtigungen geben zu können. Sie sind so gefangen in ihren depressiven Verzerrungen, dass Selbstauskünfte wenig valide erscheinen. In der Tat findet sich oft die Beobachtung, dass depressive Patienten ihre offensichtlichen Beschwerden unterschätzen bzw. bagatellisieren. Es gibt jedoch auch die Erfahrung, dass die Symptomwahrnehmung Depressiver überhöht ist und dadurch von den Einschätzungen der Kliniker abweicht. Typischerweise zeigt sich dies in deutlichen Diskrepanzen zwischen den Selbstbeurteilungen der Patienten und den Fremdbeurteilungen der Kliniker oder Angehörigen. Bis heute existiert kein objektiver, völlig von der verbalen Mitteilung freier „Depressionstest", sodass jede Psychodiagnostik einer Depression gegenüber dieser Störquelle anfällig ist.

Insbesondere im Grenzbereich der noch subklinischen oder schon klinisch relevanten Symptomatik spielen individuelle Tendenzen zur Dissimulation, Sensitivität, Abwehr von Stigmatisierung, zum Wunsch nach Entlastung bzw. Behandlung, doch auch zur fehlenden Differenzierungsfähigkeit unterschiedlichster Beschwerden verzerrend in den diagnostischen Entscheidungsprozess hinein.

Zur Störungsdiagnostik, Beurteilung des Schweregrads der Störung, Dokumentation des Verlaufs bzw. der Veränderungen und Diagnostik assoziierter Merkmale stehen zahlreiche reliable und objektive Messinstrumente wie Tests, Fragebögen und Skalen, Selbst- und Fremdbeurteilungsbögen zur Verfügung (Hautzinger und Meyer 2002).

5.2 Screeningverfahren und Früherkennung

Screeninginstrumente erlauben im vorklinischen bzw. epidemiologischen Bereich solche Personen zu identifizieren, die möglicherweise an einer affektiven Störung erkrankt sind oder deren Risiko für die Entwicklung einer entsprechenden Störung erhöht ist. Entscheidend für diese Form der (Vor-)Diagnostik ist, dass die Verfahren einfach zu handhaben sind, schnell beantwortet werden können, wenig Abwehr (Verleugnung) bei den Befragten hervorrufen und möglichst alle betroffenen Personen (keine falsch negativen) damit erfasst werden. Screeninginstrumente sollten eine hohe Sensitivität aufweisen, d. h. lieber eine hohe Anzahl fälschlicherweise als positiv (im Sinne des interessierenden Kriteriums) charakterisierte Personen auswählen, als wirklich als positiv zu charakterisierende Personen zu verpassen (da diese fälschlicherweise als negativ bezeichnet wurden).

5.2.1 Allgemeine Depressionsskala (ADS)

Die ADS, eine deutsche Version der CES-D-Skala (Radloff 1977), ist ein Instrument, das erlaubt, depressive Verstimmungen zu erfassen, ohne dass es sich dabei notwendigerweise um eine klinisch relevante Depression handeln muss. Bei Untersuchungen im nicht klinischen Rahmen und zu Screeningzwecken sollte ab einem gewissen Wert die Möglichkeit des Vorliegens einer ernsthaften depressiven Störung in Erwägung gezogen werden. Als Normwert gilt, dass Werte > 22 als „auffällig" gelten und die Diagnose einer Depression wahrscheinlich machen. In der Allgemeinbevölkerung überschreiten etwa 16 % Frauen und 13 % Männer diesen Wert. Von den Patienten mit einer depressiven Störung sind es 98 % Frauen und 96 % Männer (Hautzinger et al. 2012).

5.2.2 WHO-5-Skala zum Wohlbefinden

Ein einfaches, kostenloses, in vielen Sprachen verfügbares Screeninginstrument für Depression ist der **WHO-5-Fragebogen zum Wohlbefinden** (➤ Tab. 5.1). Wenn diese fünf Fragen so angekreuzt werden, dass die positiv formulierten Items eher verneint oder als kaum zutreffend beantwortet werden und daraus ein Summenwert zwischen 0 und 13 Punkten resultiert, dann ist die Wahrscheinlichkeit hoch, dass eine depressive Störung vorliegt. Die Sensitivität des Instruments ist hoch (> 90 %). Bei

Tab. 5.1 WHO-5-Fragebogen zum Wohlbefinden: Die Antwortmöglichkeiten, bezogen auf die letzten 2 Wochen, sind 5 („die ganze Zeit") bis 0 („zu keiner Zeit"). [W798] (Werte von 5 bis 0)

In den letzten zwei Wochen …	Punkte
… war ich froh und guter Laune	
… habe ich mich ruhig und entspannt gefühlt	
… habe ich mich energisch und aktiv gefühlt	
… habe ich mich beim Aufwachen frisch und ausgeruht gefühlt	
… war mein Alltag voller Dinge, die mich interessieren	

Werten < 14 Punkten ist die Wahrscheinlichkeit, eine depressive Symptomatik zu verpassen, gering.

5.3 Selbstbeurteilungen und Fragebögen

Eine Reihe klinisch erfolgreicher, gut validierter, psychometrisch gelungener Selbstbeurteilungsverfahren und Fragebögen erlaubt die Bestimmung des Schweregrads der Depressivität, der Messung von Veränderungen während der Behandlung und von Schwankungen der Befindlichkeit und Beschwerden. Mittels Selbstbeurteilungsinstrumenten kann keine diagnostische Entscheidung getroffen werden, sondern nach erfolgter klassifikatorischer Diagnostik können damit die Symptomausprägung und die möglichen Beeinträchtigungen differenziert werden.

5.3.1 Beck-Depressions-Inventar (BDI)

Das **international gebräuchlichste Selbstbeurteilungsinstrument** ist das Beck-Depressions-Inventar (Beck et al. 1996; Hautzinger et al. 2006). Es ist seit seiner Einführung (Beck et al. 1961) zum verbreitetsten und in vielfältigen klinischen Zusammenhängen erfolgreich eingesetzten Selbstbeurteilungsinstrument zur Erfassung des Schweregrads einer depressiven Episode geworden. Die 21 Items bilden eine Skala mit den Aspekten: Traurigkeit, Pessimismus, Versagensgefühle, Verlust an Freude, Schuldgefühle, Bestrafungsgefühle, Selbstablehnung, Selbstkritik, Suizidgedanken, Weinen, Unruhe, Interessensverlust, Entschlusslosigkeit, Wertlosigkeit, Energieverlust, Schlaf, Reizbarkeit, Appetitveränderung, Konzentrationsschwierigkeiten, Ermüdung oder Erschöpfung, Verlust an sexuellem Interesse.

Die innere Konsistenz ist bei Patientenstichproben hoch (meist > .90), und die Stabilität des Summenwerts liegt über drei Wochen bei 0,78. Die Korrelationen mit anderen Selbstbeurteilungsmaßen liegt bei 0,72 bis > 0,89. Faktorenanalysen erbringen i. d. R. und in den unterschiedlichsten Patientengruppen einen starken ersten Faktor, auf dem nahezu alle Items am höchsten laden. Das BDI hat sich in zahllosen Interventionsstudien als Erfolgsmaß veränderungssensitiv erwiesen. Es ist heute kaum eine Depressionsstudie denkbar, ohne dass das BDI dabei zur Schwerebeurteilung bzw. zur Eingangs- und Endmessung zur Anwendung kommt. Ein BDI-Wert von ≥ 19 Punkten findet sich bei > ⅔ depressiver Patienten. Patientenstichproben liegen im Mittel bei 24,4 (SD 13,2) Punkten, während eine nicht klinische, vergleichbare Kontrollgruppe einen mittleren Wert von 7,4 (SD 7,3) erreicht. Bereits Werte > 12 Punkten (entspricht Prozentrang 85) müssen als auffällig angesehen werden und weitere diagnostische Abklärungen zur Folge haben.

5.3.2 Patient Health Questionnaire (PHQ-D)

Ein weiteres verbreitetes und frei zugängliches Verfahren zur Erfassung der Schwere einer Depression mit gut belegter psychometrischer Güte ist der Patient Health Questionnaire (PHQ-D) mit 9 Depressionsitems (Loewe et al. 2002). Der Skalenwert „Depressivität" entspricht der Summe der Punktwerte über die neun Items und variiert zwischen 0 und 27. Ein Punktwert < 5 entspricht praktisch immer dem Fehlen einer depressiven Störung, ein Punktwert zwischen 5 und 10 wird zumeist bei Patienten mit leichten oder unterschwelligen depressiven Störungen gefunden und entspricht einem milden Schweregrad. Bei Patienten mit depressiven Episoden ist ein Punktwert von ≥ 10 zu erwarten, wobei von einem mittleren (10–14), ausgeprägten (15–19) und schwersten (20–27) Ausmaß der Störung auszugehen ist (➤ Tab. 5.2).

Tab. 5.2 Depressionsskala des Gesundheitsfragebogen für Patienten (PHQ-9): Die Antwortmöglicheiten, bezogen auf die letzten 2 Wochen, sind 0 (überhaupt nicht) bis 3 (beinahe jeden Tag).

Wie oft fühlten Sie sich im Verlauf der letzten zwei Wochen durch die folgenden Beschwerden beeinträchtigt?	
A	Wenig Interesse oder Freude an Ihren Tätigkeiten
B	Niedergeschlagenheit, Schwermut oder Hoffnungslosigkeit
C	Schwierigkeiten, ein- oder durchzuschlafen oder vermehrter Schlaf
D	Müdigkeit oder Gefühl, keine Energie zu haben
E	Verminderter Appetit oder übermäßiges Bedürfnis, zu essen
F	Schlechte Meinung von sich selbst; Gefühl, ein Versager zu sein, die Familie enttäuscht zu haben
G	Schwierigkeiten, sich auf etwas zu konzentrieren, z. B. beim Zeitunglesen oder Fernsehen
H	Waren Ihre Bewegungen oder Ihre Sprache so verlangsamt, dass es auch anderen auffallen würde? Oder waren Sie „zappelig"/ruhelos und hatten einen stärkeren Bewegungsdrang als sonst?
I	Gedanken, dass Sie lieber tot wären oder sich Leid zufügen möchten?

5.4 Fremdbeurteilungsverfahren

Fremdbeurteilungen beruhen auf der (meist unsystematischen) Verhaltensbeobachtung im klinischen Interview, aber im Wesentlichen auf vom Patienten berichtetem Erleben und Verhalten. Das heißt, dass auch in Fremdeinschätzungen Selbstbeurteilungen mit eingehen. Fremdbeurteilungsverfahren erlauben den Klinikern, anhand der Angaben der Patienten und eigener Beobachtungen die Schwere einer depressiven Episode zu beurteilen. Die Objektivität und Reliabilität der Fremdbeurteilungen affektiver Symptome lässt sich dadurch verbessern, dass die erforderlichen Informationen anhand eines **strukturierten Befragungsleitfadens** erhoben werden.

5.4.1 Hamilton-Depressions-Rating-Skala (HDRS)

Die HDRS (Hamilton 1960) gilt heute als das klassische Fremdbeurteilungsinstrument der Schwere depressiver Symptome, und dies, obgleich die Mehrzahl der Anwender mit den Items (Auswahl, Formulierungen) und den Beurteilungskategorien (Abstufung) unzufrieden sind (Gibbons et al. 1993) und die Psychometrie unzureichend ist (Bauma, 1976; Hedlund und Vieweg 1979). Dennoch ist bis heute kaum eine Depressionsstudie ohne Berücksichtigung der HDRS denkbar.

Die Quantifizierung der Depressionstiefe erfolgt aufgrund 21 depressionstypischer Symptome bei erwachsenen Patienten, bezogen auf die zurückliegende Woche bei 12 Items auf einer drei- bzw. vierstufigen Skala (von 0 „keine" bis 3 „schwer, vollständig, extrem usw."), bei 9 Items auf einer fünfstufigen Skala. Die Beurteiler sind ausdrücklich angehalten, nicht allein aufgrund verbaler Äußerungen eines Patienten zu urteilen, sondern eigene und fremde Beobachtungen, motorische Auffälligkeiten und inhaltliche Besonderheiten zu berücksichtigen. Folgende Syndromanteile sollen so von den Klinikern beurteilt werden: Depressive Stimmung, Schuldgefühle, Suizidalität, Einschlaf-, Durchschlafstörungen, Früherwachen, Arbeitsverhalten, depressive Hemmung, Erregung, Angst (psychisch und somatisch), gastrointestinale Symptome, allgemeine körperliche Beschwerden, Genitalsymptome, Hypochondrie, Gewichtsverlust, Krankheitseinsicht, Tagesschwankungen, Depersonalisation und Derealisation, paranoide Symptome und Zwangssymptome.

Oft werden die Items Tagesschwankungen, Depersonalisation, paranoide und Zwangsymptome weggelassen und so eine auf 17 Items verkürzte HDRS eingesetzt.

5.4.2 Montgomery-Asberg-Depressions-Rating-Skala (MADRS)

Die von Montgomery und Asberg (1989) vorgeschlagene Skala zur psychometrischen Beurteilung depressiver Symptome (MADRS; Montgomery und Asberg 1989) besteht aus 10 Items. Die Beurteilung erfolgt aufgrund einer „psychiatrischen Exploration" anhand einer siebenstufigen Skala (0–6) und erlaubt mittels des Gesamtwerts die Abschätzung des Schweregrads einer Depression. Die Reliabilität (Cronbach's Alpha = 0,89–0,97) ist hoch. Die MADRS korreliert mit der HDRS mit 0,70 bis 0,92 (Müller et al. 2000) und mit dem IDS-C mit 0,81 (Corruble et al. 1999). Die deutsche Bearbeitung zeigte für depressive Patienten unterschiedlicher Ausprägung einen mittleren Wert von 32,5 Punkten (der 60 möglichen) bei einer inneren Konsistenz zwischen 0,82 und 0,92 bzw. 0,86 (Maier und Phillip 1985).

5.4.3 Inventar depressiver Symptome (IDS/QIDS)

Das von Rush entwickelte Inventar Depressiver Symptome (IDS; Rush et al. 1986) erhebt den Anspruch, das depressive Syndrom in sprachlich besseren Formulierungen als die bislang dargestellten Fremdbeurteilungen vollständig abzubilden und die Schweregradbeurteilungen konkreter, klarer und gleichmäßiger abgestuft zu erlauben. Es ist eine echte Alternative zur HDRS und zur MADRAS, zumal eine Kurzform, das Quick Inventory of Depressive Symptoms (QIDS-C) vorliegt (➤ Tab. 5.3). Die klinischen und psychometrischen Erfahrungen sprechen eindeutig für die Güte dieses Instruments (Rush et al. 1996). Die innere Konsistenz erreicht Werte von 0,88 bis 0,92. Die Korrelation mit der HDRS liegt bei 0,73 bis 0,92 und mit dem BDI bei 0,61 bis 0,85. Bei zahlreichen Anwendungen und Studien hat sich dabei das IDS/QIDS klinisch und psychometrisch als Zustands-, Erfolgs- und v. a. auch als Verlaufsmaß bewährt.

Depressive Patienten erreichen im IDS-C typischerweise Werte von > 30 Punkten. Ein Cut-off-Wert von 20 Punkten darf als Hinweis auf eine mögliche depressive Problematik angesehen werden. Im QIDS-C mit einem Wertebereich von 0 bis 27 Punkten erreichen Patienten meist Werte > 14 Punkte. Werte < 6 gelten als unauffällig.

Da der Bezugszeitraum des IDS die zurückliegende Woche ist, kann das Instrument z. B. als wöchentliche Fremdbeurteilung im Therapieprozess eingesetzt und als Verlaufs- bzw. Erfolgsdiagramm verwendet werden.

Tab. 5.3 Quick-Inventar Depressiver Symptomatik (QIDS-C)

Beurteilen Sie jede Frage bezogen auf die letzten 7 d		
I	**Einschlafen**	
	0	Ich brauche nie länger als 30 Min., um einzuschlafen
	1	Ich brauche an weniger als der Hälfte der Woche mind. 30 Min., um einzuschlafen
	2	Ich brauche an mehr als der Hälfte der Woche mind. 30 Min., um einzuschlafen
	3	Ich brauche an mehr als der Hälfte der Woche mind. 1 h, um einzuschlafen
	Durchschlafen	
	0	Ich wache während der Nacht nie auf
	1	Ich habe einen leichten Schlaf mit einigen kurzen Wachphasen in jeder Nacht
	2	Ich habe einen ruhelosen Schlaf, werde jede Nacht wach, schlafe jedoch wieder ein
	3	Ich werde jede Nacht (mehr als die Hälfte der Woche) mehr als einmal wach und es dauert mind. 20 Min., um wieder einzuschlafen
	Früherwachen	
	0	Ich werde selten (weniger als die Hälfte der Woche) früher wach (< 30 Min.) als ich muss
	1	Ich werde mehr als die Hälfte der Woche früher wach (> 30 Min.) als ich muss
	2	Ich werde mehr als die Hälfte der Woche früher wach (mind. 1 h) als ich muss
	3	Ich werde mehr als die Hälfte der Woche früher wach (> 1 h) als ich muss
	Überschlafen	
	0	Ich schlafe i. d. R. Regel zwischen 7 und 8 h (einschließlich Nickerchen)
	1	Ich schlafe innerhalb eines Tages nicht > 10 h (einschl. Nickerchen)
	2	Ich schlafe innerhalb eines Tages nicht > 12 h (einschl. Nickerchen)
	3	Ich schlafe innerhalb eines Tages > 12 h (einschließlich Nickerchen)
	Nur höchsten Wert von I für Summenwert verwenden	

Tab. 5.3 Quick-Inventar Depressiver Symptomatik (QIDS-C) *(Forts.)*

Beurteilen Sie jede Frage bezogen auf die letzten 7 d		
II	**Appetitabnahme**	
	0	Ich habe keine Veränderung meines üblichen Appetits festgestellt
	1	Ich esse (Menge und Anzahl der Mahlzeiten) weniger als gewöhnlich
	2	Ich esse deutlich weniger als gewöhnlich und musste mich dazu zwingen
	3	Ich esse während eines Tages kaum etwas und ich musste mich richtig dazu zwingen oder muss dazu aufgefordert werden
	Appetitzunahme	
	0	Ich habe keine Veränderung meines üblichen Appetits festgestellt
	1	Ich esse mehr und häufiger als sonst
	2	Ich esse deutlich und regelmäßig mehr als sonst
	3	Ich habe einen ständigen Drang zu essen und dabei esse ich viel mehr als sonst
	Gewichtsabnahme (ohne absichtliche Diät)	
	0	Mein Gewicht ist unverändert
	1	Ich habe den Eindruck, Gewicht verloren zu haben
	2	Ich habe > 1 kg an Gewicht verloren
	3	Ich habe > 2,5 kg an Gewicht verloren
	Nur höchsten Wert von II für Summenwert verwenden	
	Gewichtszunahme	
	0	Mein Gewicht ist unverändert
	1	Ich habe den Eindruck, an Gewicht zugenommen zu haben
	2	Ich habe > 1 kg an Gewicht zugenommen
	3	Ich habe > 2,5 kg an Gewicht zugenommen
III	0	Ich fühle mich nicht traurig oder niedergeschlagen
	1	Ich fühle mich gelegentlich (weniger als die Hälfte der Woche) traurig oder niedergeschlagen
	2	Ich fühle mich oft (mehr als die Hälfte der Woche) traurig oder niedergeschlagen
	3	Ich fühle mich die ganze Woche über traurig und niedergeschlagen
IV	0	Meine Konzentrationsfähigkeit und Entscheidungskraft sind unverändert
	1	Ich bin gelegentlich unentschlossen und unkonzentriert, unaufmerksam
	2	Ich habe meistens Schwierigkeiten, mich zu konzentrieren und mich zu entscheiden
	3	Ich kann mich selbst auf Kleinigkeiten (wie lesen) nicht konzentrieren und selbst alltägliche Entscheidungen fallen mir schwer
V	0	Ich sehe mich als ebenso wertvoll wie andere Menschen
	1	Ich bin mehr selbstanklagend und selbstkritisch als sonst
	2	Ich glaube, dass ich für andere eine Last bin und nur Probleme schaffe
	3	Ich grüble ständig über meine kleinen und großen Fehler, meine Unzulänglichkeiten
VI	0	Ich habe keinerlei Gedanken an den Tod oder mir selbst etwas anzutun
	1	Ich empfinde das Leben als leer und nicht lebenswert
	2	Ich denke oft, auch für längere Zeit, an den Tod und an Selbstmord
	3	Ich denke häufig und ernsthaft an den Tod und an Selbstmord, mache sogar Pläne
VII	0	Ich stelle keine Veränderung in meinen Interessen für Menschen und Dinge fest
	1	Ich bemerke ein Desinteresse an Menschen und Aktivitäten, Dingen
	2	Mir sind nur noch ein oder zwei Dinge verblieben, die mich interessieren
	3	Mich interessieren weder Menschen noch Dinge noch Aktivitäten

Tab. 5.3 Quick-Inventar Depressiver Symptomatik (QIDS-C) *(Forts.)*

Beurteilen Sie jede Frage bezogen auf die letzten 7 d		
VIII	0	Ich habe keine Veränderung meiner gewohnten Energie, meines Antriebs festgestellt
	1	Ich ermüde leichter als sonst
	2	Ich muss mich anstrengen, die alltäglichen Dinge zu beginnen oder zu schaffen
	3	Ich schaffe selbst die einfachsten Dinge des Alltags nicht mehr, mir fehlt die Energie
IX	**Verlangsamung**	
	0	Ich denke, empfinde, rede und bewege mich in unveränderter Weise
	1	Ich empfinde, dass ich verlangsamt bin und sich meine Stimme leblos anhört
	2	Mein Denken, Reden, Empfinden, Bewegen ist verlangsamt
	3	Ich bin meistens nicht in der Lage zu reagieren, Antworten kosten Kraft und kommen verzögert
	Nur höchsten Wert von IX für Summenwert verwenden	
	Zunahme	
	0	Ich bin gelassen, ruhig und nicht hektisch
	1	Ich bin oft ruhelos, getrieben, unruhig, zappelig
	2	Ich kann kaum still sitzen, fühle mich gedrängt, mich zu bewegen, bin rastlos
	3	Ich kann nicht still sitzen, muss mich ständig bewegen, bin ein Nervenbündel

Inzwischen liegen zum IDS bzw. QIDS umfangreiche nationale Untersuchungen zur Psychometrie, Validität, Veränderungssensitivität, zu klinischen Grenzwerten (Cut-off-Werte) und Prozenträngen bzw. Normwerten für klinische und nicht klinische Stichproben vor, die in einer Testpublikation zusammengefasst vorliegen (Hautzinger und Boden 2023).

5.5 Depressionsinstrumente für spezielle Zielgruppen

Valide Beurteilungsverfahren depressiver Symptomatik sind für verschiedene Zielgruppen und Problembereiche entwickelt worden.

5.5.1 Geriatrische Depressionsskala (GDS)

Die zur geriatrischen Depressionsskala (GDS; Yesavage et al. 1983; Gauggel und Birkner 1998) bislang vorliegenden Studien lassen den Schluss zu, dass es sich bei der GDS um ein reliables (Retest: 0,85; Testhalbierung: 0,94), homogenes (innere Konsistenz: 0,87–0,94) und trennscharfes (mittlerer Wert: 0,56) Selbstbeurteilungsverfahren zur Erfassung depressiver Symptome (Screening) bzw. zur Beurteilung der Schwere einer Depression bei älteren Menschen handelt. Hohe Korrelationen (0,83, 0,85 und 0,84) mit dem BDI bzw. der HDRS weisen darauf hin, dass Konstruktvalidität gegeben ist. Die GDS umfasst 30 Items (Kurzform 15 Items; ➤ Tab. 5.4). Die kritischen Werte für Depressionen liegen zwischen 11 und 14 (Kurzform: 5–7). Bei dem Cut-off-Wert von 14 ergeben sich eine Sensitivität von 80 % und eine Spezifizität von 100 %. Eine Anwendung zur Verlaufs- bzw. Erfolgsmessung ist möglich.

5.5.2 Depressionstest für Kinder (DTK)

Der DTK 2 (Rossmann 2014) will die aktuelle depressive Befindlichkeit bei Kindern zwischen 9 und 14 J. erfassen. Insgesamt 55 einfach formulierte Items bieten die Möglichkeit, das Befinden der Kinder auf drei Subskalen abzubilden:

- Dysphorische Stimmung und Selbstwertprobleme,
- Tendenzen zu agitiertem Verhalten, Müdigkeit und
- andere psychosomatische Aspekte des depressiven Syndroms.

Tab. 5.4 **Kurzform der geriatrischen Depressionsskala (GDS)**

1.	Sind Sie im Wesentlichen mit Ihrem Leben zufrieden?	Ja	**Nein**
2.	Haben Sie viele Ihrer Interessen und Aktivitäten aufgegeben?	**Ja**	Nein
3.	Haben Sie das Gefühl, dass Ihr Leben leer ist?	**Ja**	Nein
4.	Sind Sie oft gelangweilt?	**Ja**	Nein
5.	Schauen Sie zuversichtlich in die Zukunft?	Ja	**Nein**
6.	Sind Sie besorgt darüber, dass Ihnen etwas Schlimmes zustoßen könnte?	**Ja**	Nein
7.	Fühlen Sie sich die meiste Zeit glücklich?	Ja	**Nein**
8.	Fühlen Sie sich oft hilflos?	**Ja**	Nein
9.	Ziehen Sie es vor, zu Hause zu bleiben, anstatt auszugehen und sich mit etwas Neuem zu beschäftigen?	**Ja**	Nein
10.	Haben Sie den Eindruck, dass Sie in letzter Zeit mehr Probleme mit dem Gedächtnis haben als die meisten?	**Ja**	Nein
11.	Finden Sie es schön, jetzt in dieser Zeit zu leben?	Ja	**Nein**
12.	Fühlen Sie sich ziemlich wertlos, so wie Sie zur Zeit sind?	**Ja**	Nein
13.	Fühlen Sie sich voll Energie?	Ja	**Nein**
14.	Haben Sie das Gefühl, Ihre Situation ist hoffnungslos?	**Ja**	Nein
15.	Haben Sie den Eindruck, dass es den meisten Menschen besser geht als Ihnen?	**Ja**	Nein

Die innere Konsistenz der Subskalen beträgt 0,86, 0,78 und 0,75, die Retestreliabilität liegt nach einer Woche bei 0,88, 0,89 und 0,82 bzw. nach einem Monat bei 0,77, 0,77 und 0,74. Die inhaltliche Struktur konnte mittels einer Faktorenanalyse repliziert werden. Validitäts- und Normuntersuchungen liegen vor.

Der Fragebogen ist zur Einzel- und Gruppenanwendung geeignet. Kinder mit emotionalen Störungen, Anpassungsstörungen und Internalisierung weisen auf der Skala „Dysphorie/Selbstwert“ die höchsten Werte auf, während bei externalisierenden Kindern, bei Störungen des Sozialverhaltens und hyperkinethischem Syndrom die Skala „agitiertes Verhalten“ deutlich erhöht ist. Korrelationen mit Angstskalen, Prüfungsangst, Neurotizismus liegen vor und sind besonders mit dem Dysphorie/Selbstwert-Faktor hoch. Die CBCL-Skalen „delinquentes und aggressives Verhalten“ korrelieren mit dem DTK-Faktor agitiertes Verhalten signifikant (0,59, 0,50). Korrelationen zwischen Selbsturteilen (mit dem DTK) und Lehrerurteilen sind zwar signifikant, doch erwartungsgemäß niedrig (0,22–0,33), was gut mit den klinischen und empirischen Erfahrungen übereinstimmt (➤ Tab. 5.5).

Tab. 5.5 **Beispielitems aus dem Depressionstest für Kinder (DTK)**

Bist du morgens meisten gut ausgeschlafen?	Ja	Nein
Macht dir die Schule Spaß?	Ja	Nein
Gibst du zu Hause manchmal freche Antworten?	Ja	Nein
Ärgerst du dich oft über dich?	Ja	Nein
Denkst du in der Schule gerne an andere Dinge?	Ja	Nein
Schläfst du in der Nacht immer sehr gut?	Ja	Nein
Hast du manchmal schreckliche Träume?	Ja	Nein
Bist du oft den ganzen Tag müde?	Ja	Nein
Hast du mehr Sorgen als andere Kinder?	Ja	Nein
Fühlst du dich oft einsam?	Ja	Nein

5.5.3 Burn-out

Damit wird ein Syndrom emotionaler Erschöpfung, Depersonalisation und persönlicher Leistungseinbußen beschrieben. Ein Zustand der Ermüdung, Frustration, Gleichgültigkeit, von Desinteresse, Vermeidung und Rückzug. Zahlreiche körperliche Beschwerden, wie Schlafstörungen, Albträume, sexuelle Störungen, Herzklopfen, Druckgefühl auf der Brust, Atembeschwerden, Muskelverspannung, Schmerzen, Verdauungsbeschwerden können auftreten und es kann zu vermehrtem Genuss von Alkohol, Kaffee, Tabak, Drogen kommen.

Davon Betroffene befinden sich in beruflich hochgradig emotional belastenden Situationen. Eine Erfahrung, die durch eine Asymmetrie der Beziehung, ausbleibende Erfolgserlebnisse, Undank, bürokratische Behinderungen verschärft wird.

Maslach und Jackson (1981) haben einen Burn-out-Fragebogen, den **Maslach Burnout Inventory** (MBI), vorgeschlagen, der aus 22 Items besteht, die sich drei Skalen zuordnen lassen:

- Emotionale Erschöpfung mit 9 Fragen, z. B. *„Nach der Arbeit bin ich völlig fertig." – „Ich fühle mich nach der Arbeit ausgebrannt." – „Ich fühle mich durch meine Arbeit emotional erschöpft." – „Ich fühle mich durch meine Arbeit frustriert."*
- Depersonalisation mit 5 Fragen, z. B. *„Ich fürchte, dass diese Arbeit mich emotional verhärtet." – „Ich bin gefühlloser im Umgang mit anderen Menschen geworden."*
- Leistungsunzufriedenheit mit 8 Fragen, z. B. *„Ich glaube, ich kann mich in meine Partner gut hineinversetzen." – „Bei der Arbeit gehe ich mit emotionalen Problemen ziemlich gelassen um." – „Ich habe mit meiner Arbeit viele lohnenswerte Dinge erreicht."*

5.5.4 Hoffnungslosigkeit

Die Skala zur Erfassung von Hoffnungslosigkeit (HS) wurde von Beck, Weissman, Lester und Trexler (1974) vorgeschlagen, um eine generalisierte negative Erwartung über sich selbst und das zukünftige Leben zu erfassen. Es handelt sich um 20 Items (➤ Tab. 5.6), die mit richtig oder falsch beantwortet werden.

Die interne Konsistenz der HS liegt bei $\alpha = 0{,}86$ (Krampen 1994). Bei einer unauffälligen, gesunden Stichprobe werden mittlere Werte von 5,85 (SD = 8,36) erreicht, während bei als suizidal eingestuften Personen die mittleren Werte bei 14,30 (SD = 7,47) liegen.

Tab. 5.6 Beispielitems der Hoffnungslosigkeits-Skala (HS)

Ich blicke mit Optimismus und Begeisterung in die Zukunft (r)
Häufig möchte ich alles hinschmeißen, weil ich es doch nicht besser machen kann (f)
Ich kann mir nicht vorstellen, wie mein Leben in 10 J. aussehen wird (f)
Ich habe genug Zeit, um die Sachen, die mir Spaß machen, zu tun (r)
Die Zukunft liegt für mich im Dunkeln (f)
Ich kriege einfach keine richtigen Chancen im Leben (f)
Meine Erfahrungen sind eine gute Vorbereitung für künftige Probleme (r)
Alles, was ich im Moment vor mir liegen sehe, ist eher unschön als schön und angenehm (f)
Ich glaube nicht, dass ich jemals das im Leben bekomme, was ich mir in Wahrheit wünsche (f)
Ich glaube, dass ich in zukünftigen Zeiten glücklicher sein werde als heute (r)
Ich setze große Hoffnungen in die Zukunft (r)
Ich bekomme einfach nie das, was ich will; es ist also Unsinn, überhaupt noch etwas zu wollen (f)
Es ist sehr unwahrscheinlich, dass das Leben mir noch Befriedigung und Freude bringt (f)

5.6 Empfehlung

Aus der Fülle an Selbst- und Fremdbeurteilungsinstrumenten zur Früherkennung bzw. Beurteilung depressiver Symptomatik **ragen drei Instrumente heraus:**

- **WHO-5-Skala** (Screening),
- **BDI 2** (Selbstbeurteilung) und
- **IDS/QIDS-C** (Fremdbeurteilung).

Diese Maße sind psychometrisch gründlich untersucht, dürfen als objektive, reliable und valide Instrumente gelten, Norm- und Grenzwerte stehen zur Verfügung. Sie sind international weitverbreitet und stehen in vielen Sprachen unmittelbar zur Verfügung. Forschungsergebnisse wie klinische Berichte sind damit direkt vergleichbar. Die Belastungen für Patienten und Kliniker sind gering bzw. verantwortbar. Es ist zu hoffen, dass in der Klinik, während der Aus- und Weiterbildung von Ärzten, klinischen Psychologen, Psychotherapeuten die Anwendung und Auswertung dieser Instrumente erlernt und in Klinik und Praxis als diagnostischer Standard bei Depressionen selbstverständlich wird.

LITERATUR

Baumann U. Methodische Untersuchungen zur Hamilton Derpessionsskala. Archiv für Psychiatrie und Nervenkrankheiten 1976; 216: 153–161.

Beck AT, Ward CH, Mendelson M et al. An inventory for measuring depression. Archives of General Psychiatry 1961; 4: 561–571.

5

Beck AT, Weissman A, Lester D, Trexler L. The measurement of pessimism. The hopelessness scale. Journal of Consulting and Clinical Psychology 1974; 42: 861–865.
Beck AT, Steer RA, Brown GK. Beck Depression Inventory II – Manual. San Antonio: The Psychological Corporation 1996.
Corruble E, Legrand JM, Zvenigorowski H et al. Concordance between self-report and clinican's assessment of depression Journal of Psychiatric Research 1999; 33: 457–465.
Gauggel S, Birkner B. Diagnostik depressiver Störungen bei älteren Menschen: eine Übersicht über Entwicklung und Evaluation der Geriatric Depression Scale (GDS). Zeitschrift für Gerontopsychologie und -psychiatrie 1998; 11: 150–171.
Gibbon RD, Clark DC, Kupfer D. Exactly what does the Hamilton Depression Scale measure? Journal of Psychiatric Research 1993; 27: 259–273.
Hamilton M. A rating scale for depression. Journal of Neurology, Neurosurgery, and Psychiatry 1960; 23: 56–62.
Hautzinger M, Meyer TD. Diagnostik affektiver Störungen. Göttingen: Hogrefe; 2002.
Hautzinger M, Keller F, Kühner C. Beck Depressions-Inventar Revision (BDI 2). Frankfurt am Main: Pearson; 2006.
Hautzinger M, Bailer M, Hofmeister D, Keller F. Allgemeine Depressionsskala. Göttingen: Hogrefe; 2012.
Hautzinger M, Boden S. Das Rush-Inventar Depressiver Symptome (IDS/QIDS). Göttingen: Hogrefe; 2023.
Hedlund JL, Vieweg BW. The Hamilton Rating Scale for Depression. A comprehensive review. Journal of Operational Psychiatry 1979; 10: 149–165.
Krampen G. Skalen zur Erfassung von Hoffnungslosigkeit (H-Skalen). Göttingen: Hogrefe; 1994.
Loewe B, Spitzer RL, Zipfel S, Herzog W. Gesundheitsfragebogen für Patienten (PHQ-D). New York/Heidelberg: Pfizer; 2002.
Maier W, Phillip M. Comparative analysis of observer rating scales. Acta Psychiatrica Scandinavica 1985; 72: 239–245.
Maslach C, Jackson SE. Maslach Burnout Inventory (MBI). Palo Alto: Consulting Psychology Press; 1981.
Montgomery SA, Asberg A. MADR-Skala zur psychometrischen Beurteilung depressiver Symptome. Göttingen: Hogrefe; 1989.
Müller MJ, Szegedi A, Wetzel H, Benkert O. Moderate and severe depression. Gradations for the MADRAS. Journal of Affective Disorders 2000; 60: 136–140.
Radloff LS. The CES-D scale. A self-report depression scale for reserach in the general population. Applied Psychological Measurement 1977; 1: 385–401.
Rossmann P. Depressionstest für Kinder (DTK 2). Göttingen: Hogrefe; 2014.
Rush AJ, Giles DE, Schlesser MA et al. The inventory for depressive symptomatology (IDS). Psychiatry Research 1986; 18, 65–87.
Rush AJ, Guillon CM, Basco MR et al. The inventory of depressive symptomatology (IDS): Psychometric properties. Psychological Medicine 1996; 26: 477–486.
Williams JBW. A structured interview guide for the Hamilton Depression Rating Scale. Archives of General Psychiatry 1988; 45: 742–747.
Yesavage J, Brink T, Rose T. et al. Development and validation of a geriatric depression scale: A preliminary report. Journal of Psychiatric Research 1983; 17: 37–49.

II

Risikofaktoren

KAPITEL

6

Christine Kühner

Soziodemografische und soziale Ursachen

Kernaussagen

- **Soziale und soziodemografische Variablen** sind nicht als unabhängige Einflussfaktoren auf die Depressionsentwicklung zu betrachten. Sie interagieren mit biologischen und intrapsychischen Faktoren.
- Das **mittlere Alter bei Ersterkrankung** hat sich über die letzten Jahrzehnte vorverlagert. So wurde es in den 1980er-Jahren noch auf 35–45 J. geschätzt, aktuelle epidemiologische Zahlen zeigen dagegen, dass in Deutschland 50 % der Betroffenen schon bis zum 31. Lj. erstmals erkrankt sind.
- Es finden sich Hinweise für die Rolle der Depression als Risikofaktor für Trennungen und Scheidungen **(soziale Selektion)** als auch für Trennungen als auslösende Lebensereignisse für Depression **(soziale Verursachung)**.
- Der **Zusammenhang zwischen Armut bzw. unterer sozialer Schicht und Depression** zeigt sich für alle Altersgruppen, insbesondere für Frauen.
- Ein **urbanes Umfeld** geht mit einer höheren Prävalenz von Depressionen (und anderen psychischen Störungen) einher.
- **Migranten** weisen erhöhte Prävalenzraten psychischer einschließlich depressiver Störungen auf.

6.1 Einführung

In diesem Kapitel werden **soziodemografische und soziale Faktoren** beschrieben, die mit der Entstehung und dem Verlauf von Depressionen assoziiert sind. **Umweltfaktoren** sind dabei nicht als völlig unabhängige Einflussfaktoren zu betrachten, sie **interagieren** i. d. R. mit **biologischen** und **intrapsychischen** Faktoren. Als Risikofaktoren für die Entstehung von Depressionen sollten sie in längsschnittlichen Studien prospektiv mit erhöhten Inzidenzraten (Neuerkrankungsraten) der Depression einhergehen. Folgende soziodemografische Faktoren werden im vorliegenden Kapitel diskutiert:

- Lebensalter
- Partnerschaft und Kinder
- Soziale Ungleichheit
- Stadt-Land-Unterschiede
- Migration

Der Variable „Geschlecht" ist ein eigenes Kapitel (➤ Kap. 13) gewidmet.

Als Grundlage dienen hauptsächlich epidemiologische Bevölkerungsstudien (➤ Kap. 11). Die derzeit aktuelle bevölkerungsrepräsentative Studie zur Verbreitung psychischer Erkrankungen in Deutschland ist die „Studie zur Gesundheit von Erwachsenen in Deutschland" mit dem Zusatzmodul „Psychische Gesundheit" des Robert Koch-Instituts aus den Jahren 2009–2012 an > 7000 Erwachsenen zwischen 18 und 79 J. (**DEGS1-MH,** Jacobi et al. 2015). Auch ihre Vorläuferstudie mit ähnlicher Erhebungsmethodik aus den Jahren 1998–1999 (Bundesgesundheitssurvey **BGS 1998**) liefert wichtige Erkenntnisse zur soziodemografischen Risikofaktoren und Vergleichsdaten für Trends.

6.2 Lebensalter

6.2.1 Depressionen über die Lebensspanne: Prävalenz und Inzidenz

Die höchsten **Prävalenzraten** unipolarer Depressionen aus Bevölkerungsstudien resultieren für **jüngere Altersgruppen.** So liegt im DEGS-1-MH die höchste 12-Monats-Prävalenz mit 11,7 % in der Altersgruppe der 18- bis 34-Jährigen und sinkt für die nachfolgenden Altersgruppen kontinuierlich ab (35–49: 8,5 %, 50–64: 6,3 %, > 65: 5,9 %; Jacobi et al. 2015). Auch die selbstberichtete depressive Symptomatik ist in der jüngsten Altersgruppe am höchsten.

An einer Depression zu erkranken, ist in jedem Alter möglich. Während die **Inzidenzraten** bei Kindern vor der Pubertät jedoch relativ niedrig sind (1–2 %), zeigt sich ein **deutlicher Anstieg** der Neuerkrankungsraten **während der Adoleszenz** (11–18 J.). Hier entwickeln sich auch die Depressionsraten von Mädchen und Jungen auseinander, der Anstieg der Ersterkrankungen über die Adoleszenz ist bei Mädchen viel höher (➤ Kap. 13). Die höchsten Inzidenzraten finden sich in der Altersgruppe der 20- bis 30-Jährigen. Im höheren Alter (> 65 J.) sinkt die Rate der Neuerkrankungen dagegen deutlich (Kuehner 2017).

MERKE

Das mittlere Alter bei **Ersterkrankung** hat sich über die letzten Jahrzehnte **vorverlagert.** So wurde es in den 1980er-Jahren noch auf 35–45 J. geschätzt, bereits Zahlen aus dem BGS 1998 zeigen dagegen, dass in Deutschland 50 % der Betroffenen schon bis zum 31. Lj. erstmals erkrankt sind. Zudem besteht die Tendenz einer Zunahme der Erkrankungsraten in jüngeren Altersgruppen (Kohorteneffekt; DGPPN et al. 2017).

6.2.2 Depressionen im höheren Lebensalter

Obwohl die Neuerkrankungsrate von Depressionen im Alter sinkt, stellen diese hier ebenfalls die häufigste psychische Erkrankung dar (➤ Kap. 2.2). **Bevölkerungsbezogene Studien** gehen von einer Punktprävalenz von 7,2 % aus, die Prävalenz depressiver Symptome, gemessen mit Fragebögen, liegt noch höher (15–25 %). Deutlich höhere Depressionsraten werden aus der **Primärversorgung** (bis zu 37 %) berichtet, Erhebungen in **Pflegeheimen** ermitteln Raten von bis zu 50 % (DGPPN et al. 2017).

Generelle Risikofaktoren für Depression, die insbesondere auch für ältere Menschen relevant sind, sind neben **körperlichen Erkrankungen, Armut, Verwitwung** und **Vereinsamung** auch ein möglicher mit dem Alter einhergehender **gesellschaftlicher Statusverlust.**

MERKE

Während mehr jüngere Menschen an Depression erkranken, haben ältere Menschen mit Depression eine **schlechtere Verlaufsprognose.** So war in einer großen repräsentativen Längsschnittstudie an depressiven Patienten höheres Alter mit höherer Depressionsschwere sowie mit höheren **Chronifizierungs- und Rückfallraten** assoziiert, auch nach Kontrolle von sozialen, klinischen und weiteren gesundheitsbezogenen Faktoren. Die schlechteste Prognose hatten die > 70-jährigen Patienten. Hier verhindert möglicherweise ein **kognitiver Abbau** die Remission und **reduziert die Effektivität antidepressiver Behandlungen,** zudem ist aufgrund der vermehrten **somatischen Komorbidität** mit verstärkten **Nebenwirkungen medikamentöser Therapien** zu rechnen. Umgekehrt wird auch der Erkrankungsverlauf komorbider körperlicher Erkrankungen durch die depressive Störung negativ beeinflusst (Schaakxs et al. 2018).

6.2.3 Suizidrisiko im Alter

Höheres Lebensalter ist zudem einer der wichtigsten **Risikofaktoren für vollendete Suizide,** insbesondere für Männer (➤ Kap. 4). Im Jahr 2018 belief sich die Suizidrate in Deutschland auf 11,3 je 100.000 Einwohner. Bis zum Alter von 45 J. liegt die Suizidrate unter dem Bundesdurchschnitt und steigt bis zum 70. Lj. auf rund 16 je 100.000 an. In der Altersgruppe der > 85-Jährigen liegt sie > 35 je 100.000 (➤ Abb. 6.1; Statistisches Bundesamt 2020).

6.3 Familienstand, Partnerschaft und Kinder

Der Familienstand und das Vorhandensein bzw. das Fehlen einer vertrauensvollen persönlichen

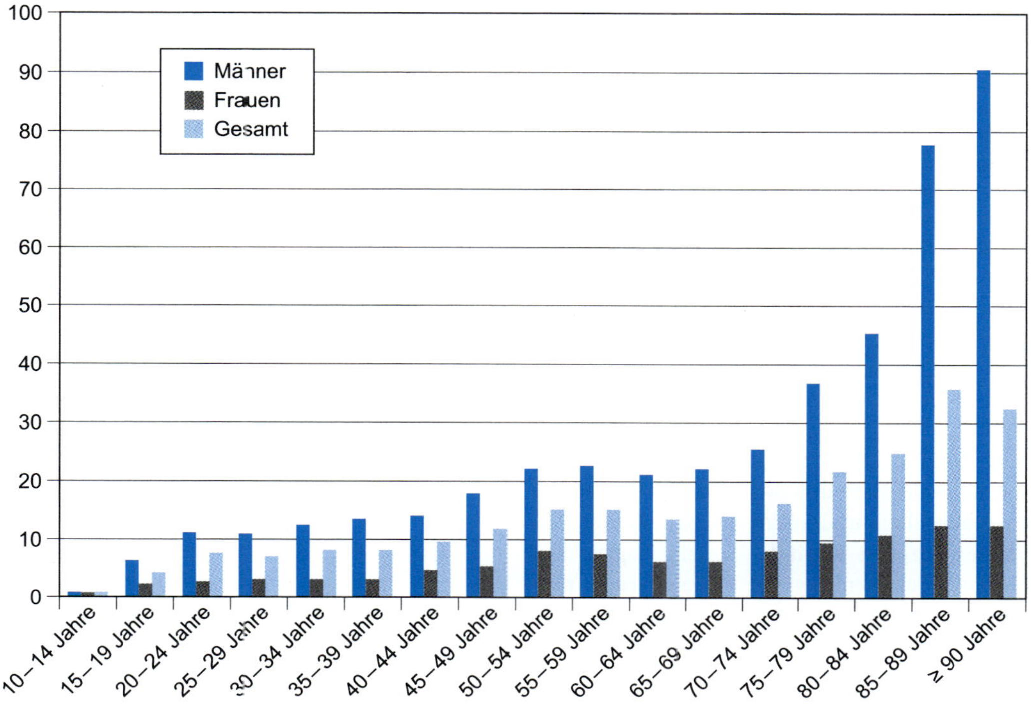

Abb. 6.1 Suizide pro 100.000 nach Alter und Geschlecht in Deutschland (2018) [W193/L143] (Quelle: Statistisches Bundesamt 2020)

Beziehung gilt als Schutz- bzw. Risikofaktor für unipolare Depressionen.

- Die 12-Monats-Prävalenz für affektive Störungen ist für **getrennte, geschiedene** und **verwitwete** Personen nach der DEGS-MH-Studie gegenüber Verheirateten um mehr als das Zweifache erhöht (14,5 % vs. 6,6 %), ähnlich trifft dies auf **nie Verheiratete** zu (16 %). Bei Alleinstehenden ist das entsprechende Risiko gegenüber Personen, die in fester Partnerschaft lebten, um den Faktor 2,3 erhöht (17,3 % vs. 7,4 %).
- Frühere internationale Studien zeigten, dass **verheiratet sein** insbesondere für Männer einen Schutzfaktor gegen Depression darstellt. Andere Studien berichten, dass das Leben in einer positiven Partnerschaft für Männer und Frauen **ähnlich protektiv** gegen Depression ist, nicht jedoch die Elternrolle (Kuehner 2017).
- **Alleinerziehende Frauen mit Kindern** haben ein besonders hohes Depressionsrisiko.

6

MERKE

Scheidung oder **Trennung** vom Partner per se bringen i.d.R. **ausgeprägte Veränderungen** mit sich, einschließlich Veränderungen in der Elternrolle und in sozialen Netzwerken, finanzieller Belastungen, Neubewertungen der Selbstidentität und Trauer über den Verlust der Beziehung. Es finden sich sowohl Hinweise für die Rolle der Depression als Risikofaktor für Trennungen und Scheidungen **(soziale Selektion)** als auch für Trennungen als auslösende Lebensereignisse für Depression **(soziale Verursachung).**

6.4 Soziale Ungleichheit

Soziale Ungleichheit bezeichnet eine ungleiche Teilhabe aufgrund einer **unterschiedlichen Verteilung von materiellen und immateriellen Ressourcen** und des **sozialen Kapitals.** Soziale Ungleichheit steht im Zusammenhang **mit Prävalenzraten psychischer Störungen** sowie mit **Gesundheits- bzw. Risikoverhalten** und **Inanspruchnahme** von Gesundheitsleistungen (Hoell und Salize 2019). Dabei wurde der Zusammenhang mit Depressionen am häufigsten untersucht, ist jedoch nicht auf diese beschränkt.

Als **Indikatoren sozialer Ungleichheit** gelten z. B.:

- Maße der **Einkommensverteilung,** z.B der Gini-Koeffizient als Ungleichverteilungsmaß oder der Anteil von Menschen unterhalb der Armutsgefährdungsschwelle
- Der **sozioökonomische Status (SES)** als Aggregatsmaß, das i. d. R. Ausbildungsniveau, berufliche Position und Einkommen berücksichtigt
- Materielle **Deprivation, Wohnungslosigkeit**
- **Geringe Erwerbsintensität** oder Langzeitarbeitslosigkeit
- **Soziale Exklusion** (aufgrund o. g. Kriterien)

6.4.1 Fakten

Menschen mit niedrigem SES weisen höhere Prävalenzraten an Depressionen und anderen psychischen Störungen auf als solche mit höherem Status.

- Nach DEGS1-MH besteht eine **inverse Beziehung** zwischen SES und psychischen Erkrankungen allgemein sowie mit Depressionsdiagnosen, depressiver Symptomatik und vom Arzt diagnostizierter Depression.
- So ist die 12-Monats-Prävalenz affektiver Störungen von Personen aus der niedrigsten Sozialschicht (15,1 %) gegenüber Personen aus der höchsten Schicht (6,7 %) mehr als doppelt so hoch (Jacobi et al. 2015).
- Klinisch bedeutsame Depressionswerte waren in der niedrigen Statusgruppe gegenüber Personen der hohen Statusgruppe um den Faktor 3 erhöht, bezüglich vom Arzt diagnostizierter Depressionen um den Faktor 1,9 (Busch et al. 2013).

MERKE

Der Zusammenhang zwischen sozioökonomischem Status und Depression zeigt sich für **alle Altersgruppen.** Er ist bei **Frauen** noch stärker ausgeprägt als bei Männern (Busch et al. 2013). Die Zahlen für Deutschland werden auch durch **internationale Studien** bestätigt.

6.4.2 Erklärungen

Indikatoren sozialer Ungleichheit können als **diagnoseunspezifische prädisponierende, auslösende und aufrechterhaltende** Faktoren betrachtet werden, die sich generell ungünstig auf die psychische Gesundheit von Menschen auswirken und neben der Erhöhung von Depressivität und depressiven Störungen auch eine Erhöhung anderer psychischer und Verhaltensstörungen zur Folge haben. Umgekehrt kann eine psychische Störung wie Depression soziales Ungleichgewicht verstärken.

Hoell und Salize (2019) schlagen ein **Modell der Auswirkungen sozialer Ungleichheit** auf die psychische Gesundheit vor, das über gesellschaftliche und geografische Verhältnisse in Wechselwirkung mit persönlichen Faktoren soziale Ungleichheit bedingt, die wiederum über weiterführende persönliche und Belastungs-, Ressourcen- und Inanspruchnahmefaktoren zu gesundheitlicher Ungleichheit, so auch zu unterschiedlichen Depressionsraten, führt.

Zur Frage der **Wirkmechanismen** beim Zusammenhang von sozialer Ungleichheit mit Depression und anderen psychischen Erkrankungen sind demnach verschiedene Ebenen zu berücksichtigen, die miteinander interagieren (Hoell und Salize 2019):

- **Gesellschaftliche Ebene:** In Ländern mit größerer Einkommensungleichheit finden sich erhöhte Raten an Depressionen und anderen psychischen Erkrankungen, wobei dieser Zusammenhang in Ländern mit höherem Einkommen enger zu sein scheint (Lund et al. 2018). Makroökonomische Krisenzeiten und damit verbundene Risikofaktoren (v. a. Arbeitsplatzverlust) gehen mit einem Anstieg psychischer Erkrankungen einher, insbesondere mit Depressionen und vollendeten Suiziden. In der Wirtschaftskrise 2008 waren die Depressions- und Suizidzahlen insbesondere bei männlichen Personen im Alter ≥ 50 J. angestiegen, die ihren Job verloren hatten. Eine nachfolgende in verschiedenen Ländern unterschiedlich ausgeprägte Austeritätspolitik mit finanziellen Einschnitten in sozialen Bereichen hat die soziale Ungleichheit weiter erhöht (Stuckler et al. 2017).
- **Gemeindeebene:** In Wohngegenden mit sozioökonomischer Deprivation sind die Raten von Depressionen und allen anderen häufigen psychischen Störungen insbesondere bei Jugendlichen und jungen Erwachsenen erhöht und die kognitiven Funktionen bei älteren Menschen reduziert. Als Stressoren gelten hier erhöhtes Gewaltrisiko, Arbeitslosigkeit, fehlende Hilfseinrichtungen, Mangel an sozialen Unterstützungsquellen und eingeschränkte Ressourcen, diese zu nutzen (Lund et al. 2018). Zum urbanen Risiko ➤ Kap. 6.5.
- **Individuelle Ebene:** Auf individueller Ebene werden Dysregulationen verschiedener Systeme (emotional, kognitiv, behavioral, physiologisch) infolge von chronischem Stress und möglicherweise zunehmend ineffizienten Copingstrategien angenommen. Diese stressindizierten Vorgänge beinhalten auf psychologischer Ebene Hoffnungslosigkeit und externale Kontrollüberzeugungen, auf biologischer Ebene u. a. Dysregulationen der Hypothalamus-Hypophysen-Nebennierenrinden-Achse (HHNA), Schädigung der Mitochondrien, Entzündungs- und autoimmunologische Prozesse sowie funktionelle und strukturelle Hirnveränderungen einschließlich verminderter Neurogenese (Farah 2017; Hoell und Salize 2019).
- **Entwicklungsebene:** Zahlreiche Arbeiten zeigen, dass Kinder aus Familien mit niedrigem SES in Sprachentwicklung, Exekutivfunktionen wie Arbeitsgedächtnis und kognitiven Kontrollprozessen benachteiligt sind. Soziale Ungleichheit wirkt demnach auch in kritischen Entwicklungsphasen, in denen physiologische und verhaltensmäßige Regulationssysteme ausdifferenziert werden, und besitzt zudem einen kumulierenden Einfluss über die weitere Lebensspanne, der mit erhöhtem Risiko für Depressionen und andere psychische Störungen einhergeht (Hoell und Salize 2019).

WEITERE INFORMATIONEN

SES und epigenetische Veränderungen

Sozioökonomische Faktoren sind auch mit **epigenetischen Veränderungen** assoziiert. Eine große Metaanalyse (n > 5000) fand einen linearen Zusammenhang zwischen **SES** und **beschleunigtem epigenetischem Altern.** Bei Kindern, die im späteren Leben einen höheren SES erzielten als ihre Eltern, war dieser Effekt reduziert. Interaktionen von **SES** und **Veränderungen der DNA-Methylierung** bei biologischen Prozessen, die immunologische und Entwicklungsfunktionen steuern, wurden bereits zum Geburtszeitpunkt identifiziert. In einer **Längsschnittstudie** an Jugendlichen war ein niedriger SES der einzige umgebungsbezogene Stressfaktor, der im zweijährigen Zeitraum einen Anstieg der Methylierung in der Promotorregion des

Serotonintransportergens *(SLC6A4)* vorhersagte. Diese wiederum war mit **erhöhter Amygdala-Reaktivität** assoziiert, welche schließlich bei Personen mit familiärer MDD-Belastung depressive Symptomatik nach einem weiteren Jahr vorhersagte (Gottschalk et al. 2020).

6.5 Urbanizität

6.5.1 Fakten

Der DEGS1-MH zeigt keinen klaren Zusammenhang zwischen Urbanizität und 12-Monats-Depressionsdiagnosen in der deutschen Bevölkerung. Hier berichteten jedoch Männer und Frauen aus größeren Städten höhere subjektive Depressivität im Fragebogen (PHQ-9).

- Die bislang einzige zu diesem Thema vorliegende **Metaanalyse** kommt dagegen zu einer klaren Aussage: Psychische Erkrankungen einschließlich Depressionen kommen in **Städten häufiger** vor als in **ländlichen Gebieten** (Peen et al. 2010). Sie schloss 20 Bevölkerungsstudien zu Stadt-Land-Unterschieden in der Prävalenz psychischer Störungen bei Erwachsenen ein; die Studien waren von guter methodischer Qualität und aus Industrieländern, hauptsächlich aus Europa und den USA.
- Für alle psychischen Störungen zusammengenommen war das Risiko in Städten gegenüber ländlichen Regionen signifikant erhöht. Bei Berücksichtigung **konfundierender Variablen** wie Alter, Geschlecht, Familienstand und Bildungsniveau betrug die Risikoerhöhung 21 %.
- Insbesondere für **Depressionen und andere affektive Erkrankungen** zeigte sich eine **klare Risikoerhöhung** nach Adjustierung wichtiger demografischer Variablen (28 %). Für Angststörungen war das Risiko nach Adjustierung um 13 % als Trend erhöht. Keine Risikoerhöhung zeigte sich für Substanzgebrauchsstörungen. Die Risikoerhöhung für Psychosen war wegen der geringen Prävalenz dieses Krankheitsbildes in Gemeindestichproben nicht reliabel erfassbar.

MERKE

Gegenüber anderen Risikofaktoren wie Familienstand oder frühe Traumata ist der **Zusammenhang** zwischen **Urbanisierung** und **Depression** nur **moderat.** Jedoch scheint auch nach Berücksichtigung wichtiger personenbezogener Faktoren (Alter, Geschlecht, Familienstand, Bildungsniveau etc.) ein **urbanes Umfeld** mit einer **erhöhten Prävalenz von Depressionen** (und anderen psychischen Störungen) einherzugehen.

WEITERE INFORMATIONEN

Dosisabhängiger Zusammenhang

Eine dänische Studie (Vassos et al. 2016) zeigt einen **dosisabhängigen Zusammenhang** zwischen dem **Grad der Urbanisierung bei Geburt** und der **Inzidenz späterer Erkrankungen aus dem gesamten Spektrum psychischer Erkrankungen.** So war das Risiko, bei Geburt in der Hauptstadt im Vergleich zu ländlichen Gegenden später eine **singuläre oder rezidivierende Depression** zu entwickeln, nach Kontrolle einer Vielzahl konfundierender Variablen um **15 %** erhöht, das Risiko für die Entwicklung anderer psychischer Störungen war hier allerdings noch höher (z. B. Schizophrenie 68 %, Substanzabhängigkeit 57 %, Angst- und weitere stressbezogene Erkrankungen 45 %).

6.5.2 Erklärungen

Für die höheren Prävalenzraten von Depressionen und anderen psychischen Störungen in Städten werden hauptsächlich **zwei Erklärungsansätze** herangezogen:

- Die **soziale Drift-Hypothese** nimmt an, dass psychisch Kranke eher in ökonomisch benachteiligter städtischer Umgebung verbleiben müssen, während Nichtbetroffene aus ungünstigen städtischen Milieus wegziehen können. Zudem wird angenommen, dass psychisch Kranke aufgrund größerer Toleranz gegenüber Abweichungen und verminderter sozialer Eingebundenheit bzw. Kontrolle verstärkt in städtische Milieus abwandern. Diese Hypothese kann jedoch nicht die erhöhten Inzidenzraten psychischer Störungen nach Geburt im urbanen Milieu erklären.
- Nach der **sozialen Verursachungshypothese** sind es Umgebungsfaktoren, die in urbaner Umgebung häufiger vorkommen und die krankheitsfördernd sind. Dabei handelt es sich sowohl um physikalische als auch um psychologische Faktoren.

Häufig diskutierte Risikofaktoren im Zusammenhang mit Urbanizität sind in ➤ Tab. 6.1 aufgelistet.

Als **gemeinsamer Mechanismus** für die Entwicklung von Depressionen und anderen psychischen Erkrankungen wird demnach ein urbanes Milieu als Quelle für **unterschiedliche Stressfaktoren** angenommen, die mit **individuellen** und **gesellschaftlichen Risikofaktoren** interagieren und diese verstärken (Adli et al. 2017).

Tab. 6.1 Mögliche Risikofaktoren im Zusammenhang mit Urbanizität

Physikalische Faktoren	Soziale und psychologische Faktoren
• Lärm • Beengte Wohnverhältnisse • Luftverschmutzung	• Höhere Kriminalitätsrate • Gewalt • Isolation und Einsamkeit • Fehlen tragfähiger sozialer Netzwerke • Soziale Dichte • Diskriminierung • Sozialer Abstieg

6.5.3 Natur und Grünanlagen

Eine dänische Studie an > 900.000 Studienteilnehmern zeigte, dass Kinder, die im Alter ≤ 10 J. in Gebieten mit der **geringsten Vegetationsdichte** lebten, später ein 15–55 % **höheres Risiko** hatten, eine psychische Störung zu entwickeln, als Kinder aus Bereichen mit dem höchsten Anteil an **Grünflächen** (Engemann et al. 2019). Die unterschiedliche Vegetationsdichte innerhalb Dänemarks wurde hier über einen Zeitraum von > 20 J. über hochauflösende Satellitenbilder erhoben, psychiatrische Diagnosen wurden über das landesweite psychiatrische Fallregister erfasst.

- Besonders eng war der Zusammenhang mit **Depressionen** und anderen **stressbezogenen Erkrankungen.** Die identifizierten Zusammenhänge blieben signifikant, wenn wichtige Konfundierungsmerkmale wie Urbanisierungsgrad und soziökonomische Nachteile berücksichtigt wurden.
- Es zeigte sich ein **kumulativer Effekt** der Dauer der Exposition, d. h. **anhaltendes Vorhandensein von Grünflächen** scheint wichtig für die psychische Gesundheit zu sein.

MERKE

Das Fehlen von Natur und Grünflächen in der Stadt scheint ein **unabhängiger Risikofaktor** des städtischen Milieus für die Entwicklung von Depressionen und anderen psychischen Störungen zu sein.

Man nimmt an, dass Natur und Grünanlagen in der Stadt psychische Gesundheit fördern, indem Faktoren wie **Bewegung, reduzierter Lärm** und **geringe Umweltverschmutzung Gehirnentwicklung** und **immunologische Funktionen** günstig beeinflussen.

WEITERE INFORMATIONEN

Neurourbanistik – eine neue Disziplin

Der Begriff **„Neurourbanistik"** kennzeichnet einen interdisziplinären Forschungsansatz, der neurowissenschaftliche Fragestellungen psychischer Gesundheit mit städtischer Architektur, Stadtplanung und Stadtsoziologie verbindet. Ziel ist es, städtische Umgebungen zu schaffen, die der Förderung der psychischen Gesundheit von Personen und Gruppen in den Städten dienen und die Resilienz von Risikopersonen für psychische Erkrankungen und Kindern im urbanen Umfeld fördern sollen (Adli et al. 2017).

6.6 Migration

6.6.1 Fakten

Im Jahr 2018 machten Menschen mit Migrationshintergrund (d. h. mind. ein Elternteil war aus dem Ursprungsland emigriert) 24,1 % der Bevölkerung in Deutschland aus. Davon waren 68,5 % selbst migriert und 49,6 % hatten die deutsche Staatsbürgerschaft (Destatis 2019).

MERKE

Migranten stellen bezüglich Migrationsmotivation, Dauer des Aufenthalts sowie psychosozialer und soziokultureller Belastungs- und Resilienzfaktoren eine heterogene Gruppe dar.

6

Während aus nordamerikanischen Ländern verminderte Raten depressiver und anderer psychischer Störungen bei Migranten berichtet werden (Healthy Migrant Effect) zeigt die Mehrzahl europäischer Studien **erhöhte Prävalenzraten psychischer einschließlich depressiver Störungen.** So fand eine Re-Analyse des BGS 1998 bei Migranten erhöhte Prävalenzraten aktueller affektiver Störungen (11,7 % vs. 5,8 %; DGPPN et al. 2017). Ein Review an heterogenen Stichproben mit türkischem Migrationshintergrund in Deutschland (Igde et al. 2019) berichtet ebenfalls erhöhte Prävalenzraten für depressive Störungen. **Frauen** stellen dabei eine besonders vulnerable Gruppe dar. Auch eine weitere Studie in Deutschland fand hier deutlich erhöhte 12-Monats-Prävalenzraten an Majoren Depressionen (14,4 %) und Dysthymien (14,7 %; Janssen-Kallenberg et al. 2017). Risikofaktoren waren **weibliches Geschlecht, höheres Alter** und **niedriger Sozialstatus.**

6.6.2 Erklärungen

6

Als vermittelnde Faktoren höherer psychischer Belastung einschließlich Depressivität bei Personen mit Migrationshintergrund zählen generelle **psychosoziale Belastungsfaktoren** wie niedriger Sozialstatus, Armut, Arbeitslosigkeit, schlechte Wohnsituation, Bildungsferne und Gewalt, zudem spezifische **migrationsbedingte Faktoren** wie das Erleben von Stigmatisierung und Diskriminierung (Brandl et al. 2020; Igde et al. 2019). Zur Bedeutung des individuellen **Akkulturationsstatus** (wie werden Werte der Herkunfts- und der Aufnahmekultur wahrgenommen) liegen uneinheitliche Befunde vor (Igde et al. 2019; Janssen-Kallenberg et al. 2017). Hier mangelt es an größeren repräsentativen Studien.

MERKE

Trotz des höheren Risikos für Depressionen und andere psychische Belastungen nehmen Personen mit Migrationshintergrund Gesundheitseinrichtungen, einschließlich Psychotherapie, weniger oft wahr als Personen ohne Migrationshintergrund (Brandl et al. 2020).

WEITERE INFORMATIONEN

Geflüchtete

Eine psychisch besonders belastete Gruppe von Migranten sind **Geflüchtete und Asylsuchende.** Neben posttraumatischen Belastungsstörungen sind Depressionen ebenfalls häufig. Aktuelle Daten finden Prävalenzraten von ca. 30 % Depressionen bei syrischen Geflüchteten, bei irakischen Geflüchteten 28–75 %. Als Auslöser für solche psychischen Traumafolgestörungen, die auch häufig kombiniert auftreten, werden **Ereignisse vor der Migration** (Kriegserfahrungen, politische Verfolgung, Folter, Überfälle, sexuelle Übergriffe im Heimatland), **während der Migration** (lang anhaltende Flucht, Bedrohung des eigenen Lebens, ggf. Verlust von Angehörigen auf der Flucht, Gewalt, sexuelle Übergriffe) und **Postmigrationsstressoren** (institutionelle aufenthaltsrechtliche Faktoren, Erleben von Diskriminierungen, Verlust sozialer Kontakte etc.) betrachtet (Böttche et al. 2016).

LITERATUR

Adli M, Berger M, Brakemeier EL et al. Neurourbanism: towards a new discipline. Lancet Psychiatry 2017; 4: 183–185.

Böttche M, Heeke C, Knaevelsrud C. Sequenzielle Traumatisierungen, Traumafolgestörungen und psychotherapeutische Behandlungsansätze bei kriegstraumatisierten erwachsenen Flüchtlingen in Deutschland. Bundesgesundheitsblatt Gesundheitsforschung Gesundheitsschutz 2016; 59: 621–626.

Brandl EJ, Dietrich N, Mell N et al. Attitudes towards psychopharmacology and psychotherapy in psychiatric patients with and without migration background. BMC Psychiatry 2020; 20: 176.

Busch MA, Maske UE, Ryl L et al. Prävalenz von depressiver Symptomatik und diagnostizierter Depression bei Erwachsenen in Deutschland. Ergebnisse der Studie zur Gesundheit Erwachsener in Deutschland (DEGS1). Bundesgesundheitsblatt Gesundheitsforschung Gesundheitsschutz 2015; 56: 733–739.

DGPPN, KBV, AWMF et al. (Hrsg.). Unipolare Depression. S3-Leitlinie/Nationale VersorgungsLeitlinie Unipolare Depression – Langfassung 2017. www.leitlinien.de/nvl/depression.

Engemann K, Svenning JC, Arge L et al. Associations between growing up in natural environments and subsequent psychiatric disorders in Denmark. Environ Res 2020; 188: 109788.

Farah MJ. The Neuroscience of Socioeconomic Status: Correlates, Causes, and Consequences. Neuron 2017; 96: 56–71.

Gottschalk MG, Domschke K, Schiele MA. Epigenetics Underlying Susceptibility and Resilience Relating to Daily Life Stress, Work Stress, and Socioeconomic Status. Front Psychiatry 2020; 11: 163.

Hoell A, Salize HJ. Soziale Ungleichheit und psychische Gesundheit. Nervenarzt 2019; 90: 1187–1200.

Igde E, Heinz A, Schouler-Ocak M, Rössler W. Depressive und somatoforme Störungen bei türkeistämmigen Personen in Deutschland. Nervenarzt 2019; 90: 25–34.

Jacobi F, Höfler M, Strehle J et al. Twelve-months prevalence of mental disorders in the German Health Interview and Examination Survey for Adults – Mental Health Module (DEGS1-MH): a methodological addendum and correction. Int J Methods Psychiatr Res 2015; 24: 305–313.

Janssen-Kallenberg H, Schulz H, Kluge U et al. Acculturation and other risk factors of depressive disorders in individuals with Turkish migration backgrounds. BMC Psychiatry 2017; 17: 264.

Kuehner C. Why is depression more common among women than among men? Lancet Psychiatry 2017; 4: 146–158.

Lund C, Brooke-Sumner C, Baingana F et al. Social determinants of mental disorders and the Sustainable Development Goals: a systematic review of reviews. Lancet Psychiatry 2018; 5: 357–369

Peen J, Schoevers RA, Beekman AT, Dekker J. The current status of urban-rural differences in psychiatric disorders. Acta Psychiatr Scand 2010; 121: 84–93.

Schaakxs R, Comijs HC, Lamers F, Kok RM, Beekman ATF, Penninx B. Associations between age and the course of major depressive disorder: a 2-year longitudinal cohort study. Lancet Psychiatry 2018; 5: 581–590.

Stuckler D, Reeves A, Loopstra R, Karanikolos M, McKee M. Austerity and health: the impact in the UK and Europe. Eur J Public Health 2017; 27 (suppl 4): 18–21.

Vassos E, Agerbo E, Mors O, Pedersen CB. Urban-rural differences in incidence rates of psychiatric disorders in Denmark. Br J Psychiatry 2016; 208: 435–440.

KAPITEL

7

Lara von Koch

Biografische Risikofaktoren

Kernaussagen

- **Systematische Zusammenhänge** zwischen biografischen Einflüssen und dem späteren Risiko, depressiv zu erkranken bzw. der weiteren Erkrankungsprognose sind empirisch gut abgesichert. Es handelt sich bei den beobachteten Zusammenhängen um Effektstärken kleiner oder moderater Ausprägung, jedoch mit wichtiger klinischer bzw. präventiver Implikation.
- Von **besonderer prädiktiver Bedeutung** für den Beginn und Verlauf depressiver Erkrankungen scheint der Einfluss von Erlebnissen **emotionaler Feindseligkeit** oder **Vernachlässigung** und von **emotionalem Missbrauch in der Kindheit und Jugend** zu sein. Auch eine depressive Erkrankung eines Elternteils ist ein starker Prädiktor.
- Die Frage, auf welchen mechanistischen Wegen die beobachteten statistischen Zusammenhänge vermittelt werden, stellt nach wie vor **große Herausforderungen an die Grundlagenforschung.** Vieles deutet auf eine Mehrfachinteraktion zwischen Genom, Umwelteinflüssen, dem jeweils zeitkritischen Hirnreifungsstadium und dem Epigenom hin.

Aufgrund dieser Komplexität sollten **Hintergrundinformationen** zu biografischen Risikofaktoren im einzelnen Behandlungsfall ggf. erläuternd und entlastend, aber keinesfalls reduktionistisch mitgeteilt werden.

Herausfordernde und stressreiche Entwicklungssituationen sind im Verlauf unserer Lebensgeschichte unumgänglich. Sie fördern Kompetenzerwerb und Identitätsbildung, formen aber – gerade zu Beginn der psychobiologischen Entwicklung – auch in kritischer Weise die Einbettung darauffolgender neuer Ereignisse in angelegte Erlebnisstrukturen.

Für die Betrachtung biografischer Einflüsse auf das affektive Erkrankungsrisiko eignet sich eine konzeptuelle Zweiteilung:

1. Der erste Abschnitt dieses Kapitels (➤ Kap. 7.1) betrifft Ereignisse, die als episodenauslösende Umwelteinflüsse für ein relativ zeitnah einsetzendes depressives Syndrom bzw. ein Rezidiv angesehen werden können. Bei diesen Einflüssen kann deshalb auch von **rezenten Auslösebedingungen** der jeweiligen depressiven Episode gesprochen werden. Sie können in jedem Lebensalter wirksam werden. Einflüsse dieser Art werden auch als sog. proximale Faktoren bezeichnet.
2. Das darauf folgende (ausführlichere) ➤ Kap. 7.2 fokussiert auf **lebensgeschichtlich frühe Risikobedingungen und -ereignisse,** denen wir auf der Grundlage von robusten Befunden einen prädisponierenden Charakter für spätere depressive Erkrankungen zuschreiben. Diese biografischen Einflüsse können Jahre bis Jahrzehnte vor der klinischen Erstmanifestation des depressiven Syndroms liegen und werden daher auch als distale Faktoren bezeichnet.

Ein weiterer Kapitelabschnitt (➤ Kap. 7.3) behandelt Strategien für die Kommunikation mit Patienten bezogen auf biografische Risikobedingungen.

7.1 Episodenanstoßende Lebensereignisse

Depressive Ersterkrankungen und Rezidive treten gehäuft nach sog. **kritischen Lebensereignissen** auf, die eine besondere Anpassungs- und Ausgleichsleistung des Systems erfordern, und dabei Ressourcen beanspruchen (Kessler 1997; McEwen und Stellar 1993; ➤ Kap. 12.6). Im Einzelnen kann dies zutreffen auf:

- Anpassungserfordernisse an die Alltagsstrukturierung wie z. B. Wohnortwechsel, Arbeitsplatzveränderungen, Veränderungen der Familienstruktur,
- persönliche Verlustereignisse wie z. B. Tod eines Freundes, Trennung und Scheidung,
- außerordentliche Belastungs- und Bedrohungserlebnisse wie z. B. schwere Krankheit, Stalking, Mobbing.

Auch prinzipiell positive Ereignisse (z. B. Heirat, Beförderung, selbst gewählter Umzug) können als kritische Lebensereignisse wirksam werden, da auch diese eine Reaktion auf Anpassungserfordernisse nach sich ziehen und dabei Ressourcen beanspruchen.

Mit hoher depressiver Morbidität sind insbesondere kritische Lebensereignisse assoziiert, die den Betroffenen ein hohes Ausmaß an gezielter Zurückweisung oder Abwertung vermitteln. Darunter fallen Lebenssituationen, in denen Betroffene einer aktiven Zurückweisung ausgesetzt waren, die nur ihnen selbst galt, oder im Verlauf derer eine direkte Entwertung und Isolation der eigenen Person in zentraler Weise empfunden wird (Kendler et al. 2003). So ist beispielsweise ein Arbeitsplatzverlust, der ein ganzes Team aufgrund von betrieblichen Schwierigkeiten betrifft, mit einem geringeren Risiko eines raschen Episodenbeginns belegt, als dies bei einer Individualentscheidung der Fall wäre (vgl. Slavich et al. 2010).

Neben dem selbstreferenziellen Gehalt eines einschneidenden Ereignisses ist von großer Bedeutung, in welcher zeitlichen Verdichtung stressreiche Lebensereignisse auftreten. Zahlreiche Anpassungserfordernisse in kurzer Zeit erzeugen ein erhöhtes Erkrankungsrisiko, selbst wenn die jeweils aufgetretenen Ereignisse für sich genommen nur moderate oder geringe Tragweite haben. Diese Befunde stützen ein theoretisches Modell, in dem akute Anpassungserfordernisse vor allem dann zur Manifestation depressiver Symptomatik führen, wenn sie die individuell vorhandenen Bewältigungskapazitäten überlasten.

Diesem Ansatz zur Seite steht ein weiterer Aspekt, der die erhebliche Variation der Symptomverläufe unter schwierigen Lebensumständen mitbedingt: Dem Anschein nach können sich biografische Einflüsse bereits sehr früh im Leben in einer **physiologischen Signatur von Stressfolgen** bemerkbar machen. Als wichtige Marker eines solchen Geschehens werden beispielsweise dauerhafte endokrinologische

Veränderungen, neuroinflammatorische Prozesse und Besonderheiten des Epigenoms diskutiert, die dem symptomatischen Erkrankungsbeginn vorausgehen. Die damit verbundene erhöhte **Reagibilität des Systems** auf Belastungsbedingungen kann wiederum als **Prädisposition** verstanden werden, auf herausfordernde spätere Lebenssituationen mit affektiven Symptomen und ggf. einer depressiven Erkrankung zu reagieren. Die konkreten Mechanismen der physiologischen Einbettung von Stressfolgen sind bislang nicht genau aufgeklärt. Zahlreiche Forschungsgruppen arbeiten an einem besseren Verständnis der zentralen vermittelnden Prozesse (vgl. z.B. Danese et al. 2011).

7.2 Biografische Ereignisse und Bedingungen mit prädisponierendem Potenzial für eine depressive Erkrankung

Bei den im folgenden Abschnitt behandelten Aspekten gehen wir nun nicht mehr von rezenten Auslöseereignissen einer depressiven Episode aus. Vielmehr betrachten wir hier Umwelteinflüsse, die die psychobiologische Infrastruktur einer späteren depressiven Erkrankung möglicherweise schon 1–2 Jahrzehnte vor der symptomatischen Ersterkrankung, die typischerweise zwischen dem 17. und 25. Lj. auftritt, anlegen. Die Verarbeitung stressreicher Lebensereignisse geschieht nach allem was wir bis heute wissen in Interaktion mit dem Genom sowie Epigenom. Darüber hinaus wird sie spezifiziert durch die zeitliche Synchronizität mit je nach Lebensalter vorherrschenden Hirnreifungsprozessen, hormonellen Veränderungen und dem jeweils aktuellen Stadium neurofunktioneller Ausdifferenzierung (Heim und Binder 2012).

7.2.1 Übertragung mütterlicher Stressbelastung in utero

Empirisch deutet vieles darauf hin, dass schon am ersten Tag im Leben eines Kindes das angeborene Risiko für eine spätere depressive Erkrankung das Ergebnis einer Interaktion von genetischer Ausstattung und intrauteriner Umwelteinwirkung ist. Außerdem konnten auch in Humanstudien inzwischen molekulare Veränderungen im epigenetischen Profil von Kindergenerationen identifiziert werden, die systematisch mit Erlebnissen in der Elterngeneration variieren, welche Monate bis Jahre vor dem Beginn der Schwangerschaft stattgefunden haben (Yehuda et al. 2016).

Im Detail bewirkt die generationsübergreifende Übertragung von Stresseinflüssen, dass stressreiche Lebensereignisse mütterlicherseits während der Schwangerschaft Abdrücke in der epigenetischen Signatur des ungeborenen Kindes – insbesondere hinsichtlich des Methylierungsprofils und der Aktivität von MicroRNAs – hinterlassen (vgl. Ryan et al. 2017, ausführliche Erläuterung ➤ Kap. 8.2.8). Diese vorgeburtliche Programmierung hat vermutlich beträchtliche Auswirkungen auf die pathogene Kraft späterer aversiver Ereignisse in der Biografie, die in den folgenden Abschnitten dieses Kapitels aufgeführt werden (vgl. z.B. Lopizzo et al. 2015; Sawyer et al. 2019).

Eindrückliche Illustrationen solcher generationsübergreifenden Prozesse stammen aus naturalistischen Studien, die den Einfluss eines Katastrophenereignisses, welches während einer Schwangerschaft aufgetreten ist, in quasiexperimentellen Designs aufgreifen: Im unmittelbaren Nachgang einer Flutkatastrophe im US-Bundesstaat North Dakota im Jahr 2009 wurden Kortisolproben von 56 schwangeren Frauen gewonnen. Assoziationanalysen mit dem akkumulierten Langzeitkortisolspiegel der 9 J. alten Kinder dieser Frauen ergeben, dass die Anzahl der Kilometer zwischen dem Zuhause der Schwangeren und dem evakuierten Katastrophengebiet den beobachteten Zusammenhang zwischen dem endokrinologischen Profil der Mutter zum Zeitpunkt des Ereignisses und dem der Kinder ein Jahrzehnt später vermittelt (Strahm et al. 2020). Eine herabgesetzte Reaktivität der kindlichen HPA-Achse, wie sie hier beobachtet werden konnte, wurde auch in weiteren assoziativen Studien als spezifisches Korrelat einer akuten Gefährdung, verbunden mit räumlicher Nähe der Schwangeren zur Gefahrenquelle, identifiziert (vgl. Lehrner et al. 2016). In diesen Beispielen ist davon auszugehen, dass stressassoziierte enzymatische Veränderungen bei der Mutter auf das maternal-fetale endokrinologische Milieu einwirken und in dieser Weise die vorgeburtliche Programmierung der HPA-Achse des Kindes modulieren.

Zukünftige Arbeiten werden verstärkt zu klären versuchen, auf welchen molekularen Wegen solche intergenerationalen Effekte sowohl im uterinen Milieu als auch über epigenetische Merkmale von väterlichen Gameten vermittelt werden (vgl. z.B. Oh et al. 2015). Bei diesem Aspekt kommt auch der translationalen Grundlagenforschung an anderen Säugetierarten eine zentrale Bedeutung zu.

7.2.2 Aversive Bindungserlebnisse: Antipathie, Vernachlässigung und Misshandlung während des Heranwachsens

Metaanalysen zeigen einen deutlichen Anstieg des allgemeinen depressiven Erkrankungsrisikos in Gegenwart von emotionaler Feindseligkeit, Missbrauchs- oder Vernachlässigungserfahrungen in der Kindheit oder Jugend. In der Zusammenschau vieler Tausend Fälle berichten knapp die Hälfte der untersuchten Menschen mit depressiver Erkrankung im Erwachsenenalter auf standardisierten Erhebungsinstrumenten von mindestens **einer** Form von Misshandlung oder Vernachlässigung im Kindesalter (Nelson et al. 2016).

Obwohl die Stärke dieses Zusammenhangs statistisch gesehen als moderat einzuordnen ist, handelt es sich bei diesen prädiktiven Effekten um die bedeutendsten Einflüsse, die für einen singulären Umweltfaktor und spätere Depressivität bislang identifiziert worden sind. Die gewöhnlich beobachteten Effektstärken zwischen d= 0,40 und 0,45 bedeuten prozentual ausgedrückt, dass etwas mehr als 65 % der Personen, die entsprechende aversive Erfahrungen gemacht haben, stärker von Depressivität betroffen sein werden als es der mittleren zu erwartenden Ausprägung einer Person ohne diesen biografischen Faktor entspricht.

Als Erfahrungen von Misshandlung und Vernachlässigung lassen sich vielfältige aversive Lebensereignisse und -umstände zusammenfassen, die in ihrer Schwere, Chronizität und Auswirkung sehr unterschiedlich sein können. In etablierten Instrumenten, die eine systematische Beurteilung aversiver Entwicklungsbedingungen zum Ziel haben, wird deshalb neben variierender Intensität auch zwischen unterschiedlichen Domänen unterschieden (➤ Tab. 7.1).

Aus einer Metaanalyse über 184 Originalarbeiten geht hervor, dass das Vorliegen irgendeiner der berichteten Formen von Antipathie, Misshandlung oder Vernachlässigung bereits zu einem deutlichen Anstieg des Erkrankungsrisikos führt (OR 2,81 95 % CI 2,35–3,36). Der berechnete Odds-Ratio-Kennwert von 2,81 bedeutet, dass die Chancen, von einer depressiven Erkrankung betroffen zu sein, in den untersuchten Probandengruppen mit derartigen aversiven Erfahrungen um etwa das 2,8-Fache erhöht ist, verglichen mit einer Gruppe ohne diesen Risikofaktor (Nelson et al. 2016). Es gibt außerdem Hinweise darauf, dass der prädiktive Zusammenhang zwischen aversiven Erlebnissen im Kindesalter und depressiver Erkrankung im Erwachsenenalter bei Frauen stärker ausgeprägt ist als bei Männern (Gallo et al. 2018).

Tab. 7.1 Domänen des Childhood Experience of Care and Abuse Interview (Bifulco et al. 1994; zitiert und übersetzt nach Infurna et al. 2016)

Antipathie	Verhaltenssequenzen, die von Feindseligkeit, Kälte oder Zurückweisung gegenüber dem Kind gekennzeichnet sind (u. a. Schuldzuweisungen, Vorwürfe, abwertende Vergleiche mit Geschwistern)
Vernachlässigung	Fehlen von Ressourcen zur Befriedigung fundamentaler körperlicher Bedürfnisse (Lebensmittel, Bekleidung, Wohnraum) oder emotionaler/entwicklungsbezogener Bedürfnisse (Zuwendung, Gelegenheiten zu außerfamiliären Sozialkontakten, Interessenentwicklung)
Sexuelle Misshandlung	Nicht altersgemäßer sexueller Kontakt oder Konfrontation mit einer sexualisierten Situation durch fremde oder bekannte Erwachsene, Jugendliche oder Kinder
Körperliche Misshandlung	Intentional dem Kind zugefügter körperlicher Schmerz oder dessen Androhung (z. B. Schlagen mit Händen oder Gegenständen, Treten, Zufügen von Brandwunden, Bedrohung mit Waffe oder Messer)
Emotionale Misshandlung	Episoden von Beschämung oder Isolation bis hin zu Degradierung des Kindes z. B. durch bewusstes Vorenthalten von Bedürfnisbefriedigung oder geliebten Objekten (z. B. Mahlzeiten vorenthalten, Kuscheltiere zerstören, nicht zur Toilette gehen lassen)

Darüber hinaus können aus dem Vorliegen von derartigen Einflüssen im Kindesalter auch spezifische Kriterien vorhergesagt werden, die den Verlauf einer späteren depressiven Erkrankung charakterisieren. So sind depressiv erkrankte Erwachsene, die aversive Bedingungen im Kindesalter erfahren haben, besonders gefährdet, einen schweren Erkrankungsverlauf zu entwickeln (Nanni et al. 2012). Außerdem sind die Chancen, unzureichend auf Behandlungsversuche zu respondieren, unter Menschen mit Erfahrungen von Missbrauch oder Vernachlässigung um 40–90 % höher als bei Personen ohne solche Vorerfahrungen. Die erhebliche Spannweite ist in Teilen auf Unterschiede in der Erfassung aversiver Lebensbedingungen zwischen den unterschiedlichen Forschungsarbeiten zurückzuführen. Darüber hinaus finden sich auch Hinweise auf einen im Mittel um etwa vier Jahre früheren Erkrankungsbeginn bei Personen mit diesem Risikofaktor.

In spezifischen Analysen zu **emotionalem** Missbrauch zeigt sich ein deutlich höherer risikovermittelnder Zusammenhang als bei der gemeinsamen Betrachtung aller möglichen Formen von Missbrauch. Es werden Effektstärken von OR = 3,73 (95 % CI 2,88–4,83) für emotionalen Missbrauch und OR = 3,54 (95 % CI 2,48–5,04) für den Prädiktor emotionale Vernachlässigung berichtet (Nelson et al. 2016). In Übereinstimmung damit beschreiben Infurna et al. (2016) stärkste Assoziationen zwischen emotionalem Missbrauch bzw. Vernachlässigung und späterer Depressivität und ebenfalls bedeutsame, aber deutlich geringer ausgeprägte Effekte für physische Misshandlung.

Zusammenfassung

- Erfahrungen von emotionaler Feindseligkeit, Vernachlässigung oder Missbrauch im Kindes- und Jugendalter sind ein bedeutsamer und vielfach untersuchter Prädiktor für das Risiko, im Erwachsenenalter depressiv zu erkranken. Lebensereignisse dieser Art sind assoziiert mit einem früh beginnenden, rezidivierenden und schweren bzw. chronischen Verlauf.
- Besonders bedeutsam sind Einflüsse von emotionaler Vernachlässigung und emotionaler Gewalt. Das Fehlen körperlicher Missbrauchs- oder Gewalteinflüsse ist demzufolge kein Grund, im Hinblick auf das spätere depressive Erkrankungsrisiko weniger besorgt zu sein.
- Aktuelle Forschungsmodelle deuten auf eine Mehrfachinteraktion zwischen einem früh – möglicherweise bereits intrauterin – erworbenen epigenetischen Profil, Missbrauchs- bzw. Vernachlässigungserfahrungen und einer physiologisch auffälligen Stressreagibilität hin (➤ Kap. 8). Die Humanforschung steht hier noch am Anfang.

7.2.3 Depressive Erkrankung eines Elternteils

Kinder, die in Familienkonstellationen mit mindestens einem depressiv erkrankten Elternteil aufwachsen, zeigen verglichen mit Kindern ohne diesen Einfluss selbst ein gut 3-fach erhöhtes Erkrankungsrisiko im Langzeitverlauf an einer Major Depression zu erkranken (RR = 3,18, 95 % CI 2,00–5,05). Diese Daten stammen aus einer 30 J. überdauernden Längsschnittuntersuchung, die eine entsprechende Risikopopulation beginnend im Lebensalter ab 6 J. untersuchte. Die Risikogruppe wurde unter Verwendung von gruppenverblindeten klinischen Ratings mit Menschen aus Familien ohne depressive Störung eines Elternteils verglichen (Weissman et al. 2016).

Wie zuvor beim Vorliegen von kindlicher Misshandlung zeigte sich auch in diesem Risikoaspekt ein Gruppeneinfluss auf den mittleren Ersterkrankungszeitpunkt der von Major Depression betroffenen Kinder (um das 16. Lj. in der Risikogruppe gegenüber dem 19. Lj. in der Kontrollgruppe). Bereits in diesem frühen Lebensalter bilden sich auch zeitstabile Unterschiede in den Erkrankungsraten beider Gruppen ab. Obwohl hier eine vermeintlich klare Identifikation der elterlichen Depressivität als Risikofaktor erfolgt, muss in Betracht gezogen werden, dass innerhalb dieses Faktors in reinen Beobachtungsstudien keine Unterscheidung zwischen dem genetischen, epigenetischen und umweltvermittelten Einfluss einer elterlichen depressiven Erkrankung möglich ist. Auf Mädchen bzw. junge Frauen scheint der prospektive Risikofaktor eines depressiven Elternteils stärker zu wirken als auf betroffene Söhne.

Zusammenfassung

Eine depressive Erkrankung mindestens eines Elternteils ist neben den im vorherigen Abschnitt genannten Erfahrungen von Missbrauch und Vernachlässigung ein weiterer bedeutsamer Vorhersagefaktor für das Erkrankungsrisiko. Methodisch ist an dieser Stelle zu berücksichtigen, dass es sich bei der Effektschätzung vermutlich um das Ergebnis zweier Varianzquellen handelt: Sowohl die mit dem erkrankten Elternteil geteilten Genvarianten als auch der Umwelteinfluss eines möglicherweise veränderten elterlichen Beziehungsverhaltens wirken auf das Kind ein. Ungeachtet dessen sollten Kinder aus Familien mit einer elterlichen depressiven Erkrankung aufgrund der hohen Vorhersagekraft dieses Prädiktors unbedingt als Zielpopulation für intensive Präventionsmaßnahmen berücksichtigt werden.

7.2.4 Früher Verlust einer Elternbindung durch soziale Trennung oder Tod

7

Menschen mit einer depressiven Störung sind häufiger vom Verlust eines Elternteils vor dem 18. Lj. betroffen als Personen ohne depressive Erkrankung aus derselben Bevölkerungsgruppe. Innerhalb der Gesamtgruppe von Patienten, die eine depressive Erkrankung haben, ist der Anteil derjenigen, die einen Elternteil vor dem 18. Lj. verloren haben, um etwa 75 % höher als die Anzahl von Betroffenen, die kein solches Verlusterlebnis erfahren haben (OR 1,76, 95 % CI 1,13–2,73; Simbi et al. 2019).

Dabei ist die Art des Verlustereignisses für das Risiko einer späteren Erkrankung relevant: Eine sozial bestehende Trennung ohne Versterben des Elternteils – d. h. ein vollständiger Kontaktabbruch begründet durch elterlichen Partnerschaftskonflikt, elterliche Erkrankung, Kriegsgeschehen oder Inobhutnahme des Kindes in eine Pflegeeinrichtung – ist mit einem etwas höheren Risiko für eine depressive Erkrankung assoziiert als der Verlust eines Elternteils durch dessen Tod. Dem kann hinzugefügt werden, dass elterliche Trennungen vor allem dann schädlich zu sein scheinen, wenn sie zum Abbruch des Sozialkontakts zwischen einem Elternteil und dem betroffenen Kind führen.

Zusammenfassung

Der Verlust eines Elternteils bis zum 18. Lj. ist bei Menschen mit depressiver Erkrankung häufiger gegeben als bei parallelisierten Kontrollprobanden ohne depressive Störung. Dabei scheint der Tod eines Elternteils im Kindes- und Jugendalter weniger Risikosteigerung für eine spätere depressive Erkrankung nach sich zu ziehen als Verluste der elterlichen Beziehung, die durch soziale Ursachen begründet sind.

7.3 Kommunikation mit Patienten über biografische Risikobedingungen

Nicht selten fragen Patienten aktiv nach einer Einschätzung zu den individuellen Erkrankungsfaktoren. Als Kliniker sind im Gespräch mit Betroffenen gefordert, diesem Bedürfnis nach einem Verständnis der Entstehungsbedingungen der Erkrankung verantwortungsvoll nachzukommen. Das erfordert, die nötige Gesprächszeit aufzubringen, um über den **verhältnismäßigen** Einfluss von lebensgeschichtlichen Besonderheiten zu informieren und entsprechende proportionale Risiken angemessen zu verdeutlichen. Im Patientengespräch über prädisponierende Risikofaktoren ist zudem eine abwägende Haltung, die auch bestehende Wissenslücken der bisherigen Forschung adressiert, anzuraten. Auf diese Weise sollten Patienten mit krisenreicher Lebensgeschichte vor der unbeabsichtigt vermittelten Annahme bewahrt werden, Risikobedingungen seien mit einer unausweichlichen Erkrankungstrajektorie verbunden. Solche Verkürzungen sind nicht nur unzutreffend, sondern können auch die Behandlungszuversicht kompromittieren, insbesondere vor dem Hintergrund der ohnehin negativ gefärbten Bewertungstendenzen vieler Patienten in der Phase des depressiven Syndroms.

Dies vorausgesetzt, kann es für Betroffene aber durchaus hilfreich und entlastend sein, auf die individuell vorliegenden Risikofaktoren hinzuweisen, die die Patienten mit anderen Betroffenen teilen und die Entwicklung damit kontextuell normalisieren (s. Fallbeispiel, Gesprächsbeispiel 1). In einigen Situationen kann es sogar angebracht sein, die Wirkung von möglichen individuellen Risikofaktoren noch einmal zu betonen. Zum Beispiel kann eine entsprechende Aufklärung über die Erkrankungshintergründe vor allem im Hinblick auf mitbetroffene Kinder und Jugendliche dazu motivieren, risikoreiche Umgebungsfaktoren zu verändern (z. B. Trennung aus missbräuchlicher Partnerschaft, Behandlung der eigenen depressiven Erkrankung). In anderen Fällen kann es wiederum notwendig sein, einer übermäßigen Furcht vor unkontrollierbaren Risikoeinflüssen im Gespräch eher entgegenzuwirken (s. Fallbeispiel, Gesprächsbeispiel 2).

MERKE

Vermitteln Sie gegenüber Patienten und Angehörigen, dass es sich bei den Befunden zu biografischen Risikofaktoren depressiver Erkrankungen immer um einen **verhältnismäßigen Vergleich von Wahrscheinlichkeiten innerhalb von größeren aggregierten Bevölkerungsgruppen** handelt und dies nur einen spekulativen Rückschluss auf den Einzelfall zulässt. Identifizieren und erläutern Sie eventuelle Risikofaktoren im Gespräch und formulieren Sie **als solche erkennbare Hypothesen** für den individuellen Fall.

Fallbeispiel

Anregungen für das Patientengespräch zur Erläuterung risikosteigernder Lebenserfahrungen:

Gesprächsbeispiel Variante 1: Betonung von biografischen Risikobedingungen im Sinne einer Entlastung

Patient: Ich hatte es wirklich nicht leicht in der Zeit, in der ich aufgewachsen bin. Eine glückliche Kindheit kenne ich eigentlich nur von den Nachmittagen bei meiner Großmutter, als ich noch die Grundschule bei ihr im Ort besucht habe. Da hatte ich nie Angst, dass es heftige Auseinandersetzungen geben würde. Aber ich sollte wahrscheinlich nicht so viel über Dinge klagen, die schon lange her sind … Viele Leute haben ja eine Menge zu stemmen und kommen trotzdem besser damit klar als ich.

Behandler: Sie haben recht, viele haben so ihr Päckchen zu tragen. Allerdings haben wir inzwischen deutliche Hinweise aus der Forschung, dass die Entwicklung Ihrer aktuellen Erkrankung tatsächlich mit Erlebnissen in Ihrer Vergangenheit in Zusammenhang stehen kann, die sie mir beschrieben haben. Beispielsweise gibt es viele Befunde, die zeigen, dass aus der Gruppe von Menschen, die früh im Leben ähnliche (Verlust-/Gewalt-/Vernachlässigungs-)Erfahrungen gemacht haben wie Sie, ein größerer Anteil später im Leben unter depressiven Beschwerden leidet, als das bei einer Gruppe der Fall wäre, die keine solchen Erlebnisse berichtet. Diese versteckten Zusammenhänge zwischen früheren Erfahrungen und heutiger Gesundheit betreffen sehr viele Menschen. Von außen ist die empfundene Beeinträchtigung durch eine depressive Erkrankung aber nicht immer erkennbar, denn viele bemühen sich gegenüber Kollegen und Freunden sehr darum, dass ihre Beschwerden nicht auffallen.

Gesprächsbeispiel Variante 2: Relativierende Erläuterung von biografischen Risikobedingungen

Patient: Ich mache mir wirklich Sorgen um meine Töchter, dass ich wegen meiner depressiven Phasen nicht so für sie da sein kann wie ich das eigentlich müsste. Ich weiß noch wie das für mich früher war, wenn meine Mutter manchmal so abwesend wirkte. Und außerdem zeigt das ja, dass es bei uns in der Familie liegt und meine Kinder auch erbliche Depressionen haben könnten.

Berhandler: Das ist sehr gut nachvollziehbar, dass Sie sich Sorgen um Ihre Töchter machen. Und wie Sie richtig gesagt haben, gibt es tatsächlich viele Befunde, die uns zeigen, dass das Erkrankungsrisiko für depressive Episoden etwas ansteigt, wenn schon ein Elternteil eine depressive Erkrankung hatte.

Bitte behalten Sie aber Folgendes unbedingt im Blick: Trotz dieser Zusammenhänge besteht eine sehr große Spannweite und Variation hinsichtlich der individuellen Entwicklung einer einzelnen Person. Ja, es stimmt: Wenn wir abschätzen wollen, wie wahrscheinlich es ist, dass jemand im Laufe des Lebens depressiv erkrankt, dann steigt die Chance, bei dieser Einschätzung richtig zu liegen, wenn wir wissen, wie es um depressive Erkrankungen in der Familie steht. Gleichzeitig ist aber auch ein sehr großer Anteil der späteren psychischen Gesundheit eben nicht durch die familiären Faktoren erklärbar. Es gibt auch psychisch völlig gesunde Menschen, die eine starke familiäre Vorbelastung haben, und Menschen, die depressiv erkranken, ohne dass dies bei den Eltern oder Großeltern jemals der Fall war. So könnten Ihre Kinder in diesem Merkmal zwar eine gewisse Veranlagung mitbekommen haben, die Auswirkungen verbleibender anderer Einflüsse sind zusammengenommen aber trotzdem noch sehr groß.

MERKE

Aufklärung über biografische Risikofaktoren im Patientengespräch:

- Wenn wir mit Patienten über erkrankungsverursachende Hintergründe sprechen, ist es notwendig, eine Interpretationshilfe mitzuliefern und statistische Zusammenhänge in entsprechende Erläuterungen einzubetten, die reduktionistischen Kausalitätsannahmen vorbeugen.
- Klar vermitteln: Das Vorhandensein von biografischen Ereignissen, die empirisch auf Populationsebene als erkrankungsbegünstigend identifiziert worden sind, lässt nicht zu, dass wir mit Sicherheit von einer Verursachung im Einzelfall ausgehen. Es liefert aber eine **Erklärungshypothese,** die manchmal entlastend sein kann.
- Verstärkt durch das depressive Syndrom und die damit einhergehenden kognitiven Verzerrungen kann leicht der Eindruck einer unausweichlichen und nicht mehr korrigierbaren Beeinflussung auf die Erkrankungstrajektorie entstehen.
- Um die Behandlungszuversicht nicht zu schädigen, sind Formulierungen bei der Erläuterung biografischer Einflussbedingungen besonders umsichtig zu wählen: Betonen Sie die beträchtliche Variation in den Erkrankungsverläufen unterschiedlicher Menschen, die in ihrer Entwicklung stark ausgeprägten Risikobedingungen ausgesetzt waren.
- Dies ist auch insofern sehr bedeutsam, als dass die rezidivierende depressive Störung in vielen Fällen im jungen Erwachsenenalter erstmalig gezielt behandelt wird. Eine deutlich kommunizierte Zuversicht in die Beeinflussbarkeit der Beschwerden und des langfristigen Verlaufs kann noch relativ junge Menschen während zentraler Jahre Ihrer Persönlichkeits- und Berufsausbildung erreichen und wichtige Motivation aufbauen, um bei zukünftigen Verschlechterungen rasch wieder in eine adäquate Behandlung zu kommen.

7.4 Fazit und Therapieimplikationen

Die bis hierher betrachteten biografischen Einflüsse bilden ein komplexes und dynamisches Gefüge mit zahlreichen interagierenden Prädiktoren. Es gibt Hinweise darauf, dass die wechselwirkenden Mechanismen, die an der **Risikokonsolidierung** beteiligt sind, über dieselben oder zusätzliche Signalwege auch die Herausbildung von **Resilienzfaktoren** vermitteln, welche Personen kennzeichnen, die nicht depressiv erkranken (➤ Kap. 12).

Konzentrieren wir uns auf die klinisch besonders bedeutsame Untergruppe von Personen mit einem früh einsetzenden rezidivierenden Verlauf, deren Erkrankung von eher geringerer Behandlungsresponsivität gekennzeichnet sind, so dürfte die biografische Prägungsgeschichte wie zuvor geschildert ein konzeptuell hilfreiches Rahmenmodell für unser Grundverständnis dieser Fälle bieten.

Besonders im Hinblick auf die rezidivierende depressive Störung spricht in der Zusammenschau aktueller Forschungsbefunde vieles für eine Erkrankungstrajektorie, bei der

- durch intrauterin wirkende oder ausbleibende Einflüsse die genetische Ausstattung mit einem epigenetischen Profil versehen wird, welches modulierenden Einfluss darauf hat, in welchem Ausmaß
- auftretende aversive Bindungserfahrungen während des Heranwachsens in folgenreichen Veränderungen psychophysiologischer und kognitiver Reagibilität münden,
- sodass sich mit dem Auftreten zusätzlicher Belastungen und kritischer Lebensereignisse etwa zwischen dem 17. und 21. Lj. das depressive Syndrom klinisch manifestiert.

Vor diesem Hintergrund lassen sich für dieses Kollektiv von Patienten, deren rezidivierende Erkrankungsepisoden schwierig in den Griff zu bekommen sind und eine langandauernde Lebensqualitätsbeeinträchtigung nach sich ziehen, Vermutungen zu möglicherweise spezifischen Behandlungserfordernissen ableiten. Hier dürften insbesondere Interventionen notwendig sein, die das Potenzial haben, die biografisch erworbenen Störungen der kognitiven und psychophysiologischen Reagibilität im Nachhinein zu mildern bzw. die Bahnung der protektiven Einflüsse von gutartigen Bindungserfahrungen in gewissem Umfang nachzuholen.

Mechanismenorientierte Forschungsanstrengungen zu entsprechenden emotionsfokussierten Interventionen (z. B. MBCT, CFT, IPT, CBASP) liefern erste Hinweise, dass eine nachträgliche systematische Modulation der früh angelegten psychobiologischen Prägung mit günstiger Auswirkung auf die affektive und kognitive Reagibilität grundsätzlich möglich ist. Die bis hierher aufgeführten Befunde liefern Anlass zu der Hypothese, dass diese Modulation zu den wirkungsvermittelnden Mechanismen effektiver psychotherapeutischer Strategien in der Behandlung der rezidivierenden depressiven Erkrankung gehören könnte.

Zusammenfassung

Alle Menschen unterliegen im Zuge ihrer psychischen Reifung in gewissem Ausmaß negativen Ereignissen und Entwicklungsbedingungen. Jedoch sind insbesondere Erfahrungen von emotionaler Feindseligkeit, Missbrauch oder Vernachlässigung, eine depressive Erkrankung der Eltern oder der frühe soziale Verlust eines Elternteils Bedingungen, die das Erkrankungsrisiko für eine depressive Störung deutlich steigern. Zudem können im weiteren Lebensverlauf krisenhafte Ablehnungserfahrungen oder andere stressreiche Anpassungsanforderungen episodenauslösend wirken. Doch auch ausgesprochen belastungs- bzw. entbehrungsreiche Lebensverläufe führen nicht unausweichlich zu klinisch überschwelliger depressiver Symptomatik mit ggf. rezidivierendem Verlauf. Vielmehr zeichnet sich ein mehrschichtiges Interaktionsgeschehen zwischen Genom, Umwelteinflüssen, zeitkritischen Hirnreifungszuständen und Epigenom ab, das zahlreichen – zum Teil auch zufälligen – Einflüssen unterliegt und weiterhin große Herausforderungen an die mechanismenorientierte und translationale Forschung stellt.

LITERATUR

Danese A, Caspi A, Williams B et al. Biological embedding of stress through inflammation processes in childhood. Mol Psychiatry 2011; 16: 244–246.

Gallo EAG, Munhoz TN, Loret de Mola C et al. Gender differences in the effects of childhood maltreatment on adult depression and anxiety: A systematic review and meta-analysis. Child Abuse Negl 2018; 79: 107–114.

Heim C, Binder EB. Current research trends in early life stress and depression: review of human studies on sensitive periods, gene-environment interactions, and epigenetics. Exp Neurol 2012; 233: 102–111.

Infurna MR, Reichl C, Parzer P et al. Associations between depression and specific childhood experiences of abuse and neglect: A meta-analysis. J Affect Disord 2016; 190: 47–55.

Kendler KS, Hettema JM, Butera F et al. Life event dimensions of loss, humiliation, entrapment, and danger in the prediction of onsets of major depression and generalized anxiety. Arch Gen Psychiatry 2003; 60: 789–796.

Kessler RC. The effects of stressful life events on depression. Annu Rev Psychol 1997; 48: 191–214.

Lopizzo N, Bocchio Chiavetto L, Cattane N et al. Gene-environment interaction in major depression: focus on experience-dependent biological systems. Front Psychiatry 2015; 6: 68.

McEwen BS, Stellar E. Stress and the individual. Mechanisms leading to disease. Arch Intern Med 1993; 153: 2093–2101.

Nanni V, Uher R, Danese A. Childhood maltreatment predicts unfavorable course of illness and treatment outcome in depression: a meta-analysis. Am J Psychiatry 2012; 169: 141–151.

Nelson J, Klumparendt A, Doebler P et al. Childhood maltreatment and characteristics of adult depression: meta-analysis. Br J Psychiatry 2017; 210: 96–104.

Ryan J, Mansell T, Fransquet P et al. Does maternal mental well-being in pregnancy impact the early human epigenome? Epigenomics 2017; 9: 313–332.

Sawyer KM, Zunszain PA, Dazzan P. Intergenerational transmission of depression: clinical observations and molecular mechanisms. Mol Psychiatry 2019; 24: 1157–1177.

Simbi CMC, Zhang Y, Wang Z. Early parental loss in childhood and depression in adults: A systematic review and meta-analysis of case-controlled studies. J Affect Disord 2020; 260: 272–280.

Slavich GM, O'Donovan A, Epel ES et al. Black sheep get the blues: a psychobiological model of social rejection and depression. Neurosci Biobehav Rev 2010; 35: 39–45.

Weissman MM, Wickramaratne P, Gameroff MJ et al. Offspring of Depressed Parents: 30 Years Later. Am J Psychiatry 2016; 173: 1024–1032.

Yehuda R, Daskalakis NP, Bierer LM et al. Holocaust exposure induced intergenerational effects on FKBP5 methylation. Biol Psychiatry 2016; 80: 372–380.

KAPITEL

8

Stephan Köhler, Henrik Walter

Biologische Grundlagen depressiver Erkrankungen

Kernaussagen

- Die **neurobiologischen Mechanismen** der Entstehung depressiver Erkrankungen müssen in engem Zusammenhang mit psychischen und psychosozialen Faktoren verstanden werden.
- **Bedeutsame Bereiche hinsichtlich der Neurobiologie** depressiver Erkrankungen umfassen die Genetik, die Neurotransmission, die HPA-Stress-Achse, inflammatorische Prozesse, neurokognitive Netzwerkmodelle, Modelle der Neuroplastizität und die Epigenetik.
- Die **Monoamin-Mangel-Hypothese** ist von der klinischen Erkenntnis abgeleitet worden, dass Antidepressiva im Tierexperiment einen nachweisbaren Einfluss auf den Stoffwechsel der monoaminergen Neurotransmitter Serotonin, Noradrenalin und Dopamin haben.
- **„Stressful Life Events"** im Rahmen depressiver Erkrankungen sind mit Veränderungen der Funktion der HPA-Achse assoziiert und diese wiederum mit chronisch inflammatorischen Prozessen.
- Die **Heterogenität der Depression** bedingt auch die sehr heterogenen biologischen Erklärungsansätze, die vermutlich auf vielfältige Art und Weise miteinander interagieren.

8.1 Einleitung

Bei der Entstehung depressiver Erkrankungen ist von einer multifaktoriellen Genese auszugehen. Biologische (z. B. genetische Veranlagung, Geburtskomplikationen), psychische (z. B. negative Gedanken) und soziale (z. B. Arbeitslosigkeit,) Faktoren sind eng miteinander verknüpft, Das Standardmodell, welches diese Interaktion abbildet, ist das **Vulnerabilitäts-Stress-Modell** (> Abb. 8.1; Wittchen 2011).

Die **Theorien zur Entstehung der Depression** sind ausgesprochen zahlreich und vielfältig. Zu den psychologischen Konstrukten zählen beispielsweise psychoanalytische Theorien, die, stark verkürzt, einen realen oder nur in der inneren Vorstellung erlebten Objektverlust auf der Grundlage einer bestimmten Persönlichkeitsstruktur als ursächlichen

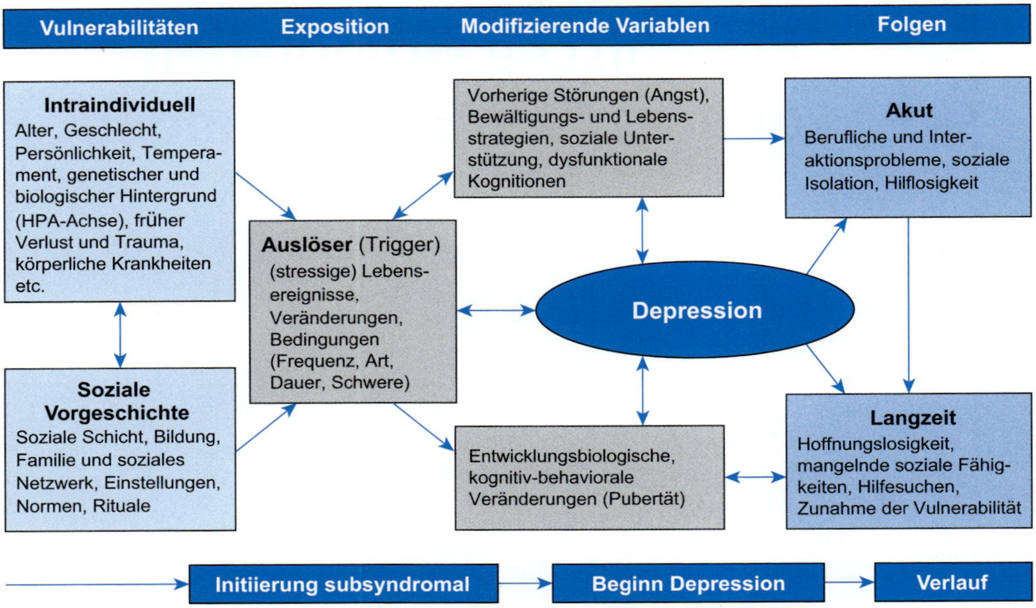

Abb. 8.1 Vulnerabilitäts-Stress-Modell nach Wittchen (2011) [P1149/L143]

Faktor ansehen. Verhaltenstheoretische Erklärungen stellen entweder das reduzierte Erleben positiver Verstärkungen in den Vordergrund (Peter M. Lewinsohn) oder das Vorhandensein negativer Kognitionen mit einer Bevorzugung („Bias") für negative Informationen, Grübeln und Denkschemata, die mit Selbstabwertung und negativen Zukunftserwartungen einhergehen (Aaron Beck). Das auf Tierexperimenten basierende Modell der erlernten Hilflosigkeit besagt, dass Menschen, die früher negativen Erfahrungen ausgesetzt waren, deren Ursache sie nicht beeinflussen konnten, auch dann nichts an ihrer Situation ändern, wenn es ihnen möglich wäre (Martin Seligman). Soziologische inspirierte Theorien stellen externe Faktoren in den Vordergrund, indem sie ein depressives Syndrom als „gesunde" Reaktion auf eine „kranke" Gesellschaft mit zu viel Leistungsdruck und Stress interpretieren (Alain Ehrenberg).

In diesem Kapitel wird ein kurzer Überblick über neurobiologische Faktoren und Mechanismen in der Entstehung depressiver Erkrankungen dargestellt. Dabei sind neurobiologische Mechanismen nicht notwendigerweise unabhängige Ursachen, sondern können z. B. einfach die kausalen Mechanismen darstellen, durch die psychologische Funktionen realisiert werden oder auf die sich andere, z. B. gesellschaftliche, Einflussfaktoren auswirken. Der Schwerpunkt der Darstellung liegt auf besonders intensiv erforschten neurobiologischen Mechanismen wie Genetik, Neurotransmission, der HPA-Stress-Achse, inflammatorische Prozesse, neurokognitive Netzwerkmodelle, Modelle der Neuroplastizität und der Epigenetik.

8

8.2 Theorien zur Entstehung von Depressionen

8.2.1 Genetik der Depression

Wie bei allen psychischen Erkrankungen spielen auch für die Depression **genetische Faktoren** eine wichtige Rolle. Die familiäre Häufung von Depressionen ist gut belegt. So haben Kinder depressiver Erkrankter ein 2-fach erhöhtes Risiko, an einer affektiven Störung zu erkranken. Die Erblichkeit aufgrund von Zwillings- und Adoptionsstudien wird auf 37 % geschätzt. Dies ist, verglichen mit Schizophrenie, bipolaren Störungen oder Autismus (81, 75 bzw. 80 %) nur ungefähr die Hälfte (Sullivan et al. 2012). Man geht, wie bei allen psychischen Erkrankungen, davon aus, dass es sich um eine polygene Vererbung handelt, bei der viele einzelne kleine genetische Varianten mit kleinen Effekten eine Rolle spielen. Bis vor Kurzem gab es allerdings keine spezifischen Genvarianten, die mit ausreichender statistischer Wahrscheinlichkeit, d. h. für multiple Vergleiche korrigiert, in genomweiten Analysen mit Depression assoziiert waren. Dies hat sich geändert. In der derzeit größten Studie aus dem Jahre 2018 mit 135.438 Patienten (mehr als die Hälfte davon von der Fa. 23andme) und knapp 344.910 Kontrollen wurden 44 genomweit signifikante SNPs (Single Nucleotid Polymorphisms) gefunden. Die sog. SNP-Heritabilität (Erblichkeit, berechnet auf Grundlage aller bekannten SNPs) war mit 8,7 % (wie üblich) geringer als die über Zwillings- und Adoptionsstudien geschätzte. Von Interesse ist weiterhin, dass es Genvarianten gibt, die mit Persönlichkeitsmerkmalen wie Neurotizismus assoziiert sind, die für die Genese der Depression eine Rolle spielen (Nagel et al. 2018).

Neben der Genetik ist es schon lange bekannt, dass auch die Umwelt, v. a. negative Erlebnisse, eine Rolle bei der Entstehung der Depression spielen. Während sich die Forschung früher auf Ereignisse fokussierte, die im Jahr vor der Entstehung einer Depression auftraten (Trennung, Arbeitslosigkeit, finanzielle Probleme, Trauer, Gesundheitsprobleme, Gewalterfahrung etc.) und die Betroffene üblicherweise als Erstes mit dem Auftreten depressiver Episoden in Verbindung bringen, hat sich die neuere Forschung eher auf traumatische und belastende Ereignisse in der Kindheit (mangelnde Bezugspersonen, Missbrauch, Vernachlässigung) fokussiert. Nicht zuletzt aufgrund der Monoamin-Mangel-Hypothese (➤ Kap. 8.2.2) wurde lange Zeit als ein Paradebeispiel für die Interaktion von Genetik und Umwelt ein Befund aus der sog. Dunedin-Langzeitstudie in Neuseeland zitiert. So beschrieben Caspi et al. im Jahr 2003, dass die Wahrscheinlichkeit der Entwicklung einer Depression nach Missbrauchserfahrung in der Kindheit v. a. bei Trägern der sog. kurzen Variante des Serotonintransporter-Gens erhöht sei (Caspi et al. 2003). Nachfolgende Metaanalysen zweifelten jedoch die Existenz, zumindest aber die Stärke des Effekts an. Sicher ist heute, dass die Stärke im Caspi-Paper überschätzt wurde und der Effekt, wenn vorhanden, eher klein ist (für den aktuellen Stand der Diskussion vgl. Culverhouse et al. 2018). Heutzutage stehen eher die Einflüsse früher negativer Erfahrungen auf die Regulation von Genexpression im Fokus der Forschung, wie sie weiter unten im Abschnitt über Epigenetik beschreiben werden (➤ Kap. 8.2.6).

8.2.2 Veränderungen im Neurotransmitterstoffwechsel

Neben den **monoaminergen Neurotransmittern** (Serotonin, Noradrenalin und Dopamin) ist vermutlich auch **Glutamat,** als der wichtigste Neurotransmitter im ZNS, in die Entstehung der Depression involviert. Daraus abgeleitet ergeben sich die **Monoamin-(Mangel-)Hypothese** und die **Glutamat-(Toxizitäts-)Hypothese.**

Die Monoamin-Mangel-Hypothese, als eine der ältesten neurobiologischen Erklärungsmodelle für depressive Erkrankungen, ist v. a. von der klinischen Erkenntnis abgeleitet worden, dass die ersten Substanzen, welche zu einer Verbesserung der Stimmung führten, einen im Tierexperiment klar nachweisbaren Einfluss auf den Stoffwechsel der monoaminergen Neurotransmitter Serotonin, Noradrenalin und Dopamin haben. Ihre unmittelbare pharmakologische Wirkung ist eine Erhöhung der Neurotransmitterkonzentration im synaptischen Spalt. Im Umkehrschluss wurde daraus geschlussfolgert, dass bei depressiven Erkrankungen die Aktivität der monoaminergen Neurotransmission vermindert sein müsste und den neurobiologischen Kernmechanismus von Depression ausmachen (Nutt 2008). Im Humanexperiment konnte dazu passend festgestellt werden, dass eine akute Verringerung der Verfügbarkeit von Tryptophan (eine Vorstufe von Serotonin) durch eine tryptophanlose Diät zu einer Stimmungsverschlechterung bei Patienten mit einer früheren und gegenwärtig schweren depressiven Episode führte. Die Reduktion von Serotonin, Noradrenalin und Dopamin verschlechtert die Stimmung auch bei gesunden Probanden bei gleichzeitig bestehender positiver Familienanamnese für eine MDD. In Übereinstimmung mit präklinischen Studien sowie Untersuchungen post mortem konnte in Studien mit Positronenemissionstomografie (PET) gezeigt werden, dass sowohl die Serotonin-Rezeptoren 1A, 2A, 1B als auch die Serotonin-Transporter im Rahmen einer serotonergen Fehlfunktion bei der MDD eine wichtige Rolle spielen. Ein weiterer Hinweis auf die zentrale Rolle von Serotonin sind die Wirkungen von 3,4-Methylendioxy-N-methylamphetamin (MDMA; Ecstasy): Dies führt direkt nach Einnahme zu einer generellen Ausschüttung von Serotonin und zu sog. entaktogenen Effekten, d. h. Zustände in denen Emotionen intensiver wahrgenommen werden. Im Anschluss an die Einnahme sind depressiven Verstimmung jedoch häufig, was mit der Entleerung der Serotonin-Speicher in den Neuronen erklärt wird.

Heutzutage gilt die Monoamin-Hypothese im Sinne einer simplen Mangelhypothese allerdings als überholt. Auch wenn die genannten Wirkungen experimentell nachweisbar sind, sind sie nur ein Aspekt der unterliegenden neurobiologischen Prozesse. Ein Hauptargument gegen die simple Mangelhypothese besteht darin, dass die Erhöhung der Neurotransmitterkonzentrationen im synaptischen Spalt unmittelbar nach Gabe von Antidepressiva messbar ist, die klinische Wirkung dieser aber mit einer Latenz von 1–3 Wo. auftritt. Eine Erklärung dafür ist, dass nachgeschaltete molekulare Anpassungsprozesse (Up- und Downregulation von Rezeptoren, Einfluss auf intrazelluläre Signalkaskaden) für die antidepressive Wirkung verantwortlich sind. Möglicherweise sind aber auch ganz andere Pathomechanismen bei der Entstehung depressiver Erkrankungen involviert. So wird beispielsweise in neueren Forschungsansätzen die Bedeutung von Ceramiden (Fettsäuren aus der Gruppe der Sphingolipide) bei der Entstehung depressiver Erkrankungen bzw. als Erklärung für die Wirkung bestimmter Antidepressiva vermutet. Im Rahmen von Stress und Inflammation kann es zu einer gesteigerten Freisetzung von Sphingolipiden kommen, welche im direkten Zusammenhang mit depressiver Symptomatik steht (Kornhuber et al. 2014).

8.2.3 Veränderungen in der Hypothalamus-Hypophysen-Nebennierenrinden-Achse

Psychosozialer Stress stellt einen wesentlichen und validierten Faktor in der Entstehung, Aufrechterhaltung, Chronifizierung und für den Rückfall depressiver Erkrankungen dar (Harkness et al. 2014).

Patienten mit depressiven Erkrankungen weisen 2,5-fach häufiger sog. Stressful Life Events im Vorfeld der Erkrankung als entsprechende Kontrollgruppen auf. Eine zentrale Rolle nimmt dabei eine Dysfunktion der Hypothalamus-Hypophysen-Nebennierenrinden-Achse (HPA) ein (Stetler, Miller 2011).

Zusammengefasst dämpft das unter akutem Stress aus der Nebennierenrinde (NNR) freigesetzte „Stresshormon" Kortisol (ein Glukokortikoid) inflammatorische (entzündliche) Prozesse, was neurobiologisch sinnvoll ist. Die Freisetzung wird über eine hormonale Signalkaskade vom Hypothalamus zur Hypophyse und zur NNR gesteuert. Diese HPA-Achse wird über eine negative Feedbackhemmung reguliert. Chronisch-inflammatorische Prozesse können dann eine Glukokortikoid-Resistenz in Immunzellen bewirken, indem es zu einer Induktion verschiedener Signalkaskaden kommt (z. B. MAP kinases c-jun N-terminal kinase [JNK], p38). Die Zytokin-Signaltransduktion (z. B. nuclear factor-kB, NF-kB) stört die Glukokortikoid-Rezeptor- und Expressionsfunktion, was wiederum die inflammatorischen Prozesse aufrechterhält. Chronische Entzündungen können in der Folge selbst häufig zu depressiven Kernsymptomen wie Antriebslosigkeit, Anhedonie und gedrückter Stimmung führen (Kiecolt-Glaser et al. 2015).

Die Zytokin-abhängige Glukokortikoid-Rezeptor-Resistenz führt ihrerseits zu einer Enthemmung der HPA-Achse, d. h. das System „versucht" mehr Kortisol zu produzieren. Es kommt zu einer vermehrten Freisetzung des Corticotropin-Releasing-Hormons (CRH) aus dem Hypothalamus und einem Anstieg von Zytokinen (auch CRH hat eine proinflammatorische Wirkung), was zu einer weiteren Verstärkung der Stressantwort des Körpers führt.

Die durch chronischen Stress erhöhte Kortisolausschüttung hat vermutlich eine neurotoxische Wirkung auf die sehr empfindlichen Neuronen des Hippocampus: Diese besitzen ebenfalls Glukokortikoid-Rezeptoren und ihre dauerhafte Aktivierung durch Kortisol führt zu einer Abnahme der Synaptogenese sowie der Dendritenbildung und gleichzeitig erhöhter Apoptose. Die Folge ist eine Disinhibition („Enthemmung") der HPA-Achse, welche im Sinne eines Circulus vitiosus (Teufelskreis) zur Verstärkung der genannten Effekte und zu nachweisbaren Veränderungen wie einer Volumenänderung im Hippocampus und Kortex führt, die vermutlich durch Zelluntergänge bedingt ist (Anacker et al. 2013). Parallel kommt es passend zu den genannten Veränderungen auch zu einer reduzierten Ausschüttung des Brain-derived Neurotrophic Factor (BDNF), der als Marker für die Synaptogenese gilt. Darüber hinaus verursacht chronischer Stress Veränderungen in Neurotransmittersystemen, wie beispielsweise eine Erhöhung der Ausschüttung von Glutamat, dem wichtigsten exzitatorischen Neurotransmitter im präfrontalen Kortex und Hippocampus, die mit neurotoxischen Effekten assoziiert ist. Weiterhin führt chronischer Stress zu einer reduzierten Ausschüttung von Serotonin und Dopamin in mesokortikalen monoaminergen Netzwerken (Mahar et al. 2014).

Bei Patienten mit einer Depression konnte in Metaanalysen gezeigt werden, dass im Schnitt eine, allerdings moderate, Erhöhung von Kortisolspiegeln vorliegt (Stetler, Miller 2011). Weiterhin ist bekannt, dass die Behandlung mit Kortison das Risiko für die Entwicklung einer Depression um das 2-Fache, das für einen Suizid um das 7-Fache erhöht (Otte et al. 2016). Allerdings zeigen nur ungefähr 50 % erfolgreich behandelter Patienten eine Veränderung der HPA-Achsen-Dysregulation nach der Behandlung. Und der einige Zeit als diagnostischer Test für Depression propagierte Dexamethason-Hemmtest (sollte bei Depressiven nicht wie bei Gesunden zu einer Erniedrigung des Kortisolspiegels führen) hat sich in der Praxis nicht durchgesetzt. Die Hoffnung, dass CRH-Antagonisten (CRH wird aus dem Hypothalamus freigesetzt und stimuliert die ACTH-Ausschüttung, das wiederum die Kortisolproduktion in der NNR stimuliert) als Medikamente gegen Depressionen eingesetzt werden können, hat sich leider ebenso wenig erfüllt. Obwohl es also klare Hinweise für eine Störung der HPA-Achse aus Jahrzehnten der Forschung gibt, ist dies wahrscheinlich nur ein Faktor der multifaktoriellen Genese von Depressionen, der zudem nur in einer Subgruppe von Patienten eine wichtige Rolle spielen könnte.

8.2.4 Inflammatorische Prozesse

Das Immunsystem ist eng mit dem physiologischen Stresssystem und der HPA-Achse verbunden, wie man aus Tierexperimenten klar zeigen kann. Der **Zusammenhang depressiver Erkrankungen mit entzündlichen Prozessen** ist ein seit vielen Jahren intensiv beforschtes Thema. Nicht von ungefähr ähnelt das Krankheitserleben bei Allgemeininfektionen wie etwa der Grippe einem depressiven Syndrom. Bei systemischen Erkrankungen wie der rheumatoiden Arthritis findet sich ein erhöhtes Auftreten von Depressionen. Als gemeinsamer Mechanismus werden v. a. Entzündungsmoleküle angesehen. In mehreren großen Metaanalysen wiesen Patienten mit einer Depression erhöhte Werte proinflammatorischer Zytokine (u. a. IL-6, TNF-a, CRP) im Vergleich zu gesunden Kontrollprobanden auf (Goldsmith et al. 2016). Insgesamt scheint ein wechselseitiger Kausalzusammenhang zu bestehen: Depression und Inflammation verstärken einander gegenseitig (Bauer et al. 2018). Dennoch weist nur ungefähr ein Drittel aller depressiven Patienten tatsächlich erhöhte Entzündungswerte auf. Das heißt, Inflammation ist weder notwendig noch ausreichend, um eine Depression auszulösen oder aufrechtzuerhalten, scheint aber bei einer bestimmten Gruppe depressiver Patienten eine wichtige Rolle zu spielen (Kiecolt-Glaser et al. 2015).

Wie stellt sich der pathophysiologische Zusammenhang von Inflammation und Depression im Detail dar? Peripher ausgeschüttete Zytokine können über Signalkaskaden im ZNS zu einer Veränderung der Produktion, der Metabolisierung und des Transports von Neurotransmittern führen. So können Zytokine über eine Enzyminduktion den Tryptophan-Stoffwechsel im Sinne einer reduzierten Serotonin-Produktion hemmen (Dantzer 2017). Darüber hinaus führen Zytokine zu oxidativem Stress und Gliaschäden, einer Reduktion der Produktion von Neurotrophinen (z. B. BDNF) und damit einer gestörten Neuroplastizität und Neurogenese (Zhang 2016). Zytokine führen auch zu einer Veränderung der bereits oben vorgestellten HPA-Achsen-Funktion und stellen hiermit ein wichtiges Bindeglied zur Theorie der gestörten HPA-Achsen-Funktion dar (Stetler, Miller 2011). Eine erhöhte Inflammation kann zu Symptomen einer Depression führen, was u. a. auch durch die hohe Nebenwirkungsrate an Depressionen im Rahmen von Zytokintherapien deutlich wird, wie z. B. bei der Interferon-Therapie.

Im Rahmen der Inflammationshypothese der Depression steht das **Darm-Mikrobiom** neuerdings im Zentrum wissenschaftlichen Interesses. Über neuroendokrine und endokrine Signalkaskaden existieren enge Rückkopplungen auf der sog. Darm-Hirn-Achse. Körperliche und psychische Prozesse können das Darm-Mikrobiom verändern; dies führt zu einer veränderten endokrinen Reaktion des Darms, welche wiederum einen direkten Einfluss auf das Gehirn und neurophysiologische Prozesse ausüben kann (Slyepchenko et al. 2017). Im Rahmen von depressiven Erkrankungen und chronischem Stress wurde beispielsweise festgestellt, dass es zu einer Zunahme der Durchlässigkeit des Darms kommen kann (leaky gut) sowie zu einer Veränderung der ursprünglichen Mikrobiom-Zusammensetzung, was im Tiermodell mit einer reduzierten BDNF-Ausschüttung und Expression von 5HT1a-Rezeptoren assoziiert war. Verschiedene Untersuchungen konnten eine unterschiedliche Besetzung von Darmbakterien bei Patienten mit Depression und gesunden Kontrollprobanden feststellen (Jiang et al. 2015). Es bleibt gegenwärtig jedoch noch abzuwarten, inwiefern sich diese Befunde replizieren lassen und die daraus abgeleiteten Therapieansätze wie z. B. spezifische diätische Ansätze, Gabe von bestimmten Probiotika oder gar die sog. Microbiota Transfer Therapy (MTT; „Transplantation" von Mikrobiomen) einen tatsächlichen und anhaltenden Effekt auf depressive Symptome haben, wie es in analogen Tierversuchen gefunden wurde. Die Befundlage ist insgesamt sehr heterogen (Romijn et al. 2017).

Aus den geschilderten Zusammenhängen der Inflammationshypothese lassen sich weitere Therapieprinzipien ableiten: So werden bestimmte Diäten mit einer Prävention von depressiven Symptomen in Zusammenhang gebracht. Zum einen gibt es einen deutlichen Zusammenhang von Übergewicht, Inflammation (erhöhte Werte von IL-6, TNF-a und CRP) und erhöhtem Risiko für die Entstehung einer Depression (Luppino et al. 2010). Gleichzeitig kann eine mediterrane Diät (viel Obst und Gemüse, Hülsenfrüchte, Vollkorngetreideprodukte, Olivenöl, moderater Fischkonsum) bei depressiven Patienten zu einer Reduktion von inflammatorischen Prozessen (IL-6-Reduktion) sowie einer Abnahme an depressiver Symptomatik führen (Milaneschi et al. 2011). Dabei scheinen die proinflammatorischen Prozesse auch hier die entscheidende Rolle zu spielen, woraus sich möglicherweise auch die antidepressiven Effekte antiinflammatorischer Substanzen wie der Omega-3-Fettsäuren erklären (Schefft et al. 2017).

In diesen Zusammenhang lassen sich auch die antiinflammatorischen und antidepressiven Effekte von Sportinterventionen (Gleeson et al. 2011) in der Prävention und Intervention depressiver Erkrankungen stellen (körperliche Aktivität mindert beispielsweise die Produktion des Zytokins TNF-α; Azevedo da Silva 2012), deren Effekte v. a. in der Akutbehandlung nachweisbar sind (Kvam et al. 2016). Dennoch ist eine vorsichtige Interpretation der Befunde notwendig, da die Befunde sehr stark von der Qualität der Studien abhängig sind (Krogh et al. 2017). Insgesamt scheinen v. a. Patienten zu profitieren, welche bereits vor einer spezifischen Diät einen erhöhten Nachweis einer Inflammation aufwiesen (Rethorst et al. 2013), was für die Diagnostik inflammatorischer Prozesse zukünftig eine Bedeutung spielen könnte.

8.2.5 Zirkadiane Rhythmen im Rahmen von depressiven Erkrankungen

Quantitative und qualitative Änderungen des Schlafs stellen ein Hauptsymptom im Rahmen depressiver Erkrankungen dar. Polysomnografisch zeigen sich v. a. eine Verkürzung der REM-Schlaflatenz, eine Erhöhung der REM-Schlafdichte sowie der gesamten REM-Schlafzeit. Jedoch sind die Veränderungen des REM-Schlafs im Rahmen depressiver Erkrankungen für eine differenzialdiagnostische Zuordnung depressiver Subtypen zu unspezifisch (Baglioni et al. 2016). Die REM-Schlaf-Suppression stellt ein Merkmal fast aller Antidepressiva dar und wird in Verbindung mit einem Ansprechen auf Antidepressiva gebracht. Die zugrunde liegenden neurobiologischen Mechanismen der zirkadianen Rhythmik im Allgemeinen und deren Veränderungen im Rahmen depressiver Erkrankungen sind hoch komplex und können hier nur exemplarisch dargestellt werden, für ein aktuelles Review vgl. Riemann et al. (2020). Ein weiterhin zentrales Modell der zirkadianen Regulation, das sog. **Flip-Flop-Switch-Modell,** geht von Zellpopulationen aus, die sowohl den Wach-schlaf-Rhythmus als auch den REM-NREM-Rhythmus beeinflussen (Lu et al. 2006). So werden Wachphasen über Zellpopulationen im Hypothalamus

8

und Hirnstamm (u. a. Orexine) mit Einfluss auf den Thalamus reguliert, die Schlafphasen hingegen über Neurone des Nucleus praeopticus lateralis (VLPO), welche auf jene „Wachzentren“ projizieren und diese über GABA und Galanin inhibieren. Eine Regulation der Schlafzentren erfolgt wiederum über monoaminerge Neurone, weswegen von einem Flip-Flop gesprochen wird, der eine scharfe Trennung zwischen Wachheit und Schlaf ermöglicht. Erhöhtes Arousal und eine Verstärkung des Orexin-Systems werden u. a. mit der Entstehung von Schlafstörungen im Rahmen depressiver Erkrankungen in Zusammenhang gebracht. Von besonderer Bedeutung ist ebenfalls, dass Störungen des Schlafs auch zu einer gestörten Neuroplastizität führen, welche sich in Veränderungen der Konzentration- und Gedächtnisleistung widerspiegeln. Hierbei spielt insbesondere die Expression von BDNF als Mediator eine entscheidende Rolle sowie die einhergehenden pathologischen Veränderungen im Rahmen depressiver Erkrankungen.

8.2.6 Neuroplastizität und Neurogenese

Verfahren der Neurostimulation in der Behandlung depressiver Erkrankungen haben eine lange Geschichte. So wird die **Elektrokonvulsionsbehandlung** (EKT) bereits viele Jahrzehnte zur Behandlung psychiatrischer Erkrankungen eingesetzt. Ihr Ziel ist das Auslösen eines (zeitlich begrenzten) generalisierten Anfalls. Über den genauen Wirkmechanismus der EKT besteht weiterhin Unklarheit, dennoch scheint die Neuroplastizität bzw. Neurogenese eine wichtige Rolle zu spielen. Lange Zeit galt es als Dogma, dass im Lauf des Lebens keine neuen Nervenzellen mehr gebildet werden. Doch inzwischen weiß man, dass es zu einer Neurogenese im Hippocampus kommen kann, die u. a. durch Antidepressiva begünstigt wird (Olesen et al. 2017). In verschiedenen Untersuchungen konnte gezeigt werden, dass bei Patienten depressive Symptome sowohl mit einer eingeschränkten hippokampalen Neurogenese als auch einem reduzierten hippokampalen Volumen korreliert waren. Zugleich konnte in Tierstudien nachgewiesen werden, dass nach einer EKT-Behandlung im Hippocampus sowohl eine Erhöhung von BDNF festgestellt werden kann als auch eine erhöhte Synaptogenese sowie ein insgesamt erhöhtes hippokampales Volumen. Auch beim Menschen konnten nach EKT-Serien erhöhte BDNF-Werte festgestellt werden. Eine weitere Theorie zur Wirkweise der EKT ist die neuroendokrine Theorie: Die oben geschilderte Überfunktion der HPA-Achse, insbesondere die fehlende negative Feedbackhemmung, scheint durch eine EKT-Behandlung korrigiert werden zu können. So konnte nachgewiesen werden, dass die EKT zur Stimulation des Diencephalons und zu einer exzessiven Freisetzung verschiedener Hormone und Neuropeptide führt wie etwa von ACTH, Prolaktin und Vasopressin (Bolwig 2011).

Weitere Evidenz für die Bedeutung der Neurogenese (und die Relevanz von Glutamat) im Rahmen depressiver Erkrankungen wird durch den beeindruckenden Einzug der **Ketamin-Therapie** in der Behandlung depressiver Erkrankungen deutlich: Pharmakologisch stellt Ketamin einen Glutamat-Antagonisten am NMDA-Rezeptor dar, blockiert also die Wirkung dieses exzitatorischen Neurotransmitters. Im einfachen Umkehrschluss wurde deshalb u. a. postuliert, dass zu viel Glutamat mit Depressionen zusammenhängt. In niedrigen Dosen infundiert hat Ketamin in den letzten Jahren in kontrollierten klinischen Studien erstaunlich gute Ergebnisse bei Patienten mit depressiven Erkrankungen erzielt (➤ Kap. 17; Kishimoto et al. 2016). Insbesondere das schnelle Einsetzen der Wirkung innerhalb von 24 h stellt in der Behandlung der Depression ein Novum dar. Mittlerweile geht man davon aus, dass viele der positiven Effekte von Ketamin wohl mit der Ausschüttung von BDNF und einer einsetzenden Synaptogenese und Neurogenese assoziiert sind. So konnte mikroskopisch nachgewiesen werden, dass es bereits 24 h nach Ketamin-Gabe zu einer Zunahme der Dichte an Dendriten in der Schicht V der Pyramidenzellen im präfrontalen Kortex (PFC) kommt.

Die molekularen Mechanismen, die diesen neurobiologischen Umbauprozessen zugrunde liegen, beruhen im Wesentlichen auf der Aktivierung der Proteinbiosynthese und der Aktivierung des Enzyms mTOR (Mammalian Target of Rapamycin). Ketamin führt über eine Blockade des NMDA-Rezeptors zu einer reduzierten Aktivität der eEF2 (eukaryoter Elongationsfaktor-2)-Kinase und damit auch des eigentlichen eEF2. Durch Ketamin wird die BDNF-Ausschüttung erhöht, weiterhin werden über die Tyrosinkinase B (TrkB) in der Folge ERK und die Proteinkinase B (PKB/Akt) aktiviert und die Glykogensynthasekinase-3 (GSK-3) wird inhibiert, Prozesse, die zur Synaptogenese führen. Gleichzeitig wird neben der NMDA-Blockade durch Ketamin die Signaltransduktion über AMPA erhöht, was wiederum selbst eine Verstärkung der BDNF-Translation und der anschließenden Prozesse bedingt und möglicherweise sogar noch eine zentralere Rolle in der antidepressiven Wirkung von Ketamin darstellt (Zanos et al. 2016).

Esketamin liegt als Enantiomer von Ketamin derweil auch als nasale Applikation zur Behandlung depressiver Erkrankungen vor und zeigte in Studien ebenfalls sehr positive Ergebnisse (Canuso et al. 2018). Bei aller Euphorie bezüglich der Wirksamkeit sollten trotzdem die Nebenwirkungen einer Ketamin-Behandlung (kurzfristige dissoziative oder psychotische Symptome) erwähnt werden (wenngleich in sehr geringer Frequenz und Ausprägung) und die bisher nicht hinreichend beantwortete Frage einer möglichen Abhängigkeit durch iatrogene Ketamin-Gaben. In einer aktuellen Arbeit wurden die antidepressiven Effekte von Ketamin mit einem Opiat-Antagonisten aufgehoben, was die Befürchtung langfristig abhängig-machender Effekte von Ketamin zumindest stützt (➤ Abb. 8.2; Williams et al. 2018).

8.2.7 Störung neuronaler Netzwerke

Eine wesentliche Erweiterung neurowissenschaftlicher Methoden zur Erforschung psychischer Prozesse und ihrer Störungen ist die strukturelle und funktionelle **Bildgebung mit der MRT,** ein Teilbereich der kognitiven Neurowissenschaft. Aktuelle Ansätze zur Erforschung psychischer Störungen wie die Research Domain Criteria (RDoC)-Initiative gehen davon aus, dass alle mentalen Prozesse auf der Aktivität spezifischer neuronaler Schaltkreise (Circuits) beruhen, die bestimmte Klassen grundlegender kognitiver, emotionaler und sozialer Funktionen realisieren. Frühe Untersuchungen in der Psychiatrie fokussierten auf Volumenänderungen oder die veränderte Aktivierung einzelner Hirnregionen während kognitiver Aufgaben oder emotionaler Stimulation in relativ kleinen Gruppen von i. d. R. < 20 Patienten. Später wurde vermehrt die Konnektivität von Hirnregionen untersucht und die Gruppengrößen erweitert. Heutzutage geht man davon aus, dass alle Hirnregionen Teile von größeren Netzwerken sind. Die mathematische Analyse von Netzwerken (Connectomics) spielt in vielen Feldern der Wissenschaft eine Rolle (z. B. beim Studium sozialer Netzwerke) und kann auch auf neuronale Netzwerke angewandt werden (Basset et al. 2018). Auch der großflächige und relativ einfache Ansatz des fMRI im Rahmen von Resting-State-Untersuchungen hat dazu geführt, dass inzwischen relativ große Datensätze zur Verfügung stehen mit Gruppengrößen von Hunderten (Walter et al. 2011), Tausenden (Quinlan et al. 2017) oder gar bis zu Zehntausenden Probanden (Thiebaut de Schotten et al. 2018), was ein wichtiger Beitrag im Rahmen der Methodenkritik an fMRI darstellt (z. B. mangelhafte Replikation von Studienergebnissen). Durch Methoden der Connectomics kann man inzwischen auch im Resting State eine Reihe von abgrenzbaren Netzwerken identifizieren, von denen man weiß, dass sie in bestimmte kognitive Funktionen eingebunden sind. Deswegen werden diese Netzwerke auch oft funktionell charakterisiert z. B. als Cognitive Control Network, Salienz-Netzwerk oder Reward-Netzwerk. Streng genommen sind diese spezifischen Bezeichnungen nicht ganz korrekt, da die Netzwerke immer auch in verschiedene andere Funktionen eingebunden sind.

Inzwischen liegt eine Reihe von integrativen Übersichtsarbeiten vor, die versuchen, die wichtigsten Befunde zu gestörten neuronalen Netzwerken bei Depression zusammenfassend darzustellen und mit den Symptomen einer Depression zusammenzubringen (Li et al. 2018). So wird z. B. durch Williams postuliert, dass eine Reihe von „Biotypen" im Angst-Depressions-Spektrum existieren. Diese können mit Hauptbefunden der „Über-" und „Unteraktivierung" in Netzwerkregionen sowie mit Befunden zur Konnektivität innerhalb der Netzwerke mit den Hauptsymptomen des Angst-Depressions-Spektrums definiert werden (➤ Abb. 8.3).

Diese Zuordnung ist natürlich nicht erschöpfend. Dies zeigt sich etwa darin, dass das Default-Mode-Netzwerk (eine Gruppe von Gehirnregionen, die beim Nichtstun aktiv und beim Lösen von Aufgaben deaktiviert werden; links oben in Blau ➤ Abb. 8.3)

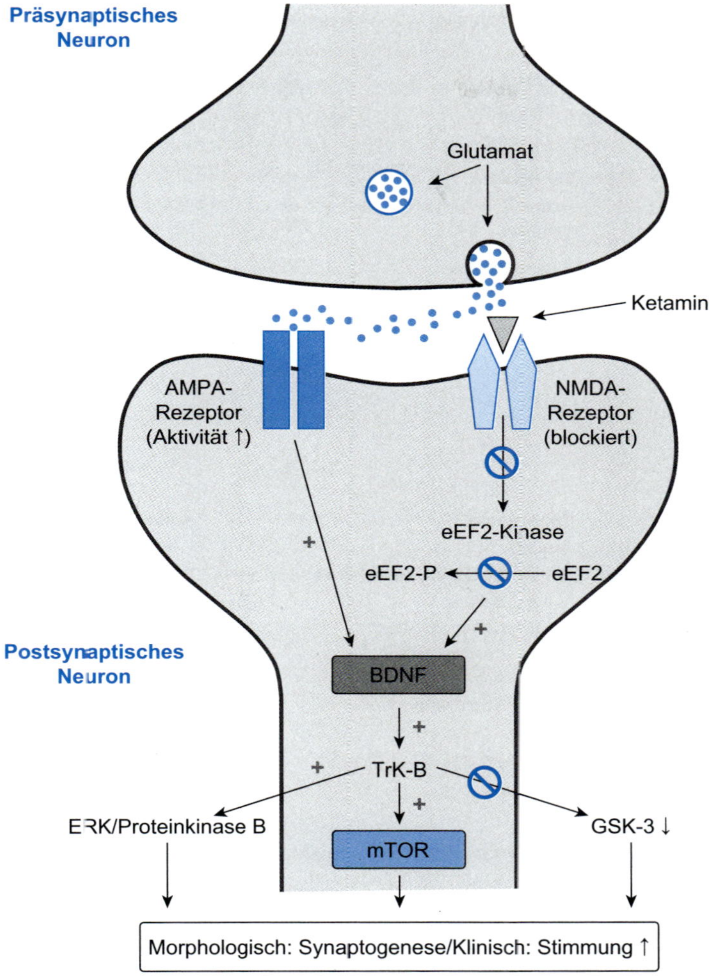

Abb. 8.2 Wirkweise von Ketamin (Köhler, Betzler 2015) [P1149/L143]

nur mit Rumination, also Grübeln, in Verbindung gebracht wird. Tatsächlich ist das Default-Mode-Netzwerk aber auch mit der Fähigkeit des Mentalisierens (sich in Gedanken und Gefühle anderer hineinversetzen zu können) verbunden. Was im Ansatz von Williams noch fehlt, sind neuere Befunde zur Interaktion von Netzwerken.

Im Folgenden sollen noch zwei aktuelle Forschungsbereiche kurz skizziert werden, die im weiteren Sinne zu Netzwerkansätzen gezählt werden können. Die **tiefe Hirnstimulation** (THS, engl. DBS, Deep Brain Stimulation) bei schwerer, therapieresistenter Depression beruht auf frühen Neuroimagingbefunden. Im Bereich der Neurologie ist die THS eine etablierte Therapie bei Morbus Parkinson und bestimmten Tremorformen. Es wird neurochirurgisch eine Elektrode, meist in den N. subthalamicus, implementiert und die Dauerstimulation mit 100 Hz (die man nicht direkt spürt, denn das Hirn ist paradoxerweise unempfindlich) führt zu einer oft dramatischen, klinisch relevanten Besserung der Bewegungsstörung. Man geht davon aus, dass diese Wirkung nicht eine rein lokale ist, sondern sich durch die Stimulation an der richtigen Stelle gestörte Netzwerke normalisieren

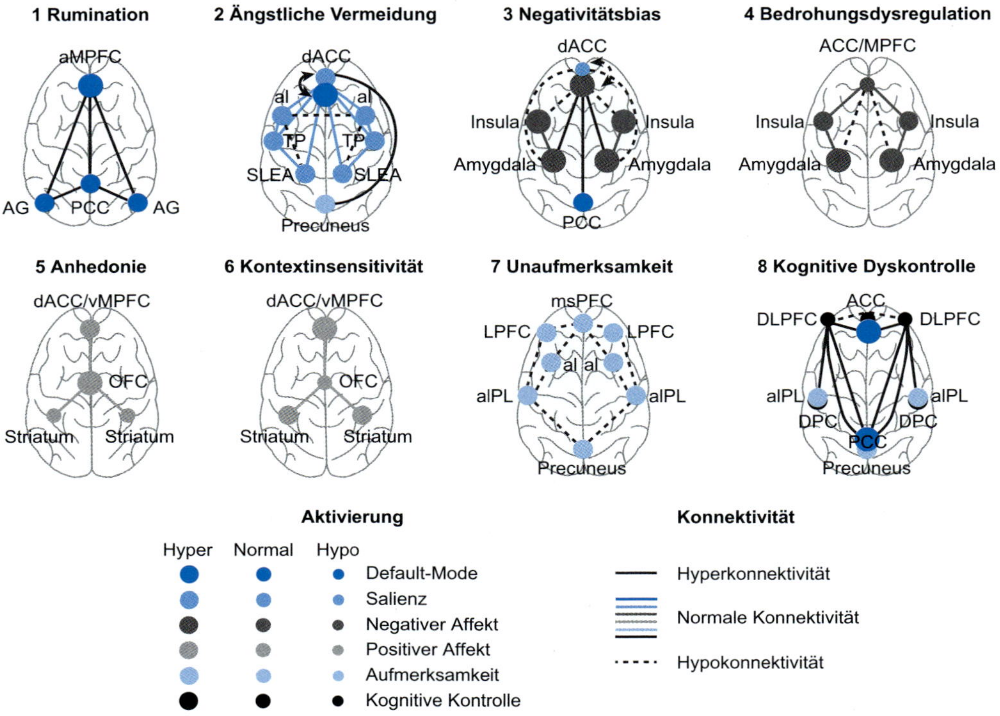

Abb. 8.3 Angst-Depressions-Spektrum (Walter 2017) [P1149/L143]

bzw. ihre Funktion verbessert. Dadurch ermutigt führte Helen Mayberg die tiefe Hirnstimulation bei Patienten mit schweren Depressionen durch, deren Erkrankung sich weder durch Psychopharmaka noch durch Psychotherapie oder die Elektrokrampftherapie besserte. Doch wo sollte sie stimulieren? Aus frühen Studien mit der Positronenemissionstomografie (PET) war bekannt, dass Patienten mit Depressionen oft einen verstärkten Glukosemetabolismus im subgenualen ACC zeigen (Brodman Areal 25), der sich nach erfolgreicher Therapie normalisiert. Daher wählte sie diesen Ort als Stimulationsort. Die ersten Befunde aus offenen Studien an wenigen Patienten waren spektakulär. Über 50 % der völlig therapierefraktären Patienten verbesserten sich deutlich und dass, wie Nachbeobachtungen zeigten, über eine längere Zeit. Inzwischen existieren drei doppelblinde therapeutische Studien zur THS des subgenualen Cingulums, die leider enttäuschend waren, da sich keine signifikanten Unterschiede zwischen Verum- und Placebobedingung zeigten (Holtzheimer et al. 2017). Mayberg selbst führt das darauf zurück, dass es sehr stark darauf ankomme, an welcher Stelle man genau stimuliert. Sie erarbeitet zzt. Protokolle, die unter Nutzung einer anderen Technik (DTI, Diffusion Tensor Imaging) den Verlauf von Faserbahnen vor Implantation darstellt, um präziser stimulieren zu können. Eine Gruppe um den deutschen Psychiater Thomas Schläpfer und den Neurochirurgen Coenen hat mit der Stimulation einer anderen Struktur kürzlich ebenfalls beeindruckende Erfolge vorgelegt (Bewernick et al. 2017) die zzt. in verblindeten Studien überprüft werden. Sie stimulieren aufgrund von Bildgebungsstudien und theoretischen Überlegungen einen Trakt, der vom Hirnstamm zum „Belohnungszentrum", dem N. accumbens zieht, das sog. mediale Vorderhirnbündel. Es bleibt abzuwarten, ob sich die sehr ermutigenden ersten Ergebnisse in den randomisierten, doppelblinden Studien bestätigen. Klar aber ist, dass diese Therapieformen ohne die moderne Neurobildgebung gar nicht hätten entwickelt werden können (Kisely et al. 2018). In einer aktuellen Übersichtsarbeit wird der gegenwärtige Stand der Empfehlungen so zusammengefasst: Zurzeit gibt es keinen Beleg für die Wirksamkeit der THS in randomisierten, doppelblinden Studien, auch wenn Fallserien eine Wirksamkeit bei der Behandlung schwerer Depression nach mehreren Monaten berichten. Daher sollten Patienten nur im Rahmen von Studien behandelt werden (Schlaepfer et al. 2021).

Eine weitere Forschungsrichtung ist die **komputationale Neurowissenschaft** (Huys et al. 2016; Stephan et al. 2016; Heinz 2017). Anstatt allein auf die Aktivierungsstärke oder Konnektivität in einfachen Aufgaben oder gar in Ruhe zu setzen, untersucht sie Netzwerke mithilfe komputationaler Modelle kognitiver Prozesse. Zugrunde liegen i. d. R. theoretische Modelle, die mathematisch beschreiben, wie bestimmte Informationsverarbeitungsschritte berechnet werden. In einem aktuellen Review nennen Huys et al. drei Bereiche einer komputationalen Psychiatrie, die mathematisch eng miteinander verwandt sind:

- Dynamische Systeme,
- bayesnische Inferenzen und
- Verstärkungslernen.

Wenn man nun ein Verhalten im Scanner untersucht, kann man das Verhalten modellieren, Modellvergleiche anstellen und analysieren, inwieweit bestimmte Parameter des Modells (z. B. Lernrate, Belohnungssensitivität) mit der Hirnaktivität oder der Konnektivität korrelieren. Man könnte auch sagen: Statt mit einfachen Mitteln und wenig Theorie viele Patienten zu untersuchen (wie große Studien mit Resting-State), studiert die komputationale Neurowissenschaft komplexe Modelle bei eher wenigen Patienten sehr genau. Die komputationale Psychiatrie lässt sich aber auch auf jegliche Form von Daten anwenden, also auch auf Zeitreihen von Verhalten oder klinischer Symptome. Es bleibt abzuwarten, wie weit dieser Ansatz im Bereich der Depression trägt (vgl. dazu z. B. Huys, 2015).

8.2.8 Epigenetische Veränderungen bei depressiven Erkrankungen

Schwere Stressful Life Events sind bei Individuen mit einer familiären Belastung hinsichtlich depressiver Erkrankungen von besonderer Bedeutung. Die Heritabilität für die Depression liegt bei knapp 40 %. Andersherum betrachtet, bedeutet das, dass fast zwei Drittel der Varianz nicht durch genetische Faktoren erklärt werden kann. Wenn bei Personen mit einer auch genetisch bedingten Bereitschaft zur Erkrankung stressvolle Ereignisse und Umstände auftreten, kann dies zum Auftreten der Erkrankungen führen (Gen-Umwelt-Interaktion; ➤ Kap. 7).

Eine **frühkindliche Traumatisierung** ist ein bedeutender Risikofaktor für die Entwicklung einer Depression im Erwachsenenalter, insbesondere, wenn später im Erwachsenenalter zusätzlich belastende Lebensereignisse auftreten (Nanni et al. 2012). Traumatisierungen in der Kindheit können ebenfalls zu chronischen Entzündungsprozessen (Tursich 2014) führen, welche somit die o. g. Prozesse unterhalten, insbesondere die erhöhten Zytokin-Level und den Hyperkortisolismus. Insgesamt führen frühkindliche Vernachlässigung und Missbrauch zu einem deutlich erhöhten Risiko für verschiedene psychiatrische Erkrankungen (zusätzlich PTSD, Substanzmissbrauch, bipolare Störungen) und diversen anhaltenden neurobiologischen Veränderungen.

Sowohl frühkindliche Traumatisierung als auch weitere belastende Lebensereignisse (Jobverlust, Trennung etc.) können zu Veränderungen auf epigenetischer Ebene zu führen. Der Begriff **Epigenetik** bezieht sich auf alle strukturellen und molekularen Faktoren, welche die Genexpression ändern, ohne die Struktur der DNA zu verändern. Dazu zählen die Methylierung der DNA (führt i. d. R. zu einer Stilllegung des entsprechenden Gens), die Modifikation von Histonen (Acetylierung und Methylierung der Proteine, um die sich die DNA wickelt), Chromatinremodellierung (Bewegung der Histone entlang der DNA), Einflüsse nicht codierender Mikro-RNA auf die Genexpresion und schließlich, ein sehr neues Forschungsgebiet, die Änderung der Chromatinstruktur (Änderung der 3-D-Anordnung z. B. in Form von Schleifen; Pena, Nestler 2018). Epigenetische Prozesse sind notwendig, damit Gene organspezifisch exprimiert werden und nicht organspezifische Gene stillgelegt werden. Sie sind v. a. in der Krebsforschung von Bedeutung, aber zunehmend auch in der psychiatrischen Forschung. Viele der Erkenntnisse sind im Tiermodell gewonnen worden, v. a. im Social-Defeat-Stress (i. S. sozialen Stresses)-Modell bei Mäusen. Beim lebenden Menschen besteht das Problem, dass es keinen direkten Zugang zum Hirngewebe gibt, epigenetische Veränderungen aber recht organspezifisch sind und meist nur peripher in Blut und Speichel bestimmt werden können.

Eine gute Übersicht über die inzwischen reichhaltigen Forschungen zu Epigenetik und Depression bieten die Übersichtsarbeiten des New Yorker Hirnforschers Eric Nestler. Im Folgenden sollen beispielhaft einige Ergebnisse zur DNA-Methylierung skizziert werden: So konnte im Nucleus accumbens von depressiven Menschen post mortem eine Erhöhung der De-novo-Methyltransferase 3 (DMNT3a) festgestellt werden. Durch Tierexperimente konnte gezeigt werden, dass sie mit depressionsähnlichem Verhalten, das durch sozialen Stress erzeugt wurde, in Zusammenhang gebracht werden kann. In Patienten zeigt sich post mortem allerdings nicht eine globale, sondern eher eine regionale Hypermethylierung in Genen für die Entwicklung des Nervensystems, der Mitochondrien und der Immunregulation. Weiterhin gibt es eine Reihe von Untersuchungen von Kandidatengenen. So haben inzwischen > 20 Studien die Methylierung des Neurotrophin BNDF im Blut oder Speichel untersucht. Die meisten fanden eine vermehrte Methylierung in dessen Promotorregion, die sich in einigen Studien nach antidepressiver Therapie reduzierte. Mehr als 10 Studien untersuchten das Gen für den Serotonin-Transporter (SCL6A4) und fanden i. d. R. eine Hypermethylierung, die sich in einigen Studien nach Behandlung normalisierte. Und schließlich gibt es mehrere Studien, die eine Hypermethylierung von Genen fanden, die für die HPA-Achse von Relevanz sind, wie etwa des CRF-Promoters bei der Maus (reversibel durch Behandlung mit Antidepressiva) oder des Glukortikoid-Rezeptors im Hippokampus (NR3C1) sowohl bei der Maus als auch beim Menschen, v. a. nach frühkindlichem Stress.

Zu Mikro-RNAs (kurze, hoch konservierte, nicht codierende RNAs, die eine wichtige Rolle in der Genregulation spielen) gibt es eine Reihe von Untersuchungen auch beim Menschen, die ihre Beteiligung an der Genese von Depressionen nahelegen, v. a. aber auch als potenzielle Biomarker für Diagnose und das Ansprechen auf medikamentöse Behandlung fungieren könnten (v. a. MiR 1202, aber auch miR-146b-5p, miR-425–3p, miR-24–3p, miR-185, und miR-491–3p; Pena, Nestler 2018). Es bleibt abzuwarten, ob sich einige dieser Befunde auch als robust in großen epigenomweiten und Expressionsstudien bestätigen lassen. Die Epigenetik ist aber ein erneutes Beispiel, warum Forschung am Menschen, die oft nur korrelativ und mit Einschränkungen behaftet ist, mit Tierexperimenten zusammengesehen werden muss, da nur hier Manipulationen möglich sind, die Kausalaussagen erlauben.

8

Zusammenfassung

In diesem Kapitel wurde ein kurzer Überblick über die Neurobiologie der Depression mit einem Fokus auf den wichtigsten und aktuellen Erkenntnissen gegeben. Viele von diesen Befunden haben auch therapeutische Relevanz. Dennoch gilt: Wie bei vielen anderen psychische Erkrankungen auch, muss man „Depression" eher als den Überbegriff für ein Spektrum von unterschiedlichen Typen depressiver Störungen verstehen, die aus neurobiologisch heterogenen Untergruppen besteht, sodass es trotz aller Erkenntnisfortschritte wohl niemals „die" Neurobiologie „der" Depression geben wird.

LITERATUR

Anacker C et al. Glucocorticoid-related molecular signaling pathways regulating hippocampal neurogenesis. Neuropsychopharmacology 2013. 38(5): 872–83.

Azevedo Da Silva M et al. Bidirectional association between physical activity and symptoms of anxiety and depression: the Whitehall II study. Eur J Epidemiol 2012. 27(7): 537–546.

Baglioni C et al. Sleep and mental disorders: A meta-analysis of polysomnographic research. Psychol Bull 2016. 142(9): 969–990.

Bassett DS, Zurn P, Gold JI. On the nature and use of models in network neuroscience. Nat Rev Neurosci 2018.

Bauer ME, Teixeira AL. Inflammation in psychiatric disorders: what comes first? Ann N Y Acad Sci 2018.

Bewernick BH et al. Deep brain stimulation to the medial forebrain bundle for depression – long-term outcomes and a novel data analysis strategy. Brain Stimul 2017. 10(3): 664–671.

Bolwig TG. How does electroconvulsive therapy work? Theories on its mechanism. Can J Psychiatry 2011. 56(1): 13–18.

Canuso CM et al. Efficacy and Safety of Intranasal Esketamine for the Rapid Reduction of Symptoms of Depression and Suicidality in Patients at Imminent Risk for Suicide: Results of a Double-Blind, Randomized, Placebo-Controlled Study. Am J Psychiatry 2018. 175(7): 620–630.

Caspi A et al. Influence of life stress on depression: moderation by a polymorphism in the 5-HTT gene. Science 2003. 301(5631): 386–389.

Culverhouse RC, Saccone NL, Bierut LJ. The state of knowledge about the relationship between 5-HTTLPR, stress, and depression. J Affect Disord 2018. 228: 205–206.

Dantzer R. Role of the Kynurenine Metabolism Pathway in Inflammation-Induced Depression: Preclinical Approaches. Curr Top Behav Neurosci 2017. 31: 117–138.

Gleeson M et al. The anti-inflammatory effects of exercise: mechanisms and implications for the prevention and treatment of disease. Nat Rev Immunol 2011. 11(9): 607–615.

Goldsmith DR, Rapaport MH, Miller BJ. A meta-analysis of blood cytokine network alterations in psychiatric patients: comparisons between schizophrenia, bipolar disorder and depression. Mol Psychiatry 2016. 21(12): 1696–1709.

Harkness KL et al. Acute and chronic stress exposure predicts 1-year recurrence in adult outpatients with residual depression symptoms following response to treatment. Depress Anxiety 2014. 31(1): 1–8.

Heinz A. A New Understanding of Mental Disorders. Computational Models for Dimensional Psychiatry. 2017: The MIT Press.

Holtzheimer PE et al. Subcallosal cingulate deep brain stimulation for treatment-resistant depression: a multisite, randomised, sham-controlled trial. Lancet Psychiatry 2017. 4(11): 839–849.

Huys QJ, Maia TV, Frank MJ. Computational psychiatry as a bridge from neuroscience to clinical applications. Nat Neurosci 2016. 19(3): 404–413.

Jiang H et al. Altered fecal microbiota composition in patients with major depressive disorder. Brain Behav Immun 2015. 48: 186–194.

Kiecolt-Glaser JK, Derry HM, Fagundes CP. Inflammation: depression fans the flames and feasts on the heat. Am J Psychiatry 2015. 172(11): 1075–1091.

Kisely S et al. A systematic review and meta-analysis of deep brain stimulation for depression. Depress Anxiety 2018. 35(5): 468–480.

Kishimoto T et al. Single-dose infusion ketamine and non-ketamine N-methyl-d-aspartate receptor antagonists for unipolar and bipolar depression: a meta-analysis of efficacy, safety and time trajectories. Psychol Med 2016. 46(7): 1459–1472.

Köhler S, Betzler F. Ketamine – a new treatment option for therapy-resistant depression. Fortschr Neurol Psychiatr 2015. 83(2): 91–97.

Kornhuber J et al. The ceramide system as a novel antidepressant target. Trends Pharmacol Sci 2014. 35(6): 293–304.

Krogh J et al. Exercise for patients with major depression: a systematic review with meta-analysis and trial sequential analysis. BMJ Open 2017. 7(9): e014820.

Kvam S et al. Exercise as a treatment for depression: A meta-analysis. J Affect Disord 2016. 202: 67–86.

Li BJ et al. A brain network model for depression: From symptom understanding to disease intervention. CNS Neurosci Ther 2018.

Lu J et al. A putative flip-flop switch for control of REM sleep. Nature 2006. 441(7093): 589–94.

Luppino FS et al. Overweight, obesity, and depression: a systematic review and meta-analysis of longitudinal studies. Arch Gen Psychiatry 2010. 67(3): 220–229.

Mahar I et al. Stress, serotonin, and hippocampal neurogenesis in relation to depression and antidepressant effects. Neurosci Biobehav Rev 2014. 38: 173–192.

Milaneschi Y et al. Depressive symptoms and inflammation increase in a prospective study of older adults: a protective effect of a healthy (Mediterranean-style) diet. Mol Psychiatry 2011. 16(6): 589–590.

Nagel M. et al. Meta-analysis of genome-wide association studies for neuroticism in 449,484 individuals identifies novel genetic loci and pathways. Nat Genet 2018. 50(7): 920–927.

Nanni V, Uher R, Danese A. Childhood maltreatment predicts unfavorable course of illness and treatment outcome in depression: a meta-analysis. Am J Psychiatry 2012. 169(2): 141–151.

Nutt DJ. Relationship of neurotransmitters to the symptoms of major depressive disorder. J Clin Psychiatry 2008. 69 Suppl E1: 4–7.

Olesen MV et al. Electroconvulsive stimulation results in long-term survival of newly generated hippocampal neurons in rats. Hippocampus 2017. 27(1): 52–60.

Otte C et al. Major depressive disorder. Nat Rev Dis Primers 2016. 2: 16065.

Quinlan EB et al. Psychosocial Stress and Brain Function in Adolescent Psychopathology. Am J Psychiatry 2017. 174(8): 785–794.

Pena CJ, Nestler EJ. Progress in Epigenetics of Depression. Prog Mol Biol Transl Sci 2018. 157: 41–66.

Rethorst CD et al. Pro-inflammatory cytokines as predictors of antidepressant effects of exercise in major depressive disorder. Mol Psychiatry 2013. 18(10): 1119–1124.

Riemann D et al. Sleep, insomnia, and depression. Neuropsychopharmacology 2020. 45(1): 74–89.

Romijn AR et al. A double-blind, randomized, placebo-controlled trial of Lactobacillus helveticus and Bifidobacterium longum for the symptoms of depression. Aust N Z J Psychiatry 2017. 51(8): 810–821.

Schefft C et al. Efficacy of adding nutritional supplements in unipolar depression: A systematic review and meta-analysis. Eur Neuropsychopharmacol 2017. 27(11): 1090–1109.

Schlaepfer TE et al. Invasive Hirnstimulation zur Behandlung von psychiatrischen Erkrankungen. Dtsch Arztebl Int 2021. 118: 31–36.

Slyepchenko A et al. Gut Microbiota, Bacterial Translocation, and Interactions with Diet: Pathophysiological Links between Major Depressive Disorder and Non-Communicable Medical Comorbidities. Psychother Psychosom 2017. 86(1): 31–46.

Stephan KE et al. Charting the landscape of priority problems in psychiatry, part 1: classification and diagnosis. Lancet Psychiatry 2016. 3(1): 77–83.
Stetler C, Miller GE. Depression and hypothalamic-pituitary-adrenal activation: a quantitative summary of four decades of research. Psychosom Med, 2011. 73(2): 114–126.
Sullivan PF, Daly MJ, O'Donovan M. Genetic architectures of psychiatric disorders: the emerging picture and its implications. Nat Rev Genet 2012. 13(8): 537–551.
Thiebaut de Schotten M et al. Subspecialization within default mode nodes in 10,000 UK Biobank participants. PNAS 2018. in revision
Tursich M et al. Association of trauma exposure with proinflammatory activity: a transdiagnostic meta-analysis. Transl Psychiatry 2014. 4: e413.
Walter H. (Research domain criteria [RDoC] : Psychiatric research as applied cognitive neuroscience). Nervenarzt 2017. 88(5): 538–548.
Walter H et al. Effects of a genome-wide supported psychosis risk variant on neural activation during a theory-of-mind task. Mol Psychiatry 2011. 16(4): 462–470.
Williams NR et al. Attenuation of Antidepressant Effects of Ketamine by Opioid Receptor Antagonism. Am J Psychiatry 2018: appiajp201818020138.
Wittchen H-U. Klinische Psychologie & Psychotherapie. Springer, 2011. 21–23.
Zanos P et al. NMDAR inhibition-independent antidepressant actions of ketamine metabolites. Nature 2016. 533(7604): 481–486.
Zhang JC, Yao W, Hashimoto K. Brain-derived Neurotrophic Factor (BDNF)-TrkB Signaling in Inflammation-related Depression and Potential Therapeutic Targets. Curr Neuropharmacol 2016. 14(7): 721–731.

KAPITEL

9

Katharina Nickchen

Komorbidität

Kernaussagen

- Depressive Patienten sind häufig von **Komorbidität** betroffen.
- Hierdurch kann sowohl der **Verlauf der Depression** als auch der komorbiden Erkrankung negativ beeinflusst werden.
- Der **sorgfältigen Erfassung und Behandlung** komorbider Erkrankungen kommt daher eine große Bedeutung zu.

9.1 Einführung

Das folgende Kapitel soll eine Übersicht über häufige und im Klinikalltag relevante Begleiterkrankungen der Depression vermitteln. Dabei werden punktuell auch Besonderheiten der Therapie erwähnt.

9.2 Allgemeines zur Komorbidität der Depression

Depressive Patienten leiden häufig an weiteren psychiatrischen und nicht psychiatrischen Erkrankungen. Neben der Entwicklung einer depressiven Symptomatik in Reaktion auf eine schwere oder chronische Erkrankung spielen zahlreiche psychobiologische Pathomechanismen eine Rolle. Eine Depression stellt häufig auch einen Risikofaktor für die Entwicklung einer weiteren Erkrankung dar.

Eine Depression kann den Verlauf von Begleiterkrankungen negativ beeinflussen. Im Gegenzug haben depressive Patienten mit Komorbidität auch ein höheres Risiko für schwere Verläufe und die Entwicklung einer Chronifizierung der Depression sowie schwerwiegendere funktionelle Einschränkungen. Zudem sind depressive Patienten häufig weniger gut in der Lage, sich um die Behandlung von bestehenden Begleiterkrankungen ausreichend zu kümmern. Aus diesen Gründen ist die sorgfältige Erfassung und Behandlung von komorbiden Erkrankungen für die Prognose von Patienten mit einer Depression häufig von großer Wichtigkeit.

9.3 Allgemeines zur Diagnostik

Um Begleiterkrankungen erfassen zu können, muss zunächst eine sorgfältige **psychiatrische, vegetative und somatische Anamnese** erhoben werden. Weiterhin sollte immer ein **vollständiger psychopathologischer Befund** erhoben werden, um eine psychiatrische Komorbidität nicht zu übersehen.

Jeder depressive Patient sollte im Rahmen der initialen Diagnostik einer sorgfältigen körperlichen und neurologischen Untersuchung unterzogen werden. Es sollte eine Blutuntersuchung mit Bestimmung zumindest von Blutbild, Elektrolyten, Leberenzymen, Kreatinin, TSH, fT3, fT4, ggf. auch Vitamin D, Vitamin B_{12} und Folsäure erfolgen. Zudem sollte jeder Patient ein EKG erhalten. Wenn nötig müssen weitere diagnostische Maßnahmen wie eine zerebrale Bildgebung, eine Liquorpunktion, eine neuropsychologische Testung, ggf. eine weiterführende z. B. kardiologische, neurologische oder endokrinologische Diagnostik in die Wege geleitet werden.

9.4 Psychiatrische Komorbidität

Bis zu 60 % aller Patienten mit einer Depression sind von psychiatrischen Begleiterkrankungen betroffen. Dies geht mit einem erhöhten Risiko für schwerere Verläufe, für eine stärkere Beeinträchtigung des sozialen Funktionsniveaus und eine Chronifizierung der Depression, aber auch einem erhöhten Suizidrisiko einher.

9.4.1 Angsterkrankungen

Angsterkrankungen, insbesondere die generalisierte Angststörung, die soziale Phobie und die Agoraphobie, stellen die häufigste psychiatrische Komorbidität der Depression dar. Fast 50 % der Patienten mit einer Depression weisen im Lauf ihres Lebens eine Angststörung auf. Die Angststörung geht der Depression dabei oft voraus. Bei der Diagnosestellung einer komorbiden Angststörung ist zu beachten, dass Angstsymptome häufig im Rahmen von depressiven Syndromen auftreten. Eine zusätzliche Angststörung sollte daher nur diagnostiziert werden, wenn Angstsymptome auch außerhalb von depressiven Episoden bestehen und dann die diagnostischen Kriterien für eine Angststörung erfüllt sind.

Therapeutisch ist der Einsatz von serotonerg wirksamen Antidepressiva sinnvoll. Zudem wird eine Psychotherapie (v. a. KVT) empfohlen, oft kann eine angstspezifische Psychotherapie erst eingeleitet werden, wenn die depressive Symptomatik ausreichend gebessert ist.

9.4.2 Abhängigkeitserkrankungen

Bis zu einem Drittel aller Patienten mit einer Depression weist eine Komorbidität mit Abhängigkeitserkrankungen auf, angeführt von der Alkoholabhängigkeit. Umgekehrt zeigen 30–60 % der Patienten mit einer Abhängigkeitserkrankung zusätzlich eine depressive Symptomatik. Neben einer multifaktoriellen, u. a. auch genetischen Genese spielen teilweise auch potenziell depressiogene Eigenschaften vieler Substanzen bei der Entstehung dieser Komorbidität eine Rolle. Komorbide Abhängigkeitserkrankungen beeinträchtigen die Krankheitsprognose erheblich und führen zu einer erhöhten Suizidalität. Eine adäquate Behandlung einer komorbiden Abhängigkeitserkrankung ist daher dringend notwendig. Beachtet werden muss, dass v. a. beim Alkoholentzug eine medikamentöse antidepressive Behandlung erst nach Abschluss der Entgiftung begonnen werden sollte, um die im Entzug ohnehin reduzierte Anfallsschwelle nicht weiter zu senken.

9.4.3 Essstörungen

Etwa 40 % aller Patienten mit einer Anorexia nervosa oder Bulimia nervosa entwickeln im Verlauf eine Depression. Die Gewichtszunahme im Rahmen der Anorexiebehandlung kann hierdurch beeinträchtigt werden. Die Psychotherapie hat in der Behandlung eine wesentliche Bedeutung. Im Verlauf kann häufig nach Besserung der Ernährungssituation eine Besserung der depressiven Symptomatik erreicht werden, auch wenn eine Gewichtszunahme zunächst kurzfristig zu Stimmungseinbrüchen führen kann. Positive Effekte der KVT werden auch für die Komorbidität von Depression und Bulimia nervosa gesehen. Als medikamentöse Behandlung sollten SSRI aufgrund des Einflusses auf die Impulskontrolle bevorzugt werden (Linardon et al. 2017). Der **Einsatz von Bupropion** wird bei Anorexie und Bulimie wegen des erhöhten Anfallsrisikos aufgrund häufig auftretender Elektrolytverschiebungen nicht empfohlen.

MERKE

Möglichst keine Verordnung von **Bupropion bei Anorexie** und schwer ausgeprägter Bulimie wegen der zusätzlichen Erhöhung des Anfallsrisikos.

9.4.4 Zwangsstörungen, somatoforme Störungen und Persönlichkeitsstörungen

Etwa 12 % aller depressiven Patienten weist eine komorbide Zwangsstörung auf. Umgekehrt entwickeln ca. 30 % der Patienten mit einer Zwangsstörung im Lauf der Erkrankung eine Depression, bei 30 % kann eine depressive Episode im Vorfeld nachgewiesen werden. Neben der Psychotherapie wird mit SSRI behandelt.

Depressive Patienten weisen in 40–80 % eine komorbide Persönlichkeitsstörung auf, besonders häufig vom emotional instabilen (80 %), ängstlich vermeidenden oder zwanghaften Typ. Neben der medikamentösen Behandlung der Depression kommt der Psychotherapie eine große Rolle zu. Bei chronisch depressiven Verläufen und komorbider emotional instabiler Persönlichkeitsstörung konnte ein positiver Effekt der CBASP-Therapie gezeigt werden (Konvalin et al. 2021).

Auch Patienten mit somatoformen Störungen entwickeln häufig eine Depression, insbesondere betroffen sind Patienten mit hypochondrischer Störung.

9.4.5 Schizophrenie

Bei bis zu einem Drittel der Patienten mit einer Schizophrenie liegt im Krankheitsverlauf auch eine Depression vor. Symptome einer Depression können dabei bereits bei Erstmanifestation auftreten. Aufgrund erhöhter Rückfallraten und erhöhter Suizidalität ist eine frühzeitige Behandlung wichtig. Neben antidepressiver Medikation kommt auch die kognitive Verhaltenstherapie zum Einsatz (Opoka, Lincoln 2017).

9.4.6 Demenzen

Depressive Symptome gehen neurodegenerativen Erkrankungen häufig voraus. Bis zu 50 % der Patienten mit einer Alzheimer-Demenz zeigen Symptome einer Depression, v. a. im Prodromal- und Frühstadium. Insbesondere bei Erstmanifestation einer Depression im höheren Lebensalter sollte an diese Komorbidität gedacht werden. Zugleich ist das Risiko, eine Demenz zu entwickeln, bei Patienten mit Depression verdoppelt. Mitunter ist eine Abgrenzung zur Apathie im Rahmen der Demenz schwierig. Depressive Denkinhalte, gedrückte Stimmung und ein Früherwachen sprechen für eine Depression. Eine neuropsychologische Untersuchung der kognitiven Leistungsfähigkeit sollte, wenn möglich, erst nach Abklingen einer depressiven Symptomatik erfolgen.

Auch vaskuläre Demenzen zeigen i. d. R. eine depressive Symptomatik mit im Vordergrund stehender Affektlabilität, gedrückter Stimmung und Antriebslosigkeit. Man spricht in diesem Zusammenhang auch von **„vaskulärer Depression"**.

Der Verlauf einer Demenz wird durch eine gleichzeitig vorliegende Depression oft beschleunigt. Eine **adäquate medikamentöse Behandlung** v. a. mit SSRI, SNRI, Tianeptin und Mirtazapin wird empfohlen. Dabei sollte i. d. R. die gleiche Dosis wie bei kognitiv gesunden Patienten eingesetzt werden. Anticholinerg wirksame Substanzen wie Trizyklika sollten vermieden werden. Außerdem sollte auf ausreichende **Bewegung** und an die kognitive Kapazität angepasste **psychologische und ergotherapeutische Interventionen** (Hirnleistungstraining) geachtet werden (Agüera-Ortiz et al. 2021).

MERKE

Anticholinerg wirksame Antidepressiva sollten bei Vorliegen einer Demenz vermieden werden!

9.5 Neurologische Komorbidität

Viele neurologische Erkrankungen gehen mit einem erhöhten Risiko für eine Depression einher. Oft handelt es sich dabei zwar um organische depressive Bilder (ICD-10 F06.32). Diese werden im folgenden Kapitel aber mit aufgeführt, da sie ebenfalls durch depressive Symptome gekennzeichnet sind und häufig eine Notwendigkeit für eine antidepressive Behandlung besteht.

9.5.1 Zerebrovaskuläre Erkrankungen: Schlaganfall

Innerhalb von zwei Jahren nach einem Schlaganfall ist ca. jeder dritte Patient von einer depressiven Episode **(Poststroke-Depression)** betroffen. Besonders gefährdet scheinen Patienten mit subakutem Schlaganfall der rechten Hemisphäre und Patienten mit anhaltender Aphasie zu sein. Die depressive Symptomatik tritt häufig erst nach Entlassung aus der Klinik i. S. einer Überforderungsreaktion bzw. Maladaptation an die veränderten Lebensumstände im Alltag auf und kann daher leicht übersehen werden. SSRI stellen die Behandlung der ersten Wahl dar, anticholinerge Substanzen sollten vermieden werden. Für die Wirksamkeit einer zusätzlichen Psychotherapie gibt es leider keine ausreichenden Hinweise. Da bei Vorliegen einer Depression nach Schlaganfall die Lebensqualität und die Rehabilitationsprognose deutlich beeinträchtigt sind und die Mortalität zunimmt, sollte eine frühzeitige Behandlung angestrebt werden (aus: DEGAM Leitlinie-S3: Schlaganfall). Eine gute Übersicht über pathophysiologische Mechanismen und die vielfältigen Symptome der Poststroke-Depression erhält man bei Kapfhammer (Kapfhammer 2011).

MERKE

Eine nach einem **Schlaganfall** auftretende depressive Symptomatik sollte frühzeitig behandelt werden, um die Rehabilitationsprognose zu verbessern.

9.5.2 Multiple Sklerose

Etwa ein Viertel der Patienten mit einer multiplen Sklerose leidet gleichzeitig unter einer depressiven Störung mit zusätzlicher Einschränkung der Lebensqualität und verminderter Adhärenz zu krankheitsmodifizierenden MS-Therapien. SSRI sind möglicherweise in der Lage, neben dem depressiven Syndrom auch die Symptome der MS zu bessern (Foley et al. 2014). Zudem wurden positive Effekte von achtsamkeitsbasierten Therapiemaßnahmen beschrieben (Simpson et al. 2019).

9.5.3 Basalganglienerkrankungen

Morbus Parkinson

Etwa 40 % der Patienten mit einem Morbus Parkinson entwickeln im Krankheitsverlauf eine Depression, häufig geht diese dem Krankheitsbeginn voraus. Zugleich stellt die Depression einen Risikofaktor für die Entwicklung eines Morbus Parkinson dar. Der Verlauf der Parkinsonerkrankung wird durch eine depressive Begleitsymptomatik negativ beeinflusst. Daher sollte eine antidepressive Behandlung bei Persistenz auch von nur leichten depressiven Symptomen nach dem Etablieren einer Dopaminsubstitution erfolgen. Neben Dopaminagonisten (Pramipexol, Ropinirol, Rotigotin) werden SSRI, SNRI, Bupropion, Mirtazapin und Tianeptin empfohlen. Auch Trizyklika sind wirksam, können die Motorik mitunter sogar bessern, zeigen aber häufiger Nebenwirkungen (erhöhtes Psychoserisiko, Verschlechterung der Kognition aufgrund anticholinerger Eigenschaften). Therapieeffekte von Omega-3-Fettsäuren und der repetitiven transkraniellen Magnetstimulation (rTMS) wurden beschrieben. In milderen Fällen kann auch eine Psychotherapie eingesetzt werden (aus: AWMF und ÄZQ-Leitlinie S3: Morbus Parkinson; Agüera-Ortiz et al. 2021). Auf antidopaminerg wirksame Medikamente muss verzichtet werden. Wird der Einsatz von Neuroleptika notwendig, stehen Clozapin, in zweiter Wahl Quetiapin in niedrigsten Dosierungen (Beginn mit 6,25–12,5 mg, schrittweise Erhöhung auf max. 100 mg/d) zur Verfügung.

MERKE

Eine antidepressive Behandlung sollte erst nach erfolgter **Dopaminsubstitution** erfolgen. Auch eine nur leichte depressive Symptomatik sollte behandelt werden.

CAVE

Kein Einsatz von antidopaminergen Substanzen (z. B. auch Melperon und Pipamperon)!

Chorea Huntington

Neben der typischen Bewegungsstörung (Hyperkinesien, Rigor, Dystonie) zeigen sich häufig im Verlauf eine fortschreitende Demenz, psychotische Symptome, aber auch schwerwiegende depressive Syndrome mit hoher Suizidrate. Die depressiven Symptome können der neurologischen Manifestation vorausgehen. Behandelt wird bevorzugt mit SSRI, Venlafaxin, Mirtazapin und Sulpirid, welches in niedriger Dosis die Hyperkinesien bessern kann. MAO-Hemmer (Kontraindikation bei Einnahme von Tetrabenazin) und Trizyklika (Beeinträchtigung der kognitiven Fähigkeiten und Zunahme von Hyperkinesien) sollten vermieden werden. Als Neuroleptikum eignet sich Olanzapin aufgrund der appetitanregenden Wirkung (aus: S2k-Leitlinie Chorea/Morbus Huntington 2017).

9.5.4 Epilepsie

Die Depression stellt mit einer Prävalenz von über 40 % die häufigste Komorbidität der Epilepsie dar. Häufig bestehen atypische Bilder mit Affektlabilität,

Fatigue, Irritabilität, verminderter Frustrationstoleranz, aber auch Anhedonie, Ängstlichkeit, Appetit-, Schlaf- und Konzentrationsstörungen. Oft tritt die depressive Symptomatik periiktal auf. Beim Vorliegen depressiver Symptome verschlechtert sich die Prognose, anfallsfrei zu werden, um das Dreifache. Eine antidepressive Behandlung sollte nach Rücksprache mit dem behandelnden Neurologen/Epileptologen und Sicherung einer ausreichenden antikonvulsiven Therapie begonnen werden. Geringe Mengen sind oft ausreichend und setzen die Krampfschwelle meist nicht signifikant herab (S1-Leitlinie Erster epileptischer Anfall und Epilepsien im Erwachsenenalter, 2017). Eine Kontraindikation besteht jedoch für Bupropion, Clomipramin und Maprotilin. Positive Therapieeffekte wurden auch für die Vagusnervstimulation (Assenza et al. 2020) und Ketamin (Włodarczyk, Cubala 2020) beschrieben. Eine Behandlung der komorbiden Depression reduziert die Mortalität und Pharmakoresistenz im Rahmen der Epilepsiebehandlung.

MERKE

Vorsicht mit Antidepressiva wie Bupropion, Clomipramin und Maprotilin, welche die Krampfschwelle stärker senken.

9.5.5 Migräne

Das Risiko, an einer Depression zu erkranken, ist bei Patienten mit Migräne um das Zweifache erhöht. Patienten mit Aura sind häufiger betroffen. Auch zeigen Patienten mit dieser Komorbidität ein erhöhtes Risiko für eine Chronifizierung der Migräne sowie ein zusätzliches Auftreten eines medikamenteninduzierten Kopfschmerzes. Eine Behandlung mit Amitriptylin oder SNRI wird empfohlen. Zudem zeigt auch Botulinumtoxin mitunter Wirksamkeit (Affatato et al. 2021). Eine relative Kontraindikation besteht aufgrund potenziell depressiogener Effekte für Betablocker, Flunarizin und Topiramat zur Migräneprophylaxe. Unter Kombinationsbehandlung mit serotonerg wirksamen Antidepressiva und Triptanen muss auf ein in Einzelfällen auftretendes Serotoninsyndrom geachtet werden. Eletriptan, Navatriptan und Frovatriptan haben diesbezüglich ein günstiges Profil, gefolgt von Almotriptan und Zolmitriptan. Rizatriptan und Sumatriptan werden überwiegend über die Monoaminooxidase abgebaut und sollten daher aufgrund erhöhter Serumspiegel und damit verstärktem Auftreten von Nebenwirkungen nicht in Kombination mit SSRI, SNRI oder MAO-Hemmern eingesetzt werden (aus: S1-Leitlinie Therapie der Migräneattacke und Prophylaxe der Migräne, 2018).

MERKE

Eletriptan, Navatriptan und Frovatriptan eignen sich besser in Kombination mit serotonerg wirkenden Antidepressiva.

9.5.6 Hirntumoren

Depressive Symptome stellen mitunter die einzige klinische Manifestation von Meningeomen dar. SSRI können eingesetzt werden. Interessanterweise zeigt auch Methylphenidat gute Wirkung, auch bei Vorliegen einer Apathie, ohne die Anfallsbereitschaft zu erhöhen. Bupropion und Maprotilin sind aufgrund einer Erhöhung des Anfallsrisikos kontraindiziert (Madhusoodanan et al. 2015).

Depressive Symptome treten auch häufig bei Patienten mit Glioblastom auf. Antidepressiva können sich günstig auf das Tumorwachstum auswirken, aber auch die Tumortherapie beeinträchtigen. Über eine antidepressive Behandlung muss daher im Rahmen von Einzelfallentscheidungen fachübergreifend unter Beachtung von Medikamentenwechsel- und -nebenwirkungen entschieden werden. In jedem Fall muss auf einen ausreichenden Anfallsschutz geachtet werden.

9.5.7 Hirntraumata und nichttraumatische Subarachnoidalblutungen

Zu ca. 28 % entwickeln Patienten nach einer Subarachnoidalblutung eine depressive Symptomatik. Das Risiko hierfür ist bei Persistenz einer kognitiven oder körperlichen Einschränkung, Fatigue und bei depressiven Episoden in der Anamnese erhöht. Nach Schädel-Hirn-Trauma tritt in Abhängigkeit von der Traumaschwere innerhalb von einem Jahr bei 6–77 % der Patienten eine Depression auf. Eine antidepressive Behandlung ist unabhängig vom Vorliegen einer neurologischen Symptomatik sinnvoll (Huttunen et al. 2016).

9.6 Internistische Komorbidität

Insbesondere kardiovaskuläre, endokrinologische und chronisch-entzündliche Erkrankungen sowie Krankheiten, die mit chronischen Schmerzen einhergehen, sind von erhöhter Komorbidität mit Depression betroffen.

9.6.1 Kardiovaskuläre Erkrankungen

Koronare Herzkrankheit (KHK) und Myokardinfarkt

Vor allem jüngere Patienten haben ein dreifach erhöhtes Risiko, nach einem Herzinfarkt an einer Depression zu erkranken. Depressive Patienten leiden auch häufiger unter pektanginösen Symptomen (relatives Risiko um 1,9 erhöht), haben ein höheres Risiko für einen Re-Infarkt und eine erhöhte Mortalität. Hierbei scheint sowohl die Depression einen Risikofaktor für eine KHK als auch die KHK einen Risikofaktor für eine Depression darzustellen. Ursachen für diese Komorbidität sind einerseits häufig ungünstige Lifestyleveränderungen, andererseits eine Überaktivität des sympathischen Nervensystems mit erhöhter Herzfrequenzrate und reduzierter Herzfrequenzvariabilität, eine Hochregulierung der Hypothalamus-Hypophysen-Nebennieren (HPA)-Achse mit konsekutiven metabolischen Veränderungen (z. B. Dyslipidämie) und die Ausschüttung von Entzündungsparametern (proinflammatorische Zytokine, Akute-Phase-Proteine) mit nachfolgender Thrombozytenaktivierung im Rahmen einer Depression.

SSRI stellen aufgrund positiv pleiotroper Effekte und Hemmung der Thrombozytenaggregation die **Therapie der Wahl** dar. Das Risiko eines Re-Infarkts kann gemindert werden, jedoch nicht die Mortalität. Dies liegt wahrscheinlich an proarrhythmogenen Eigenschaften der SSRI (v. a. durch Verlängerung der QTc-Zeit). Auch die bei depressiven Patienten oft reduzierte Herzfrequenzvariabilität wird durch antidepressive Medikation nicht beeinflusst. Bupropion führt zur Erhöhung des Blutdrucks, aber nicht zu Arrhythmien, orthostatischer Dysregulation oder einer Änderung der Pulsrate. Trizyklika und SNRI haben ein schwieriges Nebenwirkungsprofil und sollten gemieden werden (Nationale Versorgungs-Leitlinie Chronische KHK – Langfassung, 5. A. Version 1.2019).

MERKE

SSRI stellen aufgrund positiv pleiotroper Effekte und der Hemmung der Thrombozytenaggregation das **Mittel der Wahl** dar. **Vorsicht!** Es können aber auch proarrhythmogene Effekte auftreten. Eine Kontrolle der QTc-Zeit sollte unbedingt erfolgen. Möglichst keine Verordnung von Trizyklika und SNRI.

Arterieller Hypertonus

Eine Depression stellt einen Risikofaktor für die Entwicklung eines arteriellen Hypertonus dar. Andererseits erhöht auch ein bestehender Hypertonus das Risiko für eine Depression. Die Punktprävalenz der Depression bei Patienten mit Hypertonus liegt in Studien bei bis zu 25 % (Li et al. 2015). Neben bereits in ➤ Kap. 7.1.1 dargestellten psychobiologischen Pathomechanismen stellen zusätzlich eine Aktivierung des Renin-Angiotensin-Aldosteron-Systems, aber auch potenziell depressiogene Effekte mancher Antihypertensiva sowie den Blutdruck steigernde Effekte mancher Antidepressiva (v. a. SNRI, Bupropion) Ursachen für diese Komorbidität dar. SSRI wirken i. d. R. günstig, da sie den Sympathikotonus dämpfen. Vor allem bei älteren Menschen sollte unter Behandlung mit Antidepressiva, v. a. Trizyklika und MAO-Hemmern, aber auf eine orthostatische Dysregulation mit Sturzgefahr geachtet werden. Mitunter muss eine bestehende antihypertensive Medikation nach Etablieren der antidepressiven Medikation angepasst werden.

MERKE

Manche Antidepressiva, insbesondere Bupropion und SNRI, können zu einer Erhöhung des Blutdrucks führen, SSRI wirken hier meist günstiger.

9.6.2 COPD

10–42 % der Patienten mit stabiler COPD zeigen depressive Symptome, bei akuter Exazerbation der COPD steigt dieser Wert bis auf 86 %. KVT und achtsamkeitsbasierte Therapieverfahren scheinen möglicherweise hilfreich zu sein (Li et al. 2020)

9.6.3 Lebererkrankungen

Insbesondere bei Vorliegen einer Zirrhose ist das Risiko für das Entstehen einer Depression erhöht. Nierengängige Antidepressiva wie Milnacipran und Tianeptin sollten bevorzugt werden. Dosisanpassungen weiterer Antidepressiva je nach Leberfunktion und engmaschige Kontrolluntersuchungen der Leber müssen vorgenommen werden. Agomelatin, Tranylcypromin und Trizyklika sind zu vermeiden.

Eine besondere Rolle kommt dem Morbus Wilson (Prävalenz 1 : 30.000, < 35 J.), einer hereditären Kupferspeichererkankung mit Leberfunktionsstörung, dem Extrapyramidalsyndrom, Augensymptomen und psychiatrischer Manifestation zu. Vor allem im Langzeitverlauf treten häufig depressive Symptome auf.

MERKE

Auf eine Dosisanpassung der Medikation an die Leberfunktion muss geachtet werden.

9.6.4 Nierenerkrankungen

Patienten im Prädialysestadium leiden häufig mehr unter den körperlichen Beschwerden als unter depressiven Symptomen. Die Prävalenz der Depression bei Dialysepatienten ist jedoch erhöht. In beiden Krankheitsstadien sollte eine depressive Symptomatik konsequent behandelt werden, um die Lebensqualität und Therapieadhärenz zu verbessern. Agomelatin, Moclobemid, SSRI, Trizyklika und Vortioxetin sind zu bevorzugen. Anitdepressiva mit orthostatischen Nebenwirkungen sollten bei dialyseinduzierter Hypotonie vermieden werden. Plasmaspiegelbestimmungen helfen bei der Dosisanpassung (Benkert 2014).

MERKE

Vorsicht bei Antidepressiva mit orthostatischen Nebenwirkungen bei Dialysepatienten!

9.6.5 Rheumatologische Erkrankungen

Rheumatologische Erkrankungen gehen mit einer hohen depressiven Komorbidität einher. Dies führt häufig zu einer erheblichen Einschränkung in der Lebensqualität, der Therapieadhärenz, der Arbeitsfähigkeit, aber auch zu erhöhter Aktivität der rheumatologischen Grunderkrankung. Die Prävalenz der Depression liegt bei primären systemischen Vaskulitiden bei 24–56 %, bei rheumatoider Arthritis bei 17 %, bei Spondylarthritis bei 11–64 %, bei Psoriasisarthritis bei 19–62 % und beim systemischen Lupus erythematodes bei 39 %. Proinflammatorische Zytokine führen zu einem sog. Sickness Behaviour mit Irritabilität, Interesseverlust und Schlafstörung, wodurch die Immunfunktion verschlechtert, die Inflammation erneut verstärkt, die Modulation der Serotonintransmission behindert und die HPA-Achse aktiviert werden. Es entsteht ein Teufelskreis, durch den auch die wechselseitige Beziehung von chronischem Schmerz und Depression teilweise erklärt werden kann. Aber auch durch die eingeschränkte Beweglichkeit hervorgerufene Lifestyleveränderungen haben potenziell depressiogene Wirkung. Auch die meist notwendige Langzeitbehandlung mit Kortikosteroiden, Immunsuppressiva und Schmerzmitteln trägt zur Entstehung von Depressionen bei (Chimenti et al. 2021). Antidepressiva sind möglicherweise in der Lage, die Wirkung proinflammatorischer Zytokine zu modulieren. Eine Verstärkung von Nebenwirkungen bei gleichzeitiger Gabe von Glukokortikoiden (v. a. Gewichtszunahme) und Opiaten (Entwicklung eines Serotoninsyndroms bei Kombination mit SSRI und MAO-Hemmern) muss präparatabhängig beachtet werden.

MERKE

Auf Interaktionen und Verstärkung von Nebenwirkungen bei Kombination von Antidepressiva und Opiaten sowie Glukokortikoiden und Immunsuppressiva muss geachtet werden. Hierbei helfen Online-Interaktionsprogramme (z. B. www.mediq.ch; www.psiac.de).

9.6.6 Weitere chronische Schmerzsyndrome

Patienten mit chronischen Rückenschmerzen weisen in bis zu 60 % der Fälle depressive Symptome auf. Auch Patienten mit Fibromyalgie haben ein um 20–60 % höheres Risiko, an einer Depression zu erkranken. Neben antidepressiver Medikation scheinen insbesondere achtsamkeitsbasierte Therapieverfahren hilfreich. Durch eine adäquate Behandlung der depressiven Komorbidität können der Schmerzmittelbedarf, aber auch die erhöhte Suizidalität reduziert werden (Levine, Horesh 2020; Sud et al. 2021; Pei et al. 2021).

9.6.7 Chronisch-entzündliche Darmerkrankungen

22 % der Patienten mit Morbus Crohn und Colitis ulcerosa leiden unter komorbider Depression. Neben psychischen Reaktionen auf die oft sehr belastende Symptomatik der Darmerkrankung sowie depressiogenen Wirkungen von Glukokortikoiden und Immunsuppressiva spielen auch hier wieder gemeinsame proinflammatorische und stressassoziierte psychobiologische Pathomechanismen eine Rolle. Kognitive Verhaltenstherapie und achtsamkeitsbasierte Therapieverfahren zeigen in Studien ggf. zusätzlich zu einer antidepressiven Behandlung Wirksamkeit (Grazie et al. 2019; Davis et al. 2020).

9.6.8 Endokrinologische Erkrankungen

Diabetes mellitus

Das Risiko, an einer Depression zu erkranken, ist bei Patienten mit Diabetes mellitus verdoppelt. Die Prävalenz der Depression liegt bei etwa 15 %. Andererseits zeigen rund 30 % der Patienten mit Depression ein metabolisches Syndrom. Neben Bewegungsmangel und oft ungesünderer Ernährung spielen erhöhte Kortisolspiegel bei depressiven Patienten, die zu einer Reduktion der Insulinsensitivität führen, eine Rolle. Zuerst sollte auf einen Ausgleich des Blutzuckers hingewirkt werden, da hierdurch Symptome wie eine Antriebslosigkeit mitunter deutlich gebessert werden. SSRI sind in der Lage, den Glukosespiegel zu reduzieren (Bustamante et al. 2020). MAO-Hemmer können zu kritischen Hypoglykämien führen und sollten nur mit großer Vorsicht eingesetzt werden. Wesentlich ist auch eine Anregung zu ausreichender Bewegung. Gemeinsame fachbereichsübergreifende Therapiekonzepte im Sinne einer Collaborative Care sind angeraten (Feltz-Cornelis et al. 2021).

MERKE

Erst Senkung des Blutzuckers, dann antidepressive Behandlung.

Erkrankungen der Schilddrüse: Hypothyreose

Das Risiko, im Rahmen einer klinisch manifesten Hypothyreose an einer Depression zu erkranken, ist um das 3,5-Fache erhöht. 24 % der Patienten mit einer Autoimmunthyreoiditis entwickeln im Lauf der Erkrankung eine Depression. Insbesondere Patienten mit therapierefraktärer Depression weisen häufig eine Schilddrüsenunterfunktion auf. Die Daten zur Assoziation der subklinischen Hypothyreose und depressiver Symptomatik sind hingegen inkonsistent (Tang et al. 2019; Wildisen et al. 2020). Schilddrüsenhormone haben im zentralen Nervensystem weitreichende Wirkung auf die Plastizität. Eine Hypothyreose führt zudem zu einer Reduktion der Responsivität im Serotoninsystem. Umgekehrt wird im Rahmen einer Depression die Hypothalamus-Hypophysen-Schilddrüsen-Achse beeinflusst (Loh et al. 2019).

Neben der zunächst dringend empfohlenen Substitution von L-Thyroxin bei manifester Hypothyreose wird häufig trotzdem eine antidepressive Medikation, präferenziell mit SSRI, notwendig. Auf eine zusätzliche Gewichtszunahme als Nebenwirkung sollte dabei geachtet werden. Der Nutzen einer Hormonsubstitution bei subklinischer Schilddrüsenunterfunktion zur Vermeidung einer depressiven Entwicklung bleibt hingegen unklar (Wildisen et al. 2020).

MERKE

Bei allen depressiven Patienten sollte eine **Kontrolle der Schilddrüsenwerte** erfolgen. Bei Nachweis einer manifesten Hypothyreose muss eine Hormonsubstitution begonnen werden.

Erkrankungen der Nebenniere

Patienten mit Morbus Cushing entwickeln in 55–81 % der Fälle eine Depression. Auch beim Morbus Addison tritt neben Schwäche und Ermüdbarkeit häufig eine depressive Symptomatik auf. Im Vordergrund steht zunächst die Behandlung der endokrinologischen Grunderkrankung.

9.6.9 Krebserkrankungen

Krebserkrankungen gehen allgemein mit einem erhöhten Risiko für eine Depression einher, die Suizidrate ist im Vergleich zur Allgemeinbevölkerung verdoppelt. Die Prävalenz der Depression bei verschiedenen Krebserkrankungen stellt sich wie folgt dar: 17 % bei Prostatakarzinom, 25 % bei Mammakarzinom nach Mastektomie, 15 % nach brusterhaltender Operation oder Aufbauplastik, 12–23 % allgemein bei gynäkologischen Tumoren, 43 % bei Pankreaskarzinom, 22–57 % bei oropharyngealen Tumoren, 11–44 % bei Lungentumoren, 13–25 % bei Kolonkarzinom, 8–19 % bei Lymphomen (Massie 2004; Padmalatha et al. 2021). Eine antidepressive Behandlung sollte nach Einzelfallentscheidung unter Beachtung von Interaktionen mit bereits bestehender Medikation entschieden werden. SSRI scheinen aufgrund des Nebenwirkungsspektrums günstig, die Studienlage ist aber inkonsistent (Ostuzzi et al. 2018). Der Onkopsychologie und einer engen fachübergreifenden Zusammenarbeit kommt eine hohe Bedeutung zu. Bei Kombination von Opiaten und serotonergen Antidepressiva muss an die Gefahr eines Serotoninsyndroms gedacht werden.

9.6.10 Infektionskrankheiten (HIV, Syphilis, Borreliose)

Die Prävalenz der Depression bei Patienten mit HIV liegt in Europa bei ca. 22 % (Rezaei et al. 2019). Depressive Symptome sind mit einer geringeren Adhärenz zu einer antiretroviralen Therapie (ART) assoziiert. Eine antidepressive Behandlung sollte daher erfolgen. Hierbei müssen vielfältige Interaktionen mit der ART beachtet werden. Einen guten Überblick gibt ein Review von Goodlet et al. (2019). Zusammenfassend kann gesagt werden, dass Citalopram und Escitalopram v. a. bei Einnahme von Proteaseinihibitoren bervorzugt werden sollten. Dosisanpassungen (z. B. bei Venlafaxin und Mirtazapin) müssen beachtet werden. Johanniskraut ist bei Bestehen einer ART kontraindiziert.

CAVE

Vor einer Behandlung mit Antidepressiva bei bestehender ART müssen mögliche Interaktionen, die zu einer Reduktion der antiretroviralen Wirksamkeit der ART führen, geprüft werden. Hierfür stehen u. a. Online-Interaktionsprogramme (z. B. www.mediq.ch; www.psiac.de) zur Verfügung. Keine Anwendung von Johanniskraut bei bestehender ART!

Im Spätstadium der Syphilis (3 J. nach Primärinfektion) treten neben den neurologischen und neuropsychiatrischen Symptomen häufig auch depressive Symptome auf. Eine hoch dosierte Antibiotikatherapie (Penicillin G 6 × 4 Mio. IE/d i. v. über 14 d) sollte vorgenommen werden.

Im Spätstadium der Borreliose, häufig Jahre nach einer Infektion, treten neben neurologischen Symptomen in 26–66 % der Fälle auch depressive Symptome, teilweise mit Fibromyalgiesymptomen, auf. Hieran sollte v. a. in Endemiegebieten und bei exponierten Berufsgruppen gedacht werden. Eine erneute antibiotische Therapie wird bei isoliert vorliegender Depression nicht empfohlen (Fallon, Nields 1994).

9.7 Weitere Erkrankungen

9.7.1 Hauterkrankungen

Atopische Dermatitis

Das Risiko, eine Depression zu entwickeln, ist bei Patienten mit atopischer Dermatitis erhöht. Die Prävalenz liegt bei bis zu 40 %. Es konnten Assoziationen zwischen serotonergen Markern in Hautbiopsien betroffener Patienten (erhöhte Expression von 5HT1A und 5HT2A-Rezeptoren sowie Serotonintransporterprotein) und der Schwere der Hautläsionen, begleitender depressiver Symptome und der Inflammation gefunden werden (Rasul et al. 2016). Antiinflammatorische Effekte von monoaminergen Antidepressiva führen mitunter zu rascher Besserung der Hautsymptome, bevor eine Besserung der depressiven Symptomatik eintritt. Solche Effekte wurden für Doxepin (gute Wirkung auf den Pruritus) und Bupropion (Reduktion der Läsionen)

9

beschrieben (Eskeland et al. 2017). Eine adäquate Behandlung der Haut kann mitunter aber bereits ausreichen, um eine depressive Symptomatik zu begrenzen.

Psoriasis

Ein Drittel der Patienten mit einer Psoriasis leidet unter depressiven Symptomen. Auch hier können Antidepressiva Verbesserungen der Hautsymptome, zusätzlich zur antidepressiven Wirkung, bewirken. Beschrieben ist dies für die MAO-Hemmer Tranylcypromin und Moclobemid, für Bupropion und SSRI (Eskeland et al. 2017).

9.7.2 HNO: Tinnitus

Etwa ein Drittel der Patienten mit einem Tinnitus entwickelt eine Depression (Salazar et al. 2019). Antidepressiva können die depressive Symptomatik verbessern, haben aber i.d.R. keinen Einfluss auf den Tinnitus oder können ihn sogar verstärken. In der kognitiven Verhaltenstherapie kann jedoch die Lebensqualität durch eine Reduktion der Störwahrnehmung erreicht werden (Savage, Waddell, 2014).

9.7.3 Gynäkologie: Schwangerschaft, postpartale Depression und Perimenopause

Schwangerschaft und Wochenbett stellen zwar keine Erkrankungen dar, das Risiko, in dieser Zeit an einer Depression zu erkranken, ist jedoch erhöht. Etwa 10 % aller Schwangeren entwickeln depressive Symptome, die sich auf das Geburtsgewicht und das Risiko einer Frühgeburt auswirken können (Grote et al. 2010). Die Prävalenzrate der postpartalen Depression liegt bei 10–15 % (Brummelte, Galea 2016). Ursachen sind u.a. hormonelle Veränderungen in der HPA- und HPG-Achse (Hypothalamus-Hypophysen-Gonaden-Achse) verwoben, v.a. mit hohem Adaptationsdruck bezogen auf die veränderte Lebenssituation und den Schlafentzug. Eine Depression hat sowohl für die Mutter als auch das Kind weitreichende Folgen. Eine Behandlung ist daher unabdingbar. Eine Psychotherapie sollte bei leichten bis mittelgradigen depressiven Symptomen bevorzugt werden. Insbesondere nach der Geburt scheinen auch telemedizinische Behandlungsansätze gute Wirkung zu zeigen (Chow et al. 2021). Eine Entlastung der Mutter im Alltag z.B. durch eine Haushaltshilfe im Rahmen einer Hauskrankenpflege ist sinnvoll. Bei schwerer ausgeprägter Symptomatik ist eine medikamentöse Behandlung jedoch oft unumgänglich.

WEITERE INFORMATIONEN

Bei der Wahl des Präparats steht das Pharmakovigilanz- und Beratungszentrum für Embryonaltoxikologie der Charité-Universitätsmedizin Berlin (www.embryotox.de) unterstützend zur Verfügung. Eine weitere hilfreiche Übersicht über zur Verfügung stehende Behandlungsstrategien kann bei Benkert (Benkert, Hippius 2014) gefunden werden.

Bis zu 20 % der Frauen in Perimenopause entwickeln depressive Symptome (Süss, Ehlert 2020). Eine von gynäkologischer Seite indizierte Östrogentherapie kann die depressive Symptomatik mitunter positiv beeinflussen. Gegebenenfalls sollten aber eine antidepressive Behandlung und eine Psychotherapie zum Einsatz kommen.

LITERATUR

Affatato O, Moulin TC, Pisanu C et al. High efficacy of onabotulinumtoxinA treatment in patients with comorbid migraine and depression: a meta-analysis. J Transl Med 2021; 19: 133.

Agüera-Ortiz L, García-Ramos R, Grandas Pérez FJ et al. Depression in Alzheimer's disease: a Delphi consensus on etiology, risk factors, and clinical management. Front Psychiatry 2021a; 12: 638651.

Agüera-Ortiz L, García-Ramos R, Grandas Pérez FJ et al. Focus on depression in Parkinson's disease: a Delphi consensus of experts in psychiatry, neurology, and geriatrics. Parkinsons Dis 2021b; 2021: 6621991.

Assenza G, Tombini M, Lanzone J et al. Antidepressant effect of vagal nerve stimulation in epilepsy: a systematic review. Neurol Sci 2020; 41(11): 3075–3084.

Benkert O. Psychopharmaka im Alter und bei internistischen Erkrankungen. In Benkert O und Hippius H (Hrsg.): Kompendium der Psychiatrischen Pharmakotherapie. Springer 2014a; 849–851.

Benkert O. Psychopharmaka in Schwangerschaft und Stillzeit. In: Benkert O und Hippius H (Hrsg.): Kompendium der Psychiatrischen Pharmakotherapie. Springer 2014b; 855–869.

Brummelte S, Galea LAM. Postpartum depression: etiology, treatment and consequences for maternal care. Horm Behav 2016; 77: 153–166.

Bundesärztekammer (BÄK), Kassenärztliche Bundesvereinigung (KBV), Arbeitsgemeinschaft der Wissenschaftlichen Medizinischen Fachgesellschaften (AWMF). Nationale VersorgungsLeitlinie Chronische KHK – Langfassung, 5. A. Version 1.2019 (cited: 2021-04-13). DOI: 10.6101/AZQ/000419. www.awmf.org/leitlinien/detail/ll/nvl-004.html.

Bustamante LD, Ghattas KN, Ilyas S et al. Does treatment of depression with collaborative care improve glycemic levels in diabetic patients with depression? A systematic review. Cureus 2020; 12(9): e10551. doi:https://doi.org/10.7759/cureus.10551.

Chimenti MS, Fonti GL, Conigliaro P et al. The burden of depressive disorders in musculoskeletal diseases: is there an association between mood and inflammation? Ann Gen Psychiatry 2021; 20: 1.

Chow R, Huang E, Li A et al. Appraisal of systematic reviews on interventions for postpartum depression: systematic review. BMC Pregnancy and Childbirth 2021; 21: 18.

Davis SP, Bolin LP, Crane PB et al. Non-pharmacological interventions for anxiety and depression in adults with inflammatory bowel disease: a systematic review and meta-analysis. Front Psychol 2020; 11: 538741.

DEGAM Leitlinie-S3: Schlaganfall. www.awmf.org/uploads/tx_szleitlinien/053-011l_S3_Schlaganfall_2021-03.pdf (letzter Zugriff: 15.08.2021).

Diener HC, Gaul C, Kropp P et al. Therapie der Migräneattacke und Prophylaxe der Migräne, S1-Leitlinie, 2018, in: Gesellschaft für Neurologie (Hrsg.), Leitlinien für Diagnostik und Therapie in der Neurologie. www.awmf.org/leitlinien/detail/ll/030-057.html (letzter Zugriff: 15.08.2021).

Elger CE, Berkenfeld R (geteilte Erstautorenschaft) et al. S1-Leitlinie Erster epileptischer Anfall und Epilepsien im Erwachsenenalter. 2017. In: Deutsche Gesellschaft für Neurologie, Hrsg. Leitlinien für Diagnostik und Therapie in der Neurologie. www.awmf.org/leitlinien/detail/ll/030-041.html (letzter Zugriff: 15.08.2021).

Eskeland S, Halvorsen JA, Tanum L. Antidepressants have anti-inflammatory effects that may be relevant to dermatology: a systematic review. Acta Derm Venereol 2017; 97: 897–905.

Feltz-Cornelis Cvd, Allen SF, Holt RIG et al. Treatment for comorbid depressive disorder or subthreshold depression in diabetes mellitus: systematic review and meta-analysis. Brain Behav 2021; 11(2): e01981. doi: https://doi.org/10.1002/brb.3.1981. Epub 2020 Dec 4.

Foley P, Lawler A, Chandran S et al. Potential disease-modifying effects of selective serotonin reuptake inhibitors in multiple sclerosis: systematic review and meta analysis. J Neurol Neurosurg Psychiatry 2014; 85(6): 709–710.

Goodlet KJ, Zmarlicka MT, Peckham AM. Drug-drug-interactions and clinical Fallon BA and Nields JA. Lyme disease: a neuropsychiatric illness. Am J Psychiatry 1994; 151(11):1571–1583.

Goodlet KJ, Zmarlicka MT, Peckham AM. Drug-drug interactions and clinical considerations with co-administration of antiretrovirals and psychotropic drugs. CNS Spectr. 2019 Jun;24(3):287–312. doi: https://doi.org/10.1017/S109285291800113X. Epub 2018 Oct 8. PMID: 30295215.

Grazie DJ, Hamlin PJ, Ford AC. The influence of the brain-gut-axis in inflammatory bowel disease and possible implications for treatment. The Lancet Gastroenterol and Hepatol 2019; 4(8):632–642. doi.org/10.1016/s2468–1253(19)30089–5.

Grote NK, Bridge JA, Gavin AR et al. A meta-analysis of depression during pregnancy and the risk of preterm birth, low birth weight, and intrauterine growth restriction. Arch Gen Psychiatry 2010; 67(10): 1012–1024.

Huttunen J, Lindgren A, Kurki MI et al. Antidepressant use after aneurysmal subarachnoid hemorrhage: a population-based case-control study. Stroke 2016; 47(9): 2242–2248.

Kapfhammer HP. Poststroke-depression: Diagnostik, Epidemiologie, Verlauf und Ätiopathogenese. Journal für Neurologie, Neurochirurgie und Psychiatrie 2011; 12(3): 254–261.

Konvalin F, Grosse-Wentrup F, Nenov-Matt T et al. Borderline personality features in patients with persistent deressive disorder and their effect on CBASP outcome. Front Psychiatry 2021; 12: 608271.

Leitlinienmanual des AWMF und ÄZQ, Quelle (Stand 12.3.2015): Leitlinien für Diagnostik und Therapie in der Neurologie. Kapitel : Extrapyramidalmotorische Störungen. Idiopathisches Parkinson-Syndrom. Entwicklungsstufe S3. www.awmf.org/fileadmin/_migrated/content_uploads/llman-vz_01.pdf (letzter Zugriff: 15.08.2021)

Levine D, Horesh D. Suicidality in fibromyalgia: a systematic review of literature. Front Psychiatry 2020; 11: 535368.

Li Z, Li Y, Chen P et al. Prevalence of depression in patients with hypertension: a systematic review and meta-analysis. Medicine (Baltimore) 2015; 94(31): e1317.

Li Z, Liu S, Wang L et al. Mind-body exercise for anxiety and depression in COPD patients: a systematic review and meta-analysis. Int J Environ Res Public Health 2020; 17,22.

Linardon J, Wade T, Piedad Garcia X et al. Psychotherapy for bulimia nervosa on symptoms of depression: A meta-analysis of randomizes controlled trials. Int J Eat Disord 2017; 50(10): 1124–1136.

Loh HH, Lim LL, Yee A et al. Association between subclinical hypothyreoidism and depression: an updated systematic review and meta-analysis. BMC Psychiatry 2019; 19:12. doi: https://doi.org/10.1186/s12888-018-2006-2.

Madhusoodanan S, Ting MB, Farah T et al. Psychiatric aspects of brain tumors: a review. World J Psychiatry 2015; 5(3): 273–285.

Massie MJ. Prevalence of depression in patients with cancer. J Natl Cancer Inst Monogr 2004; (32): 57–71.

Opoka SM, Lincoln TM. The effect of cognitive behavioral interventions on depression and anxiety symptoms in patients with schizophrenia spectrum disorders: a systematic review. Psychiatr Clin North Am 2017; 40(4): 641–659.

Ostuzzi G, Matcham F, Dauchy S et al. Antidepressants for the treatment of depression in people with cancer. Cochrane Database Syst Rev 2018; 4(4): CD011006.

Padmalatha S, Tsai Y-T, Ku H-C et al. Higher risk of depression after total mastectomy versus breast reconstruction among adult women with breast cancer: a systematic review and metaregression. Clin Breast cancer 2021; S1526–8209(21)0004–5.

Pei J-H, Ma T, Nan R-L et al. Mindfulness-based cognitive therapy for treating chronic pain. A systematic review and meta-analysis. Psychol Health Med 2021; 26(3): 333–346.

Rasul A, El-Nour H, Lonne-Rahm S-B et al. Serotonergic markers in atopic dermatitis. Acta Derm Venereol 2016; 96: 732–736.

Rezaei S, Ahmadi S, Rahmati J et al. Global prevalence of depression in HIV/AIDS: a systematic review and meta-analysis. BMJ Support Palliat Care 2019; 9(4): 404–412.

Saft C et al. S2k-Leitlinie Chorea/Morbus Huntington. 2017. In: Deutsche Gesellschaft für Neurologie, Hrsg. Leitlinien für Diagnostik und Therapie in der Neurologie. Online: dgn.org/leitlinien/2017-chorea-morbus-huntington/ (letzter Zugriff: 23.06.2022)

Salazar JW, Meisel K, Smith ER et al. Depression in patients with tinnitus: a systematic review. Otolaryngol Head Neck Surg 2019; 161(1): 28–35.

Savage J, Waddell A. Tinntius. BMJ Clin Evid 2014; 2014: 0506.

Simpson R, Simpson S, Ramparsad N et al. Mindfulness-based interventions for mental well-being among people with multiple sclerosis: a systematic review and meta-analysis of randomised controlled trials. J Neurol Neurosurg Psychiatry 2019; 90(9): 1051–1058.

Sud A, Lai KSP, Cheng DK-J et al. Mind-body interventions for depressive symptoms in chronic pain: a systematic review of meta-analyses. Pain Physician 2021; 24: 61–72.

Süss H, Ehlert U. Psychological resilience during the perimenopause. Maturitas 2020; 131: 48–56.

Tang R, Wang J, Ding L et al. Subclinical hypothyreoidism and depression: a systematic review and meta-analysis. Front Endocrinol (Lausanne) 2019; 10: 340.

Wildisen L, Del Giovane C, Moutzouri E et al. An individual participant data analysis of prospective cohort studies on association between subclinical thyroid dysfunction and depressive symptoms. Sci Rep 2020; 10: 19111.

Wlodarczyk A, Cubala WJ. Safety and tolerability of ketamine use in treatment-resistant bipolar depression patients with regard to central nervous system symptomatology: literature review and analysis. Medicina (Kaunas) 2020; 56(2): 67.

KAPITEL

10 Verlauf und Prognose

Eva Meisenzahl, Natalia Wege

Kernaussagen

- **Depressive Erkrankungen** zeigen sowohl interindividuell als auch intraindividuell unterschiedliche Verläufe.
- Um Verläufe einordnen zu können, sind die **Begrifflichkeiten der klinischen Praxis** zum vertieften klinischen Verständnis des Krankheitsfalles wichtig.
- Die **Darstellung** der Variabilität des klinischen Verlaufes, die **kritische Wertung** von Diagnose und Behandlungsschritten könnten dazu beitragen, dass depressive Störungen früher diagnostiziert und adäquat behandelt werden.
- Auch für **primäre und sekundäre Prävention** ist das Wissen über klinische Verläufe sowie die Einschätzung der Prognose von besondere Bedeutung.
- Wenn die Faktoren berücksichtigt werden, die Verlauf und Prognose beeinflussen, kann der **therapeutische Prozess optimiert und individuell gestaltet** werden.

10.1 Klinische Diagnostik des Verlaufes depressiver Störungen

10.1.1 Klinische Diagnostik und prognostische Faktoren

Depressive Erkrankungen zeigen sowohl interindividuell als auch intraindividuell unterschiedliche Verläufe, was in der klinischen Praxis berücksichtigt werden sollte. In diesem Kapitel werden daher Phasen der Erkrankung, die Variabilität der Verläufe und prognostische Faktoren dargestellt sowie Phasen der Behandlung erläutert.

Zum einen wird der individuelle Krankheitsverlauf durch veranlagungsbedingte sowie stressorausgelöste Determinanten bestimmt. Diese sollten die Behandlerinnen und Behandler durch die

- zu erhebenden anamnestischen und fremdanamnestischen Informationen im Vorfeld kennen. Insbesondere sollten familiäre Belastungen mit psychiatrischen Erkrankungen erfragt werden,

- ebenso stattgefundene Suizidversuche selbst, aber auch in der Familienanamnese erfasst werden.

Zum anderen werden individuelle Verläufe der Erkrankung durch die gewählten therapeutischen Interventionen beeinflusst: Es gilt daher,

- die bisherigen Behandlungsversuche und Behandlungsstrategien – medikamentös mit Dosis und den verabreichten Antidepressiva –,
- psychotherapeutisch oder
- durch andere Maßnahmen der Patientinnen und Patienten zu kennen und in operationalisierten Dokumentationen festzuhalten.

Verläufe sind in der klinischen Praxis dadurch beeinflusst, ob eine Therapie adäquat durchgeführt wurde und tatsächlich auch erfolgreich war. Um Verläufe von Patientinnen und Patienten einordnen zu können, sind die Begrifflichkeiten der klinischen Praxis zum vertieften klinischen Verständnis des Krankheitsfalles wichtig.

10.1.2 Phasen der Erkrankung

Die klinischen Begriffe sowie die ggf. psychometrische Erfassung von folgenden Aspekten sind im klinischen Alltag erforderlich (➤ Abb. 10.1):

- **Krankheitsphasen**
- **Krankheitsintervalle**
- Bisheriger **Respons**
- **Vorherige Remissionen und/oder Teilremissionen**
- **Phasen der Genesung** (Recovery)
- **Rückfälle**

Da sich eine depressive Episode über einen gewissen Zeitraum schleichend entwickelt, lässt sich in der Regel eine **Prodromalphase** vor dem Symptomausbruch definieren. Die **Prodromalphase** beschreibt den Zeitraum vor dem Ausbruch einer Erkrankung, in dem schon frühe Symptome oder Veränderungen auftreten, welche sich jedoch vom klinischen Erscheinungsbild der Erkrankung unterscheiden (Fava und Tossani 2007). Nach der Prodromalphase folgt eine **akute Krankheitsphase** (depressive Episode).

Der klinische Begriff der **Remission** steht für die vollständige Wiederherstellung auf das prämorbide Niveau. Hingegen bedeutet **Genesung** eine 6 Monate währende Symptomfreiheit. **Teilremission** bezieht sich auf die Symptomreduktion um mehr als 50 % des Ausgangswertes der psychometrisch erfassten Symptome.

Von einem **Rückfall** wird gesprochen, wenn mehrere Symptome als Syndrom auftreten und dies innerhalb der gleichen Krankheitsphase, also innerhalb von 4–6 Monaten nach Erreichen der Remission.

Als Residualsymptom wird das Zurückbleiben eines Restsymptoms nach der Genesung bezeichnet. **Residualsymptome** stehen in engem Zusammenhang mit den Prodromalsymptomen einer depressiven Erkrankung.

Diese Variablen bestimmen den individuellen klinischen Verlauf von Patientinnen und Patienten.

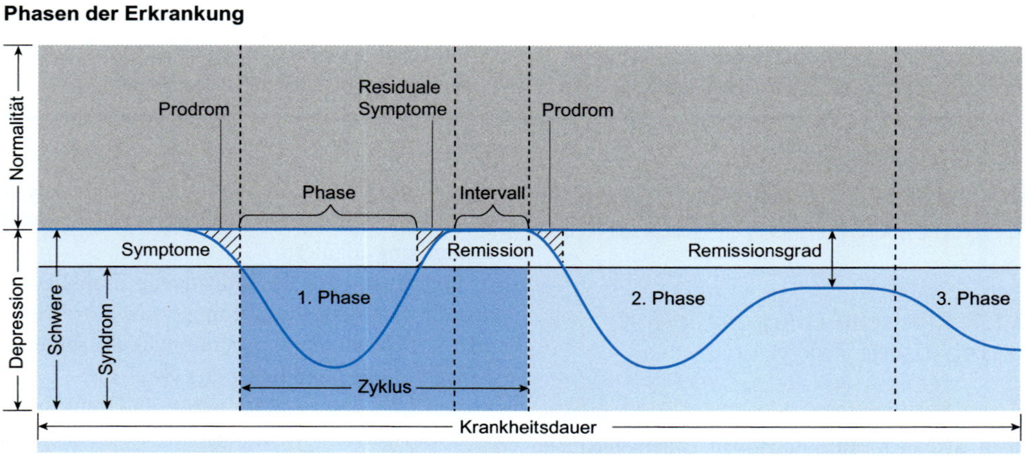

Abb. 10.1 Schematische Darstellung der Phasen der Erkrankung (in Anlehnung an Möller et al. 2013) [L143]

Beispielsweise hat der Verlauf eines depressiven Menschen, der nicht ausreichend mit antidepressiven Strategien behandelt wurde, eine andere klinische Strategie zur Folge, als wenn die Symptomatik bei vollständig leitliniengerechter Behandlung zunehmend schlechter remittiert. Für die Behandlerinnen und Behandler ist es bedeutsam, die klinischen Begriffe des individuellen Verlaufes für den Einzelfall anzuwenden.

10.1.3 Verlaufsformen

Depressionen können im Rahmen einer **unipolaren** oder **bipolaren** affektiven Störung auftreten und verlaufen in **Episoden** oder **Phasen.** Während sich bei bipolaren Verläufen depressive und manische Phasen abwechseln, treten bei unipolaren Verläufen ausschließlich depressive Phasen auf. Unipolare Verläufe sind mit 70 % deutlich häufiger als bipolare Verläufe (Lieb und Frauenknecht 2014; ➤ Abb. 10.2).

Die depressive Störung kann **monophasisch,** als einmalige **depressive Episode** auftreten, oder **polyphasisch** (wiederholt oder rezidivierend). Monophasische Verläufe wurden bei 50 % der Patientinnen und Patienten berichtet (Eaton et al. 2008). Es bestehen jedoch erhebliche studienbezogene Unterschiede hinsichtlich dieser Zuordnung, je nach Studienpopulation und Beobachtungszeitraum. Eine einzelne depressive Episode kann über Wochen bis hin zu Jahren andauern. Wenn eine erneute depressive Episode auftritt, spricht man von einer wiederkehrenden oder **rezidivierenden depressiven Störung.** Menschen mit einer rezidivierenden depressiven Störung erleben häufig mehrere depressive Phasen, die Monate bis hin zu Wochen andauern können, unterbrochen von Phasen der Remission.

Eine besondere Form einer depressiven Störung ist die **Dysthymie.** Sie wird durch leichtere und weniger abgrenzbare Symptome als bei einer depressiven Episode oder einer wiederkehrenden Depression charakterisiert, mit Symptomen die mindestens 2 Jahre, bis hin zu Jahrzehnten, anhalten. Die Störung ist unipolar und beeinträchtigt die Funktionsfähigkeit weniger stark. Bei manchen Menschen, die an dieser Form der Depression erkrankt sind, kann sich der Zustand weiter verschlechtern, sodass sie eine depressive Episode ausbilden. Wenn beide Diagnosen vorliegen, spricht man von einer **dualen Depression oder Double Depression.**

Hält eine depressive Episode länger als 2 Jahre ohne Besserung bzw. Remission an, spricht man von einer **chronischen depressiven Episode** (Persistent Depressive Disorder).

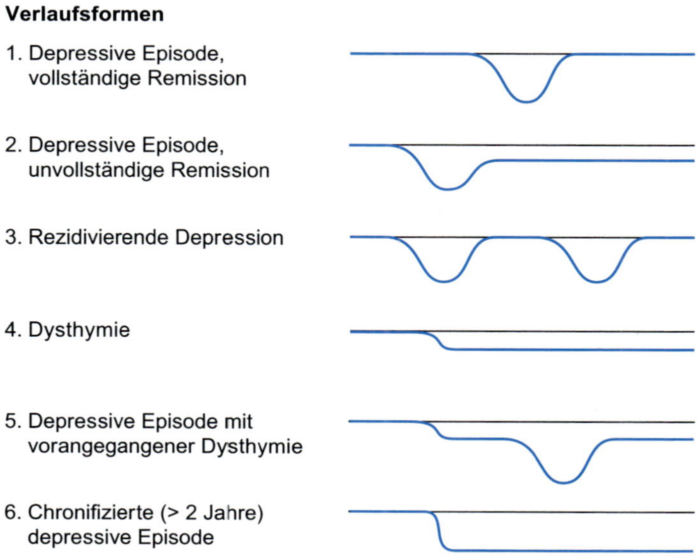

Abb. 10.2 Schematische Darstellung möglicher Verlaufstypen unipolarer depressiver Störungen [W882/L143]

Um sich einen besseren Überblick über die Verläufe oder das Therapieansprechen von Patientinnen und Patienten zu verschaffen, ist es empfehlenswert einen Phasenkalender **(LifeChart)** zu erstellen. Der Phasenverlauf, aber auch die Medikation wird longitudinal im Zeitverlauf dokumentiert. Es wird empfohlen, den Ausprägungsgrad der Episoden mit + 1 bis + 3 für manische Episoden und bis –1 bis –3 für depressive Episoden zu skalieren. Dabei bedeutet Stufe 1 eine Einschränkung der Leistungsfähigkeit, Stufe 2 eine deutliche Beeinträchtigung, jedoch ohne stationäre Aufnahme, und Stufe 3 eine schwere Beeinträchtigung.

10.1.4 Verläufe aus wissenschaftlichen Studien

Die Verläufe depressiver Störungen wurden in zahlreichen Studien untersucht. Diese Beobachtungen der Verläufe liegen den Leitlinien der Fachgesellschaften zugrunde.

WEITERE INFORMATIONEN

Es besteht ein Konsens, dass …

- der Verlauf depressiver Erkrankungen durch eine **rasche Behandlung** der Akutphase mit dem Erreichen und Erhalten einer Remission am besten beeinflusst wird.
- die Dauer der Weiterbehandlung (Erhaltungstherapie) nicht abschließend geklärt ist. Wir gehen aktuell von einer medikamentösen **Behandlungsdauer von 6–12 Monaten** aus. Auch dieser Aspekt beeinflusst letztlich den individuellen Verlauf der Erkrankung.
- Depressionen häufig einen rezidivierenden und **episodischen Verlauf** nehmen. Das Risiko weiterer Episoden steigt mit jedem weiteren Rückfall.
- mindestens 50 % der Patientinnen und Patienten eine zweite depressive Episode erleben (Burcusa und Iacono 2007), häufig noch innerhalb von 5 Jahren nach der ersten Episode.
- ab der dritten Episode eine 90-prozentige Wahrscheinlichkeit für weitere Episoden besteht (Kennedy et al. 2003).
- man von einer chronischen depressiven Episode („persistent") spricht, wenn eine depressive Episode länger als 2 Jahre ohne Besserung bzw. Remission im Intervall anhält. Etwa 20 % der Patientinnen und Patienten entwickeln einen chronischen Verlauf (Klein 2008).
- das **Rezidivrisiko** geringer wird, je länger ein Patient rezidivfrei bleibt.

Etwa 30 % der Erkrankung treten vor Erreichen des 30. Lebensjahres auf. Die Dauer der Prodromalphase ist in den Studien sehr unterschiedlich dargestellt und reicht von weniger als einem Monat bis hin zu mehreren Jahren. Ein enger Zusammenhang zwischen **Prodromal- und Residualsymptomen** derselben depressiven Episode wurde dabei berichtet. Fava et al. (1994) konnten in einer Untersuchung zeigen, dass 70 % der Residualsymptome auch in der Prodromalphase vorhanden waren.

Die Dauer einer unbehandelten Depression wurde dabei auf 6–8 Monate geschätzt. Nach Einleitung der Behandlung hingegen remittieren innerhalb von 8 Wochen ca. 50 % der Patientinnen und Patienten, innerhalb von 16 Wochen etwa 75 % der Patientinnen und Patienten. Insgesamt wurde die Dauer einer behandelten Depression von 12–16 Wochen angegeben. Rund 15 % der erwachsenen Patientinnen und Patienten erreichen nach 2 Jahren keine Remission und entwickeln einen chronischen Verlauf (Eaton et al. 2008). Betrachtet man die Gesamtpopulation aller depressiven Patientinnen und Patienten, einschließlich der Patientinnen und Patienten mit frühem Beginn im Kindes- und Jugendalter, geht man bei 33 % der Betroffenen von chronischen Verläufen aus (Berger 2018).

Die Hälfte der Patientinnen und Patienten erlebt im Durchschnitt innerhalb von 4 Jahren eine weitere Episode (Burcusa und Iacono 2007). Das Risiko weiterer Episoden steigt mit jedem weiteren Rückfall. So steigt nach der zweiten Episode die Wahrscheinlichkeit auf 70 %, nach etwa 2 Jahren eine weitere Episode zu erleben. Nach der dritten Episode wird eine Wiedererkrankungsrate von etwa 90 % berichtet (Kennedy et al. 2003).

Nach Abklingen der Akutphase wurden in verschiedenen Studien **Residualsymptome** beschrieben. Zu den häufigsten Residualsymptomen zählen dabei Schlafstörungen, Anhedonie, Müdigkeit und kognitive Leistungseinbußen. Die Residualsymptome gehen mit Beeinträchtigungen im sozialen, emotionalen und kognitiven Bereich einher (Agosti 1999). Bei Vorhandensein von Residualsymptomen kommt es unter Belastung schneller wieder zu einem Rückfall. In einer Untersuchung von Boland und Keller (2002) zeigte sich bei Patientinnen und Patienten mit Residualsymptomen, dass die durchschnittliche Zeit bis zu einem neuen Rückfall nur ca. 8 Monate dauerte, bei vollremittierten Patientinnen und Patienten dagegen 3,3 Jahre.

10.1.5 Prognostische Faktoren für die Vorhersage eines individuellen Verlaufes

Die Vorhersage der Verlaufsform der depressiven Erkrankung ist bisher auf einem individuellen Niveau nicht genau möglich.

Hier gilt die Betrachtung der oben genannten klinischen Variablen der individuellen Erkrankung.

MERKE

Folgende klinische Variablen beeinflussen den individuellen Verlauf:

- Die **Vulnerabilität** auf der Grundlage der erfragten (Familien-)Anamnese sowie der Suizidversuche in der Familie und der eigenen Vorgeschichte
- Die **Stressoren** im Bereich individueller Lebensbereiche: Familie, Finanzen, Soziales und Arbeitsplatz
- Der **bisherige Krankheitsverlauf** (Anzahl der Phasen, Intervalle; und Phasen der Remission, Genesung oder Teilremission)
- Die Analyse der bisherigen **Behandlungsstrategien**
- Die **Komorbidität** mit somatischen Erkrankungen/Schmerzsyndromen

Mehreren Studien berichten weitgehend übereinstimmend, dass eine längere Dauer der aktuellen Episode mit einer negativen Prognose in Bezug auf Depressionsschwere, Therapieansprechen und Remission verbunden ist (Habert et al. 2016). Eine frühzeitige Besserung der Symptome wird mit einem besseren Therapieansprechen und einer höheren Remissionswahrscheinlichkeit in Verbindung gebracht, während Komorbiditäten den Krankheitsverlauf verlängern.

So ergab eine Metaanalyse, dass eine frühe Besserung in 15 von 16 Studien positiv mit dem Ergebnis einer antidepressiven Behandlung verbunden war (Habert et al. 2016). In einer anderen Studie wurde festgestellt, dass eine frühe Verbesserung der Arbeitsproduktivität ein signifikanter positiver Prädiktor für höhere Remissionsraten nach 3 und 7 Monaten Behandlung war (Jha et al. 2016).

Eine weitere Metaanalyse bestätigte die nachteiligen Auswirkungen von Vernachlässigung und Misshandlung in der Kindheit (emotionale, körperliche oder sexuelle) als prädisponierende Risikofaktoren für eine schwere, früh einsetzende und behandlungsresistente Depression (Nelson et al. 2017).

Ein neuerer systematischer Review (Prieto-Vila et al. 2021) zeigt, dass folgende Faktoren, das Rückfallrisiko erhöhen: Neurotizismus, Grad der Behinderung, Major Depression, Schwere der depressiven Episode, Missbrauch in der Kindheit, niedrige Werten für Extraversion, niedriges Selbstwertgefühl, Komorbiditäten und schlechtere Adhärenz gegenüber antidepressiven Medikamenten.

Was die Behandlung anbelangt, so führt antidepressive Medikation in Kombination mit kognitiver Verhaltenstherapie und Psychoedukation zu einer Reduktion von Rückfällen ebenso wie achtsamkeitsbasierte kognitive Verfahren bei Patientinnen und Patienten mit Missbrauchsanamnese in der Kindheit (Prieto-Vila et al. 2021).

Die Rolle von psychosozialen sowie prognostischen Faktoren wurde in mehreren Übersichtsarbeiten erörtert. Dabei zeigt sich, dass ein höheres Maß an interaktionellem Stress mit einer höheren Rückfallwahrscheinlichkeit einhergeht (Beshai et al. 2011).

10.2 Management der Verläufe

10.2.1 Behandlungsabschnitte

CAVE

Die Behandlungsstrategie gliedert sich in (➤ Abb. 10.3):

- **Akutbehandlung:** Diese Phase umfasst die Zeitspanne vom Beginn der Episode bis zum Zeitpunkt, an dem die Akutsymptomatik abgeklungen ist (➤ Kap. 16).
- **Erhaltungstherapie:** Um einen Rückfall zu verhindern, werden die Patientinnen und Patienten nach der Akuttherapie mit Antidepressiva weiterbehandelt. Diese Phase umfasst die Zeitspanne, in der die Akutsymptomatik abgeklungen ist, die darunterliegende Krankheitsepisode aber noch nicht beendet.
- **Langzeittherapie:** Bei Vorliegen von drei depressiven Episoden oder mehr als zwei schweren depressiven Episoden besteht eine Indikation für die prophylaktische Langzeittherapie (➤ Kap. 18).

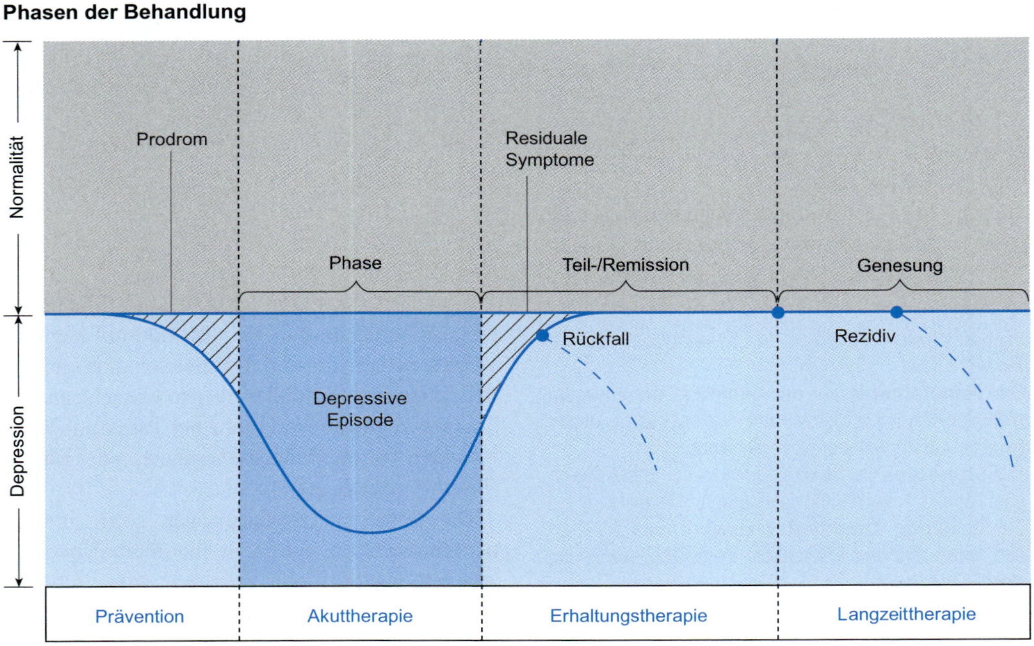

Abb. 10.3 Schematische Darstellung von Behandlungsabschnitten (in Anlehnung an Möller et al. 2013) [L143]

Außerdem stellt die **Prodromalphase** ein kritisches Zeitfenster für **Prävention** dar, zumal Interventionen in einem frühen Krankheitsstadium bessere Behandlungsergebnisse und eine generell günstigere Prognose versprechen als interventionelle Maßnahmen in einem späteren Stadium der Erkrankung.

Über die Dauer der **prophylaktischen Langzeittherapie** besteht weiterhin kein eindeutiger Konsens. Es erscheint sinnvoll, bei rezidivierendem Verlauf nach ca. 2 Jahren in Remission einen langsamen Absetzversuch zu wagen. Patientinnen und Patienten mit schweren und häufig rezidivierenden Depressionen wird eine lebenslange Prophylaxe empfohlen.

Auch hier ist es für die Behandlerinnen und Behandler bedeutsam, die klinischen Begriffe des individuellen Therapieverlaufes für den Einzelfall anzuwenden.

Mit **therapeutischem Ansprechen** (Response) bezeichnet man eine Besserung der Symptomatik um mindestens 50 %. Von **Therapieresistenz** spricht man, wenn mindestens zwei Antidepressiva in ausreichender Dosierung, unter suffizienten Plasmaspiegeln und für einen ausreichenden Zeitraum ohne ausreichenden Erfolg eingesetzt wurden (➤ Kap. 17).

Die Unterschiede in der Effizienz der therapeutischen Interventionen bei depressiven Störungen werden durch eine Vielzahl von Variablen beeinflusst. Ein signifikanter weitverbreiteter und therapielimitierender Faktor der Depression ist Non-Compliance. Unter **Compliance** versteht man das Ausmaß, in dem die Patientinnen und Patienten ärztlichen Verordnungen Folge leisten. Untersuchungen zufolge stellen etwa 50 % der Patientinnen und Patienten mit Major Depression die Einnahme der ihnen verordneten Antidepressiva innerhalb der ersten 3 Monate ein (Vergouven et al. 2002). Der Aufbau eines therapeutischen Bündnisses in der Depressionsbehandlung setzt die Akzeptanz der Patientinnen und Patienten voraus.

Sollte ein vollständiger Rückgang der Symptomatik erfolgen, spricht man von einer **Remission.** Ein Wiederauftreten der Symptomatik in dem Zeitraum von 6–12 Monaten nach Abklingen der Akutsymptomatik bezeichnet man als **Rückfall** (Relapse). Ein

Wiederauftreten der Symptomatik nach einer vollständig beendeten letzten depressiven Episode wird als **Rezidiv** (Reccurence) gewertet.

10.3 Prognose

10.3.1 Suizidrisiko

Das größte Verlaufsrisiko einer depressiven Erkrankung ist der Suizid. Jedes Jahr nehmen sich in Deutschland ungefähr 10.000 Menschen das Leben. Damit starben in der letzten Dekade etwa 110.000 Menschen durch Suizid. Das bedeutet: Etwa alle 52 Minuten suizidiert sich in Deutschland ein Mensch. Die jährliche Zahl der Suizidversuche liegt um ein Vielfaches höher als die für vollendete Suizide; etwa alle 5 Minuten findet in Deutschland ein Suizidversuch statt. Bezeichnenderweise ist ein stattgehabter Suizidversuch der wichtigste Risikofaktor für einen weiteren Suizidversuch.

Das **Suizidrisiko** ist bei depressiv Erkrankten etwa **30-mal höher** als in der Allgemeinbevölkerung. Daher ist es besonders wichtig, **Patientinnen und Patienten aktiv und empathisch im Rahmen der Erstdiagnostik zur Suizidalität zu explorieren.** Auch im weiteren Behandlungsverlauf, in dem Suizidalität neu auftreten kann, ist eine **regelmäßige Erfassung** notwendig. Eingeschätzt werden soll dabei der **aktuelle Handlungsdruck:** Lebensüberdruss, Todesgedanken, Suizidabsichten, Suizidpläne bzw. Suizidversuche (➤ Kap. 4).

Das Management von Suizidalität besteht aus mehreren Komponenten, welche die Behandlerinnen und Behandler kennen sollten.

MERKE

Entscheidend ist das klinische Erkennen von Suizidalität, durch

- klinische Evaluation und Gespräche mit den Patientinnen und Patienten.
- Erhebung der genannten Hintergrundinformationen des Verlaufes (siehe klinisches Management).
- quantifiziertes Risikoassessment z. B. durch die deutsche Version der Columbia Suicide Severity Rating Scale (C-SSRS), welche strukturiert suizidale Gedanken und Gefühle erfragt.
- ein komplexes psychiatrisch-psychotherapeutisches Care-Management der Suizidalität im stationären oder ambulanten Setting auf der Grundlage des Stadien-Modells:
  1. Vorproblemphase
  2. Problemorientierung
  3. Entscheidung
  4. Handlung
  5. Aufrechterhaltung (Prochaska und DiClemente 1982).

Mit Unterstützung des Bundesministeriums für Gesundheit konnte das erste kostenfreie psychiatrisch-psychotherapeutische E-Learning-Programm mit modularen Lerninhalten für die interdisziplinäre Diagnostik und Behandlung von Suizidalität entwickelt werden. Das Programm ist unter folgender Adresse zugänglich, eine Durchführung dauert ca. 4 Stunden: https://elearning.suprima-campus.de.

10.3.2 Psychosoziale Folgen

Die Anzahl der depressiven Episoden sowie die Dauer und Schwere der Erkrankung verursachen psychosoziale Beeinträchtigungen. Neben Symptomreduktion oder Symptomfreiheit ist das soziale Funktionsniveau (Social Functioning) ein wichtiger Gesundheitsindikator.

Studien belegen, dass depressive Störungen mit Leistungsminderung, eingeschränkter Arbeitsfähigkeit, krankheitsbedingten Fehlzeiten, Frühberentung und Arbeitslosigkeit einhergehen (Wege und Angerer 2014a). Die berufliche Leistungsfähigkeit ist reduziert, da neben der allgemeinen Antriebsstörung die Konzentration und andere kognitive Funktionen betroffen sind.

Es besteht nur ein moderater Zusammenhang zwischen klinischer Verbesserung und Funktionsfähigkeit, Arbeitsfähigkeit und Rückkehr zur Arbeit (Wege und Angerer 2014b). Trotz der klinischen Besserung gelingt die Bewältigung der täglichen Aufgaben nicht allen Betroffenen im gleichen Umfang. Die klinisch erfolgreiche Behandlung psychisch Erkrankter wirkt sich – anders als oft erwartet – nicht unmittelbar auf die Wiederherstellung der Arbeitsfähigkeit aus. Die Arbeitsfähigkeit wird erst deutlich später als die Symptomremission wiedererlangt. Eine 3-Jahres-Longitudinalstudie zur Arbeitsfähigkeit zeigte, dass Depressionen auch bei symptomatischer

Besserung gravierende Einschränkungen nach sich ziehen (Adler et al. 2006). So schätzt man die Einschränkungen der physischen Leistungsfähigkeit nach einer Depression auf etwa 20 %, bezogen auf die gesamte Arbeitszeit. Die Einschränkungen beim Zeitmanagement sowie bei geistigen Anforderungen und leistungsorientierten Aufgaben erreichen sogar über 35 % der Leistungsfähigkeit, bezogen auf die Arbeitszeit (Adler et al. 2006).

MERKE

- Die Einschränkung der physischen Leistungsfähigkeit nach einer Depression wird auf etwa 20 % der Gesamtleistungsfähigkeit geschätzt. Es wird also von einem Verlust eines Fünftels der Leistungsfähigkeit, bezogen auf einen Arbeitstag, ausgegangen.
- Beim Zeitmanagement sowie bei geistigen Anforderungen und leistungsorientierten Aufgaben reduziert sich die Leistungsfähigkeit gegenüber dem Normalniveau sogar um über 35 %, bezogen auf einen Arbeitstag (Adler et al. 2006).

Eingeschränkte Belastbarkeit, verminderte Konzentrationsfähigkeit, interaktionelle oder kognitive Defizite, die über die Remission der akuten klinischen Symptome hinaus fortwirken, können eine berufliche Re-Integration besonders erschweren. Arbeitsrelevante Fähigkeiten wie z. B. Ausdauer, Flexibilität, Eigenverantwortung, Stresstoleranz und hohe Motivation sind auch bei Abklingen der Akutphase oft beeinträchtigt. Aktuelle Studien zeigen, dass die Beeinträchtigung kognitiver Funktionen eine entscheidende Determinante des funktionalen Outcomes von Depressionen ist (Zimmerman et al. 2012).

Arbeitsplatzbezogene Ängste sind von besonderer Bedeutung für die Arbeitsfähigkeit. So weisen Patientinnen und Patienten mit depressiver Symptomatik, die zusätzlich eine Arbeitsplatzphobie entwickeln, ein besonders hohes Risiko verlängerter Arbeitsunfähigkeit bzw. krankheitsbedingter Frührente auf. Auch begleitende Schlafstörungen, oder komorbide Suchterkrankungen erschweren eine erfolgreiche Wiederherstellung der Arbeitsfähigkeit (Wege und Angerer 2014b).

Eine „soziale Anpassung" erfolgt erst nach 6- bis 8-monatiger Behandlung (Mintz et al. 1992). Auch hinsichtlich der Partnerschaft, des Sexuallebens, des Freizeitverhaltens und der globalen Lebenszufriedenheit weist ein nicht unerheblicher Teil der Patientinnen und Patienten auch noch 2 Jahre nach Remission deutliche Beeinträchtigungen auf (Ormel et al. 2004).

MERKE

- Depressive Störungen gehen mit Leistungsminderung, eingeschränkter Arbeitsfähigkeit, krankheitsbedingten Fehlzeiten, Frühberentung und Arbeitslosigkeit einher (Wege und Angerer 2014a).
- Es besteht nur ein moderater Zusammenhang zwischen klinischer Verbesserung und der Herstellung der Funktionsfähigkeit, Arbeitsfähigkeit und Rückkehr zur Arbeit (Wege und Angerer 2014a).
- Auch hinsichtlich der Partnerschaft, des Sexuallebens, des Freizeitverhaltens und der globalen Lebenszufriedenheit weist ein nicht unerheblicher Teil der Patientinnen und Patienten auch noch 2 Jahre nach Remission deutliche Beeinträchtigungen auf (Ormel et al. 2004).

LITERATUR

Adler DA, McLaughlin TJ, Rogers WH et al. Job performance deficits due to depression. Am J Psychiatry 2006; 163(9): 1569–1576.

Agosti V. Residual symptoms and social functioning over six-months in recovered outpatients with chronic depression. J Affect Disord 1999; 52(1–3): 251–255.

Berger M (Hrsg.). Psychische Erkrankungen – Klinik und Therapie. 6. A.; Elsevier Urban & Fischer, München 2018.

Beshai S, Dobson KS, Bockting CL, Quigley L. Relapse and recurrence prevention in depression: current research and future prospects. Clin Psychol Rev 2011; 31(8): 1349–1360.

Boland RJ, Keller MB. Course and outcome of depression. In: IH Gotlib und CL Hammen (Eds.), Handbook of depression (pp. 43–60). The Guilford Press 2002.

Burcusa SL, Iacono WG. Risk for recurrence in depression. Clin Psychol Rev 2007; 27(8): 959–985.

Eaton WW, Shao H, Nestadt G et al. Population-based study of first onset and chronicity in major depressive disorder. Arch Gen Psychiatry 2008; May;65(5): 513–520.

Fava GA. Do antidepressant and antianxiety drugs increase chronicity in affective disorders? Psychother Psychosom 1994; 61(3–4): 125–131.

Fava GA, Tossani E. Prodromal stage of major depression. Early Interv Psychiatry 2007; 1(1): 9–18.

Jha MK, Minhajuddin A, Greer TL et al. Early Improvement in Work Productivity Predicts Future Clinical Course in Depressed Outpatients: Findings From the CO-MED Trial. Am J Psychiatry 2016; 1;173(12): 1196–1204.

Habert J, Katzman MA, Oluboka OJ et al. Functional Recovery in Major Depressive Disorder: Focus on Early Optimized Treatment. Prim Care Companion CNS Disord 2016; 1;18(5).

Kennedy N, Abbott R, Paykel ES. Remission and recurrence of depression in the maintenance era: long-term outcome in a Cambridge cohort. Psychol Med 2003; 33(5): 827–838.
Klein DN. Dysthymia and chronic depression. In Psychopathology: History, Theory, and Diagnosis. Edited by Craighead WE, Miklowitz DJ, Craighead LW. Hoboken, NJ: John Wiley & Sons 2008; 329–365.
Lieb K, Frauenknecht S. Intensivkurs Psychiatrie und Psychotherapie. Elsevier Urban & Fischer, München 2014.
Möller HJ, Laux G, Deister A (Hrsg.). Psychiatrie, Psychosomatik und Psychotherapie 5. A. Thieme, Stuttgart 2013
Malhi GS, Mann JJ. Depression. Lancet. 2018 Nov 24; 392(10161): 2299–2312.
Mintz J, Mintz LI, Arruda MJ, Hwang SS. Treatments of depression and the functional capacity to work. Arch Gen Psychiatry 1992; 49(10): 761–768.
Nelson J, Klumparendt A, Doebler P, Ehring T. Childhood maltreatment and characteristics of adult depression: meta-analysis. Br J Psychiatry: J. Ment Sci 2017; 210: 96–104.
Ormel J, Oldehinkel AJ, Nolen WA, Vollebergh W. Psychosocial disability before, during, and after a major depressive episode: a 3-wave population-based study of state, scar, and trait effects. Arch Gen Psychiatry 2004 Apr; 61(4): 387–392.
DiClemente CC, Prochaska JO. Self-change and therapy change of smoking behavior: a comparison of processes of change in cessation and maintenance. Addict Behav 1982; 7(2): 133–142.
Prieto-Vila M, Estupiñá FJ, Cano-Vindel A. Risk Factors Associated with Relapse in Major Depressive Disorder in Primary Care Patients: A Systematic Review. Psicothema 2021; 33(1): 44–52.
Vergouven AC, von Hout HP, Bakker A. Methods to improve patient compliance in the use of antidepressants. Ned Tijdschr Geneeskd 2002; 146: 204–207.
Wege N, Angerer P. Auswirkungen psychischer Erkrankungen auf Arbeitsfähigkeit und Rückkehr zur Arbeit. In: Angerer P, Glaser J, Letzel S, Nowak D, Gündel H, Henningsen P, Lahmann C (Hrsg.). Psychische und Psychosomatische Gesundheit in der Arbeit (2014a). Ecomed Medizin, Landsberg 2014a; 213–219.
Wege N, Angerer P. Return to Work nach psychischen Erkrankungen. Befunde und Befinden. In: Weber A (Hrsg.). Return to Work – Arbeit für alle! Grundlagen der beruflichen Integration (2014b).; Gentner-Verlag, Stuttgart 2014b.
Zimmerman M, Martinez J, Attiullah N et al. Determining remission from depression on two self-report symptom scales: a comparison of the Quick Inventory of Depressive Symptomatology and the Clinically Useful Depression Outcome Scale. Compr Psychiatry 2012; 53(7): 1034–1038.

KAPITEL

11

Sonia Lech und Pichit Buspavanich

Epidemiologie der Depression

Kernaussagen

- Die Epidemiologie befasst sich mit **Verteilung von gesundheitsbezogenen Phänomenen** in der Bevölkerung.
- Die Prävalenz beschreibt die **Häufigkeit einer Erkrankung.**
- Weltweit sind mehr als **4,4 % der Bevölkerung** von depressiven Erkrankungen betroffen.
- In Deutschland liegt die **12-Monats-Prävalenz der depressiven Erkrankungen** je nach Studien zwischen 6,0 % und 8,4 %.
- In repräsentativen Bevölkerungsumfragen werden in **Deutschland** mehr depressive Symptome berichtet als im europäischen Vergleich.

11.1 Einführung

Wie häufig ist die Depression in der Allgemeinbevölkerung? Wie hoch ist das Lebenszeitrisiko an einer Depression zu erkranken? Wie viele Menschen mit einer Depression werden im Gesundheitssystem versorgt? Welche Risikofaktoren erhöhen die Wahrscheinlichkeit, im Laufe des Lebens an einer Depression zu erkranken? – Diese und viele anderen Fragen sind Gegenstand der Epidemiologie. Das folgende Kapitel soll zum einen in die Wissenschaft der Epidemiologie einführen und epidemiologische Konzepte erläutern und zum anderen aktuelle empirische Daten und Zahlen zu Häufigkeiten der Depression darlegen. Wir unterscheiden hierbei zwischen einer **diagnostizierten Depression** (alias depressive Störung) und **berichteten depressiven Symptomen** (alias Depressivität).

11.2 Epidemiologie

Der Begriff der Epidemiologie stammt aus dem Griechischen „epi demos“, was übersetzt „auf Volk“ bedeutet. Die Epidemiologie ist das Gebiet, welches sich mit der räumlichen und zeitlichen Verteilung von gesundheitsbezogenen Phänomenen in der Bevölkerung beschäftigt. Grundsätzlich wird zwischen der deskriptiven und der analytischen Epidemiologie unterschieden:

- Die **deskriptive Epidemiologie** beschäftigt sich mit der reinen Beschreibung von Häufigkeiten und Verteilungen von Erkrankungen. Wichtig ist dabei die genaue Definition der Zielpopulation. Ein Bereich der deskriptiven Epidemiologie ist z. B. die Beschreibung der Häufigkeit depressiver Erkrankungen in Deutschland.
- Die **analytische Epidemiologie** hingegen geht über die Deskription hinaus und untersucht kausale Zusammenhänge und Determinanten von Gesundheit und Krankheit. Ein Bereich der analytischen Epidemiologie ist z. B. die Untersuchung der Verteilung und Häufigkeit von genetischem Risiko der Depression (genetische Epidemiologie). Die analytische Epidemiologie überschneidet sich häufig mit der Ätiologie, der Wissenschaft, die sich mit der Frage nach der Ursache der Entstehung und Aufrechterhaltung von Erkrankungen beschäftigt.

11.3 Deskriptive Epidemiologie

Für die rein deskriptive Beschreibung von Häufigkeiten und Verteilungen von Erkrankungen in bestimmten Zielpopulationen stehen eine Vielzahl von epidemiologischen Kennzahlen im Mittelpunkt (➤ Tab. 11.1), welche alle das Ziel verfolgen, das Vorkommen (die Häufigkeit) und die Determinanten von Erkrankungen oder gesundheitlichen Phänomenen zu beschreiben, sich jedoch in der zeitlichen und räumlichen Eingrenzung unterscheiden. Die Definition der Zielpopulation erfolgt in Abhängigkeit von der Fragestellung.

Die Angaben zu Prävalenzen der Depression variieren oftmals je nach Untersuchung. Um eine Beurteilung und die Vergleichbarkeit von Studien zu ermöglichen, ist die alleinige Angabe des Begriffs Depression nicht hinreichend und sollte treffender unterschieden werden zwischen depressiver Störung (diagnostizierte unipolare Depression nach ICD-10 bzw. DSM-5) und Depressivität. Die Depressivität beschreibt den aktuellen Zustand depressiver Symptome und schließt damit sowohl Zustände ausgeprägter depressiver Störungen als auch die Zustände ein, bei denen belastende Symptome vorhanden sind, diese aber nicht in ihrer Intensität, Anzahl und/oder Dauer für die Diagnose einer unipolaren Depression ausreichen (Hautzinger, Meyer 2001). Für die **Diagnosestellung der depressiven Störung** werden meist strukturierte klinische Interviews durchgeführt

Tab. 11.1 Übersicht epidemiologischer Kennzahlen

Begriff	Definition	Fragestellungen
Prävalenz	Häufigkeit einer Erkrankung	Wie viele Menschen leiden in Deutschland an einer Depression?
Punktprävalenz	Häufigkeit einer Erkrankung zu einem bestimmten Stichtag	Wie viele Menschen wurden am 31.12.2019 mit einer Depression diagnostiziert?
Periodenprävalenz	Häufigkeit einer Erkrankung innerhalb einer bestimmten Zeitperiode	Wie viele Menschen erkrankten an einer Depression innerhalb der letzten 12 Mon.?
Lebenszeitprävalenz	Häufigkeit einer Erkrankung innerhalb der Lebenszeit	Wie viele Menschen erkrankten irgendwann im Laufe des Lebens an einer Depression?
Behandlungsprävalenz	Häufigkeit einer Erkrankung innerhalb der Population, die medizinisch versorgt wurde	Wie viele Menschen wurden aufgrund einer Depression medizinisch, psychologisch o. psychotherapeutisch versorgt?
Administrative Prävalenz	Behandlungsprävalenz aus administrativen Statistiken	Wie viele Menschen mit einer Depression wurden in einem Register erfasst?
Inzidenz	Häufigkeit des Neuauftretens einer Erkrankung	Wie viele Menschen sind im Jahre 2019 erstmals an einer Depression erkrankt?
Lebenszeitrisiko	Wahrscheinlichkeit, im Laufe der Lebensspanne an einer bestimmten Krankheit zu erkranken	Wie hoch ist das Risiko, im Laufe des Lebens an einer Depression zu erkranken?

(Wittchen et al. 1997). Zur Erfassung der Depressivität werden häufig Selbst- und Fremdbeurteilungsverfahren als Screeninginstrumente verwendet (Hautzinger, Meyer 2001). Die verschiedenen Verfahrensgruppen zur Diagnostik von depressiven Störungen werden in ➤ Kap. 3 detaillierter beschrieben.

Zum anderen ergeben sich beobachtbare Unterschiede in den Prävalenzen ebenfalls durch die variierenden Zeiträume, die in unterschiedlichen Studien betrachtet werden (Punktprävalenz vs. 12-Monats-Prävalenz). ➤ Abb. 11.1 illustriert die zeitlichen Eingrenzungen der unterschiedlichen epidemiologischen Kennzahlen.

CAVE

Für die Beurteilung und Vergleichbarkeit von epidemiologischen Kennwerten der Depression ist die klare Unterscheidung zwischen einer diagnostizierten Depression (alias depressiven Störung) oder dem Vorliegen von depressiven Symptomen (alias Depressivität) notwendig.

11.3.1 Prävalenzen der Depression in Deutschland

In Deutschland zählt die Depression zu den häufigsten psychischen Erkrankungen (Jacobi, Barnikol 2015; Wittchen et al. 2011; WHO 2017). Laut Weltgesundheitsorganisation (WHO) leben hier 4,1 Millionen Menschen mit der Diagnose einer Depression (WHO 2017). ➤ Tab. 11.2 zeigt eine Übersicht der verschiedenen Prävalenzen der Depression in Deutschland, aufgeteilt nach 12-Monats-, Lebens- und administrativer Prävalenz. In einer Studie zu den Häufigkeiten der Depression in Survey- und Routinedaten berichteten Grobe et al. (2019) Prävalenzunterschiede der Depression. Dabei zeigte sich die höchste Prävalenzrate mit 9.8 % für die administrative Prävalenz und die niedrigste mit 5,9 % für die selbst berichtete Prävalenz der Depressionsdiagnose. Die Prävalenz, basierend auf der Diagnose anhand eines strukturierten klinischen Interviews, betrug in der Studie 8,4 %. Darüber hinaus sind Geschlechtsunterschiede der Depression deutlich zu beobachten. In einer weiteren Studie lag die 12-Monats-Prävalenz der Major Depressive Disorder (MDD) nach dem CIDI bei 3,9 % (Maske et al. 2015). Die Inzidenz der Depression hingegen fällt deutlich niedriger aus: In einer Analyse auf Basis der in Routinedaten dokumentierten Depressionsdiagnosen lag die Inzidenz der depressiven Episode bei Erwachsenen (≥ 18 J.) im Jahr 2010 bei 1,1 % (Klauber et al. 2014).

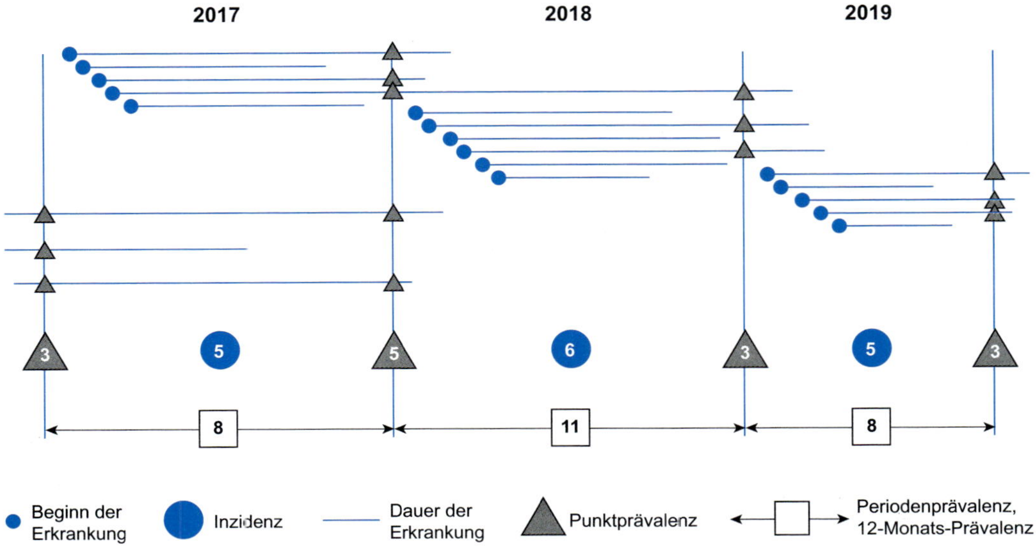

Abb. 11.1 Epidemiologische Kennzahlen: Inzidenzen und Prävalenzen in Abhängigkeit von Zeitpunkt und Dauer der Erkrankung (nach Pflanz 1973) [L143]

Tab. 11.2 Prävalenz der Depression in Deutschland

		12-Monats-Prävalenz (strukturiertes klinisches Interview)		**12-Monats-Prävalenz** (selbst berichtete ärztliche Diagnose)		**12-Monats-Prävalenz** (selbst berichtete Depressivität)[5]		**Administrative Prävalenz**		**Lebenszeitprävalenz** (selbst berichtete ärztliche Diagnose)	
		%	**(95 %-KI)**	**%**	**(95 %-KI)**	**%**	**(95 %-KI)**	**%**	**(95 %-KI)**	**%**	**(95 %-KI)**
Grobe et al. (2019)[1]	Gesamt	8,4	(7,2–9,6)	5,9	(5,1–6,7)	-	-	9,8	(9,8–9,8)	-	-
	♂	5,2	(4,1–6,3)	3,7	(2,9–4,5)	-	-	6,7	(6,7–6,7)	-	-
	♀	11,4	(9,5–13,4)	8,0	(6,7–9,4)	-	-	12,9	(12,9–12,9)	-	-
Thom et al. (2017))[2]	Gesamt	-	-	8,1	(7,6–8,5)	-	-	-	-	-	-
	♂	-	-	6,3	(5,8–6,9)	-	-	-	-	-	-
	♀	-	-	9,7	(9,0–10,3)	-	-	-	-	-	-
Buttery et al. (2015))[3]	Gesamt	-	-	6,5	(6,2–6,9)	-	-	-	-	-	-
	♂	-	-	4,7	(4,3–5,1)	-	-	-	-	-	-
	♀	-	-	8,3	(7,9–8,8)	-	-	-	-	-	-
Busch et al. (2013))[4]	Gesamt	-	-	6,0	(5,3–6,7)	8,1	(7,3–9,1)	-	-	11,6	(10,7–12,6)
	♂	-	-	3,8	(3,1–4,7)	6,1	(5,2–7,2)	-	-	7,8	(6,7–9,0)
	♀	-	-	8,1	(7,0–9,4)	10,2	(8,9–11,5)	-	-	15,4	(14,0–17,0)

KI = Konfidenzintervall
[1] Daten aus der Studie zur Gesundheit Erwachsener in Deutschland, erste Erhebungswelle im Jahre 2010, (DEGS1), dem Zusatzmodul „Psychische Gesundheit" der DEGS1 (DEGS1-MH) und Routinedaten der Barmer GEK (2010)
[2] Daten aus der Studie Gesundheit in Deutschland aktuell (GEDA) (2014/2015)
[3] Daten aus der GEDA (2009/2010)
[4] Daten aus der DEGS1 (2008–2011)
[5] Depressivität wurde mit dem Patient Health Questionnaire (PHQ-9) erfasst.

MERKE

Die hier aufgeführten Studien machen deutlich, dass Angaben zur Prävalenz von Depression abhängig von der Prävalenzerhebung und/oder dem Erhebungsinstrument unterschiedlich ausfallen können. Dies sollte v. a. beim Vergleich der Kennzahlen beachtet werden.

11.3.2 Prävalenzen der Depression in Europa

Im Rahmen des European Health Interview Survey (EHIS), einer europäischen Gesundheitsbefragung, werden Daten zum Gesundheitszustand und zur Versorgung, zu Gesundheitsdeterminanten und zur sozioökonomischen Situation der Bevölkerung aller EU-Mitgliedstaaten erhoben. Dabei wird u.a. die Depressivität mihilfe des 8-Item Patient Health Questionnaire (PHQ-8; Kroenke et al. 2009) erfasst und nach Geschlecht und EU-Mitgliedstaat stratifiziert. In einer Studie von Hapke et al. (2019) wurden aktuelle Daten der EHIS-Studie für Deutschland im europäischen Vergleich analysiert (➤ Tab. 11.3). Die Prävalenz der Depressivität betrug im EU-Durchschnitt 6,6 % und war somit niedriger als die Prävalenz in Deutschland (9,2 %).

11.3.3 Depression weltweit

Weltweit sind > 4,4 % der Bevölkerung (etwa 322 Mio. Menschen) von depressiven Störungen betroffen (WHO 2017). In einer Metaanalyse von Lim et al. (2018) wurden die Daten von insgesamt 30 Ländern im Zeitraum von 1994–2014 hinsichtlich der Prävalenzen analysiert. Dabei betrug die

Tab. 11.3 Prävalenz der Depressivität im europäischen Vergleich

EU-Mitgliedstaat	Gesamt		Männer		Frauen	
	%	(95 %-KI)	%	(95 %-KI)	%	(95 %-KI)
EU-Durchschnitt	**6,6**	**6,5–6,8**	**5,2**	**5,1–5,4**	**7,9**	**7,7–8,1**
Luxemburg	10,0	(9,0–11,0)	8,2	(7,0–9,6)	11,7	(10,3–13,2)
Deutschland	**9,2**	**(8,8–9,6)**	**7,6**	**(7,1–8,2)**	**10,8**	**(10,2–11,4)**
Portugal	9,1	(8,5–9,7)	4,7	(4,1–5,4)	12,9	(11,9–13,9)
Schweden	8,8	(8,1–9,6)	6,5	(5,7–7,4)	11,2	(10,0–12,4)
Ungarn	8,5	(7,7–9,3)	7,1	(6,1–8,3)	9,6	(8,7–10,7)
Irland	7,8	(7,0–8,5)	6,6	(5,7–7,7)	8,8	(7,8–10,0)
Dänemark	7,4	(6,7–8,2)	5,3	(4,4–6,3)	9,5	(8,4–10,6)
Vereinigtes Königreich	7,4	(6,9–7,9)	6,1	(5,5–6,8)	8,6	(7,9–9,3)
Frankreich	7,2	(6,7–7,7)	5,2	(4,6–5,8)	9,0	(8,3–9,8)
Bulgarien	7,1	(6,3–7,9)	6,0	(5,1–7,1)	8,0	(7,1–9,1)
Estland	6,6	(5,9–7,3)	5,0	(4,1–6,0)	8,0	(7,0–9,0)
Finnland	6,0	(5,4–6,7)	5,7	(4,8–6,8)	6,4	(5,6–7,3)
Slowenien	5,6	(5,1–6,3)	4,0	(3,2–4,8)	7,3	(6,4–8,2)
Rumänien	4,9	(4,5–5,3)	4,7	(4,2–5,4)	5,1	(4,6–5,6)
Polen	4,8	(4,4–5,1)	4,0	(3,5–4,5)	5,5	(5,0–6,0)
Lettland	4,7	(4,2–5,3)	3,3	(2,7–4,1)	5,8	(5,0–6,6)
Italien	4,6	(4,3–4,9)	3,5	(3,2–3,9)	5,6	(5,2–6,0)
Österreich	4,3	(3,8–4,8)	3,4	(2,8–4,2)	5,1	(4,5–5,8)
Zypern	4,1	(3,5–4,9)	3,0	(2,3–3,9)	5,2	(4,3–6,3)
Kroatien	3,4	(2,9–4,0)	3,4	(2,8–4,3)	3,4	(2,8–4,1)
Litauen	3,3	(2,9–3,8)	2,3	(1,7–3,1)	4,1	(3,5–4,8)
Malta	3,3	(2,8–3,9)	2,2	(1,6–3,0)	4,4	(3,6–5,4)
Griechenland	3,2	(2,8–3,7)	2,5	(1,9–3,3)	3,8	(3,3–4,5)
Slowakei	2,9	(2,4–3,4)	2,3	(1,7–3,1)	3,4	(2,8–4,2)
Tschechische Republik	2,7	(2,3–3,2)	2,0	(1,5–2,7)	3,4	(2,8–4,1)

KI = Konfidenzintervall, EU-Durchschnitt = Durchschnitt der teilgenommenen EU-Mitgliedstaaten

mittlere Punktprävalenz der Depression[1] 12,9 %, die 12-Monats-Prävalenz 7,2 % und die Lebenszeitprävalenz 10,8 %. Die Autoren berichteten ebenfalls von einer statistisch signifikant höheren Prävalenz in Studien, in denen die Depression mithilfe von Selbstbeurteilungsverfahren gemessen wurde, im Vergleich zu Studien, in denen strukturierte klinische Interviews durchgeführt wurden (17,3 % vs. 8,5 %).

MERKE

In Deutschland ist die Prävalenz der Depressivität höher als im EU-Durchschnitt (9,2 % vs. 6,6 %).

[1] In der Metaanalyse von Lim et al. (2018) wurden insgesamt N = 90 Studien eingeschlossen. Depression wurde in den einzelnen Studien unterschiedlich operationalisiert (depressive Störung vs. Depressivität). Die Berechnung der Punktprävalenz erfolgte z. B. auf Grundlage von insgesamt N = 66 Studien. Inkludiert in der Auswertung waren n = 24 Studien zur depressiven Störung, n = 43 Studien zur Depressivität und n = 1 Studie zu beiden.

11.3.4 Zeitliche Trends der Depression

In verschiedenen Studien ist ein stetiger Anstieg der Prävalenz der Depression weltweit zu beobachten. Laut WHO ist zwischen den Jahren 2005 und 2015 die Zahl der Menschen mit einer depressiven Störung um 18,4 % gestiegen (WHO 2017). In Deutschland fanden Stahmeyer et al. (2019) in einem 10-Jahreszeitraum einen Anstieg der administrativen 12-Monats-Prävalenz der depressiven Störung von 12,0 % im Jahr 2006 auf 16,3 % im Jahr 2015. In einer neueren Studie von Steffen et al. (2020) wurde ebenfalls die administrative Prävalenz der Depression zwischen 2009 und 2017 in Deutschland untersucht. Dabei fanden die Autoren, dass die administrative Prävalenz der depressiven Störung von 12,5 % im Jahre 2009 auf 15,7 % im Jahre 2017 gestiegen ist. ➤ Abb. 11.2 und ➤ Abb. 11.3 illustrieren die zeitlichen Trends der administrativen Prävalenz der depressiven Störung.

Aus einer anderen epidemiologischen Studie, in der Daten einer repräsentativen Bevölkerungsbefragung aus den Jahren 1997–1999 mit den Daten aus den Jahren 2009–2012 verglichen wurden, konnte ein Anstieg der Prävalenz nicht bestätigt werden: die 12-Monats-Prävalenz der depressiven Störung von 7,4 % zeigte sich hier über die Jahre hinweg stabil (Bretschneider et al. 2018).

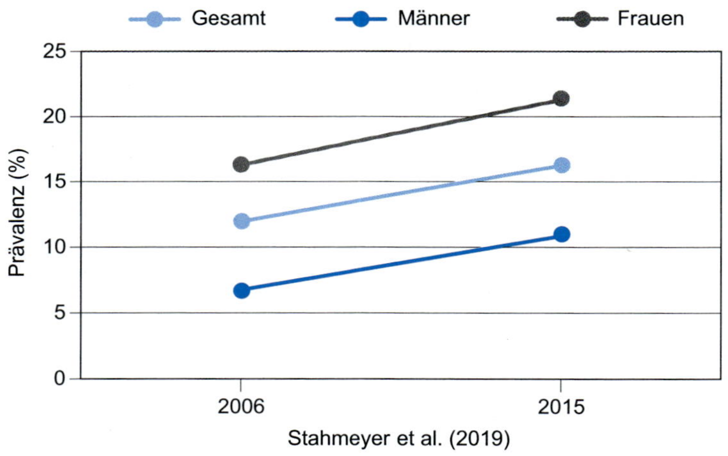

Abb. 11.2 Administrative Prävalenzen der depressiven Störung 2006–2015 [H256-001/L143]

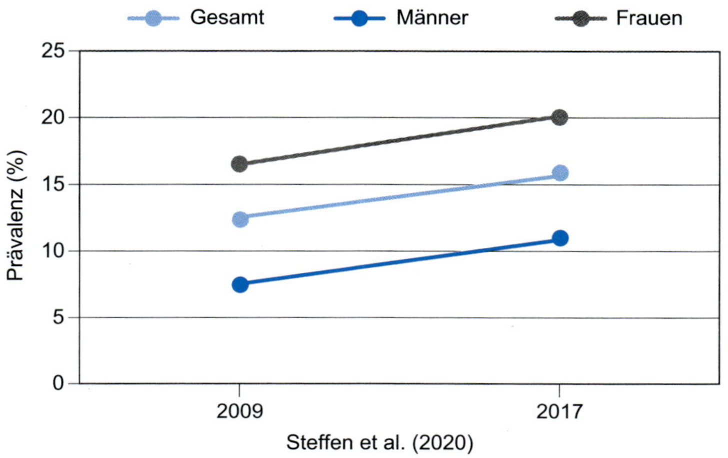

Abb. 11.3 Administrative Prävalenzen der depressiven Störung 2009–2017 [H154-001/L143]

11.4 Analytische Epidemiologie

Die analytische Epidemiologie untersucht kausale Zusammenhänge und Determinanten von Erkrankungen. Oftmals untersucht sie Hypothesen, die basierend auf deskriptiver Epidemiologie erstellt wurden. Bei der analytischen Epidemiologie handelt es sich meist um Beobachtungsstudien (Quer- oder Längsschnittstudien, Kohortenstudien) und Interventionsstudien. Ziel ist primär die Untersuchung von protektiven oder Risikofaktoren, die die Verteilung von gesundheitlichen Phänomenen beeinflussen (➤ Kap. 12).

Eine repräsentative epidemiologische Studie zur Depression in der Erwachsenenbevölkerung in Deutschland bestätigt Zusammenhänge zwischen Depression und Geschlecht, sozioökonomischem Status und Wohnregion (Busch et al. 2013). So zeigen sich geschlechtsabhängige Unterschiede in den Prävalenzen der Depression mit einer höheren Erkrankungswahrscheinlichkeit bei Frauen als bei Männern. Innerhalb eines Jahres erkranken im Schnitt 8,1 % der Frauen und 3,8 % der Männer an einer unipolaren Depression (Busch et al. 2013). Bei Frauen ist die Wahrscheinlichkeit, im Laufe ihres Lebens eine Depression zu entwickeln, etwa doppelt so hoch wie bei Männern (Kuehner 2017; Kuehner 2003). Neben Geschlechtereffekten sind auch Alterseffekte beobachtbar: Die Prävalenz der depressiven Symptomatik ist in der Altersgruppe von 18–29 J. am höchsten und fällt mit zunehmenden Alter signifikant ab (Busch et al. 2013). Trotz allem ist die Depression die häufigste psychische Erkrankung im Alter (Wittchen et al. 2010). Eine Vielzahl von internationalen und nationalen Studien zeigt, dass die depressive Erkrankung mit einem niedrigen sozioökonomischen Status assoziiert ist (Busch et al. 2013; Bromet et al. 2011). Aktuelle Befunde weisen darauf hin, dass es Unterschiede in den Prävalenzen der Depression und dem Wohnort gibt (Erhart et al. 2012; Busch et al. 2013). Die Lebenszeitprävalenz einer unipolaren Depression ist in großstädtischen Wohnorten am höchsten (13,7 %) und in kleinstädtischen Wohnorten am niedrigsten (9,9 %; Busch et al. 2013).

Zur analytischen Epidemiologie zählt ebenfalls die **genetische Epidemiologie.** Diese beschäftigt sich mit genetischen und Umweltfaktoren, die die Entstehung und den Verlauf von Erkrankungen beeinflussen.

Für die Entstehung der depressiven Erkrankung stellen genetische Komponenten einen großen Einflussfaktor dar (McGuffin et al. 2003). In einer Metaanalyse zu Zwillingsstudien konnten abhängig von der Studie Konkordanzraten von 37–67 % festgestellt werden (Sullivan et al. 2000). In einer neueren Metaanalyse von genomweiten Assoziationsstudien (GWAS) zu depressiven Erkrankungen von 807.553 Individuen konnten insgesamt 102 unabhängige genetische Varianten gefunden werden (Howard et al. 2019). Lieb et al. konnten beispielhaft zeigten, dass sich die Prävalenz einer depressiven Störung in einem 4-Jahreszeitraum bei Kindern und Jugendlichen deutlich erhöht, wenn eines oder beide Elternteile an einer depressiven Episode leiden: 12,3 % bei Kindern und Jugendlichen ohne Elternteil mit einer depressiven Episode vs. 26,1 % bei einem Elternteil und 28,5 % bei beiden Elternteile mit einer depressiven Episode (Lieb et al. 2002). Bei der Ätiologie der depressiven Erkrankungen spielt darüber hinaus die Gen-Umwelt-Interaktion eine entscheidende Rolle. Epigenetische Prozesse wie DNA-Methylierung oder Histion-Modifikation können bei speziellen psychosozialen Belastungsfaktoren oder Umweltfaktoren zu Veränderung der Genexpression und -translation führen (Penner-Goeke, Binder 2019; (➤ Kap. 8.2.8)). Ein Beispiel für eine Gen-Umwelt-Interaktion zeigen die Autoren Klengel et al. Sie konnten den Zusammenhang zwischen frühen Traumatisierungen in der Kindheit und Veränderung der DNA-Methylierung auf dem *FK506 binding protein 5 gene* (FKBP5) bei Trägern eines Risikoallels bei der Genvariante (rs1360780) im *FKBP5*-Gen finden (Klengel, Binder 2013).

LITERATUR

Bretschneider J, Janitza S, Jacobi F et al. Time trends in depression prevalence and health-related correlates: results from population-based surveys in Germany 1997–1999 vs. 2009–2012. BMC psychiatry 2018; 18(1): 394.

Bromet E, Andrade LH, Hwang I et al. Cross-national epidemiology of DSM-IV major depressive episode. BMC medicine 2011; 9(1): 1–16.

Busch MA, Maske UE, Ryl L et al. Prävalenz von depressiver Symptomatik und diagnostizierter Depression bei Erwachsenen in Deutschland. Bundesgesundheitsblatt-Gesundheitsforschung-Gesundheitsschutz 2013; 56(5–6): 733–739.

Buttery AK, Mensink GB, Busch MA. Healthy behaviours and mental health: findings from the German Health Update (GEDA). The European Journal of Public Health 2015; 25(2): 219–225.

Erhart M, von Stillfried D. Analyse regionaler Unterschiede in der Prävalenz und Versorgung depressiver Störungen auf Basis vertragsärztlicher Abrechnungsdaten – Teil 1 Prävalenz. Berlin: Zentralinstitut für die kassenärztliche Versorgung in Deutschland, 2012.

Grobe TG, Kleine-Budde K, Bramesfeld A et al. Prävalenzen von Depressionen bei Erwachsenen – eine vergleichende Analyse bundesweiter Survey-und Routinedaten. Das Gesundheitswesen 2019; 81(12): 1011–1017.

Hapke U, Cohrdes C, Nübel J. Depressive symptoms in a European comparison – Results from the European Health Interview Survey (EHIS) 2. Journal of Health Monitoring 2019; 4(4).

Hautzinger M, Meyer T. Diagnostik affektiver Störungen. In: Stieglitz R-D, Baumann U, Freyberger H (Hrsg.), Psychodiagnostik in der Klinischen Psychologie, Psychiatrie, Psychotherapie, 2. A. 2001; 18–426. Stuttgart: Georg Thieme Verlag, 2001.

Howard DM, Adams MJ, Clarke TK et al. Genome-wide meta-analysis of depression identifies 102 independent variants and highlights the importance of the prefrontal brain regions. Nat Neurosci 2019; 22(3): 343–352. doi:https://doi.org/10.1038/s41593-018-0326-7.

Jacobi F, Barnikol UB. Abschätzung von Prävalenz und Behandlungsbedarf psychischer Störungen. Der Nervenarzt 2015; 86(1): 42–50.

Klauber J, Günster C, Gerste B et al. Versorgungs-Report 2013/2014: Schwerpunkt: Depression: Schattauer Verlag, 2014.

Klengel T, Binder EB. Allele-specific epigenetic modification: a molecular mechanism for gene-environment interactions in stress-related psychiatric disorders? Epigenomics 2013; 5(2): 109–112. doi:https://doi.org/10.2217/epi.13.11.

Kroenke K, Strine TW, Spitzer RL et al. The PHQ-8 as a measure of current depression in the general population. Journal of affective disorders 2009; 114(1–3): 163–173.

Kuehner C. Why is depression more common among women than among men?. The Lancet Psychiatry 2017; 4(2): 146–158.

Kuehner C. Gender differences in unipolar depression: an update of epidemiological findings and possible explanations. Acta Psychiatr Scand 2003; 108: 163–174.

Lieb R, Isensee B, Hofler M. Parental major depression and the risk of depression and other mental disorders in offspring: a prospective-longitudinal community study. Arch Gen Psychiatry 2002; 59(4): 365–374. doi:https://doi.org/10.1001/archpsyc.59.4.365.

Lim GY, Tam WW, Lu Y. Prevalence of depression in the community from 30 countries between 1994 and 2014. Scientific reports 2018; 8(1): 1–10.

Maske UE, Busch MA, Jacobi F et al. Current major depressive syndrome measured with the Patient Health Questionnaire-9 (PHQ-9) and the Composite International Diagnostic Interview (CIDI): results from a cross-sectional population-based study of adults in Germany. BMC psychiatry 2015; 15(1): 77.

McGuffin P, Rijsdijk F, Andrew M et al.: The heritability of bipolar affective disorder and the genetic relationship to unipolar depression. Arch Gen Psychiatry 2003; 60(5): 497–502. doi:https://doi.org/10.1001/archpsyc.60.5.497.

Penner-Goeke S, Binder EB. Epigenetics and depression. Dialogues Clin Neurosci 2019; 21(4): 397–405. doi:https://doi.org/10.31887/DCNS.2019.21.4/ebinder

Stahmeyer JT, Kuhlmann K, Eberhard S. Die Häufigkeit von Depressionsdiagnosen nach Versichertengruppen im Zeitverlauf – eine Routinedatenanalyse der Jahre 2006–2015. PPmP-Psychotherapie· Psychosomatik· Medizinische Psychologie 2019; 69(02): 72–80.

Steffen A, Thom J, Jacobi F et al. Trends in prevalence of depression in Germany between 2009 and 2017 based on nationwide ambulatory claims data. Journal of affective disorders, 2020.

Sullivan PF, Neale MC, Kendler KS. Genetic epidemiology of major depression: review and meta-analysis. Am J Psychiatry 2000; 157(10): 1552–1562.

Thom J, Kuhnert R, Born S, Hapke U. 12-Monats-Prävalenz der selbstberichteten ärztlich diagnostizierten Depression in Deutschland (Vol. 2): Robert Koch-Institut, Epidemiologie und Gesundheitsberichterstattung, 2017.

Wittchen H-U, Jacobi F, Rehm J et al. The size and burden of mental disorders and other disorders of the brain in Europe 2010. European neuropsychopharmacology 2011; 21(9): 655–679.

Wittchen H-U, Jacobi F, Klose M et al. Depressive Erkrankungen: Robert-Koch-Institut. Berlin, 2010.

Wittchen H-U, Zaudig M, Fydrich T. SKID I. Strukturiertes klinisches Interview für DSM-IV. Achse I und II. Handanweisung. Göttingen: Hogrefe, 1997.

World Health Organization. Depression and other common mental disorders: global health estimates. World Health Organization, 2017.

KAPITEL

12 Risikofaktoren – Schutzfaktoren

Nicole Bührsch

12.1 Einleitung

Kernaussagen

- **Risiko- und Schutzfaktoren** sollten in der Anamnese eine besondere Berücksichtigung finden.
- Potenzielle Risiko- und Schutzfaktoren sind **zahlreich.**
- Das **Vorliegen vieler Risikofaktoren** ist noch nicht automatisch mit einer Depression verbunden.
- Einzelne **Schutzfaktoren** können Risikofaktoren relativieren und umgekehrt.
- Die **Erfassung der individuellen Risikofaktoren** ist für Entstehung, Verlauf, Therapie, Rückfallprophylaxe und Rezidivprognose besonders hilfreich.

Ein besonderes Augenmerk in der Diagnostik, v. a. aber auch in der Behandlung der Depression liegt in der Kenntnis der allgemeinen und viel mehr noch der individuellen Risiko- und Schutzfaktoren und der Erarbeitung dieser gemeinsam mit dem Patienten (➢ Tab. 12.1). Vor dem Hintergrund, dass die meisten affektiv erkrankten Patienten von akuten und/oder chronischen Stressoren und Belastungen betroffen sind, ist das Konzept der Resilienz und der protektiven Faktoren von besonderer Bedeutung. In diesem Kapitel soll dazu ein Überblick gegeben werden. Dabei werden personeninterne und -externe Faktoren aufgegriffen sowie potenziell veränderbare und unveränderbare. Etwas ausführlicher wird v. a. auf Persönlichkeitseigenschaften, soziale Beziehungen und verhaltensbezogene Merkmale eingegangen. Da es zu einigen Kapiteln in diesem Buch deutliche Synergien gibt, werden biografische und biologische Faktoren sowie psychosoziale Belastungen zwar hier aufgeführt, zur Vermeidung von Redundanz erfolgt jedoch lediglich ein Verweis.

Tab. 12.1 Überblick und Gegenüberstellung von Risiko- und protektiven Faktoren

Risikofaktoren	Protektive Faktoren
Biografie/Soziodemografie[1]	
Mittleres Lebensalter	
Weibliches Geschlecht	
Positive Familienanamnese für affektive Störungen	
(frühkindliche) traumatische Erlebnisse	
Persönlichkeitseigenschaften	
Perfektionismus	Resilienz
Typ-D/Feindseligkeit	Positive Affektivität
Erlernte Hilflosigkeit	Kohärenzsinn/Fähigkeit zur Akzeptanz schwieriger Emotionen und Kognitionen
Narzissmus/instabiles, niedriges Selbstwertgefühl	Stabiles/situationsangemessenes, positives Selbstwertgefühl
	Fähigkeit zum Belohnungsaufschub/Reward-Processing
Soziale Bindungen/Beziehungen	
Mangel an sozialer Unterstützung/Einsamkeit	Intakte, stabile Beziehungen
Pflege von Angehörigen	
Gesundheits- und verhaltensbezogene Merkmale	
Mangel an Bewegung	Regelmäßige Bewegung
Mangel an Tagesstruktur	Regelmäßige Tagesstruktur/sinnstiftende Aktivitäten
Nikotin/Alkoholkonsum	
Übergewicht	
Psychosoziale Belastungsfaktoren[2]	
Kritische Lebensereignisse	
Biologische Faktoren[3]	
Chronische Erkrankungen	
Hyperreagibilität/Dysregulation stresssensitiver Systeme (z. B. HPA-Achse)	

[1] ➤ Kap. 6 und ➤ Kap. 7 und Kap. 13
[2] ➤ Kap. 7 und insbesondere ➤ Kap. 8
[3] ➤ Kap. 7 und ➤ Kap. 8

12.2 Biografie und Soziodemografie

Alter: Das mittlere Lebensalter ist sowohl mit der niedrigsten allgemeinen Lebenszufriedenheit als auch mit der höchsten Punktprävalenz für depressive Episoden verbunden. Das höhere Lebensalter ist entgegen dem gefühlt-plausiblen höheren Risiko für affektive Erkrankungen vor dem Hintergrund der vielen potenziellen Veränderungen und dem Verlust von beruflichen, gesellschaftlichen, sozialen, familiären und nicht zuletzt physischen Funktionen nicht per se mit einem höheren Depressionsrisiko verbunden. Gleichwohl steigt das Suizidrisiko bei älteren v. a. alleinlebenden Männern überproportional stark an.

Geschlecht: Frauen haben im Vergleich zu Männern ein etwa doppelt so hohes Risiko, an einer Depression zu erkranken wie Männer.

Familienanamnese: Eine positive Familienanamnese für depressive Störungen ist mit einem etwa 4-fach erhöhtem Risiko für Depression verbunden (Bardeslee 1998), insbesondere wenn die Mutter an einer Depression erkrankt ist. Dabei ist das Risiko umso höher, je jünger die Kinder bei der ersten depressiven Episode eines Elternteils sind, je schwerer die Symptomatik ist sowie bei rezidivierender oder chronischer Depression (Hammen 2018).

Traumatische Erlebnisse in der Biografie sind mit einem deutlich höheren Risiko für eine spätere (rezidivierende) Depression verbunden insbesondere auch verbunden mit spezifischen epigenetischen Veränderungen der endokrinen Stressreagibilität bei frühkindlicher Traumatisierung (➤ Kap. 7 und ➤ Kap. 8).

12.3 Persönlichkeitseigenschaften

Perfektionismus: Perfektionismus ist dann ein Risikofaktor, wenn die Hauptmotivation dabei das Vermeiden von Misserfolgen ist und perfektionistische Bedenken handlungsleitend werden. Versagen wird kontingent als selbstwertbedrohlich angesehen. Anstrengung ist dabei ein Signal für den richtigen Weg und nicht wie beim konstruktiven Perfektionismus notwendiges Mittel zum Zweck. Erfolg führt, wenn überhaupt, nur kurz zur Freude und ist eher ein Signal für noch anspruchsvollere Ziele. Misserfolg wird als Bestätigung des Versagens betrachtet. Typisch sind auch Rumination über eigenes Versagen und katastrophisierende Konsequenzerwartungen wie Schamgefühle und Angst vor abwertender Fremdbewertung. Ebenso spielt auf Verhaltensebene Prokrastination aus großer Angst vor Misserfolg eine große Rolle, was wiederum die Selbstwirksamkeitsüberzeugung deutlich reduziert. Dazu kommt häufig auch die sehr hohe Anspruchshaltung an andere, die wiederum problematisch für die Qualität sozialer Bindungen ist. Limburg et al. (2016) beschreiben in einer Metanalyse ein deutlich erhöhtes Risiko für Depression bei perfektionistischen Bedenken (Beta-Gewicht: 0,40).

Typ-D-Persönlichkeit und Feindseligkeit: Die Typ-D-Persönlichkeit ist gekennzeichnet durch ein hohes Ausmaß an negativer Affektivität, d. h. stetige Wahrnehmung negativer Emotionen wie Ärger, Angst und Traurigkeit, einhergehend mit dysphorischem, ängstlichem und leicht erregbarem Affekt. Das zweite Merkmal ist eine starke soziale Inhibition mit Gefühlsvermeidung in sozialen Interaktionen bei Befürchtung negativer Fremdbewertung und konsekutiv gehemmtem sozialem Interaktionsverhalten und geringerer Erfahrung und v. a. Wahrnehmung sozialer Unterstützung. Typ D ist eine überdauernde Persönlichkeitseigenschaft und nicht gleichzusetzen mit Depression, dennoch ist die Prävalenz für Depression deutlich erhöht in dieser Gruppe (40 % höheres Risiko im Vergleich zu Personen ohne Typ-D-Persönlichkeit). Zudem ist die **positive Affektivität** als bekannter protektiver Faktor reduziert.

Feindseligkeit ist sowohl ein direkter als auch ein indirekter Risikofaktor für eine höhere Anzahl interpersonaler Konflikte und damit einer geringeren Wahrscheinlichkeit für erhaltene und wahrgenommene soziale Unterstützung.

Positive Emotionalität/positiver Affekt: Menschen mit positivem Affekt gelten dagegen als begeisterungsfähig, energisch, selbstbewusst und aktiv. Insbesondere eine erniedrigte positive Emotionalität scheint mit erhöhtem Depressionsrisiko einherzugehen wenn es zu einer veränderten Belohnungsprozessierung kommt (Hammen 2018).

Positive und negative Affektivität sind dabei nicht als Kontinuum zu verstehen, sondern können auch relativ unabhängig voneinander hoch und niedrig ausgeprägt sein.

Narzissmus und instabiles/geringes Selbstwertgefühl: Im klinischen Alltag zeigt sich häufig ein Zusammenhang zwischen narzisstischer Persönlichkeitsstruktur und Depression. In einer Metaanalyse über sechs prospektive Studien mit über 2700 Teilnehmern, die sowohl das Risiko für Narzissmus als auch für niedriges Selbstwertgefühl untersuchten, zeigte sich, dass ein niedriges Selbstwertgefühl mit einer Effektstärke von 0,27 die Entwicklung depressiver Symptomatik vorhersagt – kontrolliert für das Ausmaß an Narzissmus. Kein Effekt wurde dagegen für narzisstischen Persönlichkeitsstil per se beobachtet. Narzissmus und Selbstwertgefühl zeigten keine Interaktion in Bezug auf ein erhöhtes Risiko. Andererseits zeigte sich unabhängig vom Vorliegen narzisstischer Persönlichkeitseigenschaften ein protektiver Effekt von genuin hohem Selbstwertgefühl (Orth et al. 2016).

Resilienz: Das Konzept der Resilienz beinhaltet ja schon **per definitionem** einen Schutz vor inneren und äußeren Belastungen. Resilienz als psychische Widerstandskraft meint die Fähigkeit zur Krisenbewältigung durch Rückgriff auf persönliche und/oder sozial vermittelte Ressourcen und die Fähigkeit, Krisen als Anlass für Entwicklungen zu nutzen. Als die sieben Säulen der Resilienz gelten Optimismus, die Fähigkeit zur Akzeptanz und zum Verlassen der Opferrolle, Lösungsorientierung anstelle von Problemfixierung, die Bereitschaft zur Verantwortungsübernahme, Zukunfts- und Netzwerkorientierung mit der Fähigkeit zur aktiven Beziehungsgestaltung. In Bezug auf Optimismus, d. h. einer Lebensauffassung, die alles von der besten Seite betrachtet und eine zuversichtliche, lebensbejahende Grundhaltung mit positiver Erwartung angesichts einer (zukünftigen) Sache beinhaltet, können insbesondere kritische Lebensereignisse, aber auch alltägliche, chronische Stressoren besser bewältigt werden. Dazu gehört attributionstheoretisch die Fähigkeit, angenehme Ereignisse oder persönliche Erfolge eher global, überdauernd und internal – also der eigenen Leistung – zuzuschreiben. Hingegen werden Misserfolge eher spezifisch, external und für vorübergehend erklärt, womit insgesamt eine hohe Selbstwirksamkeitserwartung im Gegensatz zu Hilflosigkeit oder Ohnmacht verbunden ist. In einem systematischen Review konnte gezeigt werden, dass Resilienz in Bezug auf emotionale Belastung bei Misserfolg gekennzeichnet ist durch hohes Selbstwertgefühl, einen positiven Attributionsstil und eine geringere soziale Perfektionserwartung (Johnson et al. 2017). Im Gegensatz dazu gilt das Konzept des unrealistischen Optimismus und falscher Risikoeinschätzungen als Risikofaktor sowohl für mangelndes oder reduziertes gesundheitsbewusstes Verhalten als auch für affektive Erkrankungen. Im Zusammenhang mit Resilienz ist der **Kohärenzsinn** (➤ Kap. 36) ein weiterer wichtiger Aspekt. Damit sind die subjektive Verstehbarkeit äußerer und innerer belastender Ereignisse, die individuelle Bewältigungseinschätzung und die Fähigkeit zum Erleben von Sinnhaftigkeit gemeint. Dabei zeigt sich ein hohes Ausmaß an Kohärenzsinn meist als positive Moderatorvariable mit erniedrigtem Depressionsrisiko im Rahmen akuter oder chronischer Belastung wie schwere körperliche Erkrankungen oder die Pflege von Angehörigen (López-Martínez et al. 2019). Die Entwicklung einer **erlernten Hilflosigkeit,** d.h. die Erfahrung, trotz wiederholt versuchter aktiver Bewältigung eine Belastungssituation nicht verändern zu können, ist ein Risikofaktor für die Entwicklung und Aufrechterhaltung depressiver Symptomatik. Eine Untersuchung zur Langzeitarbeitslosigkeit ergab mit Hinblick auf erlernte Hilflosigkeit, dass je länger eine intensive Suche nach einem Arbeitsplatz nicht zum Erfolg führt, die Wahrscheinlichkeit für die Entwicklung von depressiver Symptomatik und für schwer ausgeprägte Symptome größer wird. Wiederholte Erfahrung von Misserfolg trotz aktiver Bewältigungsversuche führt zu Kontrollverlust und Hilflosigkeit und konsekutiv zu zunehmender Inaktivität. Der Zusammenhang ist in dem Beispiel umso größer, je zentraler die berufliche Tätigkeit für Selbstwertgefühl und Gefühl der Zugehörigkeit ist (Herbig et al. 2013).

Fähigkeit zum Belohnungsaufschub und Reward-Processing: Sowohl direkte primäre Belohnungen (Geld, Nahrung), aber auch sekundäre Belohnungen, wie etwa einem Ziel näher zu kommen, können in einer hedonistischen Erfahrung inklusive positiver Affektivität resultieren. Primäre und sekundäre Belohnungen sind verbunden mit erhöhter Aktivität u.a. in dorsalem und ventralem Striatum sowie limbischen und präfrontalen Strukturen. Eine depressive Symptomatik gilt als assoziiert mit veränderter neuronaler Belohnungsverarbeitung. Depressive Patienten werten erwartete Belohnungen ab und haben eine verminderte hedonistische Erfahrung bei tatsächlichem Belohnungserleben. Während der Adoleszenz verändern sich die mit Belohnung assoziierten zentralen Regionen erheblich. In einer Übersichtsarbeit konnte gezeigt werden, dass bei Jugendlichen und jungen Erwachsenen reduzierte striatale Reaktionen sowohl auf antizipierte als auch erlebte Belohnung mit aktueller, aber v.a. auch zukünftiger Depression verbunden war (O´Callaghan, Stringaris 2019).

12.4 Soziale Bindungen und Beziehungen

Mangel an sozialer Unterstützung/Einsamkeitserleben: Soziale Beziehungen und v.a. ihre subjektive Erfahrung sind wesentliche Faktoren, die sowohl das Auftreten als auch den Verlauf einer Depression moderieren. Dabei ist soziale Unterstützung sowohl direkt protektiv für die psychische Gesundheit als auch indirekt protektiv als Hilfe bei belastenden Lebensumständen. Es wird zwischen emotionaler (Mut machen, Verständnis zeigen, aktives Zuhören), instrumenteller (praktische Hilfe im Alltag) und informativer Hilfe (z.B. Arbeitsvermittlung, Vermittlung professioneller Helfer) differenziert sowie zwischen (subjektiv) wahrgenommener und tatsächlich erhaltener Unterstützung. In der überwiegenden Anzahl von Studien (94%) zeigt sich ein protektiver Effekt von wahrgenommener emotionaler Unterstützung, während eine niedrige Ausprägung mit einem höheren Risiko für Entstehung, Beginn und längeren Verlauf depressiver Episoden verbunden ist. Wenngleich sowohl wahrgenommene als auch erhaltene Hilfe protektiv wirkt, ist die subjektive Intensität der Unterstützung ein im Vergleich wesentlich stärkerer Schutzfaktor. Ebenfalls protektiv wirkt instrumentelle Unterstützung, wenn auch nicht in gleichem Ausmaß. Die Quelle der sozialen Unterstützung ist über die Lebensspanne unterschiedlich protektiv. Bei Kindern und Heranwachsenden ist die soziale Unterstützung durch die Eltern protektiver als durch Peergroups, ebenso profitieren Mädchen mehr als Jungen. Bei Erwachsenen zeigten 89 % der Studien einen protektiven Einfluss von sozialer Unterstützung unabhängig vom Geschlecht, wobei die Unterstützung durch Lebenspartner am wichtigsten ist, gefolgt von Familie und Freunden. Emotionale Unterstützung wirkt jeweils protektiver als instrumentelle, wohingegen informative Hilfe kaum Einfluss zeigt. Bei älteren Patienten profitieren Männer stärker als Frauen und auch hier sind Lebenspartner und dann Freunde die hilfreichste Quelle der Unterstützung. Einige Untersuchungen zeigen auch einen protektiven Effekt von größeren sozialen Netzwerken, der umso stärker ausgeprägt ist, je diversifizierter das Netzwerk ist. Soziale Isolation und Einsamkeit dagegen sind starke Risikofaktoren. Alleinlebende Männer haben dabei ein größeres Risiko für Depression als Frauen, die wiederum bei Verlust von Freundschaften ein größeres Risiko haben (Gariepy et al. 2016; Santini et al. 2015). Die Dresdner Prädiktionsstudie hat in einer repräsentativen Longitudinalstudie ein 5-fach erniedrigtes Depressionsrisiko für Frauen mit hoher sozialer Unterstützung gefunden.

Pflege von Angehörigen: Die Pflege von (chronisch) kranken Angehörigen ist mit einem hohen Maß an körperlicher und emotionaler Belastung verbunden. Dabei gehören Verlust von eigener Autonomie, Überforderungsgefühle, Hilflosigkeit, Sorge um den zu pflegenden Angehörigen, Verlustangst und vorgezogene Trauer zu den typischen Belastungsfaktoren. Darüber hinaus können sowohl die Schwierigkeit, Hilfe anzunehmen als auch die Schwierigkeit, Hilfe zu erhalten ein wesentlicher Moderator sein. Eine Metaanalyse über 32 Studien zur Prävalenz von Depression bei pflegenden Angehörigen von Krebspatienten (N = 21.149) ergab eine Prävalenz von 42,3 % für Depression. Dabei waren die Schwere und Dauer der Erkrankung des zu Pflegenden, die subjektive Belastung, weibliches Geschlecht, Arbeitslosigkeit, Schlafqualität der Pflegeperson, die Pflege des eigenen (Ehe-)Partners sowie finanzielle Sorgen mit erhöhtem Depressionsrisiko verbunden. Hingegen waren eine gute Bindung zum zu Pflegenden, die Fähigkeit, Trauer auch schon vor dem Verlust zu erleben, und ein hohes Maß an Kohärenzsinn mit einem Risikorückgang für Depression verbunden (Geng et al. 2018). Die subjektive Belastung bei der Pflege älterer Angehöriger ist ebenfalls mit einer deutlich erhöhten Prävalenz für depressive Symptome verbunden, wobei die Effektstärken noch einmal ansteigen, wenn es sich um die Pflege an Demenz erkrankter Angehöriger handelt. Im Gegensatz dazu waren allgemeine altersbedingte Gebrechlichkeit. Verwandtschaftsgrad, Geschlecht und Alter der pflegenden Person allerdings keine Moderatorvariablen (del Pino-Casado et al. 2019).

12.5 Gesundheits- und verhaltensbezogene Merkmale

Bewegung: Der positive Einfluss von regelmäßiger moderater Bewegung auf eine bereits vorliegende depressive Symptomatik ist gut belegt. In einer Metaanalyse von 30 prospektiven Studien konnten 25 Studien ein erhöhtes Risiko für das Auftreten einer Depression bei Mangel an Bewegung belegen (Mammen, Faulkner 2013). Andererseits war schon ein geringes Ausmaß an Bewegung (Gehen > 150 Min./Wo.) mit einem verminderten Depressionsrisiko verbunden. In der Dresdner Prädiktionsstudie wurde ein signifikant erniedrigtes Depressionsrisiko bei regelmäßigem Sport (≥ 3 ×/Wo.) belegt, im Vergleich zu seltenem oder keinem Sport (OR: 0,377; Zhang et al. 2017).

Alkohol- und Nikotinkonsum: Erhöhter Alkoholkonsum im Sinne von risikoreichem Konsum (> 40 g/d) ist mit einem 3,66-fach (OR) erhöhten Risiko für eine Depression verbunden, im Vergleich zu risikoarmem Alkoholkonsum (> 20 g/d; Zhang et al. 2017). In einer frühen epidemiologischen Studie wurde ein 1,8-fach erhöhtes Risiko für Depression bei Alkoholabhängigkeit dokumentiert, wobei der Effekt bei Frauen stärker ausgeprägt war. Bei Nikotinkonsum scheint die Menge dagegen keinen Einfluss zu haben, jedoch ist auch das Rauchen an sich mit einem erhöhten Risiko verbunden (OR: 1,83). In einer norwegischen Longitudinalstudie zeigte sich sogar ein 4-fach erhöhtes Risiko für Depression bei starken Rauchern (Zhang et al. 2017).

Übergewicht: Die Dresdner Prädiktionsstudie zeigte bei einem BMI (kg/m^2) > 25 ein fast 3-fach erhöhtes Risiko für eine spätere depressive Episode (OR: 2,94; Zhang et al. 2017).

Tagesstruktur: Inwiefern der Verlust der Tagesstruktur ein Risikofaktor für Depression ist oder auch schon zur Symptomatik gehört, die dann die Schwere der Erkrankung noch intensiviert, ist generell schwer zu beantworten. Arbeitslosigkeit ist insbesondere einhergehend mit dem Verlust einer sinnstiftenden Tagesstruktur mit einem nahezu 2-fach erhöhten Risiko für eine Depression verbunden. Der Effekt ist umso stärker, je länger die Arbeitslosigkeit andauert und bei Männern ausgeprägter als bei Frauen (Herbig et al. 2016). Die Aufrechterhaltung bzw. Wiederherstellung einer als sinnstiftend erlebten ausgewogenen Tagesstruktur ist einer der wichtigsten psychotherapeutischen Ansatzpunkte in der Überwindung depressiver Symptomatik, sodass die Fähigkeit zum Erhalt einer regelmäßigen Tages- und Wochenstruktur trotz akuter oder chronischer Stressoren als protektiver Faktor gilt.

12.6 Psychosoziale Belastungsfaktoren

Kritische Lebensereignisse: Kritische Lebensereignisse (KLE) oder akute Stressoren werden im Wesentlichen in die Kategorien problematische interpersonale Beziehungen, Verlust von Angehörigen, Verlust von sozialem Status und Belastungen im Rahmen der beruflichen Tätigkeit unterschieden, wobei es häufig auch Überlappungen gibt (➤ Kap. 7.1). KLE bzw. Stressoren sind sowohl prädiktiv mit prämorbiden Symptomen der Depression wie Ängstlichkeit und sozialem Rückzug als auch mit Entstehung, schwererem Verlauf und der höheren Rezidivwahrscheinlichkeit einer Depression verbunden. Personen, die eine depressive Episode haben, haben mit einer 2,5- bis 9,4-fach erhöhten Wahrscheinlichkeit kürzlich eine starke Belastungssituation erlebt, sodass das Erleben eines KLE als einer der stärksten Risikofaktoren gilt. Dabei ist eine verminderte Fähigkeit, Copingstrategien anzuwenden, ein wesentlicher moderierender Faktor. Ebenso ist ein KLE ein erheblicher Risikofaktor, wenn bereits eine subklinische depressive Symptomatik vorliegt und das kritische Lebensereignis dann die Progression der Symptomatik erst hervorruft bzw. beschleunigt. Chronische oder intermittierende Stressoren sind dabei mit höherem Risiko verbunden als akute. Besonders relevante chronische Stressoren sind chronische Erkrankungen, Pflege von Angehörigen, Langzeitarbeitslosigkeit, chronische Konflikte in Partnerschaft und Familie sowie Gewalterfahrungen. Das Erleben früherer Traumatisierungen oder chronisch aversiver Lebensumstände in Kindheit und Jugend verstärkt das Risiko späterer KLE dabei noch einmal nachhaltig. Darüber hinaus ist die Traumatisierung bzw. chronische Belastung in Kindheit und Jugend auch mit einer erhöhten Wahrscheinlichkeit für spätere KLE verbunden. In Bezug auf Geschlechtsunterschiede ist die Häufigkeit von Depression im Kindesalter noch gleich verteilt. Ab der Adoleszenz sind Frauen deutlich häufiger betroffen. Frauen haben im Vergleich zu Männern bei interpersonal belastenden Stressoren sowohl ein höheres Depressionsrisiko als auch einen schwierigen Verlauf sowie eine größere Therapieresistenz (Cohen et al. 2019).

Zusammenfassung

Eine große Anzahl potenzieller Risiko- und Schutzfaktoren kann sowohl für das Auftreten einer ersten Depression als auch für Rezidive relevant sein. Die Kenntnis ist insbesondere im Rahmen der therapeutischen Herangehensweise wichtig. Dies gilt für die Förderung von Akzeptanz und Selbstmitgefühl, aber auch im Umgang mit und der Überwindung der depressiven Symptomatik und nicht zuletzt mit Blick auf die individuelle, spezifische Rückfallprophylaxe. Dabei spielen insbesondere Persönlichkeitsfaktoren und **veränderbare** äußere Faktoren wie Qualität sozialer Beziehungen, Möglichkeiten zur Reduktion überdauernder äußerer und innerer Stressoren und die konsequente Tagesstruktur auf Basis individueller Werte eine wesentliche Rolle.

LITERATUR

Beardslee WR, Versage EM, Gladstone TR. Children of affectively ill parents: a review of the past 10 years. J. Am. Acad. Child Adolesc. Psychiatry 1998, 37(11): 1134–1141.

Cohen S, Murphy MLM, Prather AA. Ten Surprising Facts About Stressful Life Events and Disease. Risk Annu Rev Psychol. 2019, 70: 577–597.

Del-Pino-Casado R, Rodríguez Cardosa M, López-Martínez C, Orgeta V. The association between subjective caregiver burden and depressive symptoms in carers of older relatives: A systematic review and meta-analysis. PLoS One. 2019, 29;14(5).

Genevieve G, Honkaniem H, Quesnel-Valle A. Social support and protection from depression: systematic review of current findings in Western countries. The British Journal of Psychiatry. 2016, 209: 284–293.

Geng HM, Chuang DM, Yang F et al. Prevalence and determinants of depression in caregivers of cancer patients: A systematic review and meta-analysis. Medicine. 2018, 97(39).

Hammen C. Risk Factors for Depression: An Autobiographical Review. Annu Rev Clin Psychol. 2018, (7) 14: 1–28.

Herbig B, Dragano N. Angerer P. Health in the long-term unemployed. Dtsch Arztebl Int 2013, 110(23–24): 413–419.

Johnson J, Panagioti M, Bass J. et al. Resilience to emotional distress in response to failure, error or mistakes: A systematic review. Clinical Psychology Review. 2017, 52: 19–42.

Limburg K, Watson HJ, Hagger MS, Egan SJ. The Relationship Between Perfectionism and Psychopathology: A Meta-Analysis. J Clin Psychol. 2017, 73(10):1301–1326.

López-Martínez C, Serrano-Ortega N, Moreno-Cámara S, Del-Pino-Casado R. Association between Sense of Coherence Associated with Mental Health in Caregivers of Older Adults. Int J Environ Res Public Health. 2019, 16(20).

Mammen G, Faulkner G. Physical activity and the prevention of depression: a systematic review of prospective studies. G Am J Prev Med. 2013, 45(5): 649–657.

O'Callaghan G, Stringaris A. Reward Processing in Adolescent Depression Across Neuroimaging Modalities Z Kinder Jugendpsychiatr Psychother. 2019, 47(6): 535–541.

Orth U, Robins RW, Meier LL, Conger RD. J Pers Soc Psychol. 2016, 110(1): 133–149.

Santini ZI, AiKoyanagi A, Tyrovolas S et al. The association between social relationships and depression: A systematic review. Journal of Affective Disorders 2015, 175: 53–65.

Zhang XC, Woud ML, Becker ES, Margraf J. Do health-related factors predict major depression? A longitudinal epidemiologic study. Clin Psychol Psychother. 2018, 1–10.

KAPITEL

13 Geschlechtsspezifische Aspekte

Christine Kühner

Kernaussagen

- Bei insgesamt gleichbleibender Zahl von Menschen mit Depression in Deutschland wird eine **Zunahme von Depressionen bei jüngeren Frauen** beobachtet.
- In allen Geschlechtern sind **komorbide Angststörungen** häufig, diese überwiegen jedoch bei Frauen, während depressive Männer häufiger komorbiden Alkohol- und Drogenmissbrauch und -abhängigkeit aufweisen.
- **Frauen** haben im Durchschnitt ein **niedrigeres Ersterkrankungsalter.**
- **Komorbidität und Risikofaktoren** für Depressionen sind zum Teil mit den unterschiedlichen Geschlechtsrollen von Männern und Frauen assoziiert.
- Das **höchste Depressionsrisiko** besteht für alleinerziehende Frauen, die in Armut leben.
- Zyklusbezogene Besonderheiten betreffen die **prämenstruelle dysphorische Störung, peripartale Depressionen** und **perimenopausale Depressionen.**
- Depressive Frauen und Männer **profitieren ähnlich gut** von **Psychotherapie.**

13.1 Aktuelle Trends in den Depressionsraten von Männern und Frauen

Frauen erkranken etwa doppelt so häufig an Depressionen wie Männer. Das **höhere Depressionsrisiko** von Frauen **(Gender Gap)** ist **über verschiedene Länder und soziokulturelle Kontexte** hinweg erkennbar, **variiert jedoch im Ausmaß.** In Deutschland erfüllten nach der DEGS1-MH-Studie bundesweit 11,3 % der Frauen und 5,1 % der Männer innerhalb der letzten 12 Mon. die Kriterien für eine unipolare depressive Störung. Am häufigsten war die Diagnose einer **majoren Depression** (F: 9,5 %, M: 4,0 %), gefolgt von der **dysthymen Störung** (F: 2,1 %, M: 1,2 %).

Während Depressionen in den letzten 10 J. insgesamt nicht zunahmen, trifft dies nicht auf alle Bevölkerungsgruppen gleichermaßen zu.

- Im Vergleich zum BGS 98 (1997–1999) wird aus der DEGS1-MH-Studie (2009–2012) fast eine **Verdopplung depressiver Diagnosen** bei **jüngeren Frauen** (18–34 J.) berichtet (von 8,8 auf 15,6 %), während die Prävalenz bei Frauen im Alter von 50–60 J. sank (von 9,8 auf 5,0 %).
- Der Anteil depressiver Frauen mit nur „leichter" Depression sank von 24,1 auf 13,8 %.
- Vor allem bei Männern mit Depression verschlechterten sich **Funktionseinschränkungen** und **gesundheitsbezogene Lebensqualität** durch psychische Probleme.
- Mehr als doppelt so viele Männer als im früheren Survey nahmen **psychotherapeutische Versorgungsangebote** wahr (40,3 vs. 16,5 %; Nübel et al. 2019).

MERKE

Bei insgesamt gleichbleibender Zahl von Menschen mit Depression in Deutschland werden über die letzten 10 J. eine Zunahme von Depressionen bei jüngeren Frauen und eine größere Einschränkung bezüglich Symptomatik (Frauen) und Funktionsfähigkeit (Männer) beobachtet. Depressive Männer nehmen zunehmend psychotherapeutische Angebote wahr.

13.2 Geschlechtsunterschiede im Symptomprofil

Depressive Männer und Frauen zeigen einige typische Unterschiede im Symptomprofil. Depressive Frauen klagen häufiger über **körperliche Depressionssymptome** wie Energieverlust, Müdigkeit, Schlaf- und Appetitstörungen. Im vegetativen Bereich zeigen Frauen häufiger **atypische Symptome** wie gesteigerten Appetit/Gewichtszunahme und Hypersomnie. Relevant ist hier, dass atypische Symptome mit erhöhtem Risiko der Entwicklung eines metabolischen Syndroms einhergehen. Typisch **melancholische Symptome** sind dagegen bei depressiven Männern und Frauen ähnlich häufig oder werden von Männern etwas häufiger genannt (z. B. andere Qualität der Traurigkeit in der Depression). **Sexueller Interessensverlust** ist bei Frauen noch stärker ausgeprägt. **Psychotische Depressionen** sind dagegen ähnlich häufig (Jääskeläinen et al. 2018).

13.3 Komorbidität

In allen Geschlechtern sind **komorbide Angststörungen** häufig, diese überwiegen jedoch bei Frauen, während depressive Männer häufiger **komorbiden Alkohol- und Drogenmissbrauch** und **-abhängigkeit** aufweisen. Diskutiert wird hier die Substanzstörung als Risikofaktor für die Entwicklung einer Depression, was eher für Männer typisch ist, auch sind sekundäre Substanzstörungen als Ausdruck dysfunktionalen Copings mit der Depression zu berücksichtigen, das von Männern häufiger eingesetzt wird (Kuehner 2017).

13.4 Geschlechtsbezogene Verlaufsaspekte

Frauen haben im Durchschnitt ein **niedrigeres Ersterkrankungsalter.** Darüber hinaus zeigen sich **weniger konsistente Geschlechtsunterschiede** im

Krankheitsverlauf. Während einzelne Studien höhere Rückfall- und Chronifizierungsraten bei Frauen beobachten, wird dies durch andere Arbeiten nicht bestätigt (Kuehner 2017).

MERKE

Die höheren Depressionsprävalenzen von Frauen sind primär durch höhere Ersterkrankungsraten erklärbar, nicht durch einen ungünstigeren Krankheitsverlauf.

13.5 Suizidalität

Depressive Störungen gehen mit einer hohen Mortalität durch Suizide einher. **Suizidgedanken** und **-versuche** sind bei depressiven **Frauen** häufiger, während unter den **vollendeten Suiziden** die **Männer** überwiegen. Insgesamt geht man bei depressiven Patienten mit leichten bis schweren Depressionen im Behandlungssetting von einer Suizidrate von 3–8 % aus, wie in Bevölkerungsstudien haben auch hier Männer ein höheres Risiko (Hawton et al. 2013; (➤ Kap. 4).

WEITERE INFORMATIONEN

Höhere Exzessmortalität bei depressiven Männern

Eine Metaanalyse über 13 Studien (Cuijpers et al. 2014) zeigt, dass bei depressiven Männer und Frauen eine erhöhte Mortalität im Vergleich zur gesunden Bevölkerung vorliegt, der Unterschied ist jedoch bei depressiven Männern deutlich größer als bei depressiven Frauen. Suizide waren in diesen Studien selten und können das Ergebnis nicht ausreichend erklären. Möglicherweise tragen ungünstige Lebensstilfaktoren und somatische Begleiterkrankungen bei depressiven Männern zum höheren Mortalitätsrisiko bei.

13.6 Unterschiedliche Depressionsraten von Männern und Frauen – nur ein Artefakt?

In der Literatur wird diskutiert, inwieweit die Geschlechtsunterschiede in der Häufigkeit von Depressionen hauptsächlich auf unterschiedliche Inanspruchnahme, unterschiedliche Erkennungsraten oder durch unterschiedliche Depressionssymptome bei Männern und Frauen erklärbar sind.

- Das **ähnliche Geschlechterverhältnis** in Bevölkerungs- und Behandlungssettings von ca. 2 : 1 spricht gegen eine Verzerrung von Erkrankungsraten durch unterschiedliche Inanspruchnahme. Auch das **Erinnern an frühere Episoden** durch Betroffene sowie **ärztliche Erkennungsraten** von Depressionen unterscheiden sich nicht für Männer und Frauen. Der Annahme, dass depressive Männer erst später und damit unter bereits höherer Symptombelastung eine Behandlung aufsuchen, widerspricht, dass Männer zu Behandlungsbeginn **keine schwerere Symptomatik** oder bereits **chronifiziertere Verläufe** aufweisen als Frauen (Kuehner 2017).
- In diesem Zusammenhang wird auch ein **kriteriumsbezogener Geschlechterbias** in der Depressionsdiagnostik kritisiert, wonach hier **„weibliche" Symptome** überrepräsentiert sind, während depressives Erleben von Männern nicht adäquat erfasst wird. So wird postuliert, dass Männer einen **atypischen Ausdruck der Depression** zeigen, der durch Leitsymptome wie Reizbarkeit, Substanzgebrauch, geringe Stresstoleranz und antisoziale Züge gekennzeichnet ist (sog. Männerdepression). Eine aktuelle Metaanalyse über > 100.000 Personen mit unipolarer Depression aus Behandlungs- und Bevölkerungsstudien fand höhere Raten an **Alkohol- und Drogenmissbrauch** sowie **mangelnde Impulskontrolle** bei depressiven Männern, dagegen mehr **depressive Verstimmungen** sowie **Appetit- und Schlafstörungen** bei depressiven Frauen (Cavanagh et al. 2017). Es ist jedoch von fraglichem Vorteil, expansive und Substanzstörungen grundsätzlich als maskierte Depression einzuordnen, da mit ähnlichen Argumenten andere Störungen, wie Ess- und Angststörungen, ebenfalls dazuzuzählen wären. Ihre Berücksichtigung als **komorbide externalisierende Symptomatik** erscheint jedoch uneingeschränkt sinnvoll und sollte grundsätzlich in der Diagnostik bei **allen Geschlechtern** berücksichtigt werden, da sie u. a. im Hinblick auf die einzuschätzende **Suizidalität** prognostisch relevant ist (Rice et al. 2018).

MERKE

Bezogen auf die Depressionsdiagnostik sind mögliche geschlechtsspezifische Artefakte zu berücksichtigen, ihr Erklärungspotenzial reicht jedoch nicht aus, um das deutliche Überwiegen der Depressionsraten bei Frauen zu erklären.

13.7 Risikofaktoren für Depressionen bei Frauen und Männern

13.7.1 Emotionalität und Emotionsregulierung

- Bereits in früher Kindheit zeigen Mädchen stärkere Selbstregulation **(Effortful Control)** mit besserer Fähigkeit zu Aufmerksamkeitsregulation und inhibitorischer Kontrolle, entsprechend zeigen Jungen häufiger expansive Verhaltensstörungen.
- **Negative Affektivität** und **Neurotizismus** sind bei vorpubertären Jungen und Mädchen ähnlich ausgeprägt. Die Werte steigen bei Mädchen ab der Pubertät disproportional an, die Unterschiede bleiben im Erwachsenenalter stabil.
- Bereits vor der Pubertät zeigen Mädchen etwas höhere **interpersonelle Orientierung,** Empathie, Wärme und Prosozialität. Dies kann Mädchen und Frauen verletzbarer gegen interpersonellen Stress machen.
- Ähnlich sind bei Mädchen und Frauen negative selbstbezogene Gefühle wie **Schuld** und **Scham** ausgeprägter, ebenso die **Unzufriedenheit mit dem eigenen Körperbild,** was insbesondere bei adoleszenten Mädchen und jungen Frauen das Risiko für Depressionen erhöht.
- Mädchen und Frauen zeigen, beginnend in der Adoleszenz, häufiger einen passiven grüblerischen Umgang mit Problemen und Stressoren **(Rumination).** Rumination zeigt sich als **transdiagnostischer Risikofaktor** für verschiedene psychische Störungen, insbesondere auch für Depressionen, bei Frauen und Männern.
- Männer nennen häufiger **Alkoholkonsum** zur Stressreduktion, während **Frauen** häufiger **ungünstige** *und* **günstige Coping-Strategien** zur Emotionsregulation nennen als Männer. Nach Nolen-Hoeksema (2012) setzen Männer eher **verhaltensmäßige Copingstrategien** ein als bewusste verbale Strategien, sind also eher **„action-"** als **„state-orientiert"** und suchen auch für die soziale Unterstützung eher aktivitätsorientierte Interaktionen mit Freunden.
- Dagegen führt die verbale Elaboration von Problemen bei Mädchen und Frauen häufiger zu **„Co-Rumination"**, d. h. zu gemeinsamem Grübeln in weiblichen Beziehungen. Co-Rumination ist wegen der ineffektiven Fokussierung auf negative Aspekte schädlich für die psychische Gesundheit und sagt die Entwicklung depressiver Episoden vorher. Studien zeigen, dass dieser schädliche Effekt für Mädchen und Frauen besonders groß ist (Kuehner 2017).

13.7.2 Psychosoziale Belastungsfaktoren und Alltagsstressoren

- **Strukturelle Benachteiligungen** wie Armut, niedriger Sozialstatus, ökonomisches Ungleichgewicht und Diskriminierung wirken sich negativ auf die Gesundheit von Männern und Frauen aus. Hier sind Frauen in den meisten Kulturkreisen gegenüber Männern benachteiligt. Dabei zeigen Studien direkte Zusammenhänge zwischen **ökonomischem Ungleichgewicht** und Maßen von **„Gender-Ungleichgewicht"** auf der gesellschaftlichen **Makroebene** und dem erhöhten Depressionsrisiko von Frauen und Müttern.
- Die Erfahrung **früher interpersoneller Gewalt** ist für psychische Erkrankungen generell hoch relevant, so auch für Depressionen. Während die meisten Arten früher Gewalterfahrungen bei Mädchen und Jungen ähnlich verbreitet sind, werden Mädchen deutlich häufiger **Opfer sexuellen Missbrauchs.** Dieser wiederum hat besonders gravierende Auswirkungen auf die Entwicklung internalisierter und externalisierter psychischer

Störungen und zwar bei Mädchen und Jungen (Kuehner 2017). Auch sind Frauen häufiger Opfer partnerbezogener multipler sexueller und körperlicher Gewalt.

- Frauen berichten über mehr ausgeprägte **chronische Stressbelastungen** (DEGS1-MH: 13,2 % vs. 8,9 %). Häufig sind dies Belastungen aufgrund multipler Rollen wie Arbeits- und Elternrolle oder die Pflege von Angehörigen.
- Als Auslöser für psychische Krisen, insbesondere für die Entwicklung depressiver Episoden, nennen Frauen eher **netzwerkbezogene Stressoren** (interpersonelle Konflikte, wahrgenommenes Versagen in und Unzufriedenheit mit sozialen Beziehungen, Überbelastung durch multiple Rollen), Männer dagegen eher **leistungsbezogene Stressoren** (arbeitsbezogene, finanzielle, juristische Probleme). Auch auf physiologischer Ebene reagieren Frauen und Männer eher genderkonform auf Netzwerkstressoren vs. leistungsbezogene Stressoren.
- Während Frauen und Männer (im Durchschnitt!) subjektiv und physiologisch eher genderkonform auf bestimmte **Stressorenklassen** reagieren, finden sich **keine Hinweise** auf eine generell unterschiedliche **Stressanfälligkeit** von Männern und Frauen (Kuehner 2017).
- **Depressionsbegünstigende Stressoren** treten auch im Zusammenhang mit Schwangerschaft und Entbindung sowie mit Abtreibungen und Fehlgeburten auf.

MERKE

Das höchste Depressionsrisiko besteht für **alleinerziehende Frauen,** die in **Armut** leben. Neben finanziellen Aspekten spielen für diese Frauen weitere Belastungsfaktoren eine Rolle, wie geringes Autonomieerleben, erhöhtes Risiko für unkontrollierbare Lebensereignisse wie körperliche und sexuelle Gewalt, aber auch chronische Belastungen (unsichere Wohnverhältnisse, alleinige Verantwortung für die Kinder, chronische Partnerkonflikte oder unsicherer Arbeitsplatz etc.). Auch wirkt das soziale Netzwerk selbst häufig als weitere Belastungsquelle. Zudem ist die Abhängigkeit vom sozialen Netzwerk bei betroffenen Frauen größer als bei Frauen in ökonomisch stabileren Verhältnissen.

13.8 Zyklusbezogene Besonderheiten von depressiven Störungen bei Frauen

Geschlechtshormone und ihre Metaboliten beeinflussen eine große Zahl von Neurotransmittersystemen im Gehirn, wie die serotonerge, dopaminerge und GABAerge Transmission. **Zyklusassoziierte Störungen,** die bei manchen Frauen beobachtet werden, legen nahe, dass **interindividuelle Unterschiede** in der **neurobiologischen Sensitivität** gegenüber **normalen Hormonschwankungen** vorliegen.

13.8.1 Pubertät

Die Depressionsraten von Mädchen und Jungen entwickeln sich während der Pubertät dramatisch auseinander. Dabei ist der **Pubertätsstatus** enger mit Depressivität korreliert als das chronologische Alter. **Körperliche Veränderungen** in der Pubertät interagieren mit **psychosozialen Veränderungen.** So erleben Mädchen in dieser Phase mehr Stressereignisse, insbesondere **interpersonellen Stress,** und sind gegenüber diesen Stressoren **vulnerabler.** Adoleszente Mädchen zeigen auch eine **negativere Selbstwahrnehmung** des eigenen Körpers, wobei hier auch die kulturelle Vermittlung von Schönheitsidealen eine Rolle spielt, sie grübeln mehr und sind **misserfolgsorientierter** als Jungen. Mädchen mit **früh einsetzender Menarche** haben ein besonders hohes Risiko für depressive Entwicklungen. Hier interagieren hormonelle Veränderungen mit **aversiven Umgebungsfaktoren** wie frühem Missbrauch und Familienkonflikten (die wiederum insbesondere bei Mädchen eine frühe Reifung prognostizieren) sowie mit **peerbezogenen Risiken** (z. B. indem diese Mädchen auch hier früher sexuellen Übergriffen ausgesetzt sind). Etablierte Entwicklungsmodelle berücksichtigen deshalb das Zusammenspiel biologischer, intrapsychischer und psychosozialer Faktoren zur Erklärung des überproportionalen Anstiegs der Depressionsraten von Mädchen während der Pubertät (Kuehner 2017).

13.8.2 Prämenstruelle dysphorische Störung

Die prämenstruelle dysphorische Störung (PMDS) mit **charakteristischem Symptomkomplex** und **Verlauf** mit Beginn in der (meist späten) Lutealphase, Besserung in den ersten Tagen der Menses und Remission in der Follikelphase wurde in DSM-5 als neue Diagnosekategorie im Kapitel depressive Störungen aufgenommen. Neben **depressiver Stimmung** finden sich jedoch sogar häufiger **Leitsymptome** wie **Reizbarkeit** und **Affektlabilität** oder auch Angst. Mindestens eines dieser affektiven Leitsymptome muss neben anderen psychischen und körperlichen Symptomen vorhanden sein. Diese Kriterien müssen **während der meisten Menstruationszyklen während der letzten 12 Mon.** bestehen und das Krankheitsbild darf **nicht lediglich eine Exazerbation der Symptomatik** einer anderen psychischen Störung darstellen. Die **Prävalenzrate** der PMDS wird auf 2–5 % geschätzt. Die Symptomatik verschlimmert sich i. d. R. mit zunehmendem Lebensalter und remittiert nach Einsetzen der Menopause. Die Störung zeigt häufig einen **chronischen Verlauf,** die **Suizidalität** ist erhöht (häufig auch zyklisch), auch unter Kontrolle komorbider psychischer Störungen.

Als **biologischer Mechanismus** wird eine **erhöhte Sensitivität** gegenüber der normalen Fluktuation der Geschlechtshormone und ihrer Metaboliten in der **Lutealphase** vermutet (Eisenlohr-Moul 2019), die mit **psychologischen** (z. B. Ruminationsneigung, erhöhte Selbstaufmerksamkeit) und **externalen Faktoren** (Stress, interpersonelle Traumata) interagiert (Beddig und Kühner 2017).

Behandlungsevidenzen für die PMDS: Die Evidenzprüfung für pharmakologische und psychotherapeutische Behandlungsansätze bei der PMDS ist dadurch erschwert, dass die Studien häufig nicht zwischen PMDS und dem leichteren prämenstruellen Syndrom unterscheiden, das keine affektiven Leitsymptome fordert und nicht einheitlich definiert ist.

Leitlinien

Internationale Leitlinien (vgl. Hantsoo, Riddle 2021) empfehlen bei mittelschwerer bis schwerer PMDS als Behandlungsoption der ersten Wahl selektive Serotonin-Wiederaufnahmehemmer (SSRI), die sowohl kontinuierlich als auch intermittierend in der Lutealphase eingesetzt werden können, i. d. R. auch in niedrigerer Dosierung als bei depressiven Störungen. Dies spricht für unterschiedliche Wirkmechanismen von SSRI bei der PMDS und bei Depressionen.

Eine neuere randomisiert-kontrollierte Studie (Weise et al. 2019) fand positive Effekte einer multimodalen KVT im Onlinesetting gegenüber einer Wartelistekontrollgruppe.

13.8.3 Prämenstruelle Exazerbationen (PME) von Depressionen

Nicht zu verwechseln mit PMDS sind prämenstruelle Verschlechterungen psychischer, so auch depressiver Erkrankungen. PME sind bislang nicht als Zusatzcodierung in DSM-5 oder ICD-10/11 aufgeführt. Zwar werden ähnliche biologische Mechanismen wie bei der PMDS angenommen, allerdings haben sich pharmakologische Behandlungen, die auf Hormonsuppression beruhen und in einzelnen Studien bei PMDS Erfolg gezeigt haben, bei depressiven PME nicht bewährt (Eisenlohr-Moul 2019, Kuehner, Nayman 2021).

MERKE

Es kann **Komorbidität** zwischen **PMDS** und **PME** bestehen, d. h. Frauen können gleichzeitig die Kriterien für PMDS und PME erfüllen. In diesem Fall fordert DSM-5, dass die Leitsymptome für PMDS andere sein müssen als für die komorbide PME-Störung. So kann eine Frau mit PME-Major-Depression eine komorbide PMDS aufweisen, wenn die affektiven Leitsymptome der PMDS andere sind, z. B. Stimmungsschwankungen oder Gereiztheit, die dann nach Beginn der Menses wieder remittieren.

13.8.4 Peripartale Depressionen (PPD)

Hierzu zählen antepartale Depressionen mit Beginn in der Schwangerschaft und postpartale Depressionen mit Beginn bis 4 (DSM-5) bzw. 6 (ICD-10/11) Wo. nach Entbindung. Viele Studien und Leitlinien erweitern dieses Intervall jedoch häufig auf bis zu 1 J. nach Entbindung. Abzugrenzen sind PPD vom „Postpartum-Blues", einer transienten Stimmungsschwankung in den ersten Tagen nach Entbindung, die bei 50–80 % aller entbindenden Frauen vorkommt, sowie von der selteneren Postpartumpsychose mit abruptem Beginn, meist innerhalb von 2 Wo. nach Entbindung.

Zusätzlich können zur depressiven Symptomatik starke **Angstsymptome** und Panikattacken hinzukommen, bei der postpartalen Depression zudem quälende Zwangsgedanken und Zwangsimpulse, die um das Baby kreisen.

Die Prävalenzraten von Depressionen während der Schwangerschaft liegen bei ca. 10–12 %, postpartal bei ca. 10–15 %, sie sind damit generell nicht häufiger als außerhalb der Peripartalzeit. Etwa 50 % der postpartalen Depressionen beginnen in der Schwangerschaft, und ca. 30 % der Frauen sind 1 J. nach Entbindung noch depressiv. Auch das Rückfallrisiko für spätere depressive Episoden innerhalb und außerhalb des Peripartums ist hoch (bis zu 40 %; Kühner 2016).

- Relevante **Risikofaktoren** sind eine Vorgeschichte von affektiven Erkrankungen, starke prämenstruelle Symptomatik, Depressionen und Angststörungen in der Schwangerschaft, ausgeprägter Postpartum-Blues, ungewollte Schwangerschaft, Frühgeburt, geringe Unterstützung durch den Partner und das soziale Netzwerk, Missbrauchserfahrung, häusliche Gewalt sowie andere stressvolle Lebensereignisse.
- Interkulturelle Studien zeigen, dass entbindende Frauen in Kulturen mit niedrigen peripartalen Depressionsraten ausgeprägte soziale Unterstützung erfahren. Umgekehrt sind die Raten in Ländern, in denen Frauen nur wenig Kontrolle über ihre reproduktive Gesundheit haben, sehr hoch. Dies unterstreicht die Rolle **psychosozialer Schutz- und Belastungsfaktoren** im Kontext der peripartalen Depression.

MERKE

Obwohl in DSM-5 und ICD-10/11 mit den antepartalen Depressionen zusammengefasst, stellen **Depressionen mit akutem postpartalem Beginn kurz nach Entbindung** möglicherweise eine spezifische Subgruppe peripartaler Depressionen dar, die sich gegenüber Schwangerschaftsdepressionen und postpartalen Depressionen mit weniger dramatischem bzw. verzögertem Beginn nach Entbindung durch ein **erhöhtes biologisches Risiko** auszeichnen. Gehäuft handelt es sich hierbei um Ersterkrankungen, die dann ein **hohes Rezidivrisiko** für **nachfolgende Postpartalepisoden** haben, sowie um Frauen mit erhöhter familiärer Belastung und höherer Komorbidität mit der **prämenstruellen dysphorischen Störung.** Diese postpartale Depressionsvariante weist auch eine etwas höhere Übergangsrate in **bipolare Verläufe** auf (Kühner 2016). Frauen mit einer früheren Phase so definierter postpartaler Depression zeigten auch eine erhöhte **Sensitivität** gegenüber experimentell induzierter **Fluktuation gonadaler Steroide** (Kuehner 2017).

Peripartale Depressionen können **gravierende Folgen** für Mutter und Kind haben.

- Unter anderem werden erhöhte **Fehlgeburtsraten** sowie **Wachstumsstörungen, Entwicklungsstörungen** und **psychische und Verhaltensstörungen** beim Kind berichtet.
- Metaanalysen zeigen darüber hinaus hohe Prävalenzraten postpartaler Depressionen bei **Vätern** (ca. 5–10 %), die bei **Partnern depressiver Frauen** noch deutlich höher liegt (bis zu 25 %). Diese führen ebenfalls zu emotionalen und Verhaltensproblemen bei den Kindern, **unabhängig von der mütterlichen Depression.** Dieser Aspekt wird im Hinblick auf Screenings und Behandlungsangebote im derzeitigen Versorgungsangebot nur unzureichend berücksichtigt.

Besonderheiten in der Behandlung:

- Aufgrund potenzieller Nebenwirkungen von Psychopharmaka bevorzugen Frauen in der Peripartalzeit verstärkt **Psychotherapie.** Diese ist grundsätzlich indiziert und in vielen Fällen einer pharmakologischen Behandlung gleichwertig oder überlegen.
- Bei Frauen mit psychotischer oder häufig rezidivierender depressiver Störung besteht beim **Absetzen** pharmakologischer Behandlung jedoch eine deutlich **erhöhte Rückfallgefahr.** Fragen zu einer parallelen medikamentösen Behandlung

sollen deshalb immer unter Einbeziehung fachpsychiatrischer Kollegen besprochen werden.
- Für psychisch belastete Mütter und Väter bringt die psychische Störung besondere Verunsicherungen mit sich. Psychotherapie sollte deshalb auch immer **individuelle Befürchtungen** und **Problemkonstellationen** berücksichtigen, die sich auf die **Beziehung zum Kind, zur Eltern- und Paarrolle,** und zu wahrgenommenen Überforderungen im weiteren psychosozialen Kontext beziehen.

Leitlinien

Die **S3-Leitlinie/NVL Unipolare Depression** empfiehlt **Psychotherapie** zur Behandlung antepartaler (Empfehlungsgrad B) und postpartaler Depression (Empfehlungsgrad A; www.leitlinien.de/themen/depression). Bei Frauen mit erhöhtem Depressionsrisiko (z. B. aufgrund früherer depressiver Episoden oder subklinischer Depressionssymptomatik) wird Psychotherapie auch zur Prävention postpartaler Depressionen empfohlen (Empfehlungsgrad A). Universale Prävention zeigt dagegen keine ausreichende Evidenz.

13.8.5 Depressionen in der Perimenopause

Die Perimenopause umfasst den Zeitraum zwischen dem Beginn unregelmäßiger Blutungen und der letzten menstruellen Periode einer Frau. Der Zeitraum liegt variabel zwischen 3 und 9 J., das mittlere Alter bei erster Zyklusirregularität und letzter Menses liegt bei ca. 47–51 J. In dieser Zeit bestehen Schwankungen in den Geschlechtshormonspiegeln, und vasomotorische und sonstige somatische Symptome treten mit unterschiedlicher Häufigkeit auf.
- Longitudinalstudien verweisen auf eine **Zunahme depressiver Symptome** während der menopausalen Transition. Allerdings wird die Gleichsetzung depressiver Symptome mit klinischer Depression kritisiert, zudem existieren deutliche **Überschneidungen mit perimenopausaler körperlicher Symptomatik** (z. B. Schlafstörungen, sexuelle Dysfunktion). Aus Bevölkerungsstudien wird auch berichtet, dass in perimenopausalen Stichproben vermehrt Symptome wie **Reizbarkeit** und **Stimmungsschwankungen** auftreten (Gordon et al. 2020).
- U. a. sind ein schlechter körperlicher Gesundheitsstatus, Schlafstörungen und vasomotorische Symptome, Stress und negative Lebensereignisse, Übergewicht, körperliche Inaktivität und Rauchen sowie finanzielle und Beziehungsprobleme mit erhöhten Depressionswerten in dieser Phase assoziiert. Sie verweisen auf ein **multifaktorielles Geschehen,** wobei anzunehmen ist, dass diese Faktoren größere Effekte auf die perimenopausale Depressivität haben als hormonelle Veränderungen (Freeman 2015).
- Während zwei größere US-Studien erhöhte Neuerkrankungsraten im Vergleich zur Prämenopause bei bislang nicht vorbelasteten Frauen fanden, wurden diese Ergebnisse aufgrund methodischer Probleme kritisiert und von anderen nicht bestätigt (DGPPN et al. 2017). Meist handelt es sich um **depressive Rückfälle** bei **vorbelasteten Frauen.** Mit der Ausnahme **vasomotorischer Symptome,** die v. a. bei Ersterkrankungen beobachtet werden, findet sich keine Evidenz für differenzielle Risikoprofile bei Ersterkrankungen vs. Rezidiven in dieser Phase (Freeman 2015).
- Jedoch sprechen Befunde dafür, dass es sich auch bei der perimenopausalen Depression um ein **heterogenes Konstrukt** handelt. So wurden bei Frauen mit früheren Episoden, die zuvor auf eine Hormontherapie angesprochen hatten, depressive Symptome durch experimentelle Induktion eines Östrogenabfalls provoziert, dies war jedoch nicht der Fall bei unvorbelasteten Frauen.
- Eine weitere Studie zeigte **große Variabilität** im Zusammenhang zwischen wöchentlichen **Östrogenschwankungen** und **Stimmung** bei perimenopausalen Frauen. Individuelle Östrogensensitivität prädizierte spätere klinisch signifikante Depressionssymptomatik v. a. bei Frauen, die **keine früheren depressiven Phasen** und nur **wenige psychosoziale Belastungsfaktoren** aufwiesen und in einer frühen Phase des Perimenopause waren (Gordon et al. 2020).

Leitlinien

Die S3-Leitlinie/NVL Unipolare Depression stellt fest, dass derzeit keine Hinweise auf unterschiedliche Wirksamkeit von Psychotherapie in Abhängigkeit vom Menopausalstatus existieren (Statement; www.leitlinien.de/themen/depression).

13.8.6 Fazit

Eine **neurobiologische Sensitivität** gegenüber der Fluktuation von Geschlechtshormonen und ihrer Metaboliten kann als Kontinuum betrachtet werden. Während die weitaus meisten Frauen **nicht** unter emotionalen, kognitiven und verhaltensmäßigen Problemen im Kontext von Menstruationszyklus, Peripartum und Perimenopause leiden, legen Befunde aus bislang vorwiegend experimentellen Studien nahe, dass bei einer kleineren Subgruppe von Frauen eine ausgeprägte Sensitivität gegenüber normalen Hormonfluktuationen vorliegt, die sich bei der **prämenstruellen dysphorischen Störung,** einer **Untergruppe postpartaler Depressionen,** und einer **Untergruppe perimenopausaler Depressionen** zeigt, die auch untereinander erhöhte klinische Komorbidität aufweisen. Für diese Phänotypen wurde der Begriff eines **„hormonsensitiven depressiven Subtyps"** vorgeschlagen (Kuehner 2017; Eisenlohr-Moul 2019; Gordon et al. 2020). Hier ist dringend weitere Forschung notwendig. Auch müssen zyklusbezogene Besonderheiten der Depression (und anderer psychischer Störungen) in psychologischen und medizinischen Ausbildungscurricula besser berücksichtigt werden.

13.9 Behandlungspräferenz und Wirksamkeit von Psychotherapie

- Nach DEGS1-MH nehmen deutlich mehr Frauen als Männer mit Depressionen und anderen psychischen Störungen Kontakt mit den **allgemeinen** oder mit **spezialisierten Versorgungssektoren** wegen psychischer Probleme auf (Mack et al. 2014).
- Männer und Frauen bevorzugen für die Behandlung **Psychotherapie;** diese Präferenz ist bei **Frauen** noch **stärker** ausgeprägt.
- Insgesamt zeigen sich nach derzeitiger Befundlage **keine überzeugenden Evidenzen** dafür, dass depressive Männer und Frauen **unterschiedlich gut** von Psychotherapie profitieren oder sich geschlechtsdifferenzielle Unterschiede bezüglich Psychotherapie vs. Pharmakotherapie zeigen. Dies trifft nach derzeitigem Stand für Patienten mit mittelschwerer bis schwerer Depression im ambulanten und stationären Bereich, für Patienten mit und ohne somatische Komorbidität sowie für ältere Patienten zu.
- Die meisten Studien untersuchten Varianten der **kognitiven Verhaltenstherapie,** während zu anderen Psychotherapien (z. B. psychodynamische Therapien, interpersonelle Psychotherapie, Gesprächspsychotherapie, sog. Dritte-Welle-Verfahren) kaum Arbeiten vorliegen. Zudem wurden nur Kurzzeiteffekte betrachtet, auch wurde nicht untersucht, ob unterschiedliche Präferenzen von Männern und Frauen für einzelne Psychotherapien einen Einfluss auf den Behandlungserfolg hatten (DGPPN et al. 2017).

LITERATUR

Beddig T, Kühner C. Aktuelle Aspekte zur Prämenstruellen Dysphorischen Störung – ein Überblick. Psychother Psychosom Med Psychol 2017; 67: 504–513.

Cavanagh A, Wilson CJ, Kavanagh DJ, Caputi P. Differences in the Expression of Symptoms in Men Versus Women with Depression: A Systematic Review and Meta-analysis. Harv Rev Psychiatry 2017; 25(1): 29–38.

Cuijpers P, Vogelzangs N, Twisk J, Kleiboer A, Li J, Penninx BW. Is excess mortality higher in depressed men than in depressed women? A meta-analytic comparison. J Affect Disord 2015; 161: 47–54.

DGPPN, KBV, AWMF et al. (Hrsg.). Unipolare Depression. S3-Leitlinie/Nationale VersorgungsLeitlinie Unipolare Depression – Langfassung V2017. https://leitlinien.de/themen/depression/archiv.

Eisenlohr-Moul T. Premenstrual Disorders: A Primer and Research Agenda for Psychologists. Clin Psychol 2019; 72: 5–17.

Freeman EW. Depression in the menopause transition: risks in the changing hormone milieu as observed in the general population. Womens Midlife Health 2015; 1: 2.

Gordon JL, Sander B, Eisenlohr-Moul TA, Sykes Tottenham L. Mood sensitivity to estradiol predicts depressive symptoms in the menopause transition. Psychol Med 2020; 1–9.

Hantsoo L, Riddle JR. Treatment of Premenstrual Dysphoric Disorder (PMDD). Advances and challenges. Advances in Psychiatry and Behavioral Health 2021; 1: 91–106.

Hawton K, Casañas ICC, Haw C, Saunders K. Risk factors for suicide in individuals with depression: a systematic review. J Affect Disord 2013; 147: 17–28.

Jääskeläinen E, Juola T, Korpela H et al. Epidemiology of psychotic depression – systematic review and meta-analysis. Psychol Med 2018; 48: 905–918.

Kuehner C. Why is depression more common among women than among men? Lancet Psychiatry 2017; 4: 146–158.

Kühner C. Psychiatrische Erkrankungen in Schwangerschaft und Stillzeit. Häufigkeit, Verlauf und klinische Diagnostik. Nervenarzt 2016; 87: 926–936.

Kuehner C, Nayman S. Premenstrual exacerbations of mood disorders: findings and knowledge gaps. Curr Psychiatry Rep 2021; 23: 78.

Mack S, Jacobi F, Gerschler A et al. Self-reported utilization of mental health services in the adult German population – evidence for unmet needs? Results of the DEGS1-Mental Health Module (DEGS1-MH). Int J Methods Psychiatr Res 2014; 23: 289–303.

Nolen-Hoeksema S. Emotion regulation and psychopathology: the role of gender. Annu Rev Clin Psychol 2012; 8: 161–187.

Nübel J, Müllender S, Hapke U, Jacobi F. Epidemiologie der Depression? Prävalenzentwicklung und Inanspruchnahme von Hilfs- und Versorgungsangeboten. Nervenarzt 2019; 90: 1177–1186.

Rice SM, Oliffe JL, Kealy D, Ogrodniczuk JS. Male Depression Subtypes and Suicidality: Latent Profile Analysis of Internalizing and Externalizing Symptoms in a Representative Canadian Sample. J Nerv Ment Dis 2018; 206: 169–172.

Weise C, Kaiser G, Janda C et al. Internet-Based Cognitive-Behavioural Intervention for Women with Premenstrual Dysphoric Disorder: A Randomized Controlled Trial. Psychother Psychosom 2019; 88: 16–29.

III Therapie

KAPITEL

14 Therapieprinzipien, Therapierahmen, Therapieleitlinien

Mazda Adli

Kernaussagen

- Zur **Behandlung der Depression** werden Pharmakotherapie, Psychotherapie und adjuvante Therapien angewandt. Je nach Schweregrad werden die Verfahren kombiniert und ergänzen sich in ihrer Wirksamkeit.
- **Leichte und mittelgradige** depressive Episoden mit unkompliziertem Verlauf können hausärztlich versorgt werden. **Kompliziertere** und schwerere Episoden sollten zum Facharzt überwiesen werden.
- Zu einer **stabilen Patienten-Arzt-Beziehung** gehört die Aufklärung über das Krankheitsbild, die Vermittlung von Hoffnung, die Einbeziehung von Angehörigen sowie eine partizipative Entscheidungsfindung in der Behandlungsplanung.
- **Therapieleitlinien** fassen die vorhandene Evidenz zusammen und leiten daraus Behandlungsempfehlungen ab. **Therapiealgorithmen** unterstützen eine standardisierte Responseevaluierung und Entscheidungsfindung zu vorab festgelegten Zeitpunkten innerhalb eines Therapiestufenplans. Sie können Therapieergebnis und Therapiequalität verbessern.

14.1 Psychopharmakotherapie, Psychotherapie und adjuvante Therapien: Die multimodale Therapie der Depression

Die Behandlung depressiver Erkrankungen erfolgt in der Regel multimodal. Das heißt, dass Pharmakotherapie, Psychotherapie, Beratung und Psychoedukation sowie die zahlreichen flankierenden nichtpsychotherapeutischen Verfahren in einem Gesamtkonzept ineinandergreifen. Das bedeutet natürlich auch, dass mehrere Personen gleichzeitig in die Behandlung eingebunden sein können. Dann ist es besonders wichtig, dass eine Person dabei eine koordinierende Funktion einnimmt. Ihr kommt die Aufgabe zu, die Indikation für die Anwendung der verschiedenen Behandlungsbausteine zu stellen, die gewünschten Mitbehandler zu involvieren und den Therapieerfolg regelmäßig zu überprüfen und ggf. das Behandlungskonzept anzupassen.

Zur **multimodalen Therapie** gehören die Arzneimitteltherapie, die Psychotherapie, die Soziotherapie sowie die adjuvanten Therapien wie zum Beispiel Kunsttherapie, Ergotherapie, Sport- und Bewegungstherapie, Entspannungsverfahren, Musiktherapie, Tanztherapie und weitere flankierende Verfahren.

Antidepressiva haben die Therapierbarkeit depressiver Erkrankungen erheblich verbessert. Sie stellen einen wichtigen, häufig einen unverzichtbaren Teil einer erfolgreichen Depressionsbehandlung dar, insbesondere wenn die Symptomatik mittel- oder schwergradig ausgeprägt ist oder über längere Zeit anhält. Vor allem die neueren selektiven Antidepressiva haben mit ihrem günstigen Nutzen-Risiko-Verhältnis die Pharmakotherapie der Depression vereinfacht, gerade auch für den hausärztlichen Bereich, in dem ein Großteil der Patienten mit depressiven Erkrankungen behandelt wird.

Die **Psychotherapie** gehört zu den Hauptsäulen der antidepressiven Behandlung, deren Wirksamkeit in dieser Indikation sehr gut belegt ist. Unabhängig vom angewandten Verfahren beruhen die Psychotherapieansätze, die sich auf wissenschaftliche Evidenz stützen können, auf folgenden **Zielen:**

- Adressierung eines vorliegenden intra- oder interpersonellen Konflikts, eines Stressors oder einer Krise
- Identifizierung nicht hilfreicher oder belastender Denk-, Bewertungs- oder Verhaltensmuster
- Bewältigung intrapsychischer und interpersoneller Konflikte (je nach Verfahren durch emotionsfokussierte, handlungsfokussierte, interpersonelle oder kognitive Lösungsstrategien)
- Aufbau und Stärkung von Ressourcen (durch Aktivierung von eigenen Stärken und Fähigkeiten, von Emotionsregulierung, Selbstfürsorge oder Akzeptanz)

Zur Behandlung der Depression werden heute verschiedene Verfahren eingesetzt, die sich auf psychodynamische, verhaltenstherapeutische oder systemische Psychotherapieansätze beziehen. Vielfach überlappen sich die verschiedenen Ansätze, wie etwa in der interpersonellen Psychotherapie (IPT) oder in den Verfahren der sog. dritten Welle der Verhaltenstherapie.

Den vier genannten Basiszielen der Psychotherapie folgen im Wesentlichen auch die adjuvanten Therapien. Daneben bieten einige der adjuvanten Therapien die Möglichkeit, Emotionen oder Konflikte nonverbal zu adressieren oder zur Emotions- und Stressregulation beizutragen, was den psychotherapeutischen Prozess erleichtern und unterstützen kann. Adjuvante Verfahren kommen besonders im voll- und teilstationären Kontext zur Anwendung, deren konkrete Auswahl in der Regel vom jeweiligen Angebot vor Ort abhängen.

Der relative Stellenwert von Pharmakotherapie und Psychotherapie sollte in erster Linie vom Schweregrad einer depressiven Episode abhängen (hängt in der Realität jedoch leider meist von der Verfügbarkeit von Psychotherapie ab). So können bei der leichten depressiven Episode eine alleinige Psychotherapie, ggf. auch zunächst nur eine psychoedukative Aufklärung und Watchful Waiting ausreichend sein. Bei mittel- oder schwergradigen depressiven Symptomen in der aktuellen oder in früheren Episoden oder bei sonstigen komplizierten Verläufen oder Vorliegen komorbider psychischer Störungen ist jedoch meist die Kombination von Psychotherapie und Pharmakotherapie sinnvoll (➤ Kap. 16).

14.1.1 Behandlungssetting

Über die Hälfte der Patienten mit vom Hausarzt diagnostizierten depressiven Störungen werden heute von diesem selbst behandelt und nicht zum Facharzt weiterverwiesen (Trautman et al. 2017). Die Überweisung zum Facharzt wird nötig, wenn eines der folgenden Kriterien zutrifft:

- Schwere Ausprägung eines oder mehrerer depressiver Symptome
- Therapieresistenz auf ein oder zwei adäquate pharmakologische Behandlungsversuche und/oder Psychotherapie
- Chronischer Verlauf
- Depressive Episode im Rahmen einer bipolaren Störung
- Psychiatrische Komorbidität (z. B. Persönlichkeitsstörung, Suchterkrankung, Zwangsstörung, Demenz etc.)

Die Einweisung in ein voll- oder teilstationäres Setting sollte erfolgen, wenn eines der folgenden Kriterien zutrifft:

- Akute Suizidalität

- Mangelnde Fähigkeit, sich selbst adäquat zu versorgen, oder eingeschränkte Fähigkeit, die ambulante Behandlung wahrzunehmen
- Psychotische Symptomatik (wahnhafte Depression)
- Schwierige Alltagsumstände, die den Therapieerfolg behindern (z. B. schwere familiäre Konflikte)
- Ausgereizte ambulante Therapiemöglichkeiten

14.1.2 Spezifische Empfehlungen zur Gestaltung der Arzt-Patienten-Beziehung

Ein besonders wirksames Agens in der Behandlung der Depression ist die **stabile und vertrauensvolle Patienten-Arzt-Beziehung.** Hier ist es besonders am Anfang wichtig, über die Depression als Erkrankung aufzuklären. Dabei bewährt es sich in der Aufklärung, ein biopsychosoziales Krankheitsmodell zugrunde zu legen, das auf dem Vulnerabilitäts-Stress-Modell basiert. Depression als Stressfolgeerkrankung zu verstehen, erleichtert es Patienten und deren Angehörigen häufig, die Symptome der Depression als Krankheit zu akzeptieren und damit auch Hilfe und Entlastung zuzulassen. Eine weitere Aufgabe zu Behandlungsbeginn ist die Vermittlung von Hoffnung und Zuversicht auf eine erfolgreiche Behandlung der Depression. Da Hoffnungslosigkeit ein verbreitetes und ein als besonders bedrohlich empfundenes Symptom der Depression ist, kann durch die Vermittlung eines optimistischen Verlaufsszenarios bereits eine Entlastung des Patienten bewirkt werden. Hierzu gehört es zum Beispiel, auf die grundsätzlich gute Behandelbarkeit der Depression hinzuweisen. Gleichzeitig sollte man erklären, dass Antidepressiva üblicherweise lange Wirklatenzen haben und dass sich ihre Wirkung daher frühestens nach drei oder vier Wochen erkennen lässt. Ebenso sollte vor Aufnahme einer Pharmakotherapie besprochen werden, dass trotz der grundsätzlich guten Behandelbarkeit der Depression ein nicht ausreichendes oder fehlendes Ansprechen auf ein erstes Antidepressivum ein häufiges Ereignis darstellt und bei jeder zweiten Behandlung auch zu erwarten ist. Das hilft der Stabilisierung von Zuversicht auf eine am Ende erfolgreiche Behandlung der Depression.

Während es bei akuter Depression meist richtig ist, die Patienten von Alltagspflichten in Beruf und Familie zu entlasten, ist bei chronischer Depression in der Regel die allmähliche Aktivierung und soziale Einbindung ein vorrangiges Ziel.

Ein weiterer Bestandteil in der Führung depressiver Patienten ist die Einbindung und Aufklärung der Angehörigen. Genauso wie den Betroffenen selbst, fällt es Angehörigen oft nicht leicht, eine Depression als Erkrankung zu verstehen. Das Ergebnis sind dann häufig Vorwürfe, Verharmlosungen des Zustands, eine Interpretation als „psychologische Schwäche" oder Aufforderungen, sich „zusammenzureißen".

MERKE

Angehörige (das sind die engsten Bezugspersonen) sollten zu einem möglichst frühen Zeitpunkt in Aufklärung und Behandlungsplanung einbezogen werden.

Ist ein Behandlungsplan entworfen, so ist sowohl für die Pharmakotherapie als auch für die Psychotherapie eine für den Patienten gut verständliche Aufklärung über die zu erwartende Wirkung und mögliche Nebenwirkungen entscheidend. Dabei sollte man Patienten auch über die Notwendigkeit und Dauer einer anschließenden Erhaltungstherapie und ggf. Rezidivprophylaxe informieren. Eine gute Aufklärung zu Beginn kann Complianceproblemen im Verlauf entscheidend vorbeugen. Ratsam ist es dabei, einen partizipativen Aufklärungsstil zu verfolgen, bei dem der Patient und ggf. die Angehörigen in die Entscheidung für eine Behandlungsstrategie eingebunden werden und ggf. auch Präferenzen äußern können.

In der Anfangsphase der Behandlung sollte ein engmaschigeres Monitoring erfolgen, um sowohl kurzfristige Symptomverschlechterungen oder Verträglichkeitsprobleme einer begonnenen antidepressiven Pharmakotherapie wie auch einer Psychotherapie rechtzeitig erkennen zu können.

MERKE

In den ersten vier Behandlungswochen empfiehlt sich eine wöchentliche Beurteilung des Behandlungsverlaufs.

14.2 Stellenwert und Einteilung der Antidepressiva

Antidepressiva gibt es seit Ende der 1950er-Jahre als mit Imipramin die trizyklischen Antidepressiva sowie mit dem (inital als Tuberkulostatikum eingesetzten) Iproniazid die Monoaminoxidase (MAO-)Hemmer aufkamen. Die Wirkung dieser Antidepressiva wurde durch die Monoaminhypothese erklärt, was der Entwicklung der in den Ende der 1980er-Jahre aufkommenden selektiven Serotonin-Wiederaufnahmehemmer (SSRI) sowie später den weiteren selektiv monoaminergen Antidepressiva den Weg bahnte. Die selektiv wirksamen Antidepressiva machten die Behandlung wesentlicher verträglicher und sicherer, wenn auch nicht wirksamer. Nach der Jahrtausendwende kamen schließlich weitere Antidepressiva auf, die andere als unmittelbar monoaminerge neurobiologische Zielstrukturen beeinflussen wie z. B. Melatoninrezeptoren (Agomelatin) oder NMDA-Rezeptoren (Ketamin und Esketamin). Eine Übersicht der verfügbaren Antidepressiva mit zeitlicher Einordnung nach Verfügbarkeit findet sich in ➤ Abb. 14.1.

Mit den heute verfügbaren pharmakologischen Wirkklassen stehen Antidepressivagruppen zur Verfügung, die sich im Wesentlichen in ihrem pharmakodynamischen Profil und damit in ihrer Wirkung auf Zielsymptome sowie ihrer Verträglichkeit unterscheiden:

WEITERE INFORMATIONEN

Antidepressivagruppen:
- Trizyklische Antidepressiva (TZA)
- Tetrazyklische Antidepressiva
- Selektive Serotonin-Wiederaufnahmehemmer (SSRI)
- Selektive Noradrenalin-Wiederaufnahmehemmer (SNRI)
- Kombinierte selektive Serotonin- und Noradrenalin-Wiederaufnahmehemmer („duale Substanzen"; SSNRI)
- Kombinierte selektive Noradrenalin- und Dopamin-Wiederaufnahmehemmer (SNDRI)
- Noradrenerg und spezifisch serotoninerge Antidepressiva (NaSSA)
- Monoamin-Oxidasehemmer (MAO-Inhibitoren; MAO-I)

Daneben gibt es einzelne Substanzen, die sich keiner dieser Gruppen zurechnen lassen. Hierzu gehören Agomelatin (Melatoninrezeptor- und selektiver Serotoninrezeptorantagonist), Vortioxetin (Serotonin-Wiederaufnahmehemmer und direkter Serotoninrezeptormodulator), Tianeptin (Serotonin-Wiederaufnahmeverstärker) sowie Johanniskraut.

Das pharmakologische Behandlungskonzept richtet sich nach dem Schweregrad (leicht, mittelgradig, schwer), der Symptomkonstellation (Suizidalität, psychotische Symptome, Ängstlichkeit, Agitiertheit, Schlafstörungen), dem Verlaufstyp (Einzelepisode, rezidivierender Verlauf, Episodenfrequenz, Therapieresistenz, Chronizität). Weitere Kriterien sind eine bereits bekannte Response- und Verträglichkeitsanamnese in Bezug auf einzelne Substanzen oder die Präferenz des Patienten für ein bestimmtes Arzneimittel oder eine bestimmte Strategie (➤ Kap. 16 und ➤ Kap. 17).

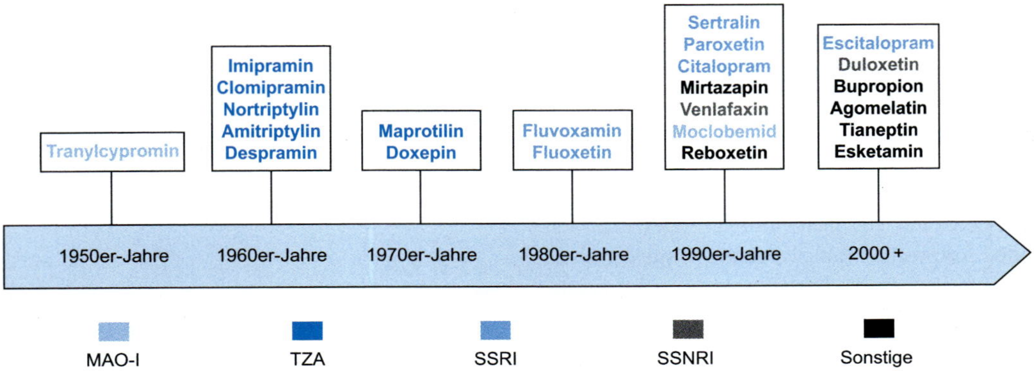

Abb. 14.1 Übersicht verfügbarer Antidepressiva mit zeitlicher Einordnung nach Verfügbarkeit. [P1156/L143]

14.3 Therapieleitlinien und Therapiealgorithmen

Gerade in der häufig etwas langwierigeren Behandlung der Depression ist es hilfreich, leitlinienorientiert vorzugehen, um die Behandlung zu strukturieren und sie auf bestmögliche wissenschaftliche Grundlage zu basieren. Damit lässt sich nicht nur die Qualität der Behandlung sichern, sondern die Wahl der Therapie für den Patienten am besten nachvollziehen und die Compliance verbessern.

Initiiert von der Deutschen Gesellschaft für Psychiatrie und Psychotherapie, Psychosomatik und Nervenheilkunde (DGPPN) gibt es seit 2009 in Deutschland die S3-Leitlinie zur Depressionsbehandlung. Sie wurde 2015 überarbeitet. Seit 2022 liegt sie in einer weiteren Revision als Nationale Versorgungsleitlinie (NVL) vor. Die NVL fasst den gegenwärtigen Wissensstand zusammen und leitet daraus Behandlungsempfehlungen ab. Die Empfehlungen der Leitlinie sind überdies in einem Abstimmungsprozess zahlreicher Fachgesellschaften, Organisationen sowie Patienten- und Angehörigenvertretern entstanden. Neben den Behandlungsempfehlungen umfasst die NVL auch Hinweise zur Diagnostik, zum Schnittstellenmanagement zwischen den verschiedenen Sektoren der Versorgung und der abgestimmten Koordination von Versorgungsabläufen. Die Empfehlungen der Leitlinie richten sich an alle an der Versorgung von depressiven Patienten beteiligten Berufsgruppen und Einrichtungen. Die vorhandene Evidenz für ein bestimmtes Vorgehen wird dabei einer bestimmten Evidenzebene (I–IV) zugeordnet (➤ Tab. 14.1). Hiervon hängt im Wesentlichen der Empfehlungsgrad für ein bestimmtes Vorgehen ab (Soll-, Sollte- oder Kann-Empfehlung oder Klinischer Konsens; ➤ Tab. 14.2).

International existieren verschiedene Leitlinien, die auch weltweit Bedeutung haben. Einige Beispiele sind in ➤ Tab. 14.3 genannt.

Als eine wesentliche Ursache für therapieresistente Verläufe wird eine unstrukturierte wahllos aneinandergereihte Folge von Therapieversuchen angesehen (Adli et al. 2006). In der klinischen Praxis erweisen sich eine inadäquate Dosierung von Medikamenten, eine unangemessene Anwendungsdauer einer bestimmten Strategie oder der unvollständige Einsatz der vorhandenen pharmakologischen Möglichkeiten

Tab. 14.1 Evidenzebenen

Ia	Evidenz aus einer Metaanalyse von mind. 3 randomisiert-kontrollierten Studien (Randomized Controlled Trial, RCT)
Ib	Evidenz aus mind. 1 randomisiert-kontrollierten Studie oder einer Metaanalyse von < 3 RCTs
IIa	Evidenz aus zumindest 1 methodisch gut kontrollierten Studie ohne Randomisierung
IIb	Evidenz aus zumindest 1 methodisch guten, quasi-experimentellen deskriptiven Studie
III	Evidenz aus methodisch guten, nichtexperimentellen Beobachtungsstudien wie z. B. Vergleichsstudien, Korrelationsstudien und Fallstudien
IV	Evidenz aus Berichten von Expertenkomitees oder Expertenmeinung und/oder klinische Erfahrung anerkannter Autoritäten

aus: S3-Leitlinie/NVL Unipolare Depression, 2. A. Version 5, 2015

Tab. 14.2 Empfehlungsgrade

A	**„Soll"-Empfehlung:** zumindest 1 randomisierte kontrollierte Studie von insgesamt guter Qualität und Konsistenz, die sich direkt auf die jeweilige Empfehlung bezieht und nicht extrapoliert wurde (Evidenzebenen Ia und Ib).
B	**„Sollte"-Empfehlung:** gut durchgeführte klinische Studien, aber keine randomisierten klinischen Studien, mit direktem Bezug zur Empfehlung (Evidenzebenen II oder III) oder Extrapolation von Evidenzebene I, falls der Bezug zur spezifischen Fragestellung fehlt.
0	**„Kann"-Empfehlung:** Berichte von Expertenkreisen oder Expertenmeinung und/oder klinische Erfahrung anerkannter Autoritäten (Evidenzkategorie IV) oder Extrapolation von Evidenzebene IIa, IIb oder III. Diese Einstufung zeigt an, dass direkt anwendbare klinische Studien von guter Qualität nicht vorhanden oder nicht verfügbar waren.
KKP*	**„Klinischer Konsenspunkt":** empfohlen als gute klinische Praxis (Good Clinical Practice Point) im Konsens und aufgrund der klinischen Erfahrung der Mitglieder der Leitliniengruppe als ein Standard in der Behandlung, bei dem keine experimentelle wissenschaftliche Erforschung möglich oder angestrebt ist.

* Klinische Konsenspunkte (KKP) wurden abweichend vom üblichen NVL-Verfahren eingeführt, um den besonderen Bedingungen der gemeinsamen Erstellung von S3-Leitlinie und Nationaler Versorgungsleitlinie Rechnung zu tragen.
aus: S3-Leitlinie/NVL Unipolare Depression, 2. A. Version 5, 2015

Tab. 14.3 Weltweite Beispiele für Leitlinien zur Behandlung der unipolaren Depression

Federführende Organisation	Ersterscheinungsjahr	Aktuelle Version
American Psychiatric Association (APA)	2000	2010
British Association for Psychopharmacology (BAP)	2008	2015
Canadian Network for Mood and Anxiety Treatments (CANMAT)	2009	2016
Deutsche Gesellschaft für Psychiatrie und Psychotherapie, Psychosomatik und Nervenheilkunde (DGPPN)	2009	2022
National Institute for Health and Clinical Excellence (NICE)	2009	2009
World Federation of Societies of Biological Psychiatry (WFSBP)	2002	2013/2015

als häufigste Ursachen von pseudoresistenten Verläufen. Gleichzeitig gibt es Hinweise, dass wiederholte Therapieversuche per se eine Therapieresistenz auslösen oder verstärken können. Daher gelten Therapiealgorithmen als wesentliche Instrumente zur Vermeidung und Überwindung der therapieresistenten Depression.

Im Unterschied zu Leitlinien, die Therapiestrategien und ggf. auch deren Reihenfolge empfehlen, führt ein **Therapiealgorithmus** zu einer standardisierten Entscheidungsfindung im Behandlungsverlauf auf der Basis eines vorgegebenen Therapieprotokolls. Das bedeutet, dass das Ansprechen auf jede einzelne Therapiestrategie genau evaluiert wird und bei nicht ausreichender Wirkung gemäß einer zeitlich festgelegten Abfolge verschiedene Eskalationsstufen im Sinne eines Stufenplans durchlaufen werden. So wird nach festgelegten Wenn-Dann-Regeln bei nicht ausreichendem Ansprechen auf ein erstes Antidepressivum das weitere pharmakologische Vorgehen ermittelt und die Therapie so lange eskaliert bis das vorab definierte Therapieziel (in der Regel Remission) erreicht wird.

Die **Kernelemente eines Therapiealgorithmus** sind somit

- einzelne Strategien (d. h., welche Behandlungsschritte sollen verwendet werden?),
- Taktiken (d. h., wie genau soll eine Strategie umgesetzt werden?),
- eine Schrittfolge (Reihenfolge der Therapieschritte),
- standardisierte Verfahren zur Responsebeurteilung (durch die Anwendung einer standardisierten Verlaufsskala wie z. B. die Hamilton-Depressionsskala) und
- kritische Entscheidungszeitpunkte (Critical Decision Points). Diese sind vorab zeitlich festgelegt. Zu diesen Zeitpunkten wird der Behandlungserfolg der jeweiligen Therapiestufe beurteilt und anschließend nach einem festgelegten Algorithmus das weitere Vorgehen ermittelt.

Die Sequenz der eingesetzten Threapiestrategien orientiert sich idealerweise an den gängigen Leitlinienempfehlungen. ➤ Abb. 14.2 zeigt den Stufenplan des German Algorithm Project (GAP), inkl. Alternativen in der 2nd-Step-Strategie bei Non-Response auf ein erstes Antidepressivum. ➤ Tab. 14.4 zeigt dabei das Prinzip der algorithmusgestützten Entschiedung.

Dabei scheint vor allem die Strukturiertheit der Therapie ein besonders wirksames Agens zu sein und eine Überlegenheit zu Treatment as Usual zu erklären, während der Vergleich verschiedener Folgestrategien nach Non-Response auf eine initiale Antidepressiva-Monotherapie innerhalb der großen Projekte keine wesentlichen Unterschiede zeigt. Mittlerweile gibt es zahlreiche Studien, wie etwa das mehrphasige Berliner Algorithmusprojekt oder die US-amerikanische STAR*D-Studie, die eine Überlegenheit einer algorithmusgestützten Therapie der Depression gegenüber Treatment as Usual belegen (Bauer et al. 2019; Rush et al. 2008). Die Anwendung eines Therapiealgorithmus erhöht die Wahrscheinlichkeit für ein frühzeitiges Ansprechen auf die Behandlung und verbessert die Therapiequalität (z. B. die Häufigkeit von vermeidbarer Polypharmazie; Adli et al. 2017; Bauer et al. 2009). Überdies führt es zu einer verbesserten Kosteneffektivität der Therapie (Ricken et al. 2018).

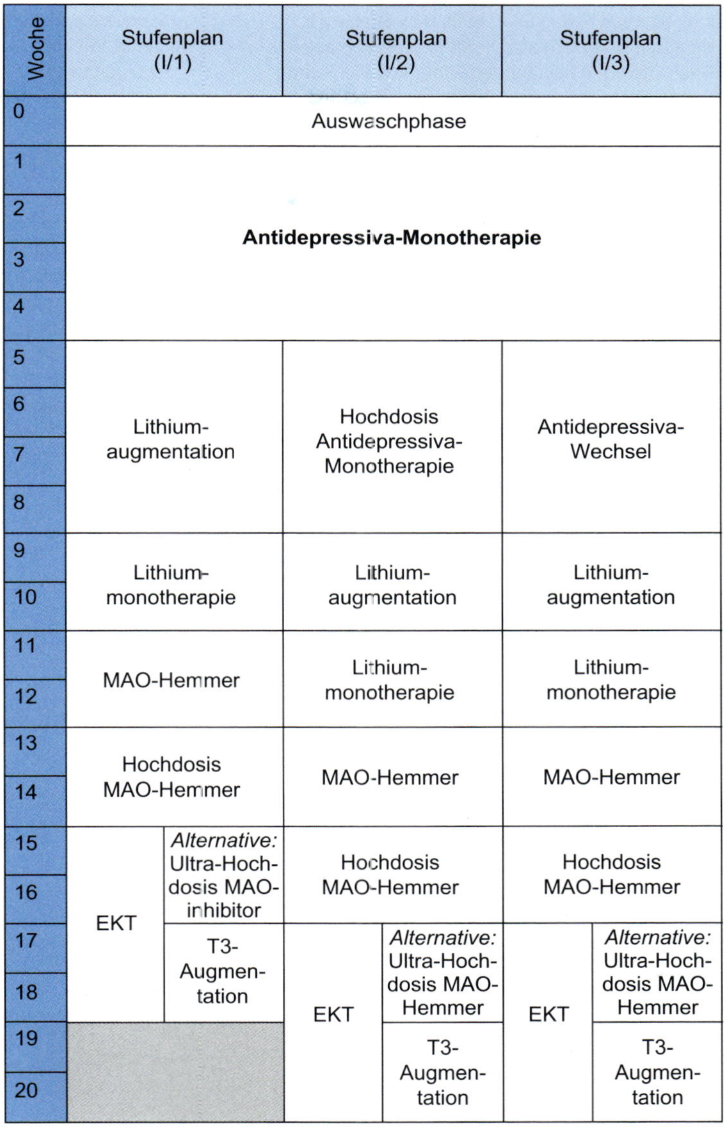

Abb. 14.2 Vereinfachte Darstellung der drei alternativen Stufenpläne des German Algorithm Project (Adli et al. 2017) [H255-001/L143]

Tab. 14.4 Responsebeurteilung in der Berliner Algorithmusstudie (vgl. Adli et al. 2017). Die Response wird zum Critical Decision Point am Ende einer Therapiestufe mithilfe der Hamilton-Depressionsskala (HAMD-21) einer der drei folgenden Kategorien zugeordnet und die entsprechende Handlungskonsequenz gezogen:

Ergebnis	Definition nach HAMD-21-Score	Handlungsempfehlung
Response/Remission	≤ 9	
Partialresponse	Reduktion um > 8 oder um > 30 %, aber keine Remission	Fortführung des aktuellen Behandlungsschritts für 2 Wo. (jeweils nur einmal möglich)
Non-Response	Nichterfüllen der Kriterien für Remission oder Partialresponse	Einleitung des nächsten Behandlungsschritts

14

LITERATUR

Adli M, Wiethoff K, Baghai TC et al. How Effective Is Algorithm-Guided Treatment for Depressed Inpatients? Results from the Randomized Controlled Multicenter German Algorithm Project 3 Trial. The international journal of neuropsychopharmacology 2017; 20(9): 721–730. doi.org/10.1093/ijnp/pyx043.

Bauer M, Pfennig A, Linden M et al. Efficacy of an algorithm-guided treatment compared with treatment as usual: a randomized, controlled study of inpatients with depression. Journal of clinical psychopharmacology 2009; 29(4): 327–333. doi.org/10.1097/JCP.0b013e3181ac4839.

Bauer M, Rush AJ, Ricken R et al. Algorithms For Treatment of Major Depressive Disorder: Efficacy and Cost-Effectiveness. Pharmacopsychiatry 2019; 52(3): 117–125. doi.org/10.1055/a-0643–4830.

DGPPN, BÄK, KBV, AWMF (Hrsg.) für die Leitliniengruppe Unipolare Depression. S3-Leitlinie/Nationale Versorgungs-Leitlinie Unipolare Depression – Langfassung, 2. A. Version 5. www.awmf.org/leitlinien/detail/ll/nvl-005.html.

Ricken R, Wiethoff K, Reinhold T et al. A standardized stepwise drug treatment algorithm for depression reduces direct treatment costs in depressed inpatients – Results from the German Algorithm Project (GAP3). Journal of affective disorders 2018; 228: 173–177.

Rush AJ, Trivedi MH, Wisniewski SR et al. Acute and longer-term outcomes in depressed outpatients requiring one or several treatment steps: a STA^{R*}D report. The American journal of psychiatry 2006; 163(11): 1905–1917. doi.org/10.1176/ajp.2006.163.11.1905.

Trautman S, Beesdo-Baum K, Knappe S et al. Behandlung depressiver Störungen in der primärärztlichen Versorgung. Deutsches Ärzteblatt International 2017; (114): 721–728.

Wiethoff K, Bauer M, Baghai T et al. Therapiealgorithmen in der Depressionsbehandlung – Das Berliner Algorithmusprojekt. Nervenheilkunde 2005; 24(05): 381–387.

KAPITEL

15 Pharmakotherapie: Allgemeine Aspekte

Martin E. Keck

Kernaussagen

- Die meisten **Antidepressiva** basieren auf der zufälligen Entdeckung von Imipramin im Jahr 1957 in der Schweiz.
- Die **Effektstärken** antidepressiver Pharmakotherapie sind mäßig bis moderat: Antidepressiva besitzen in der Akuttherapie eine Effektstärke von 0,3.
- Der **Placebo-Verum-Unterschied** beträgt 15 bis 20 %.

15.1 Antidepressiva: Diskussion zur Wirksamkeit

Die Kritik an der antidepressiven Pharmakotherapie ist alt und gewann mit der Einführung des DSM-5 (des US-amerikanischen Diagnostic and Statistical Manual of Mental Disorders) im Jahr 2013 erneut an Fahrt. Kritisiert wurde unter anderem ein vermeintliches Absenken der Diagnoseschwellen durch die Einführung des Begriffs der pathologischen Trauer (Prolonged Grief Disorder) und somit die Medikalisierung schwieriger aber normaler Lebensumstände. Die Effektstärken antidepressiver Pharmakotherapie sind in der Tat nur mäßig bis moderat. Antidepressiva besitzen in der Akuttherapie eine Effektstärke von lediglich 0,3 und eine Number Needed to Treat (NNT) von 7 bis 10. Bei der Erhaltungstherapie jedoch erzielen sie mit einer NNT von 4 bis 5 relativ gute Ergebnisse und sind somit besser als manche etablierte kardiovaskuläre Therapie (Leucht et al. 2012). Dies gilt allerdings unter idealtypischen Studienbedingungen, welche naturgemäß die „Efficacy", aber nicht die „Effectiveness" unter den täglichen klinischen Routinebedingungen abbilden können, wenn Komorbiditäten und andere erschwerende Umstände eine Rolle spielen.

Aufgrund des geringen Placebo-Verum-Unterschieds von 15 bis 20 % empfehlen die meisten Behandlungsleitlinien daher eine medikamentöse Behandlung erst bei mittelgradiger und schwerer Depression. Diese eher enttäuschenden Placebo-Verum-Unterschiede entstehen jedoch stets durch den Goldstandard der konservativen Intention-to-treat-Analyse, welche jeden frühen Drop-out einschließt und somit natürlich die klinische Realität nur unzureichend abbilden kann (Adli, Hegerl 2014). Auch wird zu Recht über die klinische Representativität der Teilnehmer großer klinischer Studien beispielsweise in den USA, wo eine mangelnde Krankenversicherung und ein mangelnder Zugang zu Therapien oftmals entscheidende Motivatoren für eine Studienteilnahme sein können (Kobak et al. 2010), kritisch diskutiert.

MERKE

Die antidepressive Pharmakotherapie ist bei mittelgradigen und schweren Depressionen hilfreich und leitliniengerecht.

Große öffentliche Aufmerksamkeit bekam eine Metaanalyse von Kirsch et al. (2008), die die Daten aus 35 Zulassungsstudien zu den vier häufig verordneten Antidepressiva Venlafaxin, Fluoxetin, Paroxetin und Nefazodon auswertete, die der US Food and Drug Administration (FDA) zur Verfügung gestellt wurden. Die Studie kam zu dem Schluss, dass der Haupteffekt einer Antidepressivabehandlung auf dem Placeboeffekt beruhe und sich nur bei den am schwersten erkrankten Patienten eine Wirksamkeit sicher ausmachen ließe (Senn 2018; Hengartner, Plöderl 2018). Ein späterer auf der Basis der Studie veröffentlichte Bestseller trug den vieldeutigen Titel „The Emperor's New Drugs: Exploding the Antidepressant Myth". Der Wirksamkeitssunterschied zwischen Placebo und Antidepressivum betrug in den eingeschlossenen Studien lediglich 1,8 Punkte auf der 17-Item-Hamilton-Skala (HAMD-17). Kritisiert wird häufig, dass bereits ein Unterschied von 6 Punkten ohne eine Veränderung der depressiven Kernsymptome beispielsweise durch eine Veränderung der Schlafgewohnheiten erzielt werden kann. Der Unterschied von nur 1,8 Punkten zwischen Placebo und Medikament wurde daher als klinisch nicht relevant eingeordnet. Dies entspricht der Einschätzung des englischen National Institute for Health and Care Excellence (NICE), das die Behandlungsrichtlinien für den National Health Service (NHS) in Großbritannien herausgibt und einen Unterschied von mindestens 3 Punkten als Kriterium für klinische Relevanz fordert (NICE 2004). Andere Untersuchungen kamen sogar zu dem Schluss, dass ein klinisch signifikanter Unterschied mindestens 7 Punkten auf der HAMD-17 entspricht (Leucht et al. 2013). Eine im Jahr 2013 erneut durchgeführte Metaanalyse derselben Daten der US Food and Drug Administration hingegen kam zu dem Ergebnis einer Effektstärke der untersuchten Antidepressiva von 0,34, wobei die Schwere der Depression keine Rolle spielte (Fountoulakis, Möller 2011). Zum Vergleich: das breit und unumstritten zur Therapie der akuten Migräne eingesetzte Sumatriptan verfügt über eine Effektstärke von 0,41 (Leucht et al. 2012).

Eine im Jahr 2018 veröffentlichte Netzwerkmetaanalyse von 522 zwischen 1979 und 2016 durchgeführten Studien mit insgesamt 117.000 Patientinnen und Patienten wiederum belegte die Wirksamkeit der 21 untersuchten Antidepressiva von Amitriptylin bis Reboxetin (Cipriani et al. 2018). Um den Publication Bias zu verringern, wurden auch in diese Analyse sowohl publizierte als auch unpublizierte Studien einbezogen. Die Odds Ratio lag zwischen 1,37 und 2,13: Dies bedeutet eine zwischen 37 % und 113 % liegende höhere Wahrscheinlichkeit auf ein Antidepressivum anzusprechen als auf Placebo. Alle Metaanalysen fanden jedoch, dass der Unterschied zwischen Antidepressivum und Placebo in der Regel unter dem bereits niedrigen britischen NICE-Kriterium für klinische Signifikanz lag.

15.1.1 Johanniskraut

Bereits seit der Antike wird das Phytotherapeutikum Johanniskraut zur Depressionsbehandlung eingesetzt. Von Szegedi et al. (2005) und Gastpar et al. (2006) konnten bei mittelgradigen Depressionen im Vergleich mit Paroxetin bzw. Citalopram die gleiche Wirksamkeit bei jedoch geringeren Nebenwirkungen belegt werden. Cochrane- und Metaanalysen bestätigen dies (Linde et al. 2008; Apaydin et al. 2016), dennoch berichten die Autoren, dass die Ergebnisse der eingeschlossenen Studien eine deutliche Varianz aufweisen, was die Aussage zur Wirksamkeit abschwächt. In Deutschland durchgeführte Studien, die etwa die Hälfte der ausgewerteten Veröffentlichungen ausmachten, hatten besonders deutlich die Wirksamkeit von Johanniskrautpräparaten gezeigt. Studien insbesondere aus den USA waren eher negativ. In vielen europäischen Ländern sind Johanniskrautpräparate als Arzneimittel zugelassen, in den USA handelt es sich jedoch um Nahrungsergänzungsmittel (Food Supplements), d. h., es existieren qualitativ erhebliche Unterschiede zwischen den Präparaten. Kritisch gesehen wird das Interaktionspotenzial von Johanniskraut mit anderen Arzneimitteln durch Induktion von Cytochrom-P-Isoenzymen (v. a. CYP3A4) und p-Glykoprotein. In seiner hyperforinarmen Präparation ist das pharmakokinetische Interaktionspotenzial minimal (Nicolussi et al. 2020).

15.2 Fortschritte in der Antidepressiva-Entwicklung

Während beispielsweise in der Behandlung der verschiedenen Formen der multiplen Sklerose in den letzten 10 Jahren deutliche Fortschritte erzielt wurden, ist dies bei der medikamentösen Therapie der Depression leider nicht der Fall. Unverändert basiert das pharmakologische Therapiekonzept auf der zufälligen Entdeckung der antidepressiven Wirksamkeit von Imipramin (Testsubstanz G 22355 der Firma Geigy, heute Novartis) im Jahr 1957 in der Schweiz (Bossong 2008) und der hieraus in den 1960er-Jahren abgeleiteten Monoamin-Mangelhypothese. Fortschritte gibt es zum Wohle der betroffenen Patientinnen und Patienten jedoch bei den Nebenwirkungen, welche sich seit Einführung der Serotonin-Wiederaufnahmehemmer (SSRI) im Jahr 1987 deutlich verbessert haben. Seit 2007 ist der selektive Noradrenalin-Dopamin-Wiederaufnahmehemmer (NDRI) Bupropion zur Depressionstherapie zugelassen. Der Melatonin-MT1/MT2-Rezeptor-Agonist und Serotonin-5-HT2C-Rezeptorantagonist Agomelatin ist seit dem Jahr 2009 Deutschland verfügbar. Hierin erschöpfen sich die Innovationen, sieht man von dem seit dem Jahr 2012 in Deutschland verfügbaren, jedoch bereits seit 1988 in Frankreich zugelassenen, Wirkstoff Tianeptin ab. Dessen Wirkmechanismus der Serotonin-Wiederaufnahmebeschleunigung kontrastierte die 1988 noch gängige Monoamin-Mangelhypothese und wurde daher später durch eine Modulation der glutamatergen Neurotransmisson ergänzt. Der Entdecker der antidepressiven Wirksamkeit von Imipramin, Roland Kuhn, behandelte 300 depressive Patienten mit Imipramin und beobachtete bei lediglich 12 %, d. h. 40 Patienten, eine Besserung.

Als Ausnahmen sind die Wiederentdeckung des Serotonin-5-HT2A-Rezeptor-Antagonisten Psilocybin (Magic Mushroom), der N-Methyl-D-Aspartat-Rezeptor (NMDAR)-Kanalblocker Esmethadon (Fava et al. 2021) oder der als Nasenspray in Kombination mit einem oralem Antidepressivum zugelassene Glutamat-NMDA-Rezeptor-Antagonist Esketamin zu nennen, deren Wirkprinzipien bzw. Entdeckung oder Entwicklung allerdings ebenfalls bereits auf die 1960er- und 1970er-Jahre zurückgeht. Die Effektstärken sind auch hier nur mäßig (Popova et al. 2019). Neu hingegen ist der kürzlich formulierte Erklärungsansatz der antidepressiven Wirksamkeit des pleiotropen Johanniskrauts über die veränderte Fluidität gestresster, neuronaler Zellmembranen (Keksel et al. 2019).

Die Verordnung antidepressiv wirksamer Medikamente nimmt hingegen seit Jahrzehnten konstant zu. Antidepressiva sind die am häufigsten verordneten Psychopharmaka. Wurden in Deutschland 2010 noch 1,2 Milliarden Tagesdosen Antidepressiva verordnet, so waren es 2019 bereits 1,6 Milliarden – ein Plus von 400 Millionen Dosen (Schwabe, Ludwig 2020). Einer OECD-Erhebung (www.oecd.org) zufolge stieg die Anzahl der Verschreibungen in Deutschland von 21 Tagesdosen je 1000 Einwohner im Jahr 2000 auf 56 Tagesdosen im Jahr 2015 – was bedeutet, dass fünf Prozent der Bevölkerung täglich Antidepressiva einnahmen. Berücksichtigt werden muss hierbei jedoch, dass Antidepressiva seit vielen Jahren auch bei anderen Indikationen als der Depression wie zum Beispiel bei Schmerz-, Schlafstörungen oder Angsterkrankungen, leitliniengerecht verordnet werden.

MERKE

Antidepressiva gehören zu den meistverordneten Arzneimitteln. Der größte Teil der Antidepressiva wird von Nichtpsychiatern, d. h. Allgemeinmedizinern und anderen Fachärzten, verordnet.

Auch der Ansatz der personalisierten Antidepressiva-Therapie auf der Basis von Genotypen und Biomarkern hat bislang keine wegweisenden Verbesserungen der Therapie für die Betroffenen gebracht. Drei aktuelle große Metaanalysen zeigen keinen Effekt einer personalisierten Vorgehensweise (Patient-by-Treatment Interaction; Volkmann et al. 2020; Maslej et al. 2020; Plöderl, Hengartner 2019) und bescheinigen der personalisierten Verordnung derzeit verfügbarer Antidepressiva eine lediglich „limitierte" Perspektive. Die einzige positive Metaanalyse musste wegen gravierender statistischer Analysefehler nach zunächst hochrangiger Publikation in JAMA Psychiatry wieder zurückgezogen werden (Öngür et al. 2020)

Ein interessanter Ansatz liegt in der Neuentdeckung bekannter und bewährter Substanzen, wie dies beispielsweise im Ansatz des genombasierten Repositioning zum Ausdruck kommt. Dabei werden auf der Basis von genomischen Daten und systemmedizinischen Ansätzen Drug Targets identifiziert, die von bestehenden Substanzen, aber auch anderen Molekülen gezielt beeinflusst werden (Fabbri et al. 2021; Papassotiropoulos, de Quervain 2015).

LITERATUR

Adli M, Hegerl U. Do we underestimate the benefits of antidepressants? Lancet (London, England) 2014; 383(9926): 1361–1362. https://doi.org/10.1016/S0140-6736(14)60534–1.

Apaydin EA, Maher AR, Shanman R et al. A systematic review of St. John's wort for major depressive disorder. Systematic reviews 2016; 5(1): 148. doi.org/10.1186/s13643-016-0325-2.

Bossong F. Erinnerung an Roland Kuhn (1912–2005) und 50 Jahre Imipramin. Der Nervenarzt 2008; 79(9): 1080–1086. doi.org/10.1007/s00115-008-2492-4.

Cipriani A, Furukawa TA, Salanti G et al. Comparative efficacy and acceptability of 21 antidepressant drugs for the acute treatment of adults with major depressive disorder: a systematic review and network meta-analysis. Lancet (London, England) 2018; 391(10128): 1357–1366. doi.org/10.1016/S0140–6736(17)32802–7.

Fabbri C, Kasper S, Zohar J et al. Drug repositioning for treatment-resistant depression: Hypotheses from a pharmacogenomic study. Progress in neuro-psychopharmacology & biological psychiatry 2021; 104: 110050. doi.org/10.1016/j.pnpbp.2020.110050.

Fava M, Stahl S, Pani L et al. REL-1017 (Esmethadone) as Adjunctive Treatment in Patients With Major Depressive Disorder: A Phase 2a Randomized Double-Blind Trial. The American journal of psychiatry 2022; 179(2): 122–131. doi.org/10.1176/appi.ajp.2021.21020197.

Fountoulakis KN, Möller HJ. Efficacy of antidepressants: a re-analysis and re-interpretation of the Kirsch data. The international journal of neuropsychopharmacology 2011; 14(3), 405–412. doi.org/10.1017/S1461145710000957.

Gastpar M, Singer A, Zeller K. Comparative efficacy and safety of a once-daily dosage of hypericum extract STW3-VI and citalopram in patients with moderate depression: a double-blind, randomised, multicentre, placebo-controlled study. Pharmacopsychiatry 2006; 39(2), 66–75: doi.org/10.1055/s-2006–931544

Hengartner MP, Plöderl M. Statistically Significant Antidepressant-Placebo Differences on Subjective Symptom-Rating Scales Do Not Prove That the Drugs Work: Effect Size and Method Bias Matter!. Frontiers in psychiatry 2018; 9: 517. doi.org/10.3389/fpsyt.2018.00517.

Kappelmann N, Rein M, Fietz J et al. Psychotherapy or medication for depression? Using individual symptom meta-analyses to derive a Symptom-Oriented Therapy (SOrT) metric for a personalised psychiatry. BMC medicine 2020; 18(1): 170. doi.org/10.1186/s12916-020-01623-9.

Keksel N, Bussmann H, Unger M et al. St John's wort extract influences membrane fluidity and composition of phosphatidylcholine and phosphatidylethanolamine in rat C6 glioblastoma cells. Phytomedicine : international journal of phytotherapy and phytopharmacology 2019; 54: 66–76. doi.org/10.1016/j.phymed.2018.06.013.

Leucht S, Fennema H, Engel R et al. What does the HAMD mean? Journal of affective disorders 2013; 148(2–3): 243–248. doi.org/10.1016/j.jad.2012.12.001.

Leucht S, Hierl S, Kissling W et al. Putting the efficacy of psychiatric and general medicine medication into perspective: review of meta-analyses. The British journal of psychiatry: the journal of mental science 2012; 200(2): 97–106. doi.org/10.1192/bjp.bp.111.096594.

Linde K, Berner MM, Kriston L. St John's wort for major depression. The Cochrane database of systematic reviews 2008; 2008(4): CD000448. doi.org/10.1002/14651858.CD000448.pub3.

Maslej MM, Furukawa TA, Cipriani A et al. Individual Differences in Response to Antidepressants: A Meta-analysis of Placebo-Controlled Randomized Clinical Trials. JAMA psychiatry 2020; 77(6): 607–617. doi.org/10.1001/jamapsychiatry.2019.4815 (Retraction published JAMA Psychiatry. 2020 Aug 1;77(8):786).

Nicolussi S, Drewe J, Butterweck V, Meyer Zu Schwabedissen HE. Clinical relevance of St. John's wort drug interactions revisited. British journal of pharmacology 2020; 177(6): 1212–1226. doi.org/10.1111/bph.14936.

Öngür D, Bauchner H. Notice of Retraction: Maslej et al. Individual Differences in Response to Antidepressants: A Meta-analysis of Placebo-Controlled Randomized Clinical Trials. JAMA Psychiatry 2020; 77(6): 607–617. JAMA psychiatry, 77(8): 786. doi.org/10.1001/jamapsychiatry.2020.2026.

Papassotiropoulos A, de Quervain DJ. Failed drug discovery in psychiatry: time for human genome-guided solutions. Trends in cognitive sciences 2015; 19(4): 183–187. doi.org/10.1016/j.tics.2015.02.002.

Plöderl M, Hengartner MP. What are the chances for personalised treatment with antidepressants? Detection of patient-by-treatment interaction with a variance ratio meta-analysis. BMJ open 2019; 9(12), e034816. doi.org/10.1136/bmjopen-2019–034816.

Popova V, Daly EJ, Trivedi M et al. Efficacy and Safety of Flexibly Dosed Esketamine Nasal Spray Combined With a Newly Initiated Oral Antidepressant in Treatment-Resistant Depression: A Randomized Double-Blind Active-Controlled Study. The American journal of psychiatry 2019; 176(6), 428–438. doi.org/10.1176/appi.ajp.2019.19020172.

Schwabe U, Ludwig WD. Arzneiverordnungs-Report 2020. Springer, Berlin, Heidelberg 2020.

Senn S. Statistical pitfalls of personalized medicine. Nature 2018; 563(7733): 619–621. doi.org/10.1038/d41586-018-07535-2.

Szegedi A, Kohnen R, Dienel A, Kieser M. Acute treatment of moderate to severe depression with hypericum extract WS 5570 (St John's wort): randomised controlled double blind non-inferiority trial versus paroxetine. BMJ (Clinical research ed.) 2005; 330(7490): 503. doi.org/10.1136/bmj.38356.655266.82.

Volkmann C, Volkmann A, Müller CA. On the treatment effect heterogeneity of antidepressants in major depression: A Bayesian meta-analysis and simulation study. PloS one 2020; 15(11) e0241497. doi.org/10.1371/journal.pone.0241497.

KAPITEL

16 Pharmakotherapie: Akuttherapie

Christine Reif-Leonhard und Andreas Reif

Kernaussagen

- Die Therapie einer Depression erfolgt **stadien- und schweregradadaptiert.**
- Die **Auswahl des Antidepressivums** erfolgt im Wesentlichen nach den Aspekten Nebenwirkungen und Interaktionspotenzial in einem Prozess der partizipativen Entscheidungsfindung.
- Jedes Antidepressivum sollte in den **empfohlenen Dosisbereich** gebracht werden. **Monotherapie** und ein **einfaches Dosierschema** sind anzustreben.
- Eine **engmaschige Überwachung,** einschließlich der Exploration suizidaler Gedanken, ist gerade zu Beginn der Behandlung von großer Wichtigkeit.
- **Gute Aufklärung** und **empathische, hoffnungsvermittelnde ärztliche Begleitung** der medikamentösen Therapie können erheblich zum Therapieerfolg beitragen.

16.1 Einführung

Die grundsätzlichen Erwägungen bzgl. therapeutischer Optionen im Allgemeinen bzw. der speziell medikamentösen Therapie finden sich in ➤ Kap. 14 bzw. ➤ Kap. 15. In diesem Kapitel wird die pharmakologische Therapie der akuten Depression beschrieben. Hier sind mehrere Konstellationen denkbar, die sich am einfachsten Anhand der Behandlungsphasen des sog. **Kupfer-Schemas** darstellen lassen (➤ Abb. 16.1):

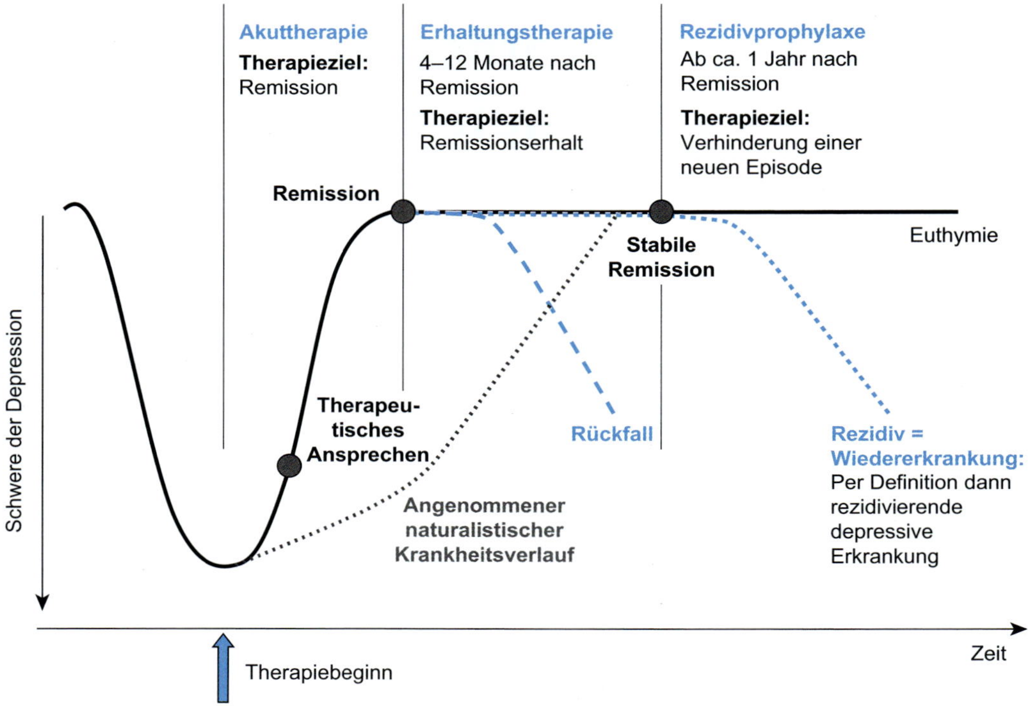

Abb. 16.1 „Kupfer-Schema" der Depressionsbehandlung [P1151/L143]

- Ersterkrankung an einer depressiven Episode (ICD-10: F32; ICD-11: 6A70)
- Rückfall in eine depressive Episode während der Erhaltungstherapie
- Wiedererkrankung unter laufender rezidivprophylaktischer Therapie („Durchbruch-Episode", Rezidiv)
- Wiedererkrankung (Rezidiv) ohne laufende rezidivprophylaktische Therapie

In diesem Kapitel werden auch Maßnahmen bei Nichtansprechen genannt, die Optionen bei Therapieresistenz (meist definiert als Nichtansprechen auf mindestens zwei Antidepressiva, die in ausreichender Dosis und Dauer gegeben wurden) wird im folgenden ➤ Kap. 17 eingegangen, während ➤ Kap. 18 auf die Spezifika der Erhaltungstherapie und Rezidivprophylaxe eingeht. Darüber hinaus wird in diesem Kapitel auf spezifische Probleme in der Therapie (psychotische Symptome; suizidale Symptome; Behandlung von Kindern, Jugendlichen, Schwangeren und älteren Patienten) eingegangen.

MERKE

Die Therapie der Depression erfolgt stadien- und schweregradadaptiert.

Die meisten randomisierten, kontrollierten Arzneimittelstudien liegen für akut aufgetretene, unbehandelte Depressionen meist mittleren bis schweren Schweregrades vor. Die Studienlage für therapieresistente Depressionen ist dagegen schlechter, während das Vorgehen bei Rückfall oder Wiedererkrankung unter laufender Therapie vollkommen unzureichend untersucht ist. Die Abgrenzung von Studien zum Nichtansprechen und zu Studien zur Therapieresistenz ist teilweise nur schwer möglich, sodass sich die Empfehlungen hier überlappen.

Sowohl ICD-10 als auch ICD-11 unterscheiden den Schweregrad der depressiven Episode in „leicht", „mittelgradig" und „schwer". Hier ist jedoch zu beachten, dass sich die Definition zwischen den beiden diagnostischen Manualen unterscheidet. Während sich ICD-10 an der Zahl der Haupt- und

Nebenkriterien orientiert, hebt ICD-11 vorwiegend auf das Funktionsniveau ab (➤ Kap. 3). Darüber hinaus spielt das Vorliegen von psychotischen und suizidalen Symptomen in der Schweregraddefinition der ICD-11 eine hervorgehobene Rolle.

Die Grundlage der hier abgegebenen Empfehlungen ist die **S3-Leitlinie/Nationale Versorgungsleitlinie (NVL) „Unipolare Depression"** (2. A., 2015, Kurzfassung 3/2017). Sie befindet sich aktuell in Revision, die Fertigstellung wird im Laufe des Jahres 2022 erwartet. Die Leitlinie differenziert die Behandlungsempfehlungen ebenfalls nach dem Schweregrad der Depressiven Episode.

Leitlinienempfehlung

Grundsätzliche Empfehlungen der NVL-Leitlinie Depression zur Behandlung der depressiven Episode

Leichte depressive Episode:

- Indikation für eine antidepressive Pharmakotherapie nur in Ausnahmefällen.
- Sollempfehlung für das Angebot von Maßnahmen mit niedriger Intensität (beobachtendes Abwarten, angeleitete Selbsthilfe, gesprächsbasierte Interventionen unter Nutzung psychotherapeutischer Techniken).
- Mobil- und internetbasierte Verfahren sollen angeboten werden, eingebettet in ein therapeutisches Gesamtkonzept.
- Wöchentlich erneute Beurteilung der depressiven Symptomatik, um eine evtl. Verschlechterung und damit Notwendigkeit einer (medikamentösen) antidepressiven Behandlung nicht zu übersehen.

Mittelschwere depressive Episode:

- Pharmako- und Psychotherapie sind vergleichbar wirksam.
- Individuelle Präferenzen, Verfügbarkeit und mögliche Kontraindikationen sind Teil der gemeinsamen Entscheidungsfindung mit dem Patienten.
- Eine medikamentöse Therapie mit einem Antidepressivum soll angeboten werden.

Schwere depressive Episode:

- Am effektivsten ist eine kombinierte psychotherapeutische und medikamentöse Therapie.
- Eine Kombinationstherapie soll daher angeboten werden, d. h. eine medikamentöse Behandlung ist auf jeden Fall angezeigt!

Die Leitlinie empfiehlt, grundsätzlich keine Antidepressiva in der Behandlung einer leichten depressiven Episode einzusetzen; infrage kommt dies bei explizitem Patientenwunsch und früherem guten Ansprechen, früheren schweren oder komplizierten Episoden oder beim Fortbestehen von Symptomen bei Durchführung anderer adäquater Interventionen.

Bei mittelschweren Depression ist wegen der meist schnelleren Verfügbarkeit und kürzeren Wirklatenz ein rascher medikamentöser Behandlungsversuch empfehlenswert; bei schweren depressiven Episoden sollte unbedingt medikamentös antidepressiv behandelt werden, um Dauer und Schwere der Episode zu begrenzen und insbesondere um suizidale Handlungen zu verhindern. Darüber hinaus können bei sehr schwer depressiven Patienten psychotherapeutische Maßnahmen eine Überforderung darstellen, so dass sich ein gestuftes Vorgehen mit rascher medikamentöser Stabilisierung und paralleler Einleitung einer medikamentösen Therapie empfiehlt.

MERKE

Ziel der Therapie in der Akutphase ist die Remission der depressiven Symptomatik sowie die Wiederherstellung des Funktionsniveaus und der Teilhabe.

16.2 Durchführung der antidepressiven Akutbehandlung

16.2.1 Generelle Behandlungsempfehlungen

MERKE

Wenn die Indikation für eine Behandlung besteht (also Vorliegen einer mindestens mittelgradigen Depression), sollte sofort behandelt werden. Abwarten verzögert nur die Verbesserung.

Die Indikation zur Behandlung sowie dann ggf. die Auswahl des Medikaments und die sonstigen Rahmenbedingungen der Behandlung sollten in einem Prozess der **partizipativen Entscheidungsfindung** (Shared Decision Making) durchgeführt werden. Idealerweise sollten hier auch **Angehörige** (Ehepartner oder Eltern oder Kinder, je nach Altersgruppe) einbezogen werden. Die Einbeziehung von geeigneten Aufklärungsmaterialien oder Hinweise auf qualitätsgeprüfte Informationen im Internet (z. B. www.deutsche-depressionshilfe.de) kann hierbei hilfreich sein.

Grundlegend wichtig ist hierbei eine **ausführliche Aufklärung** unter Vermittlung eines biopsychosozialen Krankheitsmodells. Viele Patienten und Angehörige fürchten eine Behandlung mit Psychopharmaka, weil sie Substanzen und Medikamentenklassen verwechseln und unzureichend oder falsch informiert sind. Im Aufklärungsgespräch sollten eventuelle Ängste abgebaut und Nebenwirkungen rational dargestellt werden. Ziel ist die Adhärenz des Patienten und v. a. auch die Induktion von Hoffnung und Vertrauen in die Effektivität der Therapie, da aufgrund der kognitiven Verzerrungen bei depressiven Erkrankungen eine negative Erwartungshaltung besteht.

Sehr wichtige Bestandteile des Aufklärungsgesprächs sind die folgenden Botschaften:

- Antidepressiva machen nicht abhängig.
- Antidepressiva verändern nicht die Persönlichkeit.
- Nebenwirkungen von antidepressiver Medikation treten oft in den ersten 7–10 d auf.
- Eine antidepressive Wirkung ist dagegen erst nach ca. 14 d zu erwarten.

Die letztgenannte Wirklatenz von mindestens 10, eher jedoch 20 d nach Erreichen der Zieldosis gilt für alle momentan zugelassenen Antidepressiva (außer Esketamin) und bedingt ebenfalls die Empfehlung einer zügigen Einleitung der Therapie.

MERKE

Die Grundlage einer erfolgreichen Behandlung ist immer eine ausführliche Aufklärung über das ausgewählte Medikament und eventuelle Alternativen.

Von den Patienten werden gefürchtet v. a. Abhängigkeit (psychisch wie physisch), Wesensveränderung („ich möchte nicht wie ein Zombie durch die Gegend laufen") und Nebenwirkungen, hier v. a. Gewichtszunahme und Müdigkeit. Hier sollten unrealistische Ängste entkräftet, die möglichen Nebenwirkungen aber auch nicht beschönigt werden („alles was Wirkung hat, hat auch Nebenwirkungen"). Die Bandbreite an Medikamenten und die Möglichkeit des Wechsels für den Fall einer (ggf. auch subjektiven) Unverträglichkeit sollten angesprochen werden. Der Hinweis darauf, dass Nebenwirkungen oft zu Beginn der Therapie auftreten und sich dann im weiteren Verlauf bessern oder ganz verschwinden, wohingegen die erwünschte Wirkung erst nach ca. 2 Wo. zu spüren sein wird, muss im Aufklärungsgespräch auf jeden Fall erfolgen. Schwer depressive Patienten haben oft Probleme, sich zu entscheiden, und sind einer Behandlung gegenüber ambivalent, was die gemeinsame Entscheidungsfindung bezüglich der Medikation erschweren kann. Angehörige einzubeziehen, kann daher sehr hilfreich sein und hat den Vorteil, dass diese dann auch über das Präparat und die Behandlung informiert sind.

16.2.2 Antidepressiva richtig auswählen

Im Folgenden wird zunächst die Auswahl des Antidepressivums bei einer ersten depressiven oder einer rezidivierenden Episode ohne laufende Behandlung dargestellt. Auf die therapeutischen Optionen bei laufender Therapie wird in ➤ Kap. 16.3.3 verwiesen.

Zur Behandlung depressiver Episoden bzw. einer depressiven Symptomatik gibt es eine Vielzahl von unterschiedlichen Substanzen aus diversen Gruppen. Alle Antidepressiva führen primär zu einer **Stimmungsaufhellung.** Die NVL Depression gibt keine Vorgabe zur Auswahl eines bestimmten Antidepressivums, da zumindest bei ambulanter Therapie alle Substanzen eine vergleichbare antidepressive Wirkung haben (allerdings unterscheiden sich Nebenwirkungen, Kontraindikationen und Interaktionen). In einer großen Netzwerk-Metaanalyse ergeben sich jedoch Hinweise für eine höhere Effektivität (allerdings auch höhere Nebenwirkungsraten) u. a. für Amitriptylin, Mirtazapin und Venlafaxin (Cipriani et al. 2018).

Verfügbarkeit und Zulassungsstatus sind relevante **praktische Aspekte,** die berücksichtigt werden sollten. Da sich insbesondere die Verfügbarkeit von Pharmaka aufgrund von Lieferengpässen kurzfristig ändern kann, sollten Behandler diesem Punkt Aufmerksamkeit zukommen lassen. Manche Substanzen sind auch in verschiedenen Darreichungsformen (Tropfen, Schmelztablette, Lösung zur i. v. Verabreichung) verfügbar, was in manchen Situationen von Vorteil sein kann.

Generell gilt: Was bei einer früheren Episode geholfen hat, hilft mit hoher Wahrscheinlichkeit auch bei einer erneuten Episode. Daher ist die sorgfältige Erhebung der **Medikamentenanamnese** sehr wichtig, auch wenn sie bei schwer Erkrankten mühsam zu erheben sein kann.

Falls nahe Angehörige ebenfalls an Depression erkrankt und erfolgreich medikamentös antidepressiv behandelt wurden: Welches Medikament hat geholfen? Wegen einer zumindest teilweisen genetischen Basis im Hinblick auf Antidepressiva-Response lohnt sich dann ein primärer Behandlungsversuch bei dem Index-Patienten.

Bis vor einigen Jahren galt: „Agitierte Depression – sedierendes Antidepressivum, gehemmte Depression – antriebssteigerndes Antidepressivum". Diese Regel wurde mittlerweile weitgehend verlassen mit dem Wissen, dass ein wirksames Antidepressivum sowohl Antriebsreduktion als auch Agitation durch die Besserung der Depression insgesamt lösen wird.

Da sich die Wirksamkeit der unterschiedlichen Substanzen in der primären Therapie nicht wesentlich unterscheidet, sind das **Nebenwirkungsprofil** (das i. d. R. für neuere Substanzen günstiger ist), das **Interaktionspotenzial** und mögliche **Kontraindikationen** die wichtigsten Auswahlkriterien für ein Medikament. Auch ein Effekt auf eine eventuell vorhandene **Begleiterkrankung** kann eine Rolle spielen: So wird man sich beim gleichzeitigen Vorliegen einer Angststörung eher für einen SSRI entscheiden, während eine komorbide Migräne möglicherweise durch eine Therapie mit Amitriptylin verbessert werden kann.

Im Hinblick auf mögliche Nebenwirkungen ist die **Patientenpräferenz** ein wichtiger Faktor – Tremor oder sexuelle Funktionsstörungen können von Patienten sehr unterschiedlich gewichtet werden. Darüber hinaus muss auf häufig gleichzeitig bestehende körperliche Erkrankungen besonders gründlich geachtet werden. Hier sind die kardialen Nebenwirkungen von Antidepressiva wie Überleitungsstörungen, QTc-Zeit-Verlängerung mit Arrhythmien bis hin zu Torsade-de-Pointe-Tachykardien besonders zu nennen. Wichtige Nebenwirkungen und Kontraindikationen, die eine Auswahl des Medikaments beeinflussen können, sind in ➤ Tab. 16.1 dargestellt.

Das pflanzliche Antidepressivum Johanniskraut ist das einzige nicht chemisch definierte, zugelassene Antidepressivum (Hypericum; 600–900 mg Hypericum-Trockenextrakt/d) und wird häufig auch von Patienten im Rahmen einer Selbstmedikation eingenommen. Eine Effektivität wurde bei leichter bis mittelgradiger, bislang jedoch nicht schwerer Depression gezeigt. Obwohl es gut vertragen wird, besteht ein erhebliches Interaktionsrisiko, da es ein Induktor u. a. von CYP2C9, CYP3A4 und p-Glycoprotein (ABCB1) ist, was die Wirksamkeit von Medikamenten abschwächt, die hierüber metabolisiert werden. Dadurch wird z. B. die Wirkung von oralen Kontrazeptiva oder gerinnungshemmender Medikation herabgesetzt.

CAVE

Johanniskraut kann die empfängnisverhütende Wirkung von oralen Kontrazeptiva herabsetzen bzw. aufheben.

Im Hinblick auf die **Handhabbarkeit** (notwendige Kontrolluntersuchungen, Interaktionspotenzial) haben SSRI, SNRI und Mirtazapin ein günstiges Profil. Aufgrund des Nebenwirkungsprofils kommt letzterer Substanz insbesondere im somatischen Konsildienst und bei älteren Patienten eine wichtige Rolle zu. Deren häufige Nebenwirkungen – Gewichtszunahme und Sedierung – sind dagegen bei jüngeren oder ansonsten gesunden Patienten ein limitierender Faktor; in diesen Gruppen sind deshalb eher SSRI oder SNRI zu bevorzugen.

Insbesondere Trizyklika bergen ein **Intoxikationsrisiko,** was bei suizidalen Patienten besonders zu beachten ist. Letale Intoxikationen wurden auch, wenngleich viel seltener, bei Bupropion beschrieben. Alle anderen Präparate können als relativ überdosierungssicher gelten.

CAVE

Trizyklische Antidepressiva haben eine geringe therapeutische Breite und daher ein Intoxikationsrisiko, sodass sie für suizidale Handlungen missbraucht werden können.

MERKE

Bei älteren Patienten oder Patienten, die auf medikamentöse Nebenwirkungen empfindlich reagieren, kann mit der halben Startdosis begonnen werden, um Eindosierungsnebenwirkungen zu vermindern. Dies betrifft insbesondere SSRI, SNRI und TZA.

Tab. 16.1 Übersicht über Dosierung, Kontraindikationen, Interaktionen und Nebenwirkungen der gängigsten, chemisch definierten Antidepressiva

Name	Substanzklasse	Startdosis [mg]	Maximale Tagesdosis mit empfohlener Verteilung	Kontraindikationen und relevante Interaktionen	Nebenwirkungen	Bemerkungen
Agomelatin	Sonstige	25	0-0-0-50 mg	Lebererkrankungen Interaktion mit CYP1A2-Inhibitoren, sonst jedoch geringe Intoxikationsgefahr	Leberfunktionsstörungen (Pharmakovigilanz wie SSRI, auf Leberwerte achten); Müdigkeit, Albträume	Melatonin-1- u. -2-Rezeptor-Agonist sowie $5HT_{2C}$-Antagonist; keine Wirksamkeit bei Pat. > 65 J. gezeigt
Amitriptylin retard	TZA	25–50	75-0-0-225 mg	TZA	TZA, eher sedierendes Trizyklikum, schlafanstoßend	Häufig in niedrigeren Dosen in der Schmerztherapie eingesetzt; in der Migräneprophylaxe eingesetzt; als i. v. Lösung erhältlich; oral sollte bevorzugt die retardierte Formulierung gewählt werden
Bupropion	DA/NA-RI	150	300-0-0-0 mg	Epilepsie, schwere Hypertonie, akuter Alkoholentzug. Vorsicht bei Kombination mit dopaminergen Substanzen; CPY2D6-Inhibitor	Senkung der Krampfschwelle mit Anfallsneigung; Blutdruckerhöhung; Agitiertheit u. Schlafstörungen; Urtikaria; Appetitverlust	Kaum sexuelle Funktionsstörungen, kaum Gewichtszunahme bzw. teilweise sogar leichte Gewichtsabnahme; Intoxikationsgefahr, letale Ausgänge beschrieben; Kombination mit serotonergen Substanzen sinnvoll
Citalopram	SSRI	10–20	40-0-0-0 mg	SSRI	SSRI, Risiko von QTc-Zeit-Verlängerung	Gute Wirksamkeit auch bei Angst- u. Zwangsstörungen. i.v. Gabe verfügbar
Clomipramin retard	TZA	37,5–50	225-75-0-0 mg	TZA, aufgrund der relativ starken serotonergen Effekte keine Kombination mit anderen serotonergen Pharmaka!	TZA	Vorwiegend serotonerge Effekte mit guter Wirksamkeit auf Zwänge; i. v. Lösung erhältlich; oral sollte bevorzugt die retardierte Formulierung gewählt werden
Doxepin	TZA	25–50	0-0-0-300 mg	TZA	TZA, Sedierung u. Gewichtszunahme	i. v. Lösung erhältlich; starke antihistaminerge Wirkung
Duloxetin	SNRI	60	120-0-0-0 mg	Wie SSRI, bei schweren Leber- u. Nierenfunktionsstörungen kontraindiziert; CPY2D6-Inhibitor	Wie SSRI; Hypertonie	Wirksamkeit bei neuropathischen Schmerzen
Escitalopram	SSRI	5–10	20-0-0-0 mg	SSRI	SSRI, von allen SSRI höchstes Risiko von QTc-Verlängerung	Höchste Selektivität für den Serotonintransporter; gute Wirksamkeit auch bei Angst- u. Zwangsstörungen
Fluoxetin	SSRI	10–20	80-0-0-0 mg	SSRI; potenter CYP2D6-Inhibitor, daher keine Kombination mit TCA (Intoxikationsrisiko!)	SSRI	Lange Halbwertszeit; einziger SSRI mit Zulassung für Kinder u. Jugendliche; gute Wirksamkeit auch bei Angst- u. Zwangsstörungen
Maprotilin	TZA	75	0-0-0-225 mg	TZA	TZA, relativ stark sedierende Wirkung. Senkung der Krampfschwelle	Tetrazyklisches Antidepressivum mit relativ selektiver Noradrenalin-Wiederaufnahmehemmung; i. v. Lösung erhältlich.

Tab. 16.1 Übersicht über Dosierung, Kontraindikationen, Interaktionen und Nebenwirkungen der gängigsten, chemisch definierten Antidepressiva *(Forts.)*

Name	Substanzklasse	Startdosis [mg]	Maximale Tagesdosis mit empfohlener Verteilung	Kontraindikationen und relevante Interaktionen	Nebenwirkungen	Bemerkungen
Milnacipran	SNRI	50	50-0-50-0 mg	Wie SSRI, schwere Hypertonie; Dosisreduktion bei Nierenfunktionsstörungen (rein renale Eliminierung!)	Hypertonie; Agitiertheit; GI-Beschwerden; Schwitzen; Tremor; Schwindel; kardiale Beschwerden	Im Vergleich zu den anderen SNRI Überwiegen der Noradrenalin-Wiederaufnahmehemmung, dadurch weniger sexuelle Funktionsstörungen
Mirtazapin	NaSSA	15	0-0-0-45 mg	Schwere Leber- u. Nierenfunktionsstörungen, dann Dosisreduktion; **cave** bei Kombination mit serotonergen Substanzen (Serotoninsyndrom)	Appetitsteigerung u. Gewichtszunahme; Sedierung u. Albträume; Schwindel u. Dysorthostase	Verstärkte serotonerge Neurotransmission durch Wirkung auf 5HT- u. Alpha2-Rezeptoren; antihistaminerg; wenig sexuelle Funktionsstörungen
Nortriptylin	TZA	50	150-75-0-0 mg	TZA	TZA	Aktiver Metabolit von Amitriptylin mit geringer anticholinerger Wirkung; zur Erhaltung nach erfolgreicher EKT und bei Depression bei Morbus Parkinson empfohlen
Paroxetin	SSRI	20	50-0-0-0 mg	SSRI; potenter CYP2D6-Inhibitor, daher keine Kombination mit TCA	SSRI	Von allen SSRI eher ungünstiges Risiko-Nutzen-Verhältnis; gute Wirksamkeit auch bei Angst- u. Zwangsstörungen
Sertralin	SSRI	50	200-0-0-0 mg	SSRI; Kombination mit Lamotrigin kontraindiziert	SSRI	Gute Wirksamkeit auch bei Angst- u. Zwangsstörungen
Tianeptin	Sonstige	37,5	12,5–12,5–12,5–0 mg	Bei Suchterkrankungen kontraindiziert; geringes Interaktionspotenzial; bei schweren Leber- o. Nierenerkrankungen Dosisreduktion	Appetitminderung, Schlafstörungen; missbräuchliche Verwendung	5HT-Wiederaufnahme-Verstärkung u. weitere, teils noch unklare Effekte; gute kardiale Verträglichkeit
Tranylcypromin	MAO-I	10	40-20-0-0 mg (zugelassene Höchstdosis 40 mg unter ambulanten u. 60 mg unter stationären Bedingungen)	Schwere Hypertonie u. rupturgefährdete Aneurysmen; Leberinsuffizienz; keine Kombination mit anderen serotonergen Pharmaka (2 Wo. Karenz); tyraminarme Diät erforderlich; CYP2A6-Inhibitor	Hypertensive Krisen, aber auch Hypotonie; Dysorthostase; Agitiertheit, Schlafstörungen	Irreversibler Hemmstoff der Monoamin-Oxidase, daher stark serotonerge Wirksamkeit; in höheren Dosen Amphetamin-artige Wirkungen; antriebssteigernde Substanz mit guter Wirksamkeit bei Therapieresistenz, jedoch gute Aufklärung u. regelmäßige Blutdruckkontrollen erforderlich
Venlafaxin retard	SNRI	75	225-75-0-0 mg	Wie SSRI, bei schweren Leber- u. Nierenfunktionsstörungen kontraindiziert	Wie SSRI, Schwitzen u. Nachtschweiß sowie Absetzsymptomatik stärker ausgeprägt; Bluthochdruck	In niedrigen Dosen rein serotonerg wirksam (bis ca. 150 mg); gute Wirksamkeit auch bei GAD, Angst- u. Zwangsstörungen, Unretardiert deutlich mehr GI-Nebenwirkungen, wegen ausgeprägter Absetzsymptomatik sehr langsames Ausschleichen empfohlen

5-HT = 5-Hydroxytryptamin (Serotonin); CYP = Cytochrom; GAD = generalisierte Angststörung; NaSSA = noradrenerge und spezifisch serotonerge Antidepressiva (Leitsubstanz: Mirtazapin)
Die Dosisangaben entsprechen nicht notwendigerweise den zugelassenen Dosisbereichen.

WEITERE INFORMATIONEN

Übersicht über Dosierung, Kontraindikationen, Interaktionen und Nebenwirkungen der gängigsten, chemisch definierten Antidepressiva

Startdosis und maximale Tagesdosis in ➤ Tab. 16.1 beziehen sich auf anderweitig gesunde Erwachsene in mittlerem Lebensalter. Ausgewählt wurden die in Deutschland gängigsten Antidepressiva und Leitsubstanzen, auf selten verwendete oder in Deutschland nicht erhältliche Substanzen wurde verzichtet. Lediglich die wichtigsten Kontraindikationen und Interaktionen sind genannt. Es ist auf die Angaben der Fachinformation und anderer einschlägiger Literatur zu achten. Hinsichtlich der Nomenklatur wurde die traditionelle Einteilung verwendet, es sei jedoch auf die **Neuroscience-based Nomenclature** verwiesen (https://nbn2r.com). Im Folgenden sind Klasseneffekte angegeben:

16

- **DA/NA-RI,** selektive Dopamin- und Noradrenalin-Wiederaufnahmehemmer; Leitsubstanz: Bupropion. **Empfohlenes Monitoring:** regelmäßig klinische Chemie, Leber- und Nierenwerte, EKG.
- **SSRI,** selektive Serotonin-Wiederaufnahmehemmer; Leitsubstanz: Citalopram.
  Kontraindikationen und relevante Interaktionen:
  - **Cave:** Serotoninsyndrom (Fieber, Bewusstseinsänderung, Hyperreflexie, Tremor, Agitiertheit, Schwitzen, GI-Beschwerden) v. a. bei Kombination mit anderen serotonergen Substanzen.
  - **Cave:** Interaktion mit Gerinnungshemmern (Blutungsrisiko), daher kontraindiziert bei Blutungsneigung.
  - **Cave:** jedoch QTc-Verlängerung möglich, daher kontraindiziert bei bekannter QTc-Zeit-Verlängerung. Kardial sonst jedoch gut verträglich, daher Mittel der ersten Wahl bei kardiovaskulären Erkrankungen.

Nebenwirkungen: Antriebssteigerung, insbesondere zu Beginn ggf. Verstärkung von suizidalen Impulsen möglich. Sexuelle Funktionsstörungen wie Erektionsstörung, Libidominderung und Anorgasmie; Schwitzen; Tremor; Agitiertheit; Schlafstörungen; gastrointestinale Beschwerden (v. a. Übelkeit); Hyponatriäme/SIADH; Absetzsymptome (Agitation und innere Unruhe, kardiovaskuläre Beschwerden, Brain Zaps) v. a. bei zu raschem Absetzen, daher Ausschleichen über Wochen empfohlen **Empfohlenes Monitoring:** regelmäßig klinische Chemie, Leber- und Nierenwerte, EKG, Puls, Blutdruck und Körpergewicht.

- **SNRI,** selektive Noradrenalin- und Serotonin-Wiederaufnahmehemmer; Leitsubstanz: Venlafaxin. **Kontraindikationen und relevante Interaktionen, Nebenwirkungen und empfohlenes Monitoring:** siehe **SSRI.** Bei ausgeprägter begleitender Angstsymptomatik Startdosis bei SSRI und SNRI halbieren.
- **TZA,** tri- und tetrazyklische Antidepressiva (Leitsubstanz: Amitriptylin) mit unterschiedlich ausgeprägtem Wiederaufnahme-Hemmungsprofil, anticholinergen, histaminergen und adrenergen Effekten. **Kontraindikationen und relevante Interaktionen:** schwere kardiale Erkrankungen einschließlich Überleitungsstörungen und Arrhythmien, keine Kombination mit anderen QTc-Zeit-verlängernden Substanzen; Harnverhalt und Prostatahyperplasie; Engwinkelglaukom; Ileus und Pylorusstenose; Delir. Aufgrund der unterschiedlich ausgeprägten anticholinergen Wirkung keine Kombination mit anderen anticholinergen Substanzen. Keine Kombination mit Alkohol. Enge therapeutische Breite mit Intoxikationsrisiko (anticholinerges Syndrom, Erregungsleitungsstörungen) bis hin zum Exitus. **Cave** bei suizidalem Syndrom aufgrund dieses Intoxikationsrisikos, hier ist ein ambulanter Einsatz nicht empfohlen. **Nebenwirkungen:** kardiale Überleitungsstörungen, Tachykardie, Rhythmusstörungen und QTc-Verlängerung; Dysorthostase, Hypotonie, Schwindel; Mundtrockenheit; Tremor; Akkommodationsstörung; Obstipation und Miktionsstörungen; Gewichtszunahme; v. a. bei älteren Patienten Delir. **Pharmakovigilanz:** regelmäßig klinische Chemie, Leber- und Nierenwerte, Blutbild, EKG, Puls, Blutdruck, Körpergewicht. Interaktionen mit CYP-System beachten. Aufgrund der geringen therapeutischen Breite ist bei TZA grundsätzlich therapeutisches Drug-Monitoring **(TDM)** empfohlen. Bei guter Verträglichkeit Spiegel im oberen Normbereich anstreben, da diese mit höherer Wirksamkeit korrelieren.

Der Vorteil sedierender Antidepressiva (wie z. B. Mirtazapin, Amitriptylin retard, Doxepin und manche andere Trizyklika) besteht darin, dass die **schlaffördernde Wirkung** meist sofort und damit deutlich vor der antidepressiven Wirkung eintritt, was zu einem besseren allgemeinen Befinden beim Patienten führen kann. Manchmal bleibt aber eine unerwünschte überdauernde Sedierung bestehen; diese Patienten kommen dann meist besser mit einem nichtsedierenden Antidepressivum, z. B. einem SSRI, zurecht. Auch ist eine Sedierung im Hinblick auf Fahreignung u. Ä. kritisch zu bewerten.

Aus Sicht der Verfasser sollten unter Betrachtung des Risiko-Nutzen-Profils, der Handhabbarkeit und unter Kostenaspekten bei jüngeren bzw. somatisch gesunden Patienten primär SSRI bzw. SNRI zum Einsatz kommen, bei schweren Depressionen mit einer Präferenz für Venlafaxin. Älteren oder kardial vorerkrankten Patienten kann gut mit Mirtazapin geholfen werden. Trizyklika oder Tranylcypromin kommen eher als Medikamente der zweiten Linie, insbesondere bei Nichtansprechen auf SSRI/SNRI infrage, oder aber beim Vorliegen von Begleiterkrankungen, die ihren Einsatz nahelegen.

Die persönliche Erfahrung des Therapeuten ist ein wichtiger Faktor. Wenn der Behandler mit insgesamt fünf bis maximal zehn Substanzen aus drei verschiedenen Wirkstoffklassen gut vertraut ist, kann er damit viele Patienten erfolgreich behandeln. Hier bieten sich aufgrund des geringen Interaktionspotenzials und der vergleichsweise milden Nebenwirkungen bei gleichzeitig guter Wirksamkeit bei den SSRI Escitalopram oder Sertralin als Leitsubstanzen an. Mit der Kenntnis von Venlafaxin, Mirtazapin und ein bis zwei trizyklischen Antidepressiva (z. B. Amitriptylin retard und Doxepin) hat man bereits ein gutes Portfolio an antidepressiven Substanzen beisammen, das man dann aber auch gründlich kennen und beherrschen sollte.

CAVE

Entscheidende Faktoren bei der Auswahl eines Antidepressivums bei unmedizierten Patienten sind:

- Verfügbarkeit und Zulassungsstatus, Darreichungsformen
- Frühere Erfahrungen des Patienten
- Familienanamnese bezüglich des Ansprechens auf ein Medikament
- Vorerfahrungen des Behandlers
- Somatische Begleiterkrankungen und Sicherheitsaspekte (Monitoring)
- Co-Medikation (Psychopharmaka, aber auch andere Substanzen)
- Mögliche Nebenwirkungen und Patientenpräferenz

16.2.3 Antidepressiva richtig einsetzen

Zu Beginn der Therapie können aktivierende Substanzen, insbesondere SSRI, die **Umsetzungswahrscheinlichkeit von suizidalen Gedanken** oder Impulsen erhöhen. Dies wurde insbesondere in der Altersgruppe ≤ 24 J. diskutiert (➤ Kap. 16.3.4). In Bezug auf Suizidalität sind daher eine umfassende Aufklärung, eine engmaschige Begleitung und eine gute Kommunikation mit den Patienten von großer Bedeutung. Eine vorübergehende, auf 2–4 Wo. limitierte Gabe von Benzodiazepinen (am ehesten Lorazepam p. o., bis max. 4 mg/d) kann hier angezeigt sein. Deren Gabe sollte allerdings unter fachärztlicher Aufsicht erfolgen und bereits zu Beginn der Therapie zeitlich beschränkt werden. Darüber hinaus sollte zu Beginn der Behandlung immer die kleinste Packungsgröße von Antidepressiva verschrieben werden, insbesondere bei Präparaten mit toxischer Wirkung bei Überdosierung. Damit besteht auch die Möglichkeit von engmaschigeren Gesprächskontakten zum Patienten, die gerade zu Beginn der Behandlung angezeigt sind.

MERKE

Bei Einleitung einer Behandlung mit Antidepressiva (insbesondere antriebssteigernden) ist sorgfältig auf suizidale Gedanken, Impulse und Handlungen zu achten, die auch aktiv erfragt werden müssen.

Ein Kardinalfehler in der Therapie mit Antidepressiva ist eine falsche **Dosierung.** Da Nebenwirkungen häufig schon in der Eindosierungsphase bzw. bei niedrigen Spiegeln auftreten können, die Wirkung der meisten Antidepressiva jedoch an einen ausreichenden Blutspiegel geknüpft ist, wird eine dauerhaft zu niedrige Dosierung dem Patienten schaden, aber keinen Nutzen bringen. Dieser Zusammenhang muss auch den Patienten im Aufklärungsgespräch erklärt werden.

Die Aufdosierung des Medikaments sollte mit der in ➤ Tab. 16.1 genannten Startdosis beginnen, relativ rasch erfolgen und sich an der Empfindlichkeit gegenüber und dem Auftreten von Nebenwirkungen orientieren. Diese sollten deshalb gerade in der Aufdosierungsphase aktiv exploriert werden. Die notwendigen Kontrolluntersuchungen (Labor, EKG; ➤ Kap. 16.2.2) sind in der Eindosierungsphase ebenfalls häufiger durchzuführen (Faustregel: vor Beginn und mindestens monatlich, ab dem 6. Mon. dann ¼-jährlich). Auch das Behandlungssetting hat einen entscheidenden Einfluss; im stationären Rahmen ist die Aufdosierung natürlich deutlich schneller möglich als im ambulanten Bereich.

Für die meisten Antidepressiva gibt es gut evaluierte Wirkspiegel. Zahlreiche potenzielle Interaktionen und genetische Unterschiede in der Verstoffwechslung der Medikamente können einen erheblichen Einfluss auf den Serumspiegel haben, sodass nicht automatisch von der Dosis auf den Serumspiegel rückgeschlossen werden kann. Deshalb empfiehlt sich v. a. bei Nichtansprechen oder angesichts der Dosis unplausiblen Nebenwirkungen die Durchführung einer Blutspiegelkontrolle im Rahmen des

therapeutischen Drug-Monitorings (TDM). Die Spiegelkontrolle sollte als Talspiegel im Steady State (nach 5 Halbwertszeiten) erfolgen.

WEITERE INFORMATIONEN

Eine ausführliche Übersicht, bei welchen Substanzen TDM durchgeführt werden sollte, geben die TDM-Leitlinien der AGNP (Hiemke et al. 2018).

MERKE

Antidepressiva sollten immer in den empfohlenen Zieldosisbereich dosiert werden. Insbesondere bei Nichtansprechen oder nicht plausiblen Nebenwirkungen sollte eine Serumspiegelkontrolle durchgeführt werden.

Für Antidepressiva gilt genauso wie für alle anderen Medikamentengruppen, dass die Compliance mit zunehmender Komplexität des Behandlungsschemas abnimmt. Deshalb sollte eine **Einmalgabe** angestrebt werden; diese ist bei vielen Präparaten auch gut machbar. Maximal sollten zwei Einnahmezeitpunkte pro Tag gewählt werden, eine häufigere Gabe ist angesichts der Halbwertszeiten von Antidepressiva nicht sinnvoll.

In der initialen Behandlung einer depressiven Episode sollte auf jeden Fall eine antidepressive **Monotherapie** durchgeführt werden. Kombinationstherapien sind in ihrer Wirksamkeit schlecht belegt und Fällen von Nichtansprechen bzw. Therapieresistenz vorbehalten.

Wichtig ist es auch, bereits frühzeitig mit den Patienten den Verlauf der Therapie zu besprechen, besonders dass das Antidepressivum keinesfalls nach Erreichen der Remission abgesetzt werden sollte. Dauer und Sinn der Erhaltungstherapie sowie der Rezidivprophylaxe sollten bereits während der Akuttherapie erläutert werden, um ein frühzeitiges Absetzen des Medikaments zu verhindern (➤ Kap. 18).

Depressive Patienten haben häufig einen negativen Aufmerksamkeitsbias, eine niedrige Selbstwirksamkeit und negative Zukunftserwartungen. Auf der anderen Seite ist der **Placeboeffekt** in der antidepressiven Behandlung – sei sie medikamentös oder psychotherapeutisch – erheblich und kann sich zunutze gemacht werden. Eine empathische ärztliche Begleitung, die Hoffnung auf die Wirksamkeit der Therapie erzeugt und aufrechterhält, ist ein entscheidender Wirkfaktor der Depressionstherapie! Dazu gehört natürlich, dass auch der Arzt von der Effektivität der Behandlung überzeugt ist – Patienten mit einer Depression haben diesbezüglich feine Antennen und werden rasch erkennen, wenn seitens des Behandlers Zweifel bestehen.

MERKE

Ein guter Psychiater wird erheblich zur Wirksamkeit des Antidepressivums beitragen, indem er zum einen den Verlauf der Behandlung gründlich darstellt, zum anderen aber auch stets Zuversicht an die Wirksamkeit der Behandlung vermittelt.

16.2.4 Verwendung von Benzodiazepinen bei depressiven Erkrankungen

Der alleinige und unkritische Einsatz von Benzodiazepinen zur Behandlung einer Depression ist ein ärztlicher Kunstfehler, da diese die Symptome lediglich zeitlich vorübergehend „zudecken", nicht jedoch aber antidepressiv wirken und somit auch nicht die Grunderkrankung behandeln.

Insbesondere in der Akutphase und zu Beginn der Behandlung ist der Einsatz jedoch oft geboten, um die Latenz bis zur Wirkung der antidepressiven Medikation zu überbrücken und den Patienten zu entlasten. Auch das Vorliegen von Suizidgedanken oder -impulsen kann den flankierenden Einsatz von Benzodiazepinen notwendig machen; ebenso kann bei starker Agitation und innerer Unruhe besonders zu Beginn der Therapie nicht auf ein Benzodiazepin verzichtet werden. Prinzipiell sollten Benzodiazepine nicht bei leichten depressiven Episoden und nur in der fachärztlichen Depressionsbehandlung zum Einsatz kommen.

Es sollten i. d. R. keine langwirksamen Benzodiazepine wie beispielsweise Diazepam verwendet werden; Benzodiazepin der Wahl bei depressiven Erkrankungen ist Lorazepam. In der Regel beginnt man mit 2–3 × 0,5 mg/d Lorazepam p. o., welches sich je nach Schwere der Erkrankung auf bis zu 4 mg/d steigern lässt. Der Einsatz von Benzodiazepinen sollte aufgrund des **Abhängigkeitspotenzials** von vornherein auf 4 bis max. 8 Wo. begrenzt sein und es sollte regelmäßig aktiv evaluiert werden, ob das Weiterführen einer Benzodiazepin-Medikation tatsächlich notwendig ist. Auf die Verwendung von Benzodiazepinen als Hypnotika bei depressiven

Erkrankungen sollte verzichtet werden; bei **Schlafstörungen** bieten sich alternativ sedierende Antidepressiva, Quetiapin oder antihistaminerge Subtanzen wie Prothipendyl an.

MERKE

Benzodiazepine sollten in der Depressionsbehandlung so kurz wie möglich, gezielt und nur auf dem Boden einer suffizienten antidepressiven Therapie zum Einsatz kommen.

Die Abdosierung sollte auch schrittweise erfolgen, ca. alle 3 d eine Reduktion um 0,5 mg/d Lorazepam. Wegen eines häufig hartnäckigen Morgentiefs mit Überforderungserleben und Angst empfiehlt es sich oft, die morgendliche Dosis zuletzt abzusetzen. Auf die eventuellen passageren Absetz- oder Entzugssymptome sollte geachtet und auf diese hingewiesen werden, zumal sie mit einem Wiederauftreten der Depression verwechselt werden können.

16.2.5 Vorgehen bei Nichtansprechen

Die meisten Studien zu Antidepressiva gibt es zum Ansprechen bei unbehandelten Patienten. Zum Vorgehen bei Therapieresistenz (meist definiert als unzureichende Response auf die Gabe von zwei Antidepressiva in ausreichender Dosis und Dauer) gibt es bereits deutlich weniger Studien (➤ Kap. 17). Dazwischen liegt das Phänomen des nicht ausreichenden Ansprechens auf das erste Antidepressivum, wozu die Studienlage ebenfalls extrem heterogen und angesichts der hohen Relevanz dieses Themas auch sehr unzureichend ist.

MERKE

Das Ansprechen auf die Therapie (Response) ist üblicherweise definiert als das Absinken eines Symptom-Scores (z. B. BDI, MADRS) um 50 %. Häufig kommen im klinischen Alltag jedoch keine solchen Rating-Skalen zum Einsatz; vielmehr leiten meist die subjektive Selbsteinschätzung des Patienten und die klinische Einschätzung des Therapeuten die Behandlung.

Zu beachten ist die Wirklatenz von Antidepressiva, die üblicherweise mit ca. 3 Wo. nach Erreichen der Zieldosis angegeben wird. Zwar gibt es Hinweise darauf, dass Responder und Non-Responder bereits früher im Ansprechen differieren (Posternak, Zimmerman 2005); dennoch sollte, v. a. im ambulanten Rahmen, ungefähr 4 Wo. nach Erreichen der Zieldosis abgewartet werden, bis ein Nichtansprechen angenommen wird. Der Einsatz von standardisierten Skalen (BDI, HDRS, MADRS, QIDS) ist empfehlenswert. Ungefähr die Hälfte aller Patienten spricht auch nach 8 Wo. nicht ausreichend auf den ersten Therapieversuch an.

Zunächst sollte untersucht werden, ob das Medikament unterhalb des empfohlenen Serumspiegels liegt. Gründe hierfür wären z. B. schlechte Adhärenz (deren Ursachen zu hinterfragen wären), Interaktionen mit anderen Pharmaka (inkl. Rauchen) oder ein Rapid-Metabolizer-Status. Je nachdem sollte die Dosierung des Medikaments angepasst oder – falls nicht möglich – auf ein anderes Medikament umgestellt werden. Auch sollte nochmals hinterfragt werden, ob möglicherweise organische Ursachen für das depressive Syndrom (einschließlich einer möglichen pharmakogenen Depression) übersehen wurden. Auch die diagnostische Einschätzung sollte überprüft werden.

Ist ein solches „Pseudo-Nichtansprechen" ausgeschlossen worden, können – analog zu den Maßnahmen bei Therapieresistenz (➤ Kap. 17) – die folgenden **pharmakologischen Optionen** zum Einsatz kommen.

- Eine **Hochdosierung** des primär eingesetzten Antidepressivums ist gut möglich bei Venlafaxin (bis zu 450 mg/d) und eventuell auch bei Tranylcypromin. Bei Trizyklika verbieten häufig Nebenwirkungen und Toxizität eine Hochdosierung. Bei SSRI ist eine Hochdosistherapie erwiesenermaßen ineffektiv.
- Ein **Wechsel** des Antidepressivums wird zwar oft vorgenommen (damit „etwas getan" wird), die Studienlage dazu ist jedoch sehr dünn und spricht nicht für eine Effektivität dieses Vorgehens. Wenn überhaupt, sollte in eine andere Substanzklasse bzw. zu einem effektiveren Antidepressivum gewechselt werden (Venlafaxin im oberen Dosisbereich, Amitriptylin und insbesondere Tranylcypromin).
- Ebenfalls häufig praktiziert wird eine antidepressive **Kombinationstherapie.** Auch hier ist die Evidenz dünn. Gute Belege für den Erfolg dieser Strategie gibt es nur für die Kombination serotonerger Wiederaufnahmehemmer (SSRI, Venlafaxin) mit Mirtazapin; in der Leitlinie empfohlen ist daher nur die Kombination von SSRI, SNRI und TZA mit Mianserin, Mirtazapin oder Trazodon.

Pharmakotheoretisch sinnvoll ist die Kombination von Bupropion mit einem SSRI/SNRI.

- Sehr gute Evidenz (NVL-Empfehlungsgrad „sollte") gibt es für eine Augmentation des vorhandenen Antidepressivums mit **Lithium.** Die Dosis sollte, wie bei der bipolaren Störung, einem Blutspiegel zwischen 0,6 und 0,8 mmol/l entsprechen, mit Tendenz zum unteren Dosisbereich. Falls nach ca. 4 Wo. kein Ansprechen erfolgt, soll Lithium wieder abgesetzt werden.
- Eine weitere Augmentationsstrategie ist die Gabe eines **Antipsychotikums** der zweiten Generation. Zugelassen ist in dieser Indikation lediglich **Quetiapin retard** (150–300 mg zur Nacht; NVL-Empfehlungsgrad „sollte"). Evidenzbasiert ist ebenfalls die Gabe von Aripiprazol (5–10 mg/d), Olanzapin (5–15 mg/d) oder Risperidon (1–4 mg/d), was jedoch in Deutschland eine Off-Label-Behandlung ist (NVL Leitlinie Empfehlungsgrad B). Auf Interaktionen und sich gegenseitig verstärkende Nebenwirkungen (z. B. Sedierung, Gewichtszunahme) ist besonders zu achten.

16

Leitlinienempfehlung

Die NVL-Leitlinie empfiehlt bei Nichtansprechen die Augmentationsstrategien mit Lithium oder einem Antipsychotikum der zweiten Generation. Auch der Wechsel oder die Kombination von Antidepressiva werden empfohlen, haben jedoch einen niedrigeren Evidenz- bzw. Empfehlungsgrad.

Die größte bislang durchgeführte Studie zur sequenziellen Therapie von Depressionen, die STAR*D-Studie (Rush et al. 2006), konnte keinen signifikanten Unterschied zwischen sieben unterschiedlichen Behandlungsstrategien nach initialem Nichtansprechen finden. Sinnvoll ist neben den pharmakologischen Strategen die Kombination mit Psychotherapie (NVL-Empfehlungsgrad „soll") und ggf. anderen nichtmedikamentösen Verfahren wie Licht- und Wachtherapie, Bewegungstherapien, neurostimulatorischen und/oder psychosozialen Verfahren.

Eine neue Option ist das schnell wirksame Antidepressivum Esketamin, das in einer intranasalen Applikation (Nasenspray) verfügbar ist. Die aktuelle Indikation ist die mittelschwere bis schwere depressive Episode bei Erwachsenen. Esketamin darf nur in Verbindung mit einem anderen oralen Antidepressivum zur Reduktion depressiver Symptome angewandt werden, die nach ärztlichem Ermessen einem psychiatrischen Notfall entsprechen. Esketamin-Nasenspray zeigte in Studien eine Reduktion depressiver Symptome binnen 24 h. Die Hauptwirkung beruht auf einer Blockade des NMDA-Rezeptors und einer dadurch folgenden Modulation glutamaterger Neuronen.

16.3 Spezielle Behandlungssituationen

16.3.1 Therapie bei Depression mit psychotischer Symptomatik

Das gleichzeitige Vorliegen von psychotischen Symptomen während einer depressiven Episode kann eine besondere Herausforderung darstellen. Hier handelt es sich meist um **synthyme Wahninhalte,** wie Schuld- oder Versündigungswahn. Auch ein hypochondrischer oder nihilistischer Wahn kann auftreten und sehr dramatisch sein, oft mit einer kompletten Einengung auf die körperlichen Beschwerden. Diesen verwandt, jedoch meist sehr viel subtiler sind Missempfindungen des Geruchs- und Geschmackssinns („alles schmeckt nach Pappe", nichts mehr kann gerochen werden). Halluzinationen auf anderen Sinnesgebieten (akustisch, optisch) kommen sehr viel seltener und meist nur vorübergehend vor.

Wenn psychotische Symptome länger auftreten oder belastend sind, sollte zusätzlich zu einem Antidepressivum ein **Antipsychotikum** zum Einsatz kommen („Zweizügeltherapie"). Hier sollten vorwiegend Antipsychotika der zweiten Generation zum Einsatz kommen: Aripiprazol, 5–10 mg/d; Olanzapin, 5–20 mg/d; Risperidon, 2–4 mg/d. Für Olanzapin konnte gezeigt werden, dass eine Beibehaltung des Antipsychotikums signifikant das Rückfallrisiko senkt (Flint et al. 2019). Auch auf dem Boden der Tatsache, dass die genannten Substanzen die antidepressive Wirkung augmentieren (➤ Kap. 16.2.5, McIntyre et al. 2014), hat dieses Vorgehen eine zusätzliche gut begründbare Rationale. Nach den Erfahrungen der Verfasser ist bei psychotischen

Depressionen der Einsatz eines Trizyklikums am effektivsten; entsprechende Studien stehen jedoch aus.

MERKE

Eine psychotische Depression sollte kombiniert mit einem Antidepressivum und einem Antipsychotikum der zweiten Generation behandelt werden.

16.3.2 Therapie bei Depression mit suizidaler Symptomatik

Der Suizid ist der gravierendste Ausgang einer depressiven Episode; je nach diagnostischem Prozedere litten 50–90 % aller Suizidenten vor dem Tod an einer Depression (ausführliche Darstellung ➤ Kap. 4). Erkennen von Suizidalität und deren Behandlung ist daher das wichtigste Ziel in der Depressionsbehandlung. Regelmäßiges aktives, empathisches Explorieren von Suizidgedanken ist von entscheidender Wichtigkeit. Das Vorliegen von handlungsweisender Suizidalität macht i. d. R. eine vollstationäre Behandlung des Patienten notwendig, ggf. bei fehlender Steuerungsfähigkeit auf dem Boden der psychischen Erkrankung auch gegen den Willen das Patienten auf Basis der entsprechenden gesetzlichen Grundlagen (hier am ehesten: Gesetz über Hilfen und Schutzmaßnahmen bei psychischen Krankheiten, PsychKHG).

MERKE

Das Vorliegen von handlungsweisender Suizidalität ist ein psychiatrischer Notfall, der sofortiges Handeln notwendig macht. In der Regel ist eine umgehende stationär-psychiatrische Aufnahme erforderlich.

Beim Vorliegen von Suizidgedanken sollte im ambulanten Rahmen immer nur die kleinste Packungsgröße von Psychopharmaka verschrieben werden. Auf die Gabe von Medikamenten mit hohem Intoxikationspotenzial, z. B. von Trizyklika, sollte verzichtet werden.

In der pharmakologischen Akutbehandlung von Suizidalität hat sich die flankierende Gabe von Benzodiazepinen (➤ Kap. 16.2.4) bewährt, bevorzugt Lorazepam in einer Dosierung von bis zu 4 mg/d. In aller Regel wird dies die erste Maßnahme zusätzlich zur Gabe antidepressiver Medikation sein.

In Metaanalysen zeigte sich die Gabe von Lithium suizidpräventiv (Smith, Cipriani 2017). Obgleich es noch keine Studien zu einer akut antisuizidalen Wirkung von Lithium bei Depressionen gibt, kann dessen Gabe (nicht zuletzt auch im Sinne einer Augmentation der antidepressiven Medikation, ➤ Kap. 16.2.5) erwogen werden.

Eine neue Option ist das schnell wirksame Antidepressivum Esketamin, das in einer intranasalen Applikation (Nasenspray) verfügbar ist. Esketamin darf bei einer mittelschweren bis schweren depressiven Episode nur in Verbindung mit einem anderen oralen Antidepressivum zur Reduktion depressiver Symptome angewandt werden, die nach ärztlichem Ermessen einem psychiatrischen Notfall entsprechen; insbesondere trifft dies bei Suizidalität zu. Esketamin-Nasenspray zeigte in Studien eine Reduktion depressiver Symptome binnen 24 Stunden. Die Hauptwirkung beruht auf einer Blockade des NMDA-Rezeptors und einer dadurch folgenden Modulation glutamaterger Neuronen (indirekte Aktivierung von AMPA-Rezeptoren und konsekutive, BDNF-vermittelte, gesteigerte Neuroplastizität).

16.3.3 Rückfall und Rezidiv unter laufender medikamentöser Behandlung

In ➤ Kap. 18 wird eingehend auf die Erhaltungstherapie und Rezidivprophylaxe eingegangen. Kommt es in diesen Phasen, die nach Abschluss der Akuttherapie (also Remission unter Behandlung) beginnen und dann für zunächst 4–12 Mon. (Erhaltungstherapie) und dann ggf. überdauern (Rezidivprophylaxe) unter einer laufenden medikamentösen Therapie zu einer erneuten Erkrankung, so ist zunächst das in ➤ Kap. 16.2.5 genannte diagnostische Vorgehen zu empfehlen. Besonderes Augenmerk ist auf die Adhärenz zu richten. Es muss überprüft werden, ob Medikamente neu hinzugekommen sind oder neue komorbide Erkrankungen vorliegen. Belastende akute Lebensereignisse sollten exploriert werden. Gegebenenfalls muss die organische Basisdiagnostik ergänzt oder neu durchgeführt werden. Je nach Ausgang dieses Prozesses müssen dann die entsprechenden Schritte eingeleitet werden.

Häufig jedoch wird man keinen klaren Grund für einen Rückfall oder ein Rezidiv finden. Die Studienlage für das Vorgehen in dieser Situation ist äußerst dünn, sodass man auf das therapeutische Vorgehen bei Nichtansprechen bzw. Therapieresistenz zurückgreifen sollte.

16.3.4 Medikamentöse Therapie bei Kindern und Jugendlichen

Hinsichtlich der grundsätzlichen Therapieprinzipien bei Kindern und Jugendlichen sei auf ➤ Kap. 29 verwiesen, in dem auch auf epidemiologische und diagnostische Besonderheiten eingegangen wird.

Generell gilt, dass im Kindes- und Jugendalter im Vergleich zum Erwachsenenalter der Psychotherapie ein höherer Stellenwert zukommt. So sollte initial, nicht zuletzt aufgrund häufiger reaktiver Genese der Depression bzw. häufigen psychosozialen Belastungssituationen, ein Behandlungsversuch mit einer kognitiven Verhaltenstherapie erfolgen. Bessert sich darunter die Depression jedoch nicht, ist auch in dieser Altersgruppe ein medikamentöser Behandlungsversuch angezeigt. Kinder und Jugendliche sind jedoch keine „kleinen Erwachsenen", gerade das sich entwickelnde Gehirn in dieser Altersgruppe ist im Hinblick auf die Regulation der monoaminergen Transmittersysteme deutlich unterschiedlich vom ausgereiften Gehirn.

In der Altersgruppe zwischen 8 und 18 J ist als einziges Antidepressivum **Fluoxetin** zugelassen (Zieldosis: 20 mg/d; Maximaldosis: 60 mg/d). Insbesondere Trizyklika oder Tranylcypromin sollten nicht eingesetzt werden.

In früheren Metaanalysen konnte eine Zunahme von suizidalem Verhalten von Jugendlichen unter SSRI-Behandlung gezeigt werden, was jedoch nicht repliziert werden konnte (Gibbons et al. 2012). Vielmehr scheint es sich um einen von Antidepressiva unabhängigen Alterseffekt zu handeln. Dessen ungeachtet ist suizidaler Ideation in dieser Altersgruppe eine besondere Beachtung zu schenken und v. a. zu Beginn der Therapie eine engmaschige Betreuung sicherzustellen.

16.3.5 Medikamentöse Therapie während und nach der Schwangerschaft

Depressive Episoden in der Schwangerschaft oder der Postpartalzeit sind relativ häufig. Die Prävalenzangaben in der Schwangerschaft schwanken stark, in der Postpartalzeit leiden 10–15 % aller Mütter an einer Depression. Ein früheres Vorliegen einer depressiven Episode scheint insbesondere für eine antenatale Depression ein Risikofaktor zu sein, während eine postpartale Depression nicht selten die Erstmanifestation einer affektiven Erkrankung darstellt.

Das Durchleiden einer Depression während der Schwangerschaft stellt ein Risiko für den Fötus dar (möglicherweise vermittelt durch die dadurch ausgelöste Stressbelastung der Mutter), was sich beispielsweise in Frühgeburtlichkeit und niedrigerem Geburtsgewicht ausdrückt. Auf der anderen Seite ist die Exposition des Embryos mit Medikamenten mit der Gefahr von gesundheitlichen Schäden behaftet, sodass die jeweiligen Risiken in Relation gestellt werden müssen. In der Interpretation von Studien ist jedoch die sog. **Confound by Indication** zu beachten, also die Tatsache, dass die Erkrankung an sich eine Gesundheitsgefährdung mit sich bringt, sodass Studien, die behandelte Patientinnen mit Gesunden vergleichen, keine eindeutigen Aussagen über gesundheitliche Risiken erlauben. Dennoch muss natürlich die Indikation für eine antidepressive Medikation in der Schwangerschaft besonders eng und unter **strenger Risiko-Nutzen-Abwägung** gestellt und bei mittelgradigen Depressionen einer Psychotherapie der Vorzug gegeben werden.

Sicherheitsaspekte leiten die Auswahl des Antidepressivums in der Schwangerschaft. Die SSRI Sertralin und Citalopram gelten als relativ sichere Substanzen, die anderen SSRI zeigen in manchen Studien im Vergleich ein höheres Missbildungsrisiko; ein unter SSRI beschriebenes, erhöhtes Risiko für Frühgeburtlichkeit und Autismus-Spektrum-Störungen beim Kind scheint weniger ein Substanzeffekt als denn Confound by Indication zu sein (Dragioti et al. 2019). In diesem Fall wäre also die zugrunde liegende psychische Erkrankung der Risikofaktor und nicht das Medikament. Ein tatsächliches, wenngleich geringes Risiko besteht im dritten Trimenon für persistierende pulmonale Hypertonie und kindliche perinatale Entzugssymptome nach der Geburt. Auch Mirtazapin gilt als sicheres Medikament. Auf Trizyklika, besonders Clomipramin, und Tranylcypromin sollte in der Schwangerschaft verzichtet werden. Die engmaschige Überwachung von Mutter und Schwangerschaft unter medikamentöser Therapie ist selbstverständlich.

MERKE

Internet-Datenbanken wie Embryotox (www.embryotox.de) sind bei der Einschätzung des Teratogenitätsrisikos eines Medikaments hilfreich und sollten vor Beginn einer medikamentösen Therapie in der Schwangerschaft benutzt werden.

Bei der postpartalen Depression gelten im Wesentlichen die allgemeinen Grundzüge der medikamentösen Depressionstherapie, ergänzt um spezifische psychoedukative und -therapeutische Elemente. Vom Stillen unter antidepressiver Medikation wird eher abgeraten, wobei es nur wenig Daten zu den Folgen für das Kind gibt. Wenig muttermilchgängig sind Sertralin und Nortriptylin. Venlafaxin und Mirtazapin sind dagegen gut muttermilchgängig und sollten nicht eingesetzt werden. Ein vielversprechender neuer medikamentöser und für postpartale Depressionen spezifischer Ansatz ist die Gabe von Neurosteroiden/positiv allosterischen GABA-A-Modulatoren wie Brexanolon. Letzteres ist allerdings bislang nur in den USA zugelassen.

16.3.6 Medikamentöse Therapie im höheren Lebensalter

Hinsichtlich der grundsätzlichen Therapieprinzipien im höheren Lebensalter sei auf ➤ Kap. 2.2.7 und ➤ Kap. 30 verwiesen. Grundsätzlich gilt, dass Antidepressiva auch in höherem Lebensalter wirksam sind, jedoch eine längere Latenz bis zum Einsetzen der Wirkung besteht (auch aufgrund der längeren, vorsichtigeren Eindosierungsdauer).

Für die Pharmakotherapie in höherem Lebensalter kann das Vorliegen insbesondere von **somatischen Begleiterkrankungen** und **Polypharmazie** ein besonderes Problem darstellen. Auf kardiale Nebenwirkungen von Antidepressiva muss besonders geachtet werden. Auf Trizyklika und Medikamente mit QTc-Dauer-verlängernder Wirkung (➤ Tab. 16.1) sollte verzichtet werden. Im Hinblick auf die kardiale Sicherheit weist Mirtazapin ein günstiges Profil auf. Soll ein Trizyklikum zum Einsatz kommen, sollte am ehesten das wenig anticholinerge Nortriptylin verwendet werden, das auch beim gleichzeitigen Vorliegen einer Depression und eines Morbus Parkinson als Alternative zu SSRI empfohlen wird.

MERKE

Antidepressiva erster Wahl in höherem Lebensalter sind SSRI, SNRI und Mirtazapin.

Beim Vorliegen einer ausgeprägten Leberinsuffizienz sollte ein renal eliminiertes Medikament, z. B. Milnacipran, zum Einsatz kommen. Die gleichzeitige Einnahme eines Gerinnungshemmers sollte bei der Gabe von SSRI beachtet werden, da hier das Blutungsrisiko (z. B. obere GI-Blutung) erhöht wird. Generell sollte sowohl auf pharmakokinetische als auch pharmakodynamische Interaktionen sorgfältig geachtet werden und ggf. eine **Interaktionsdatenbank** befragt werden. Auch ist Selbstmedikation mit Over-the-Counter-Substanzen zu beachten (z. B. Johanniskraut).

MERKE

Im höheren Lebensalter gilt der geriatrische Grundsatz **„start low, go slow"**. Polypharmazie sollte vermieden werden.

Ein Blick in die PRSICUS-Liste, in der inadäquate Medikamente für ältere Patienten gelistet sind, kann sehr hilfreich sein. Die auch bei jüngeren Patienten sinnvollen Verschreibungsgrundsätze (Monotherapie, einfache Verschreibungsschemata) sollten bei älteren Patienten umso mehr beachtet werden.

WEITERFÜHRENDE LITERATUR UND RESSOURCEN

DGPPN, BÄK, KBV, AWMF (Hrsg.) für die Leitliniengruppe Unipolare Depression. S3-Leitlinie/Nationale Versorgungs-Leitlinie Unipolare Depression – Langfassung, 2. A. Version 5; 2015 www.depression.versorgungsleitlinien.de (letzter Zugriff 24.6.2022); 3. A., Konsultationsfassung, 28.03.2022.

Benkert O, Hippius H., Kompendium der Psychiatrischen Pharmakotherapie, 12. A., vollst. überarb. und aktual. A. 2019, Berlin: Springer; 2019.

Stiftung Deutsche Depressionshilfe und Deutsches Bündnis gegen Depression (hier auch Verweise auf viele weitere Materialien, Dokumentationen etc.). www.deutsche-depressionshilfe.de, https://www.deutsche-depressionshilfe.de/ueber-uns/das-buendnis (letzter Zugriff 27.04.2021).

LITERATUR

Cipriani A, Furukawa TA, Salanti G et al. Comparative efficacy and acceptability of 21 antidepressant drugs for the acute treatment of adults with major depressive disorder: a systematic review and network meta-analysis. Lancet 2018; 391: 1357–1366.

Dragioti E, Solmi M, Favaro A et al. Association of Antidepressant Use With Adverse Health Outcomes: A

Systematic Umbrella Review. JAMA Psychiatry 2019; 76: 1241–1255.

Gibbons RD, Brown CH, Hur K et al. Suicidal thoughts and behavior with antidepressant treatment: reanalysis of the randomized placebo-controlled studies of fluoxetine and venlafaxine. Arch Gen Psychiatry 2012; 69: 580–587.

Hiemke C, Bergemann N, Clement HW et al. Consensus Guidelines for Therapeutic Drug Monitoring in Neuropsychopharmacology: Update 2017. Pharmacopsychiatry 2018; 51: 9–62.

McIntyre RS, Filteau MJ, Miguelez M et al. Treatment-resistant depression: definitions, review of the evidence, and algorithmic approach. J Affect Disord 2014; 156: 1–7

Posternak MA, Zimmerman M. Is there a delay in the antidepressant effect? A meta-analysis. J Clin Psychiat 2005; 66: 148–158.

Rush AJ, Trivedi MH, Fava M et al. Acute and longer-term outcomes in depressed outpatients requiring one or several treatment steps: a STAR*D report. Am J Psychiatry 2006; 163: 1905–1917.

Smith KA, Cipriani A. Lithium and suicide in mood disorders: Updated meta-review of the scientific literature. Bipolar Disord 2017; 19: 575–586.

KAPITEL

17

Francesca Regen

Pharmakotherapie: Therapieresistenz

Kernaussagen

- Meist wird von **Therapieresistenz** gesprochen, wenn zwei verschiedene Antidepressiva mit gleichem oder unterschiedlichem Wirkprofil in ausreichender Dosierung über eine ausreichend lange Dauer keine klinisch zufriedenstellende Besserung erbracht haben.
- Der **Wechsel des Antidepressivums** ist insgesamt keine gut evaluierte Strategie bei Therapieresistenz und bietet sich daher bei Non-Response und/oder Vorliegen von Nebenwirkungen an, die eine Fortführung der Behandlung in ausreichend hoher Dosis erschweren oder unmöglich machen.
- **Kombinationsstrategien** bieten sich bei einer partiellen Response an, im Vergleich zu Augmentationsstrategien sind sie jedoch schlechter evaluiert. Bewährt hat sich die Kombination zweier Antidepressiva mit unterschiedlichem Wirkprofil (SSRI/SNRI + Mirtazapin/Trazodon oder SSRI + Bupropion).
- **Augmentationsstrategien** bieten sich ebenfalls bei einer partiellen Response an. Die am häufigsten angewandten und am besten evaluierten Augmentationsstrategien sind eine Augmentation mit **atypischen Antipsychotika** (AAP) und Lithium. **Ketamin und Esketamin** stellen eine neue und vielversprechende Behandlungsoption bei Therapieresistenz dar. Eine Augmentation mit **Schilddrüsenhormonen** kann bei fehlendem Ansprechen auf andere Behandlungsstrategien in Erwägung gezogen werden; andere Arzneimittel zur Augmentation bleiben Einzelfällen vorbehalten.
- Eine herausragende Rolle in der Behandlung der therapieresistenten Depression spielen neben den hier besprochenen pharmakotherapeutischen Maßnahmen auch psychotherapeutische Verfahren (➤ Kap. 21, ➤ Kap. 22, ➤ Kap. 23, ➤ Kap. 24, ➤ Kap. 25 u. ➤ Kap. 26) und Stimulationsverfahren (➤ Kap. 27).

17.1 Einführung

Das eigentliche Ziel einer antidepressiven Therapie ist die Remission, das Erreichen von Symptomfreiheit sowie die vollständige Wiederherstellung des ursprünglichen Funktionszustands. Trotz wirksamer pharmakotherapeutischer Behandlungsstrategien erreichen allerdings nur 30–40 % der Patienten nach einem ersten Behandlungsversuch mit Antidepressiva eine Remission. Bei etwa 30 % tritt auch nach einem zweiten antidepressiven Therapieversuch keine Remission ein. Schließlich verbleibt auch nach mehreren Therapieversuchen eine Gruppe chronisch depressiver Patienten von ca. 15 %. Damit ist die Behandlung von depressiven Patienten mit therapieresistentem Verlauf eine recht häufig auftretende klinische Herausforderung, die in diesem Kapitel besprochen werden soll.

Der Begriff der **Therapieresistenz** in der Behandlung der Depression ist dabei nicht einheitlich definiert; es gibt verschiedene Ansätze Therapieresistenz zu definieren und ggf. das Ausmaß der Therapieresistenz zu quantifizieren (Sackeim et al. 2019). Meist wird von Therapieresistenz gesprochen, wenn zwei verschiedene Antidepressiva mit gleichem oder unterschiedlichem Wirkprofil in ausreichender Dosierung über eine ausreichend lange Dauer keine klinisch zufriedenstellende Besserung erbracht haben (CHMP/EMA 2013). Es wird geschätzt, dass etwa ein Drittel der Patienten mit einer unipolar depressiven Episode einen therapieresistenten Verlauf zeigt. Therapieresistenz ist assoziiert mit einer erhöhten Morbidität und Mortalität, erhöhten Gesundheitskosten und einer deutlich reduzierten Lebensqualität (Sackeim et al. 2019). Als Risikofaktoren für einen therapieresistenten Verlauf konnten u. a. der Schweregrad der depressiven Episode, das Vorliegen psychotischer Symptome, Suizidalität, komorbide Angst- und Persönlichkeitsstörungen, Symptome einer posttraumatischen Belastungsstörung, schwere körperliche Erkrankungen, Arbeitslosigkeit, Notwendigkeit einer stationären Behandlung bzw. Anzahl der stationären Behandlungen, eine hohe Anzahl vorheriger Behandlungsversuche mit Antidepressiva, eine hohe Anzahl depressiver Episoden in der Vorgeschichte, ein früher Krankheitsbeginn sowie die Dauer der aktuellen depressiven Episode identifiziert werden (Bartova et al. 2019; Kautzky et al. 2019; Fabola et al., 2017; vgl. auch ➤ Kap. 10).

MERKE

Meist wird von Therapieresistenz gesprochen, wenn zwei verschiedene Antidepressiva mit gleichem oder unterschiedlichem Wirkprofil in ausreichender Dosierung über eine ausreichend lange Dauer keine klinisch zufriedenstellende Besserung erbracht haben

Wichtige Voraussetzung sowohl für die Entscheidung, dass im individuellen Fall eine Therapieresistenz vorliegt, als auch für die Wahl einer geeigneten Behandlungsstrategie ist die Erhebung der **vollständigen psychiatrischen Anamnese.** Von besonderer Bedeutung ist es hierbei, entsprechend der Definition der Therapieresistenz herauszuarbeiten, über welche Zeitdauer, in welcher Dosierung, in welcher Kombination, mit welchen Wirkungen und Nebenwirkungen vorherige antidepressive Behandlungsversuche erfolgt sind. Als **ausreichend lange Behandlungsdauer** wird dabei eine Behandlung mit einem Antidepressivum von **4–6 Wo.** angesehen. Auch wenn ein antidepressiver Behandlungsversuch erst nach 4–6 Wo. als ausreichend lange gilt, wird kontrovers diskutiert, wann der beste Zeitpunkt ist, den Therapieerfolg einer Behandlungsstrategie zu evaluieren. So gibt es Hinweise, dass ein Ausbleiben einer frühen, graduellen Besserung von 20 % nach bereits 2 Behandlungswochen unabhängig von der Art der Behandlung einen hohen negativen prädiktiven Wert für eine spätere Response hat (Early Improvement; ➤ Kap. 16). Die Voraussage einer nachfolgenden Response anhand einer frühen Besserung konnte auch für Augmentationsstrategien z. B. mit Quetiapin oder Aripiprazol aufgezeigt werden (McIntyre et al. 2015; Muzina et al. 2011). Eine frühe Besserung ist dabei allerdings keine Garantie für das Erreichen einer anhaltenden Response oder Remission im weiteren Verlauf. Zudem zeigen Studien, dass eine Response unter Beibehaltung der antidepressiven Behandlung auch später im Verlauf noch auftreten kann (z. B. deVries et al. 2019). In der S3-Leitlinie/NVL Unipolare Depression (www.leitlinien.de/themen/depression) wird eine Überprüfung des Therapieerfolgs, in diesem Fall das Erreichen einer Response

(50-prozentige Besserung), 4 bzw. für ältere Patienten 6 Wo. nach Erreichen der Standarddosierung des Antidepressivums empfohlen (DGPPN et al. 2015). Spätestens dann sollte entschieden werden, ob die Behandlung beibehalten wird oder ein Wechsel der Behandlungsstrategie erfolgen sollte.

Es gilt also, für den Einzelfall gut abzuwägen, welche Schritte man wann bei Fehlen einer substanziellen Besserung einleitet. Wichtig ist, auf der einen Seite nicht unnötig lange bei einer wenig Erfolg versprechenden Behandlungsstrategie zu verbleiben, auf der anderen Seite einen Behandlungsversuch aber auch nicht vorzeitig abzubrechen und so dem Patienten die Möglichkeit einer späteren Response vorzuenthalten. Neben den in diesem Kapitel aufgeführten pharmakologischen Behandlungsmöglichkeiten kommt auch psychotherapeutischen Verfahren (➤ Kap. 21, ➤ Kap. 22, ➤ Kap. 23, ➤ Kap. 24, ➤ Kap. 25 ➤ Kap. 26) ebenso wie der Elektrokonvulsionstherapie (EKT), der transkraniellen Magnetstimulation (TMS) und anderen Stimulationsverfahren (➤ Kap. 27) gerade bei Therapieresistenz eine bedeutende Rolle zu.

17.2 Erste Schritte bei Therapieresistenz

Stellt sich unter einer Behandlung mit Antidepressiva innerhalb der ersten beiden Behandlungswochen keine partielle Besserung ein, sollte die Therapiestrategie zumindest überdacht und ggf. optimiert werden. Als **erste Schritte** sind eine Vertiefung der **Psychoedukation** (➤ Kap. 34) und eine konsequente **Psychotherapie** (➤ Kap. 21, ➤ Kap. 22, ➤ Kap. 23, ➤ Kap. 24, ➤ Kap. 25, ➤ Kap. 26) besonders anzustreben. Zu achten ist auf individuelle **psychosoziale Stressoren,** die zur Genese oder Aufrechterhaltung der Symptomatik beitragen (z. B. Partnerschaftskonflikte, berufliche oder finanzielle Belastungen). Als Begleittherapien sollten **Physio- und Sporttherapie** (➤ Kap. 31) und chronobiologische Verfahren wie **Lichttherapie** und **Schlafentzugstherapie** (➤ Kap. 28) möglichst frühzeitig eingesetzt werden. Auch sollten die **Diagnosen** und die **Adhärenz** überprüft werden; besonderes Augenmerk sollte nochmals auf das mögliche Vorliegen komorbider körperlicher Erkrankungen, chronischer Schmerzsyndrome und Abhängigkeitserkrankungen gelegt werden. Zum Ausschluss einer relativen Unterdosierung z. B. aufgrund pharmakokinetischer Interaktionen sowie zur Prüfung der Adhärenz kann eine Bestimmung der Konzentrationen in Plasma oder Serum („Plasmaspiegel", **therapeutisches Drug-Monitoring, TDM;** ➤ Kap. 15) sinnvoll sein.

Eine **Dosiserhöhung** kann dabei insbesondere bei trizyklischen Antidepressiva (TZA), dem Monoaminoxidasehemmer (MAOH) Tranylcypromin und dem selektiven Serotonin-Noradrenalin-Wiederaufnahmeinhibitor (SNRI) Venlafaxin erfolgreich sein, wenn niedrigere Dosen nicht ausreichend wirksam waren. Ein solcher Versuch bietet sich insbesondere bei partieller Response und guter Verträglichkeit an. Bei selektiven Serotonin-Wiederaufnahmeinhibitoren (SSRI) hingegen lässt sich ein verbesserter Therapieerfolg durch Dosiserhöhung bei der Behandlung depressiver Störungen nicht so klar darstellen. In einer aktuellen Metaanalyse zeigte sich in der Behandlung depressiver Episoden eine flache Dosis-Wirkungs-Beziehung von SSRI mit einer Zunahme der Response bis zu einer Dosierung von etwa 30–40 mg/d Citalopram, 15 mg/d Escitalopram, 30 mg/d Fluoxetin, 30 mg/d Paroxetin und 75–100 mg/d Sertralin. Höhere als die genannten Dosierungen waren nicht mehr mit einer besseren Response assoziiert, allerdings mit einer höheren Nebenwirkungsrate verbunden (Furukawa et al. 2019). In der Annahme einer zumindest flachen Dosis-Wirkungs-Beziehung und zur Vermeidung einer relativen Unterdosierung scheint für SSRI der Versuch einer Dosiserhöhung bei unzureichender Response also nur dann sinnvoll, wenn die bisherige Dosis bei guter Verträglichkeit im unteren empfohlenen Dosisbereich lag. Auch für Mirtazapin und Duloxetin findet sich keine Überlegenheit höherer Dosierungen (> 30 mg Mirtazapin bzw. > 60 mg Duloxetin); bei Rauchern kann jedoch eine höhere Duloxetin-Dosis aufgrund einer beschleunigten Clearance benötigt werden.

Stellt sich auch im weiteren Verlauf nach Optimierung der Behandlung keine ausreichende Besserung ein, sollten spätestens nach 3–4 Wo., bei schweren depressiven Episoden ggf. auch früher, die nächsten Schritte eingeleitet werden. Hier bieten sich als Behandlungsstrategien ein Wechsel des Antidepressivums (➤ Kap. 17.3), eine Kombination zweier

Antidepressiva (➤ Kap. 17.4), eine Augmentation mit Lithium, atypischen Antipsychotika, Ketamin oder anderen Substanzen (➤ Kap. 17.5) sowie eine Elektrokonvulsionstherapie (EKT) und andere Stimulationsverfahren (➤ Kap. 27) an. Je nach erreichter Besserung und der Anzahl der erfolglosen Behandlungsversuche können unterschiedliche Strategien sinnvoll sein, ohne dass es bislang eine empirisch abgesicherte Reihenfolge der im Folgenden beschriebenen Therapiestrategien gibt. Auch kann bei schweren depressiven Episoden oder Suizidalität bereits früh im Behandlungsverlauf z. B. die Entscheidung zu einer EKT erfolgen.

Zusammenfassung

Bei unzureichender Besserung bieten sich als erste Maßnahmen eine Überprüfung der Diagnose und möglicher Komorbiditäten, eine Überprüfung der Adhärenz, eine Plasmaspiegelkontrolle, bei Dosierungen im unteren Dosisbereich bzw. je nach gewähltem Antidepressivum ggf. eine Dosiserhöhung, eine Vertiefung der Psychoedukation und eine konsequente Psychotherapie sowie ein Einsatz von Begleittherapien (Bewegungs- und Lichttherapie sowie ggf. Schlafentzug) an. Wenn dadurch keine weitere Besserung erzielt werden kann, sollten spätestens nach 3–4 Wo., bei schweren depressiven Episoden auch früher, weitere Schritte eingeleitet werden.

17.3 Wechsel des Antidepressivums

Die Datenlage zur Wirksamkeit dieser häufig angewandten Strategie bei Non-Response auf ein Antidepressivum ist insgesamt unzureichend. Eine Metaanalyse mit Einschluss von insgesamt acht kontrollierten Studien, in denen das Umsetzen eines Antidepressivums mit der Beibehaltung eines bis dahin unwirksamen Antidepressivums verglichen wurde, erbrachte keine Wirksamkeitsunterschiede zwischen einem Wechsel und einer Fortführung der bisherigen antidepressiven Behandlung (Bschor et al. 2018). Ein Wechsel des Antidepressivums bietet sich daher insbesondere **bei fehlender Besserung der Symptomatik** (Non-Response) und **Vorliegen von Nebenwirkungen** an, die eine Fortführung der Behandlung in ausreichend hoher Dosis erschweren oder unmöglich machen. Vorteile eines Wechsels des Antidepressivums, z. B. im Vergleich zu Augmentations- oder Kombinationsstrategien, bestehen in der Beibehaltung einer Monotherapie mit damit möglicherweise besserer Verträglichkeit, höherer Adhärenz und einem geringeren Risiko eventueller Wechselwirkungen. Von Nachteil sind das mit dem Absetzen eines Antidepressivums verbundene mögliche Auftreten von Absetzsymptomen und der Verlust einer zumindest partiellen Wirksamkeit.

MERKE

Ein Wechsel des Antidepressivums bietet sich insbesondere bei Non-Response und/oder Vorliegen von Nebenwirkungen an, die eine Fortführung der Behandlung in ausreichend hoher Dosis erschweren oder unmöglich machen.

Fällt die Entscheidung für einen Wechsel des Antidepressivums, kann prinzipiell sowohl ein **Wechsel zu einem Antidepressivum mit gleichem Wirkmechanismus** (z. B. SSRI → SSRI) als auch ein **Wechsel zu einem Antidepressivum aus einer anderen Wirkstoffgruppe** (z. B. SSRI → SNRI) erfolgen. Dabei bietet sich meist ein Wechsel zu einem Antidepressivum aus einer anderen Wirkstoffgruppe an, da sich in einer Metaanalyse bei Patienten mit unzureichender Response auf einen ersten SSRI ein geringfügiger, aber signifikanter Vorteil eines Wechsels zu einem Antidepressivum mit anderem Wirkmechanismus (hier Bupropion, Mirtazapin und Venlafaxin) im Vergleich zu einem weiteren Therapieversuch mit einem SSRI zeigte (Papakostas et al. 2008). Doch auch nach Versagen eines ersten SSRI besteht bei einem Umsetzen auf einen zweiten SSRI eine 25- bis 50 %-prozentige Response-Chance. Eine Response kann auch nach dreimaligem Wechsel noch erwartet werden (Souery et al. 2015).

Mögliche **Wirksamkeitsunterschiede** zwischen einzelnen Antidepressiva spielen bezüglich der Auswahl eines neuen Antidepressivums auch bei einem Wechsel meist keine entscheidende Rolle; insgesamt scheinen Unterschiede in der Wirksamkeit zwischen einzelnen Antidepressiva oder einzelnen Klassen von

Antidepressiva nur geringfügig zu sein (➤ Kap. 15, ➤ Kap. 16; Regen; Benkert 2019). Diskutiert wird insbesondere bei schweren oder therapieresistenten depressiven Episoden ein möglicher Vorteil von Antidepressiva, die mehrere Wirkansätze aufweisen (duale oder multimodale Antidepressiva). Daneben gibt es Hinweise, dass der irreversible, nichtselektive MAOH Tranylcypromin, insbesondere in höheren Dosierungen, eine Wirksamkeit in der Behandlung von Depressionen zeigt, die auf andere Antidepressiva nicht angesprochen haben. Aufgrund eines relativ hohen pharmakodynamischen Interaktionspotenzials, einer im Vergleich zu den neueren Antidepressiva geringeren therapeutischen Breite und der Notwendigkeit der Einhaltung einer tyraminarmen Diät erfolgt ein Einsatz oftmals erst später im Verlauf einer Behandlung. Bei einer Umstellung von einem oder auf einen MAOH sind zwingend die Karenzzeiten zu beachten (➤ Kap. 16).

17.4 Kombinationsstrategien

Unter einer Kombinationstherapie wird der gleichzeitige Einsatz von zwei Antidepressiva mit nachgewiesener antidepressiver Wirksamkeit in der jeweiligen Monotherapie verstanden. Kombinationsstrategien bieten sich insbesondere dann an, wenn in einem ersten Therapieversuch eine partielle Response erreicht wurde und die Verträglichkeit gut war (Regen, Benkert 2019). Im Vergleich zu Augmentationsstrategien (➤ Kap. 17.5) ist die Datenlage zur Wirksamkeit von Kombinationsstrategien allerdings schlechter; es liegen hierzu auch negative Studien vor (Kessler et al. 2018). Auf mögliche pharmakodynamische und pharmakokinetische Interaktionen ist bei allen Kombinationen zu achten. Es empfehlen sich ggf. Plasmakonzentrationsbestimmungen (TDM).

Bewährt hat sich die **Kombination zweier Antidepressiva mit unterschiedlichen Wirkprofilen.** Dabei ergeben sich durch einen komplementären pharmakologischen Wirkmechanismus neue Response-Chancen, auch kann durch ein unterschiedliches Wirkspektrum eine breitere psychopathologische Symptomatik abgedeckt werden (z. B. Antriebssteigerung durch Venlafaxin und gleichzeitige Schlafförderung durch Mirtazapin). Pharmakologisch sinnvoll ist die **Kombination von SSRI oder SNRI mit** dem noradrenerg/spezifisch serotonergen Antidepressivum (NaSSA) **Mirtazapin oder** dem 5-HT_{2A}-Rezeptorantagonisten und Serotonin-Wiederaufnahmehemmer (SARI) **Trazodon** sowie eine Kombination von **SSRI mit Bupropion;** die Datenlage ist aber insgesamt schmal. Durch eine Zugabe von Bupropion und Mirtazapin können sich zudem durch SSRI bedingte sexuelle Funktionsstörungen bessern.

Zusammenfassung

Kombinationsstrategien bieten sich bei einer partiellen Response an; im Vergleich zu Augmentationsstrategien sind sie jedoch schlechter evaluiert. Bewährt hat sich die Kombination zweier Antidepressiva mit unterschiedlichem Wirkprofil (SSRI/SNRI + Mirtazapin/Trazodon oder SSRI + Bupropion).

17.5 Augmentationsstrategien

Unter einer Augmentation versteht man die Zugabe eines Arzneimittels zu Antidepressiva, für das in der Monotherapie keine regelmäßige antidepressive Wirksamkeit angenommen wird. Im Hinblick auf die antidepressiven Eigenschaften von Quetiapin oder Ketamin/Esketamin in der Monotherapie bei unipolaren und bipolaren Depressionen wird diese Einordnung unscharf; die Zugabe von Quetiapin oder Ketamin/Esketamin zu Antidepressiva wird trotz ihrer antidepressiven Eigenschaften üblicherweise den Augmentationsstrategien zugeordnet. Entsprechend den Kombinationstherapien ist auch bei Augmentationsstrategien auf mögliche pharmakodynamische und pharmakokinetische Interaktionen zu achten.

Die am häufigsten angewandten und am besten evaluierten Augmentationsstrategien sind eine Augmentation mit **atypischen Antipsychotika** (**AAP;** ➤ Kap. 17.5.1) und **Lithium** (➤ Kap. 17.5.2); beide Strategien sind evidenzbasiert (Bauer et al. 2017; Dold, Kasper 2017). **Esketamin** (➤ Kap. 17.5.3) wurde kürzlich als Zusatz zu SSRI oder SNRI bei therapieresistenten depressiven Episoden zugelassen und stellt eine weitere, interessante und vielversprechende Behandlungsoption bei Therapieresistenz dar. Eine Augmentation mit **Schilddrüsenhormonen** (➤ Kap. 17.5.4) wird vergleichsweise selten angewandt, die Datenlage ist widersprüchlich. Eine Augmentation mit Schilddrüsenhormonen kann insbesondere bei fehlendem Ansprechen auf andere Strategien in Erwägung gezogen werden. Die Datenlage für **weitere Substanzen** zur Augmentation (➤ Kap. 17.5.5) ist schlechter, sie bleiben Einzelfällen vorbehalten.

Letztlich gibt es keine abgesicherte Reihenfolge der nachfolgend aufgeführten Augmentationsstrategien. Entscheidend bei der **Wahl einer Augmentationsstrategie** können verschiedene Aspekte sein: So sollten das Nebenwirkungsprofil bzw. Wirkprofil der einzelnen Substanzen (z. B. schlafanstoßende bzw. sedierende Eigenschaften, Risiko einer Gewichtszunahme, metabolische Veränderungen), die vorliegenden Komorbiditäten (z. B. Nierenfunktionsstörungen), das Alter des Patienten, die Adhärenz (z. B. Notwendigkeit von Bestimmungen der Plasmakonzentration) oder das Vorliegen von Suizidalität (langfristig suizidprotektive Wirkung von Lithium, rasche antisuizidale Effekte von Ketamin/Esketamin) berücksichtigt werden. Eine Augmentation mit AAP bietet sich insbesondere (aber nicht ausschließlich) beim Vorliegen psychotischer Symptome an. Eine Lithium-Augmentation kann z. B. auch dann besonders sinnvoll sein, wenn Lithium anschließend als Rezidivprophylaxe bei rezidivierender depressiver Störung weitergeführt werden soll. Als mögliche **Prädiktoren** für einen Erfolg einer Augmentation mit Lithium werden eine positive Familienanamnese für bipolare Störungen, eine höhere Zahl von depressiven Vorepisoden, eine rezidivierende depressive Störung bei Angehörigen ersten Grades sowie ein höherer Schweregrad der depressiven Symptomatik diskutiert. Als mögliche Prädiktoren für einen Therapieerfolg durch eine Augmentation mit Aripiprazol fanden sich in einer Studie ein höheres Alter und das Vorhandensein von gemischten Anteilen (Zisook et al. 2019).

Hinsichtlich möglicher **Wirksamkeitsunterschiede** verschiedener Augmentationsmöglichkeiten fanden sich in einer vergleichenden Metaanalyse für Aripiprazol und Quetiapin die besten Ergebnisse; eine Überlegenheit gegenüber Placebo zeigten Quetiapin, Aripiprazol, Schilddrüsenhormon und Lithium (Zhou et al. 2015). In einer offenen, randomisierten, direkten Vergleichsstudie zeigten sich bei therapieresistenter Depression eine Augmentation mit Quetiapin, eine Monotherapie mit Quetiapin und eine Lithium-Augmentation vergleichbar wirksam (Bauer et al. 2013). Ein erster indirekter Vergleich in einer aktuellen Metaanalyse zeigte für Esketamin intranasal eine höhere Effektstärke im Vergleich zu AAP (Dold et al. 2020).

Zusammenfassung

Augmentationsstrategien bieten sich bei einer partiellen Response an. Die am häufigsten angewandten und am besten evaluierten Augmentationsstrategien sind eine Augmentation mit atypischen Antipsychotika (AAP) und Lithium. Esketamin wurde kürzlich als Zusatz zu SSRI oder SNRI bei therapieresistenten depressiven Episoden zugelassen und stellt eine weitere, interessante und vielversprechende Behandlungsoption bei Therapieresistenz dar. Eine Augmentation mit Schilddrüsenhormonen kann bei fehlendem Ansprechen auf andere Behandlungsstrategien in Erwägung gezogen werden; die Datenlage ist widersprüchlich. Andere Arzneimittel zur Augmentation bleiben Einzelfällen vorbehalten. Letztlich gibt es keine abgesicherte Reihenfolge der verschiedenen Augmentationsstrategien.

17.5.1 Atypische Antipsychotika

Für die Augmentation von SSRI/SNRI mit AAP liegen im Vergleich zu anderen Augmentationsstrategien die meisten Daten vor. Zugelassen zur Augmentation bei therapieresistenter Depression ist in Europa unter den AAP einzig Quetiapin in seiner retardierten Darreichungsform. In den USA sind die AAP Quetiapin, Aripiprazol, Olanzapin in Kombination mit Fluoxetin sowie Brexpiprazol als Add-on zu Antidepressiva bei therapieresistenter unipolarer Depression zugelassen. Die empfohlene Dosierung der AAP ist in der Augmentation bei unipolarer Depression niedriger als in der Behandlung schizophrener Störungen. Eine Symptomverbesserung kann bei der Augmentation mit AAP bereits früh innerhalb der ersten beiden Behandlungswochen auftreten.

In einer ersten Metaanalyse, die zehn Studien unter Berücksichtigung von Olanzapin, Quetiapin und Risperidon umfasste, ergab sich für die genannten AAP als Add-on zu Antidepressiva eine signifikant positive Wirkung im Vergleich zu Placebo. In einer weiteren Metaanalyse unter Einbeziehung von 16 Studien, welche Aripiprazol, Olanzapin, Quetiapin und Risperidon umfasste, zeigte sich ebenfalls ein signifikanter Wirksamkeitsvorteil einer Augmentation mit AAP im Vergleich zu Placebo. Vorteile einer Augmentation mit einem AAP gegenüber einem anderen AAP ergaben sich dabei hinsichtlich der Wirksamkeit nicht. Eine Netzwerk-Metaanalyse zu verschiedenen Kombinations- bzw. Augmentationsmöglichkeiten bei therapieresistenter Depression ergab unter den AAP für Aripiprazol und Quetiapin die besten Ergebnisse (Zhou et al. 2015).

Quetiapin (Gesamtdosis 150–300 mg/d) ist in Europa in seiner retardierten Darreichungsform bei unipolar depressiven Episoden als Add-on zu Antidepressiva bei Patienten zugelassen, die unzureichend auf die Monotherapie mit einem Antidepressivum angesprochen haben. Von Vorteil können sedierende Effekte sein, zu beachten sind metabolische Nebenwirkungen (Gewichtszunahme, pathologische Glukosetoleranz und Hyperlipidämie) sowie insbesondere zu Behandlungsbeginn in der Dosistitrationsphase eine mögliche orthostatische Dysregulation. Auf eine dosisabhängige mögliche Verlängerung der QTc-Zeit im EKG ist zu achten. Eine Augmentation von SSRI/SNRI mit **Aripiprazol** hat ebenfalls Wirksamkeit bei unzureichender Response unter Antidepressiva gezeigt. In den USA erfolgte für Aripiprazol als erstem AAP eine Zulassung in dieser Indikation; in Europa ist nur eine Off-Label-Verordnung (Beginn mit 2–5 mg; empfohlene Dosierung 5–10 mg/d, max. 15 mg/d) möglich. Von Vorteil sind gegenüber Quetiapin und insbesondere Olanzapin ein geringeres Risiko metabolischer Nebenwirkungen und eine geringe Sedierung, gegenüber Risperidon ein geringes Risiko einer Prolaktinerhöhung sowie die insgesamt bessere Datenlage für Aripiprazol. Zu beachten ist ein relativ hohes, dosisabhängiges Risiko für Akathisien, sodass die Dosis möglichst niedrig zu wählen ist. Die feste Kombination aus **Olanzapin** (6–18 mg/d) und Fluoxetin (25–50 mg/d) war ebenfalls bei therapieresistenter Depression wirksam und ist seit 2009 in USA zur Behandlung der therapieresistenten Major Depression zugelassen. In einer gepoolten Analyse von fünf kontrollierten Studien erwies sich das Ausbleiben eines frühen Ansprechens auf diese Kombinationsbehandlung als hochsensitiver negativer Prädiktor einer späteren Response. Die Fortführung einer Augmentation mit Olanzapin in der Erhaltungstherapie war in einer Studie bei Respondern auf die Kombination aus Olanzapin und Fluoxetin einer Beendigung von Olanzapin und alleinigen Erhaltungstherapie mit Fluoxetin überlegen. Von Vorteil können die sedierenden Effekte sein, zu beachten ist allerdings das im Vergleich zu anderen Antipsychotika (außer Clozapin) höhere Risiko für metabolische Nebenwirkungen und eine Gewichtszunahme. Auch ist die Augmentation anderer Antidepressiva als Fluoxetin mit Olanzapin nur wenig untersucht. **Risperidon** war in einer Dosierung von 1–3 mg wirksam; eine Fortführung der Gabe von Risperidon in der Erhaltungstherapie war allerdings Placebo nicht überlegen. Von Nachteil ist ein vergleichsweise hohes Risiko für EPS (Parkinsonoid), eine mögliche Prolaktinerhöhung und die im Vergleich zu anderen AAP geringere Datenlage in der Augmentation unipolar depressiver Störungen. Das AAP **Brexpiprazol** ist in USA und kürzlich auch in der EU für die Behandlung der Schizophrenie zugelassen worden, in USA besteht zusätzlich die Zulassung für die Augmentationsbehandlung von therapieresistenten depressiven Episoden (2–3 mg/d). Die Markteinführung in Deutschland stand zuletzt weiterhin aus. Die zusätzliche Gabe von **Cariprazin** (2–4,5 mg/d) war in einer ersten Studie wirksam, in nachfolgenden Studien zeigte sich jedoch keine Überlegenheit gegenüber Placebo, sodass weitere Studien abgewartet werden müssen.

Insgesamt ist eine Augmentation mit AAP in möglichst niedriger Dosierung eine sinnvolle und wirksame Strategie bei therapieresistenter Depression. Zu bedenken ist bei nachgewiesener Wirksamkeit allerdings das Nebenwirkungsrisiko von AAP insbesondere in der Langzeittherapie. Auch ist weiterhin unklar, über welchen Zeitraum die Gabe eines AAP bei einer Augmentation erfolgen sollte und inwieweit AAP in der Erhaltungstherapie der Depression wirksam und verträglich sind. Erste Studienergebnisse weisen auf einen möglichen

Vorteil der Beibehaltung der Augmentation mit AAP auch in der Erhaltungstherapie hin. Spätestens mit Abschluss der Erhaltungstherapie und ggf. mit Beginn einer Rezidivprophylaxe sollte die Gabe des AAP jedoch möglichst beendet werden (Regen, Benkert 2019).

Zusammenfassung

Eine Augmentation mit AAP ist eine sinnvolle und wirksame Strategie bei therapieresistenter Depression. Der Einsatz von AAP als Augmentation bietet sich insbesondere (aber nicht ausschließlich) beim Vorliegen psychotischer Symptome an. Zugelassen zur Augmentation bei Therapieresistenz ist in Europa Quetiapin; in den USA zusätzlich auch Aripiprazol, Olanzapin in Kombination mit Fluoxetin sowie Brexpiprazol.

17.5.2 Lithium

Bei der Lithium-Augmentation werden Lithium-Konzentrationen von 0,5–0,8 mmol/l angestrebt; im höheren Lebensalter können 0,4 mmol/l ausreichend sein. Die Dosierung erfolgt individuell anhand des Plasmaspiegels. In einer Metaanalyse von zehn randomisierten kontrollierten Studien zeigte sich eine Lithium-Augmentation Placebo signifikant überlegen (Crossley, Bauer 2007).

Als **Prädiktoren** für ein Ansprechen werden ein höherer Schweregrad der depressiven Symptomatik, eine positive Familienanamnese für bipolare Störungen, eine höhere Zahl an depressiven Vorepisoden und rezidivierend depressive Störungen bei Familienangehörigen ersten Grades diskutiert. Im Hinblick auf eine suizidprophylaktische Wirkung von Lithium, die von antidepressiven Effekten unabhängig zu sein scheint, kann eine Lithium-Augmentation bei Patienten mit einem hohen Risiko suizidalen Verhaltens besonders sinnvoll sein.

Ein **Therapieerfolg** kann nach 2–4 Wo. eintreten; in einer Studie zeigte sich bei 40 % der Patienten bereits nach 1–2 Wo. (selten nach 6 Wo.) eine Response. Eine Lithium-Augmentation mit therapeutisch wirksamen Lithium-Spiegeln sollte 2–4 Wo. aufrechterhalten werden, um den Therapieerfolg evaluieren zu können. Ist nach 4 Wo. unter ausreichenden Lithium-Spiegeln keine Response eingetreten, sollte ein Wechsel der Therapiestrategie erwogen werden. Nach einer Studie sollte eine erfolgreiche Lithium-Augmentation mind. 6 Mon. – besser jedoch über 1 J. – fortgeführt werden. Ob ein Absetzen von Lithium dann allerdings sinnvoll ist, wurde nicht untersucht. Gegebenenfalls kann die Lithium-Gabe zur Rezidivprophylaxe bei rezidivierend depressiver Störung fortgeführt werden. Lithium ist zur Augmentation bei therapieresistenter Depression und zur Rezidivprophylaxe bei rezidivierend depressiver Störung zugelassen.

Bezüglich des **Nebenwirkungsprofils** sind als wesentliche unerwünschte Wirkungen eine Polyurie und Polydipsie, Tremor, Gewichtszunahme sowie eine Hypothyreose und Strumaentwicklung zu nennen. Seltene Nebenwirkungen sind zudem ein Hyperparathyreodismus und kardiale Nebenwirkungen. Eine milde Schilddrüsenunterfunktion als Lithium-Nebenwirkung ist dabei kein Absetzgrund, sondern kann durch Schilddrüsenhormonsubstitution ausgeglichen werden. Als Langzeiteffekt einer Lithium-Therapie kann es selten zu Nierenfunktionsstörungen bis hin zum Nierenversagen kommen. Die Ausscheidung erfolgt ausschließlich renal, aufgrund der engen therapeutischen Breite sollten mögliche pharmakokinetische Interaktionen (z. B. mit Diuretika, ACE-Hemmern und NSAR) beachtet werden. Auch sollten Patienten über Verhaltensmaßregeln (z. B. Vermeidung von Flüssigkeitsverlusten und Kochsalzmangel) sowie Intoxikationszeichen aufgeklärt werden. Regelmäßige Plasmaspiegelkontrollen sollten durchgeführt werden.

Zusammenfassung

Eine Lithium-Augmentation ist eine wichtige Alternative zur Augmentation mit AAP, die Datenlage ist im Vergleich zur Augmentation mit AAP etwas geringer, jedoch ebenfalls metaanalytisch belegt. Eine Lithium-Augmentation bietet sich insbesondere bei Pat. mit Hinweisen auf eine bipolar affektive Störung oder einem hohen Risiko suizidalen Verhaltens an. Die Dosierung erfolgt individuell anhand des Plasmaspiegels (Zielbereich 0,5–0,8 mmol/l; bei älteren Patienten können 0,4 mmol/l ausreichend sein).

17.5.3 Ketamin und Esketamin

Ketamin und Esketamin (als das S-Enantiomer des Razemats Ketamin) stellen eine interessante, neue und vielversprechende Behandlungsoption bei therapieresistenten depressiven Episoden dar. Ketamin und Esketamin wirken als Antagonisten am glutamatergen N-Methyl-D-Aspartat-(NMDA)-Rezeptor. Die zugrunde liegenden zellulären und molekularen antidepressiven Wirkmechanismen von Ketamin und Esketamin sind noch nicht vollständig geklärt; andere NMDA-Rezeptorantagonisten haben nicht regelhaft antidepressive Effekte gezeigt. Es wird diskutiert, ob die raschen antidepressiven Effekte durch den pharmakologisch aktiven Metaboliten Hydroxyketamin vermittelt werden (Aktivierung von AMPA-Rezeptoren). Zudem werden modulierende Effekte von Ketamin auf Neuroplastizität und inflammatorische Prozesse angenommen sowie eine mögliche Wirkung von Ketamin über das Opiatsystem diskutiert.

Eine einmalige i.v. Gabe des razemischen **Ketamins** hat in mehreren randomisierten klinischen Studien eine schnelle, meist 3–7 d anhaltende, antidepressive Wirksamkeit bei uni- und bipolaren depressiven Episoden aufgezeigt. Auch eine vorübergehende, etwa 1 Wo. anhaltende Reduktion von Suizidgedanken wurde in mehreren RCT gezeigt; diese scheint in Teilen auch unabhängig von einer antidepressiven Wirkung. Es gibt aus randomisierten klinischen Studien erste Hinweise auf positive Effekte bei posttraumatischer Belastungsstörung, Zwangsstörungen und Alkohol- und Kokainabhängigkeit in Kombination mit motivationaler Therapie. Durch eine wiederholte, intermittierende Gabe können kumulative und länger anhaltende Effekte erreicht werden. Häufigste Nebenwirkungen bei einem Einsatz von Ketamin/Esketamin als Narkotikum sind Blutdruck und Herzfrequenzanstieg sowie Aufwachreaktionen; in antidepressiver Dosierung vorübergehende, dosisabhängige dissoziative Symptome, Angst, Schwindel, Blutdruckerhöhung, Kopfschmerzen und Sehstörungen.

Ketamin wurde in den meisten Studien i.v. in einer Dosierung von 0,5 mg/kg KG verabreicht. In einer Studie zeigten Dosierungen von 0,5 mg/kg KG und 1 mg/kg KG i.v. antidepressive Wirksamkeit, nicht aber niedrigere Dosierungen. Die höhere Dosis war dabei mit mehr transienten Nebenwirkungen assoziiert, sodass die meist verwendete Dosis von 0,5 mg/kg KG i.v. weiterhin am günstigsten erscheint. Alternative Applikationswege (z.B. oral, sublingual) von Ketamin werden ebenfalls untersucht; die Studienlage ist im Vergleich zur i.v. Gabe oder zur intranasalen Applikation von Esketamin noch gering, ein direkter Vergleich fehlt. Unklar ist hier auch noch die optimale Dosierung (z.B. 1,5–3 mg/kg KG sublingual). Eine s.c. Gabe zeigte bei älteren Patienten mit therapieresistenter depressiver Episode ebenfalls Wirksamkeit. Die Gabe von Ketamin bei Elektrokonvulsionstherapie (EKT) hat in einer Metaanalyse keinen zusätzlichen additiven antidepressiven Effekt gezeigt, wohl aber positive Effekte bezüglich der Dauer der Krampfanfälle und der Reduktion der elektrischen Dosis. Ketamin ist als EKT-Anästhetikum insbesondere bei hoher Krampfschwelle hilfreich und indiziert. Die kürzlich erfolgte Zulassung von **Esketamin** intranasal als Zusatz zu SSRI oder SNRI bei therapieresistenten depressiven Episoden erhöht und erleichtert die Verfügbarkeit in der antidepressiven Behandlung. Zusätzlich zu der Indikation bei therapieresistenter Depression empfahl der Ausschuss für Humanarzneimittel (CHMP) der Europäischen Arzneimittelagentur (EMA) im Dezember 2020 die Zulassung von Esketamin-Nasenspray in Kombination mit einem oralen Antidepressivum auch zur Anwendung bei Patienten mit einer mittelgradigen bis schweren depressiven Episode als akute Kurzzeitbehandlung zur schnellen Reduktion depressiver Symptome, die nach ärztlichem Ermessen einem psychiatrischen Notfall entsprechen.

Eine Schwierigkeit ergibt sich in der Erhaltung des therapeutischen Effekts und möglichen Risiken und Nebenwirkungen einer wiederholten regelmäßigen Gabe von Ketamin/Esketamin in der Langzeitbehandlung (Berichte von Zystitiden, mögliche kognitive Nebenwirkungen, Missbrauchspotenzial); diese sind noch nicht ausreichend systematisch untersucht. Aufgrund des mögliches Auftretens von Sedierung, Dissoziation, Wahrnehmungsstörungen, Schwindelgefühl, Angst und erhöhtem Blutdruck, Sturzrisiko insbesondere bei älteren Patienten sowie einer möglichen missbräuchlichen Anwendung oder Weiterverbreitung ist auch eine Gabe von Esketamin intranasal nur unter Aufsicht von medizinischem Fachpersonal möglich und erfordert eine anschließende Nachbeobachtung, bis die Patienten nach klinischer Einschätzung stabil sind.

Zusammenfassung

Ketamin und Esketamin stellen eine interessante, neue und vielversprechende Behandlungsoption bei therapieresistenten depressiven Episoden dar. Die antidepressive Wirkung kann sehr schnell eintreten, auch eine Reduktion von Suizidgedanken wurde beschrieben. Durch eine wiederholte Gabe können kumulative und länger anhaltende Effekte erzielt werden. Esketamin als Nasenspray wurde kürzlich als Zusatz zu SSRI/SNRI bei therapieresistenter Depression sowie als akute Kurzzeitbehandlung zur schnellen Reduktion depressiver Symptome zugelassen. Diskutiert werden gegenwärtig die möglichen Risiken einer Langzeitanwendung; diese sind noch nicht ausreichend systematisch untersucht.

17.5.4 Schilddrüsenhormone

Schilddrüsenhormone sollen eine modulierende Wirkung auf die Neurotransmission haben, es gibt Hinweise auf eine mögliche „zentrale Hypothyreose" trotz regelrechter peripherer Schilddrüsenwerte. Thyroxin (T4) gilt als Prohormon mit geringer intrinsischer Aktivität und wird im Zielgewebe in Trijodthyronin (T3) als biologisch aktive Form umgewandelt (Regen, Benkert 2019).

CAVE

Eine Augmentation mit Schilddrüsenhormonen wird vergleichsweise selten angewandt, die Datenlage ist widersprüchlich. Eine Augmentation mit Schilddrüsenhormonen kann nicht als Routineeinsatz empfohlen werden. Der Einsatz kann insbesondere bei fehlendem Ansprechen auf andere Strategien in Erwägung gezogen werden.

Die meisten Daten liegen zu einer Augmentation von trizyklischen Antidepressiva (TZA) mit **T3** (25–50 µg/d) vor, hier zeigte sich T3 sowohl als Augmentation als auch zum Erreichen eines früheren Wirkeintritts (Acceleration) wirksam (Dwyer et al. 2020). Die Datenlage zu einer Kombination von T3 mit SSRI oder SNRI hingegen ist schmaler. Hinweise auf eine positive Wirkung bei therapieresistenter Depression kommen vorrangig aus der STAR*D-Studie, in der sich kein signifikanter Wirksamkeitsunterschied zwischen einer Augmentation mit Lithium oder T3 fand. Vorteile einer Augmentation mit T3 gegenüber einer Lithium-Augmentation ergaben sich in dieser Studie in Bezug auf die Verträglichkeit und die Einfachheit der Anwendung. Auch in einer Netzwerk-Metaanalyse ergab sich für eine Augmentation mit Schilddrüsenhormonen (T3 und T4) eine Wirksamkeit im Vergleich zu Placebo (Zhou et al. 2015), eine weitere aktuelle Metaanalyse hingegen ergab keine Vorteile von Schilddrüsenhormonen im Vergleich zu Placebo oder Lithium (Lorentzen et al. 2020).

T3 ist im Allgemeinen gut verträglich und sicher in der Anwendung; **Nebenwirkungen** können Schwitzen, Zittern, Nervosität und Palpitationen umfassen. Die Schilddrüsenparameter sollten nach 3 Mon., nach 6 Mon. sowie im Weiteren einmal jährlich oder bei klinischen Anzeichen einer Hyperthyreose bestimmt werden (Rosenthal et al. 2011). Ziel ist ein niedrig normales oder auch supprimiertes TSH bei euthyreoter Stoffwechsellage. Bei langfristiger Gabe sollte insbesondere bei postmenopausalen Frauen auf die Knochendichte geachtet werden (Vitamin-D-Substitution, ggf. Kalziumsubstitution, Knochendichtemessungen alle 2 J.).

Die Zugabe von **T4** (L-Thyroxin, 250–400 µg, Beginn mit 100 µg, wöchentlich steigernd) in supraphysiologischen Dosen kann ebenfalls zu einem Therapieerfolg führen. Diese Augmentation ist allerdings für die therapieresistente unipolare Depression wenig evaluiert, Studien weisen auf eine positive Wirkung bei bipolarer Störung mit Rapid Cycling hin (Dwyer et al. 2020).

17

17.5.5 Weitere Arzneimittel zur Augmentation

CAVE

Verschiedene weitere Substanzen wurden als Augmentation bei therapieresistenter Depression teils auch in kontrollierten klinischen Studien untersucht, die Datenlage ist allerdings schmal oder auch widersprüchlich. Eine Augmentation mit den nachfolgenden Arzneimitteln kann daher nicht als Routineeinsatz empfohlen werden, sondern sollte Fällen vorbehalten sein, die auf andere Strategien nicht respondiert haben oder bei denen spezifische Restsymptome wie z. B. Tagesmüdigkeit im Vordergrund stehen.

Über eine Augmentation mit **Lamotrigin** gibt es bei der unipolaren Depression einige positive Berichte. In einer offenen Studie zeigte eine Augmentation mit Lamotrigin ein der Lithium-Augmentation vergleichbar gutes Ergebnis. Zwei randomisierte klinische Studien mit kleiner Fallzahl zu Lamotrigin als Augmentation bei therapieresistenter Depression ergaben allerdings ein negatives Ergebnis. Auch in einer dritten randomisierten klinischen Studie fand sich bei 96 Patienten unter 100–400 mg Lamotrigin als Add-on zu Paroxetin kein signifikanter Effekt im Vergleich zu Placebo; einzig bei Patienten mit schwer ausgeprägter depressiver Episode ergaben sich Hinweise auf eine Überlegenheit von Lamotrigin. **Methylphenidat** zeigte als Add-on in zwei randomisierten klinischen Studien Wirksamkeit bei Apathie und Kraftlosigkeit, nicht aber auf die allgemeine depressive Symptomatik (Regen, Benkert 2019). Bei älteren Patienten ergaben sich in einer randomisierten klinischen Studie unter der kombinierten Gabe von Citalopram + Methylphenidat Vorteile gegenüber der jeweiligen Monotherapie. Eine Augmentation mit **Modafinil** zeigte bei uneinheitlicher Studienlage insbesondere auf Restsymptome in Form von schneller Erschöpfbarkeit und Tagesmüdigkeit teilweise gute und rasche Effekte, so auch in einer Metaanalyse. Allerdings schränkt das Nebenwirkungsprofil den Einsatz ein. Positive Ergebnisse aus einer ersten randomisierten klinischen Studie liegen für eine Augmentation mit dem Dopaminagonisten **Pramipexol** vor. So zeigte sich in einer randomisierten klinischen Studie ein positiver Effekt einer Augmentation mit Pramipexol bei Non-Response auf eine Monotherapie mit SSRI oder SNRI. Eine kontrollierte klinische Studie ergab für eine hoch dosierte Gabe von **L-Methylfolat** (15 mg/d) als Add-on zu SSRI ein positives Ergebnis.

LITERATUR

Bartova L, Dold M, Kautzky A et al. Results of the European Group for the Study of Resistant Depression (GSRD) – basis for further research and clinical practice. World J Biol Psychiatry 2019; 20(6): 427–448. doi:https://doi.org/10.1080/15622975.2019.1635270.

Bauer M, Dell'osso L, Kasper S, et al. Extended-release quetiapine fumarate (quetiapine XR) monotherapy and quetiapine XR or lithium as add-on to antidepressants in patients with treatment-resistant major depressive disorder. J Affect Disord 2013; 151(1):209–219. doi:https://doi.org/10.1016/j.jad.2013.05.079.

Bauer M, Severus E, Möller HJ, Young AH; WFSBP Task Force on Unipolar Depressive Disorders. Pharmacological treatment of unipolar depressive disorders: summary of WFSBP guidelines. Int J Psychiatry Clin Pract 2017 Sep; 21(3): 166–176. doi:https://doi.org/10.1080/13651501.2017.1306082. Epub 2017 Apr 3. PMID: 28367707.

Bschor T, Kern H, Henssler J, Baethge C. Switching the Antidepressant After Nonresponse in Adults With Major Depression: A Systematic Literature Search and Meta-Analysis. J Clin Psychiatry 2018; 79(1): 16r10749. doi:https://doi.org/10.4088/JCP.16r10749.

Committee for Medicinal Products for Human Use (CHMP): Guideline on clinical investigation of medicinal products in the treatment of depression. EMA/CHMP/185423/2010 Rev 2; 30 May 2013.

Crossley NA, Bauer M. Acceleration and augmentation of antidepressants with lithium for depressive disorders: two meta-analyses of randomized, placebo-controlled trials. J Clin Psychiatry 2007; 68(6): 935–940. doi:https://doi.org/10.4088/jcp.v68n0617.

de Vries YA, Roest AM, Bos EH et al. Predicting antidepressant response by monitoring early improvement of individual symptoms of depression: individual patient data meta-analysis. Br J Psychiatry 2019; 214(1): 4–10. doi:https://doi.org/10.1192/bjp.2018.122.

DGPPN, BÄK, KBV, AWMF (Hrsg.) für die Leitliniengruppe Unipolare Depression. S3-Leitlinie/Nationale VersorgungsLeitlinie Unipolare Depression – Langfassung, 2. A, Version 5, 2015. doi:https://doi.org/10.6101/AZQ/000364. www.depression.versorgungsleitlinien.de (letzter Zugriff 28.04.2021).

Dold M, Bartova L, Kasper S. Treatment Response of Add-On Esketamine Nasal Spray in Resistant Major Depression in Relation to Add-On Second-Generation Antipsychotic Treatment. Int J Neuropsychopharmacol 2020; 23(7): 440–445. doi:https://doi.org/10.1093/ijnp/pyaa034.

Dold M, Kasper S. Evidence-based pharmacotherapy of treatment-resistant unipolar depression. Int J Psychiatry Clin Pract 2017 Mar; 21(1): 13–23. doi:https://doi.org/10.1080/13651501.2016.1248852. Epub 2016 Nov 16. PMID: 27848259.

Dwyer JB, Aftab A, Widge A et al.; APA Council of Research Task Force on Novel Biomarkers and Treatments. Hormonal Treatments for Major Depressive Disorder: State of the Art. Am J Psychiatry 2020 Aug 1; 177(8): 686–705. doi:https://doi.org/10.1176/appi.ajp.2020.19080848. Epub 2020 May 27. Erratum in: Am J Psychiatry 2020 Jul 1; 177(7): 642. PMID: 32456504.

Falola MI, Limdi N, Shelton RC. Clinical and Genetic Predictors of Delayed Remission After Multiple Levels of Antidepressant Treatment: Toward Early Identification of Depressed Individuals for Advanced Care Options. J Clin Psychiatry 2017; 78(9): e1291–e1298. doi:https://doi.org/10.4088/JCP.17m11448.

Furukawa TA, Cipriani A, Cowen PJ et al. Optimal dose of selective serotonin reuptake inhibitors, venlafaxine, and mirtazapine in major depression: a systematic review and dose-response meta-analysis. Lancet Psychiatry 2019; 6(7): 601–609. doi:https://doi.org/10.1016/S2215–0366(19)30217–2.

Kautzky A, Dold M, Bartova L et al. Clinical factors predicting treatment resistant depression: affirmative results from the European multicenter study. Acta Psychiatr Scand 2019; 139(1): 78–88. doi:https://doi.org/10.1111/acps.12959.

Kessler DS, MacNeill SJ, Tallon D et al. Mirtazapine added to SSRIs or SNRIs for treatment resistant depression in primary care: phase III randomised placebo controlled trial (MIR) [published correction appears in BMJ 2018 Nov 15; 363: k4691]. BMJ. 2018; 363: k4218. Published 2018 Oct 31. doi:https://doi.org/10.1136/bmj.k4218.

Lorentzen R, Kjær JN, Østergaard SD, Madsen MM. Thyroid hormone treatment in the management of treatment-resistant unipolar depression: a systematic review and meta-analysis. Acta Psychiatr Scand 2020 Apr; 141(4): 316–326. doi:https://doi.org/10.1111/acps.13154. Epub 2020 Feb 12. Erratum in: Acta Psychiatr Scand 2020 Aug; 142(2): 156. PMID: 31977066.

McIntyre RS, Gorwood P, Thase ME et al. Early Symptom Improvement as a Predictor of Response to Extended Release Quetiapine in Major Depressive Disorder. J Clin Psychopharmacol 2015; 35(6): 706–710. doi:https://doi.org/10.1097/JCP.0000000000000416.

Muzina DJ, Chambers JS, Camacho TA et al. Adjunctive aripiprazole for depression: predictive value of early assessment. Am J Manag Care 2011; 17(12): 793–801.

Papakostas GI, Fava M, Thase ME. Treatment of SSRI-resistant depression: a meta-analysis comparing within- versus across-class switches. Biol Psychiatry 2008; 63(7): 699–704. doi:https://doi.org/10.1016/j.biopsych.2007.08.010.

Regen F, Benkert O. Antidepressiva. In: Benkert O, Hippius H (Hrsg.), Kompendium der Psychiatrischen Pharmakotherapie. Berlin: Springer, ein Teil von Springer Nature; 2019. doi.org/10.1007/978-3-662-57334-1_1.

Rosenthal LJ, Goldner WS, O'Reardon JP. T3 augmentation in major depressive disorder: safety considerations. Am J Psychiatry 2011 Oct; 168(10): 1035–1040. doi:https://doi.org/10.1176/appi.ajp.2011.10030402. PMID: 21969047.

Sackeim HA, Aaronson ST, Bunker MT et al. The assessment of resistance to antidepressant treatment: Rationale for the Antidepressant Treatment History Form: Short Form (ATHF-SF). J Psychiatr Res 2019; 113: 125–136. doi:https://doi.org/10.1016/j.jpsychires.2019.03.021.

Souery D, Calati R, Papageorgiou K et al. What to expect from a third step in treatment resistant depression: A prospective open study on escitalopram. World J Biol Psychiatry 2015; 16(7): 472–482. doi:https://doi.org/10.3109/15622975.2014.987814.

Zhou X, Ravindran AV, Qin B et al. Comparative efficacy, acceptability, and tolerability of augmentation agents in treatment-resistant depression: systematic review and network meta-analysis. J Clin Psychiatry 2015; 76(4): e487–e498. doi:https://doi.org/10.4088/JCP.14r09204.

Zisook S, Johnson GR, Tal I et al. General Predictors and Moderators of Depression Remission: A VAST-D Report. Am J Psychiatry 2019 May 1; 176(5): 348–357. doi:https://doi.org/10.1176/appi.ajp.2018.18091079. Epub 2019 Apr 5. PMID: 30947531.

KAPITEL

18 Pharmakotherapie: Erhaltungstherapie und Rezidivprophylaxe

Michael Bauer

Kernaussagen

- Der **Langzeitverlauf** einer **Major Depression** ist durch hohe Rezidivraten gekennzeichnet. Ein Teil der Patienten (ca 20–30 %) erfüllt im Langzeitverlauf die Kriterien für eine **chronische Depression.**
- Für die **pharmakologische Erhaltungstherapie** wird empfohlen, die Behandlung mit dem Antidepressivum für mind. 6 Mon. fortzuführen, auf das der Patient in der Akutphase angesprochen hat.
- **Hauptziele der Langzeitbehandlung** sind Verhinderung eines Rezidivs und Vorbeugung einer Chronifizierung.
- **Schlüsselelemente einer Langzeitbehandlung** von rezidivierenden depressiven Störungen sind: Pharmakotherapie, Psychotherapie mit Psychoedukation sowie Monitoring der regelmäßigen Medikamenteneinnahme.
- Die **medikamentöse Rezidivprophylaxe** bei rezidivierender unipolarer Depression erfolgt mit einem Antidepressivum (idealerweise als Fortführung der Akut- und Erhaltungstherapie) oder/und Lithium.

18.1 Einführung

18.1.1 Epidemiologie und Verlauf rezidivierender depressiver Störungen

Die majore Depression in ihrer klassischen Form ist eine rezidivierende Störung (Angst 1986; Judd 1997). Patienten mit einer **Major Depression,** die nicht auf eine Behandlung ansprechen und die nicht spontan remittieren, zeigen häufiger Rückfälle oder Rezidive. Die Rezidivwahrscheinlichkeit steigt mit der Anzahl vorheriger depressiver Episoden und dem Schweregrad der gegenwärtigen Episode (Angst 1999, ➢ Tab. 18.1). Mit jeder weiteren Episode steigt das Risiko einer Wiedererkrankung, der Entwicklung von Therapieresistenz und eines chronischen Verlaufs. Etwa 50 % der Menschen mit einer ersten depressiven Episode entwickeln im Verlauf ihres Lebens eine oder mehrere weitere Episoden. Eine Subgruppe erleidet sogar eine Vielzahl von Episoden, ein- bis zweimal jährlich oder noch häufiger. Nach drei Episoden einer Major Depression liegt die Rezidivwahrscheinlichkeit bereits bei 90 %. Selbst Patienten, die nach einer ersten depressiven Episode über 5 J. beschwerdefrei waren, entwickelten in einer prospektiven Verlaufsstudie über weitere 10 J. in etwa 60 % der Fälle eine erneute Episode (➢ Kap. 10).

Tab. 18.1 Risikofaktoren für Rückfälle

- Frühes Ersterkrankungsalter (junges Erwachsenenalter, vor 30. Lj.)
- ≥ 3 Episoden einer majoren depressiven Episode
- ≥ 2 depressive Episoden in den letzten 5 J.
- Schweregrad der Episode (z. B. Episoden mit psychotischen, katatonen oder somatischen Symptomen, Suizidalität)
- Unvollständige Remission (Residualsymptome)
- Suizidversuche in der Vorgeschichte
- Rückfall nach Absetzen der Medikation in der Vorgeschichte
- Familiäre genetische Belastung (v. a. Familienmitglieder 1. Grades)
- Andauernde, chronische psychosoziale Belastungsfaktoren (z. B. im beruflichen oder familiären Umfeld)
- Starke Beeinträchtigung im psychosozialen Funktionsniveau
- Psychiatrische Komorbidität (z. B. Angst, Sucht, Persönlichkeitsstörung)
- Somatische Komorbidität
- Dysthymie (Doppeldepression)

Des Weiteren belegen Studiendaten, dass der Langzeitverlauf einer unipolaren Major Depression nicht nur durch hohe Rezidivraten gekennzeichnet, sondern auch durch eine Chronifizierung der Symptome charakterisiert sein kann (Judd 1997). Die meisten Patienten mit Major Depression erreichen zwischen den Episoden wieder ihr prämorbides Funktionsniveau. Jedoch bleiben bei ca. 30 % der schwer depressiven Patienten Rest-/Residualsymptome zurück. Soziale oder berufliche Einschränkungen sind ebenfalls häufig. Etwa ein Drittel der Patienten, die an einer schweren Depression leiden, zeigen einen chronischen Verlauf, der durch mindestens zwei Krankheitsjahre gekennzeichnet ist (Keller et al. 1986; Nierenberg 2001; Judd, Akiskal 2000). Epidemiologische und prospektive klinische Follow-up-Studien zeigten auch, dass der typische Verlauf einer unipolaren Major Depression fluktuierende Symptome beinhaltet, bei denen depressive Subtypen, die in den detaillierten diagnostischen Klassifikationssystemen aufgelistet sind, keine eigenständigen Störungen darstellen, sondern Stadien im Spektrum der Symptomschwere sind (Judd und Akiskal 2000). Eine Vielzahl von Befunden zeigt die Assoziation zwischen einer asymptomatischen und vollständigen Gesundung von einer Major Depression mit einem deutlichen Hinauszögern von Rückfallen und Rezidiven sowie einem günstigeren Krankheitsverlauf. Das verdeutlicht die Bedeutung einer möglichst vollständigen Remission (Judd et al. 2000).

Wann und ob eine neue Episode auftritt, lässt sich bislang nicht vorhersagen. Es können mehrere Episoden innerhalb weniger Jahre auftreten oder aber eine erneute Episode erst nach jahrzehntelanger Beschwerdefreiheit. Der mittlere zeitliche Abstand zwischen zwei depressiven Episoden liegt bei 4–5 J. und nimmt mit dem Alter ab. Das heißt, die Frequenz von Rezidiven nimmt mit dem Alter zu. Eine Besonderheit besteht noch darin, dass bei mind. 10–20 % (manche Autoren gehen noch von viel höheren Quoten aus) der Fälle durch das Auftreten einer (hypo-) manischen Episode im Verlauf eine Diagnoseänderung zu einer bipolaren Störung erfolgt.

Im Verlauf einer langjährigen depressiven Erkrankung kann es immer wieder zu gefürchteten suizidalen Krisen kommen, die i. d. R. während einer Episode auftreten. 10–15 % der depressiven Patienten nehmen sich im Verlauf der Erkrankung das Leben durch Suizid.

MERKE

- Die Major Depression in ihrer klassischen Form ist eine rezidivierende Störung. Eine rezidivierende depressive Störung zeigt mit zunehmendem Verlauf eine Frequenzzunahme und ein größeres Chronifizierungsrisiko.
- Eine asymptomatische, vollständige Gesundung von einer Major Depression ist mit einem niedrigeren Risiko von Rezidiven sowie mit einem insgesamt günstigeren Krankheitsverlauf assoziiert.

18.1.2 Behandlungsziele und Behandlungsphasen

Bei der Behandlung depressiver Störungen gibt es akute, mittel- und langfristige Ziele. Der amerikanische Psychiater David Kupfer hat ein Modell der medikamentösen Behandlung für den typischen Verlauf einer depressiven Episode entwickelt, welches das Rückfallrisiko und ein entsprechend strukturiertes Behandlungskonzept umfasst (Kupfer 1991). Dieses Modell (➤ Abb. 16.1) hat sich über viele Jahre bewährt und wird immer wieder zitiert, wenn es darum geht, die verschiedenen Behandlungsphasen depressiver Störungen zu erklären. Darin entsprechen die drei Phasen der Behandlung den Stadien der Erkrankung (➤ Tab. 18.2):

1. Akuttherapie,
2. Erhaltungstherapie und
3. Rezidivprophylaxe/Langzeittherapie.

Die **Akutphase** der Behandlung erstreckt sich vom Beginn der Behandlung bis zur Remission und wird in ➤ Kap. 16 detailliert behandelt. Remission ist dabei das primäre Therapieziel. Die **Erhaltungsphase** folgt der Akutphase und dient dem Erhalt und der Festigung der erreichten Remission. In dieser Phase wird die Therapie eine Zeit lang unverändert weitergeführt, um einem Rückfall vorzubeugen. Die Gesundung von der Episode hat stattgefunden, sobald der Patient für ca. 6 Mon. asymptomatisch bleibt. Sie kann durch anhaltendes Fehlen depressiver Symptome nach Einstellung der Medikation bestätigt werden. Gesundung bezieht sich ausschließlich auf die einzelne Erkrankungsepisode und bedeutet nicht, dass der Patient frei von späteren Rückfällen bleibt (Bauer, Helmchen 2000; Möller et al. 2003). Eine Rückfallprophylaxe hat das Ziel, einer neuen depressiven Episode vorzubeugen.

Tab. 18.2 Behandlungsphasen der unipolaren Depression

Behandlungsphase	Ziel	Indikation	Dauer
Akuttherapie	Symptombehandlung bis zum Erreichen einer Remission	Episode einer majoren depressiven Episode (MDE)	Mind. 4–6 Wo., je nach therapeutischem Ansprechen
Erhaltungstherapie	Erhaltung der Remission, Verhinderung eines Rückfalls Erreichen des prämorbiden psychosozialen Funktionsniveaus	Nach Erreichen der Remission ab der 1. MDE	Mind. 6 Mon., je nach Vorgeschichte bis zu 12 Mon.
Rezidivprophylaxe	Langfristige Symptomfreiheit, Verhinderung eines Rezidivs Verhinderung eines Suizids	2. MDE innerhalb von 5 J. Aktuell 3. MDE Fehlende volle Remission Multiple Rezidivrisikofaktoren	Mind. 2 J., je nach Vorgeschichte ggf. 5 J. bis lebenslang

WEITERE INFORMATIONEN

Terminologie zum Verlauf rezidivierender depressiver Störungen

International wurde eine einheitliche Terminologie zur Beschreibung des Verlaufs rezidivierender affektiver Störungen festgelegt, die v. a. die Vergleichbarkeit von Studien erleichtert:

- Therapeutisches Ansprechen **(Response)** beschreibt den Zeitpunkt einer Symptombesserung unter Therapie. Response ist dabei als mind. 50-prozentige Reduktion der depressiven Symptomatik, gemessen an einer Schweregradskala, definiert.
- Partielle Response **(Partial Response)** beschreibt eine deutliche Besserung der Symptome, die jedoch bei nur

25–50 % Symptomreduktion liegt. Dennoch sind noch mehrere Symptome der Erkrankung nachweisbar.

- Remission **(Remission)** wird dann angenommen, wenn der Patient Symptomfreiheit erreicht oder nur noch minimale Symptome aufweist und sein psychosoziales Funktionsniveau wiederhergestellt ist. Diese Phase der Remission wird über einen Zeitraum von 16–20 Wo. bzw. 6 Mon. (WHO) definiert und zählt noch zur vorangehenden Episode.
- Rückfall **(Relapse)** beschreibt das Wiederauftreten von Symptomen im Zeitraum der Remissionsphase, sodass die Kriterien für eine Major Depression erneut erfüllt sind. Hiermit ist also ein Wiederkehren der ursprünglichen Episode innerhalb von 6 Mon. gemeint.
- Genesung **(Recovery)** beschreibt unabhängig von einer Behandlung die über 16–20 Wo. (bzw. 6 Mon.) anhaltende Remission von der letzten Erkrankungsepisode. Die vorangegangene Episode wird als abgeschlossen angesehen, nicht jedoch die affektive Erkrankung an sich.
- Wiedererkrankung bzw. ein Rezidiv **(Recurrence)** tritt dann auf, wenn sich nach Eintreten der Genesung (bzw. Beendigung der Remissionsphase) erneut das Vollbild einer depressiven Episode ausbildet. In diesem Fall ist von einer unabhängigen eigenständigen weiteren Episode zu sprechen.

18

MERKE

Ziele in der **Erhaltungstherapie** sind, einem frühen Rückfall vorzubeugen, Residualsymtome zu beseitigen und das vorherige psychosoziale und berufliche Funktionsniveau des Patienten weitestgehend wiederherzustellen.

18.2 Erhaltungstherapie

18.2.1 Ziele und Behandlungsprinzipien

Die Phase der Erhaltungstherapie folgt nach dem Konzept von Kupfer (➤ Abb. 16.1) auf die Akuttherapie, um den Zustand der Remission aufrechtzuerhalten. In dieser Phase wird die Therapie unverändert weitergeführt, um einer Verschlechterung vorzubeugen. Wenn die depressive Symptomatik im Rahmen der Erhaltungstherapie erneut auftritt, spricht man von einem Rückfall (Relapse). Sobald der Patient für ca. 6 Mon. ohne Rückfall symptomfrei ist, ist von einer „Genesung" (Recovery) auszugehen, welche durch das Fehlen depressiver Symptome nach dem Absetzen der Medikation gekennzeichnet ist. Die Genesung trifft nur auf die individuelle Krankheitsepisode zu und bedeutet nicht, dass ein Patient rezidivfrei bleibt, wenn er die Erhaltungstherapie unterbricht.

Das vorrangige Ziel der Erhaltungstherapie ist es demnach, die Wahrscheinlichkeit eines Rückfalls in der besonders vulnerablen Periode, die auf die symptomatische Verbesserung folgt, zu verringern (Bauer et al. 2013).

Es wird empfohlen, die Behandlung mit **dem** Antidepressivum für mind. 6 Mon. fortzuführen, auf das der Patient in der Akutphase angesprochen hat. Die Dosierung während der Erhaltungsphase sollte beibehalten werden (Rush, Kupfer 2001). Geringfügige Dosisreduktionen sind nur empfohlen, wenn die Medikation sichtbar und glaubhaft zu nicht länger tolerablen Nebenwirkungen führt. Deutliche Dosisreduktionen (um etwa > 30 %) bergen das Risiko eines raschen Rückfalls.

Bei Patienten ohne Rückfall in der Erhaltungsphase – und fehlender Indikation für eine längerfristige Rezidivprophylaxe (➤ Kap. 18.3) – wird ein langsames (über mehrere Wochen) Ausschleichen der antidepressiven Medikation empfohlen, besonders bei Patienten, die serotonerg wirksame Substanzen mit kürzeren Halbwertszeiten einnehmen (Henssler et al. 2019), um das Risiko von Absetzsymptomen zu reduzieren. Patienten sollten während und direkt nach der Ausschleichphase sorgfältig und engmaschig untersucht werden, um eine Stabilität der Remission zu gewährleisten. Falls sich eine Symptomverschlechterung andeutet, sollte die Behandlung in der ursprünglichen Dosierung für mind. weitere 6 Mon. fortgesetzt werden, bevor man einen weiteren Absetzversuch unternimmt.

Auch wenn die Erhaltungstherapie als eine 6-monatige Zeitspanne definiert ist, empfehlen einige Autoren jedoch eine Dauer der Erhaltungstherapie von bis zu 9 Mon. (Rush, Kupfer 2001). Insbesondere bei Patienten mit einer langen Episodendauer (> 1 J., aktuell oder in der Anamnese) sollten eine längere Erhaltungstherapie erhalten (Beispiel: Dauer der vorherigen Episode 15 Mon., Dauer der gegenwärtigen Episode 2 Mon., Dauer der erfolgreichen Akutbehandlung 2 Mon. – empfohlene Dauer für die Erhaltungstherapie 11 Mon.; Rush, Kupfer 2001). Da eine Residualsymptomatik ein hohes Rückfallrisiko birgt, wird empfohlen, die Behandlung so lange fortzusetzen, bis diese Symptome verschwunden sind (Paykel et al. 1995). Auch die Fortsetzung einer Psychotherapie in der Erhaltungstherapie senkt das Rückfallrisiko, umso mehr, wenn Restsymptome durch die Medikation allein nicht aufzulösen sind. Auch sollte die Behandlungsdauer in der Erhaltungstherapie bei wahnhafter Depression länger anhalten als bei nichtpsychotischen Formen.

MERKE

Es wird für die Phase der Erhaltungstherapie empfohlen, die Behandlung mit **dem** Antidepressivum für mind. 6 Mon. fortzuführen, auf das der Patient in der Akutphase angesprochen hat. Die Dauer kann länger (6–12 Mon.) sein, wenn die Indexepisode länger als durchschnittlich andauerte (z. B. > 1 J.) und von einer besonderen Schwere oder Therapieresistenz gekennzeichnet war.

18.2.2 Evidenz der Wirksamkeit

In placebokontrollierten Erhaltungstherapiestudien lagen die Rückfallraten in der Placebogruppe zwischen 31 und 80 %, verglichen mit 0–31 % in der Gruppe mit trizyklischen Antidepressiva (Prien 1990). Einige Erhaltungstherapiestudien mit neueren Antidepressiva (SSRI wie Citalopram, Fluoxetin, Paroxetin und Sertralin), Amineptin, Nefazodon und Reboxetin zeigten Ergebnisse in einer ähnlichen Größenordnung. In diesen Studien hatten zwischen 33 und 56 % der Patienten aus der Placebogruppe einen Rückfall; jedoch erlitten nur 7–26 % der Patienten mit antidepressiver Medikation einen Rückfall (Hirschfeld 2001).

Es gibt nur eine begrenzte Anzahl von kontrollierten Studien über Augmentationsstrategien, die in der Erhaltungsphase angewandt werden. Nach einer erfolgreichen Lithium-Augmentation in der Akutphase sollte die Kombination von Antidepressivum und Lithium über mind. 6 Mon. beibehalten werden (Bauer et al. 2000). Für andere Augmentationsstrategien (z. B. mit atypischen Antipsychotika) fehlen vergleichbar kontrollierte Studien; es wird aber in Analogie ein ähnliches Vorgehen wie bei Lithium-Augmentation empfohlen. In einer anderen Erhaltungstherapiestudie zeigte die Kombination von Nortriptylin und Lithium im Anschluss an eine EKT einen deutlichen Vorteil gegenüber Placebo und Nortriptylin (Sackeim et al. 2001).

18.3 Rezidivprophylaxe

18.3.1 Allgemeine Behandlungsprinzipien

Schlüsselelemente einer Langzeitbehandlung von rezidivierenden depressiven Störungen sind:
1. Pharmakotherapie,
2. Psychoedukation und Psychotherapie und
3. Monitoring der regelmäßigen Medikamenteneinnahme (Kempermann et al. 2008).

Da die Rezidivprophylaxe eine Compliance für die Pharmakotherapie voraussetzt, sind Aufklärung und ein enges therapeutisches Bündnis mit dem Betroffenen und den Angehörigen von erheblicher Tragweite.

WEITERE INFORMATIONEN

Worüber sollte vor Beginn einer medikamentösen Langzeitbehandlung/Rezidivprophylaxe aufgeklärt und informiert werden?

- Typischer Verlauf der Erkrankung
- Behandlungsmöglichkeiten/Behandlungsplan
- Wirksamkeit der Medikamente
- Unerwünschte Wirkungen
- Möglichkeit von Nichtansprechen
- Selbstbeurteilungsinstrumente der Stimmung, um Frühwarnzeichen für einen drohenden Rückfall bzw. ein Rezidiv zu erkennen
- Langzeitprognose
- Voraussichtliches Behandlungsende

Die Häufigkeit der Arztbesuche zur (kurzen) psychiatrischen Beurteilung und dem Monitoring der Medikation (z. B. Beurteilung von Nebenwirkungen, Medikamentenblutspiegel) kann bei stabilen Patienten von monatlichen Konsultationen bis zu Terminen alle 3–6 Mon. variieren. Bei instabilen Patienten sind häufigere Termine notwendig. Falls der Patient während der Langzeitbehandlung eine körperliche

Erkrankung entwickelt, sollten mögliche Wechselwirkungen zwischen Medikamenten bedacht werden. Patienten und Angehörige sollten aufgeklärt werden, ihren behandelten Arzt umgehend zu informieren, sobald erste Zeichen einer erneut beginnenden Depression auftreten (**wichtig:** Frühwarnsymptome!).

MERKE

Schlüsselelemente einer Langzeitbehandlung von rezidivierenden depressiven Störungen sind:

1. Pharmakotherapie,
2. Psychoedukation und Psychotherapie und
3. Monitoring der regelmäßigen Medikamenteneinnahme.

18.3.2 Ziele, Indikationen und Monitoring

Die Hauptziele einer Rezidivprophylaxe sind, einem Rezidiv, einem möglichen Suizid und einer Chronifizierung der Erkrankung vorzubeugen. Für den Behandlungsansatz in der Rezidivprophylaxe müssen der Krankheitsverlauf des Patienten und seine Anamnese beachtet werden. Dabei gilt: Je größer die vermutete Rezidivwahrscheinlichkeit ist, desto eher ist eine Rezidivprophylaxe indiziert. Faktoren, die die Rezidivwahrscheinlichkeit erhöhen, sind in ➤ Tab. 18.1 zusammengefasst. Auch ein therapieresistenter Verlauf sowie Suizidalität in der akuten Depression sind zu berücksichtigen. Zusätzlich zu diesen Risikofaktoren spielen Patientenwünsche, der Schweregrad der funktionellen Einschränkungen sowie Nebenwirkungen, die in der Erhaltungstherapie auftraten, eine Rolle bei der Indikation oder der Entscheidung über den Zeitpunkt des Beginns einer Rezidivprophylaxe. Grundsätzlich gilt, dass bei zwei depressiven Episoden innerhalb von 5 J. die Indikation zur Rezidivprophylaxe gegeben ist.

18.3.3 Pharmakotherapie der Rezidivprophylaxe

Evidenz der Wirksamkeit

Die Pharmakotherapie, insbesondere die Behandlung mit Antidepressiva sowie mit Lithium, ist die neben der Psychotherapie am besten untersuchte Behandlungsform in der langfristigen Behandlung von rezidivierenden unipolaren Depressionen. Die Mehrzahl der kontrollierten Studien, die den Einsatz dieser Medikamente in der Rezidivprophylaxe untersucht hat, zeigte eine Wirksamkeit (Davis et al. 1999; Bauer et al. 2015).

Medikament der ersten Wahl zur Rezidivprophylaxe von unipolaren Depressionen ist entweder das Antidepressivum, mit dem in der Akut- bzw. Erhaltungstherapie eine Remission erreicht wurde, oder Lithium. Gründe für eine bevorzugte Gabe von Antidepressiva gegenüber Lithium sind, dass Patienten während der Akut- bzw. Erhaltungstherapie i. d. R. mit Antidepressiva behandelt werden und dass Patienten Medikamente bevorzugen, die keine regelmäßigen Laboruntersuchungen verlangen. ➤ Abb. 18.1 zeigt die verschiedenen therapeutischen Möglichkeiten in der Rezidivprophylaxe der unipolaren Depression.

Antidepressiva

Die meisten Patienten erhalten während der Akut- bzw. Erhaltungstherapie einer depressiven Episode primär ein Medikament aus der Klasse der Antidepressiva. Die beste Möglichkeit einem Rezidiv vorzubeugen ist, die antidepressive Medikation, die erfolgreich in der Akut- bzw. Erhaltungstherapie eingesetzt wurde, mit derselben Dosierung (➤ Tab. 16.1) in der Rezidivprophylaxe fortzuführen (Frank et al. 1993; Franchini et al. 1998); diese Empfehlung beruht auf Ergebnissen eines systematischen Reviews sowie einer Metaanalyse (Geddes et al. 2003).

Bereits schwache oder moderate Nebenwirkungen während einer Langzeittherapie können zur unregelmäßigen Medikamenteneinnahme führen. Je günstiger das Nebenwirkungsprofil, desto höher ist die Patienten-Compliance. Neuere selektiv wirksame Antidepressiva sind diesbezüglich günstiger als ältere trizyklische oder tetrazyklische Antidepressiva (American Psychiatric Association 2000).

Lithium

Die Anwendung von Lithium in der Langzeittherapie zur Verhinderung von Rezidiven ist nicht nur für

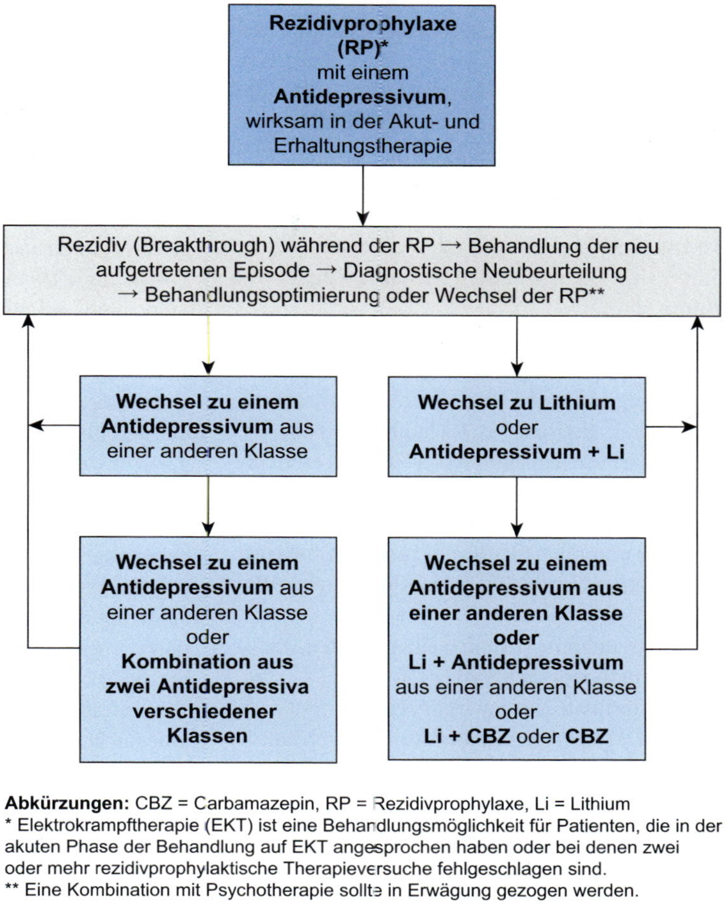

Abb. 18.1 Pharmakologische Möglichkeiten für die Rezidivprophylaxe bei unipolarer Depression [P1158/L143]
CBZ = Carbamazepin, RP = Rezidivprophylaxe, Li = Lithium
* Elektrokrampftherapie (EKT) ist eine Behandlungsmöglichkeit für Patienten, die in der akuten Phase der Behandlung auf EKT angesprochen haben oder bei denen > 2 rezidivprophylaktische Therapieversuche fehlgeschlagen sind.
** Eine Kombination mit Psychotherapie sollte in Erwägung gezogen werden

bipolare Störungen gut belegt, sondern auch bei unipolar rezidivierender Depression (Tondo et al. 2019). Verschiedene Metaanalysen ergaben Hinweise, dass Lithium zur Verhinderung von Rückfällen bei unipolar rezidivierender Depression wirksamer ist als Placebo (Burgess et al. 2003; Undurraga et al. 2019). Im letzten Jahrzehnt wurden viele Daten aus retrospektiven und prospektiven Studien gewonnen, die zeigen, dass eine langfristige Lithium-Prophylaxe zudem das Suizidrisiko senken und möglicherweise die hohe Mortalitätsrate normalisieren kann (Tondo et al. 2001; Tondo, Baldessarini 2016 u. 2018).

Lithium-Spiegel im Bereich von 0,5–0,8 mmol/l (mEq/l), die 12 h nach der letzten Lithium-Einnahme gemessen werden, werden zur Rezidivprophylaxe empfohlen. Bei Patienten, die ≤ 60 J. sind, werden die empfohlenen Lithium-Spiegel normalerweise mit einer täglichen Dosis von 12–30 mmol (ca. 10–20 mmol für Patienten asiatischer Herkunft) und bei älteren Patienten mit einer täglichen Dosis von ca. 6–12 mmol erreicht. Die ein- oder zweimalige Gabe von Lithium pro Tag führt zu keinen Unterschieden in der Wirksamkeit. Einige Patienten berichten, dass eine Einmalgabe die Compliance der langfristigen Behandlung erhöht und Nebenwirkungen seltener auftreten. Im Allgemeinen sind die Retardformen von Lithium besser verträglich (Übersichten zu praktischen Aspekten der Lithium-Behandlung: Bauer, Gitlin 2016; Tondo et al. 2019).

Ein Vorteil einer Rezidivprophylaxe mit Lithium ist die lange und verbreitete Erfahrung mit diesem Wirkstoff. Auf eine Lithium-Therapie spezialisierte

Einrichtungen, die auf eine prophylaktische Langzeitbehandlung mit Lithium von Patienten mit affektiven Störungen spezialisiert sind, wurden in den letzten 30 J. in vielen Ländern eingerichtet und liefern Informationen über die Langzeitnebenwirkungen einer Lithium-Behandlung (Schou 1997). Nebenwirkungen von Lithium sind i. d. R. dosisabhängig und können oft schon durch eine moderate Dosisreduktion verhindert oder gebessert werden (Gitlin 2016). Die wichtigsten **Nebenwirkungen von Lithium** sind:

- Tremor der Hände (durch Gabe eines Betablockers kann dem entgegengewirkt werden),
- Struma und Hypothyreose (durch eine zusätzliche Gabe von L-Thyroxin [L–T_4] kann die Struma verkleinert und ein euthyreoter Zustand erreicht werden),
- verminderte Konzentrationsleistung der Niere, Polyurie und/oder Polydipsie (Patienten vor einer Dehydration warnen, mögliche Dosisverringerung),
- Gewichtszunahme (Anraten einer leichten Diät und körperliches Training),
- gastrointestinale Nebenwirkungen wie z. B. Übelkeit, Dyspepsie, weicher Stuhl, (durch eine Lithiumgabe zu den Mahlzeiten oder Wechsel zu einem anderen Lithium-Präparat oder eine Dosisverringerung kann dem entgegengewirkt werden) und
- in wenigen Fällen Gedächtnisbeeinträchtigungen und mentale Verlangsamung (durch eine Dosisreduktion kann dem entgegengewirkt werden; Gitlin 2016).

Während der Langzeitanwendung von Lithium werden regelmäßige Bestimmungen der Lithium-Spiegel empfohlen (3–4×/J. oder häufiger, falls klinisch notwendig, z. B. am Anfang der Behandlung, bei älteren Patienten oder nachdem klinische Veränderungen der Schilddrüsenfunktion oder der Nierenfunktion offensichtlich werden). Durch regelmäßige Lithium-Spiegelmessungen können zu hohe oder zu niedrige Lithium-Spiegel rechtzeitig entdeckt und entsprechend gegengesteuert werden. Außerdem ist es besonders wichtig, die Patienten und ihre Angehörigen über die Warnzeichen einer Lithium-Intoxikation aufzuklären.

Kombinationsbehandlung und andere Substanzen

Eine vergleichsweise geringe Anzahl von Studien hat verschiedene Medikationen zur Langzeitbehandlung bei rezidivierender unipolarer Depression direkt verglichen (Solomon, Bauer 1993). Eine Metaanalyse aus Studien, welche Lithium im Vergleich zu Antidepressiva untersuchte, konnte keinen überzeugenden Vorteil für Lithium in der Rezidivprophylaxe einer unipolaren Erkrankung (Souza, Goodwin 1991) finden. Obwohl die Daten zur prophylaktischen Wirksamkeit von Carbamazepin zur Behandlung einer unipolaren Depression begrenzt sind, lassen die Ergebnisse der Studien vermuten, dass Carbamazepin eine Alternative für Patienten sein könnte, die eine Rezidivprophylaxe mit Lithium oder mit Antidepressiva nicht vertragen oder auf diese nicht ansprechen.

Kein weiterer Stimmungsstabilisator, welcher bei bipolaren Störungen verwendet wird (z. B. Valproat [Divalproex], Lamotrigin oder Gabapentin), ist bisher für die Rezidivprophylaxe einer Major Depression in randomisiert placebokontrollierten Studien untersucht worden (Bauer et al. 2015).

MERKE

Die Hauptziele einer Rezidivprophylaxe sind, einem Rezidiv, einer suizidalen Handlung, oder einer Chronifizierung der Erkrankung vorzubeugen. Die medikamentöse Rezidivprophylaxe bei rezidivierender unipolarer Depression erfolgt mit einem Antidepressivum (idealerweise als Fortführung der Akut- und Erhaltungstherapie) und/oder Lithium. Die Suizidverhinderung ist bei der Langzeittherapie depressiver und bipolarer Störungen mit Lithium – im Gegensatz zur Behandlung mit Antidepressiva – gut belegt.

18.3.4 Behandlung bei Symptomverschlechterung und Rezidiv

Kurze, leichte depressive Symptome (sog. „Ausreißer", in der englischen Fachliteratur als „Blips" bezeichnet) treten im Rahmen einer Rezidivprophylaxe häufig auf. Diese Blips sind gewöhnlich selbstlimitierend und benötigen gewöhnlich im Gegensatz zu Rezidiven (wiederauftretende Episoden) keine spezifische Behandlung oder eine Änderung des Behandlungsregimes im Rahmen der Rezidivprophylaxe. Ein psychiatrisches Management (z. B. Dosisanpassung, Beruhigung des Patienten) und eine kurzfristige Behandlung mit Benzodiazepinen oder hypnotischen Medikamenten zur Behandlung von Schlaflosigkeit und/oder Angstzuständen oder eine zusätzliche psychotherapeutische Intervention, die auf spezifische psychosoziale Stressoren fokussiert ist, können hilfreich sein.

Viele Patienten zeigen ein vorhersagbares Symptommuster, das in der Prodromalphase zum voll ausgeprägten Rezidiv auftritt. Wenn ein Patient trotz laufender Rezidivprophylaxe ein Rezidiv erleidet (Breakthrough Episode), kann eine frühzeitige Intervention die Episodenlänge verkürzen (Kupfer et al. 1989). Zur differenzialdiagnostischen und Ursachenabklärung eines Rezidivs sollten ein verborgener Substanzmissbrauch, eine nicht diagnostizierte somatische Erkrankung (z. B. Schilddrüsendysfunktion), eine unzureichende Compliance, psychosoziale Stressoren und belastende Lebensereignisse in Betracht gezogen werden. Tritt ein Rezidiv bei bestehender Rezidivprophylaxe auf, kann zunächst eine Behandlungsoptimierung ausreichend sein (z. B. Erhöhung des Serumspiegels in den oberen Bereich des therapeutischen Fensters, zusätzliche psychotherapeutische Interventionen und ärztliche Termine). Falls der Patient dennoch keine Besserung zeigt, sollte eine erneute Akutbehandlung begonnen werden und diese dann erneut in eine Erhaltungstherapie übergehen (➤ Kap. 18.2).

18.3.5 Rezidivprophylaxe behandlungsresistenter Depressionen

Die Rezidivprophylaxe depressiver Patienten, die ein Rezidiv unter prophylaktischer Therapie mit Standardmedikamenten, wie z. B. Lithium oder Antidepressiva, erleiden, ist eine der größten Herausforderungen bei der Behandlung dieses Krankheitsbildes. Nicht selten ist eine inadäquate Behandlung die Ursache. Jedoch stehen nur wenige Daten aus kontrollierten Studien zur Verfügung, um Ärzte bei der Rezidivprophylaxe von Patienten zu leiten (Bauer, Helmchen 2000). Ein Algorithmus, der die wesentlichen medikamentösen Möglichkeiten für die Rezidivprophylaxe von Patienten mit unipolarer Depression beinhaltet, ist in ➤ Abb. 18.1 dargestellt. Die Behandlungsmöglichkeiten stellen die Kombination eines Antidepressivums mit Lithium, die Kombination von Lithium mit Carbamazepin, die Kombination zweier Antidepressiva verschiedener Klassen und die Elektrokrampftherapie (EKT) zur Auswahl.

18.3.6 Dauer und Ende einer Rezidivprophylaxe

Der beste Zeitpunkt, eine Langzeitmedikation abzusetzen, ist schwierig vorherzusagen. Eine kontrollierte Studie über 5 J. lieferte gute Hinweise dafür, dass die Patienten, die den größten Nutzen aus einer langfristigen Prophylaxe ziehen, diejenigen sind, die die volle Medikamentendosis über mind. 5 J. erhielten (Kupfer et al. 1992). Eine Rezidivprophylaxe ist daher bei einigen Patienten für sehr lange Zeit (z. B. 10 J.) und für andere sogar auf unbestimmte Zeit notwendig (Rush, Kupfer 2001). Eine 2-jährige Rezidivprophylaxe sollte bei Patienten routinemäßig durchgeführt werden, wenn eine vorangegangene Episode in den letzten 5 J. aufgetreten ist oder wenn eine Remission nur schwer zu erreichen war. Eine 5-jährige oder auf unbestimmte Zeit geplante Rezidivprophylaxe wird für Patienten erforderlich,

- die ein höheres Rezidivrisiko haben oder
- bei denen ein komplizierter oder therapieresistenter Verlauf der Akutepisoden bekannt ist oder,
- wenn es ein höheres Risiko für suizidale Handlungen in der Akutepisode gibt oder,
- wenn zuvor zwei oder drei Absetzversuche eine weitere Episode innerhalb eines Jahres zur Folge hatten.

In der klinischen Praxis sollten Antidepressiva nach einer Rezidivprophylaxe immer langsam über einen Zeitraum von 4–6 Mon. ausgeschlichen werden, um ein frühzeitiges Erkennen erneut auftretender Symptome zu ermöglichen und um das Risiko von Absetzsymptomen zu minimieren. Absetzsymptome nach einem abrupten Absetzen der antidepressiven Medikation wurden für alle Antidepressivaklassen berichtet (Henssler et al. 2019). Sie sind üblicherweise leicht und von kurzer Dauer, dennoch können sie für den Patienten sehr belastend sein. Sie beinhalten neben einem erhöhten Risiko für ein frühzeitiges Rezidiv, z. B. bei einer Behandlung mit SSRI und SNRI, Schwindel, Ataxie, gastrointestinale und grippeähnliche Symptome sowie Schlafstörungen.

Bei einer Behandlung mit Lithium scheint ein erhöhtes Rezidivrisiko hauptsächlich durch das abrupte Absetzen der Medikation zu entstehen. Bei bipolaren Patienten ist ein höheres Risiko für unmittelbar auftretende, neue manische oder depressive Episoden nach abrupter Beendigung einer Lithium-Behandlung bekannt (Cavanagh et al. 2004). Jedoch wird weiterhin diskutiert, ob dies auch für unipolar depressive Patienten zutrifft und ob ein Abbruch zu einem Wirksamkeitsverlust von Lithium führen kann. Ein spezifisches Absetzsyndrom konnte für Lithium nicht sicher belegt werden.

Während der Absetzperiode sollte der Patient engmaschiger überwacht werden. Um Patienten zu identifizieren, bei denen ein hohes Rückfallrisiko besteht, sollte eine engmaschigere Verlaufskontrolle während der nächsten Monate fortgeführt werden (z. B. insbesondere während der nächsten 6 Mon, die ein hohes Rezidivrisiko bergen).

18.3.7 Manie-Induktion: Wechsel von unipolarer zu bipolarer Störung

Eine **Diagnoseänderung** von einer unipolaren Depression zu einer bipolaren Störung ist im Krankheitsverlauf möglich. Studien schätzen die Konversionsrate auf mind. 20 % der Patienten. Antidepressiva, besonders trizyklische Antidepressiva, können bei einigen Patienten eine Manie induzieren (Parker, Parker 2003). Falls ein Wechsel in die Manie auftritt, sind eine rasche Dosisreduktion des Antidepressivums und eine gleichzeitige Behandlung der manischen Episode einzuleiten.

18.3.8 Behandlung von chronisch depressiven und dysthymen Störungen

Eine unzureichende Behandlung und soziale Einschränkungen sind die offensichtlichsten Merkmale einer chronischen depressiven Störung. Patienten mit chronischer Depression werden oft nicht oder nur inadäquat behandelt (Keller et al. 1995; Schramm et al. 2019). Die ICD-10 definiert die Dysthymie weitläufig als eine chronische Verstimmung, die gegenwärtig nicht die Kriterien für eine rezidivierende depressive Störung hinsichtlich der Schwere oder der Dauer einer einzelnen Episode erfüllt. Ähnlich charakterisiert das DSM-5 dysthyme Störungen als ein chronisches, leichtes depressives Syndrom, das mind. 2 J. oder länger bestehen muss. Patienten mit Dysthymie zeigen oft im Verlauf eine komorbide Major Depression **(„Doppeldepression“).** Diese Patienten haben eine geringere Aussicht auf eine vollständige Gesundung als Patienten mit einer depressiven Störung ohne Dysthymie. Jedoch profitieren Patienten mit einer „Doppeldepression“, die im Rahmen der depressiven Episode behandelt werden, auch hinsichtlich ihrer Dysthymie (Kocsis 2003).

Obwohl die Datenlage aus kontrollierten Studien begrenzt ist, bestätigte eine umfassende Übersichtsarbeit die Wirksamkeit von verschiedenen Antidepressiva bei dysthymen Störungen (World Psychiatric Association Dysthymia Working Group 1995). Eine Metaanalyse von 15 randomisierten kontrollierten Studien, die verschiedene Medikamente (meist Antidepressiva, TZA, SSRI und MAO-Hemmer) mit Placebo vergleichen, zeigte, dass die medikamentöse Therapie wirksamer ist als Placebo. Dabei gab es keine Unterschiede zwischen den verschiedenen Klassen und Substanzen der Antidepressiva (De Lima, Hotopf 2003). Obwohl die optimale Dauer einer Pharmakotherapie bei Dysthymie nicht unter kontrollierten Bedingungen untersucht wurde, wird die antidepressive Behandlung für mind. 2–3 J. empfohlen, ähnlich der Major Depression. Durch ihre bessere Verträglichkeit und günstigere Nebenwirkungsprofile sind SSRI und andere neuere, selektive den älteren Antidepressiva (z. B. TZA) vorzuziehen. Die Dosisempfehlungen bei Dysthymie gleichen denen, die bei der Akuttherapie einer depressiven Episode empfohlen werden.

LITERATUR

American Psychiatric Association. Practice guideline for the treatment of patients with major depressive disorder (revision). Am J Psychiatry 2000; 157: 1–45.

Angst J. The course of affective disorders. Psychopathology 1986; 19(2): 47–52.

Angst J. Major depression in 1998: are we providing optimal therapy? J Clin Psychiatry 1999; 60(6): 5–9.

Bauer M, Bschor T, Kunz D et al. Double-blind, placebo-controlled trial of the use of lithium to augment antidepressant medication in continuation treatment of unipolar major depression. Am J Psychiatry 2000; 157: 1429–1435.
Bauer M, Helmchen H. General principles of the treatment of depressive and manic disorders. In: Helmchen H, Henn F, Lauter H, Sartorius N (Eds.) Contemporary Psychiatry. Vol. 3. Heidelberg: Springer; 2000: 305–316.
Bauer M, Pfennig A, Severus E et al.; Task Force on Unipolar Depressive Disorders. World Federation of Societies of Biological Psychiatry (WFSBP) Guidelines for Biological Treatment of Unipolar Depressive Disorders, Part 1: Update 2013 on the acute and continuation treatment of unipolar depressive disorders. World J Biol Psychiatry 2013; 14(5): 334–385.
Bauer M, Severus E, Köhler S et al.; WFSBP Task Force on Treatment Guidelines for Unipolar Depressive Disorders. World Federation of Societies of Biological Psychiatry (WFSBP) guidelines for biological treatment of unipolar depressive disorders. part 2: maintenance treatment of major depressive disorder-update 2015. World J Biol Psychiatry 2015; 16(2): 76–95.
Bauer M, Gitlin M. The Essential Guide to Lithium Treatment. Springer International Publishing Switzerland; 2016.
Burgess S, Geddes J, Hawton K et al. Lithium for maintenance treatment of mood disorders (Cochrane Review). In: The Cochrane Library, Issue 3. Oxford: Update Software; 2003.
Cavanagh J, Smyth R, Goodwin GM. Relapse into mania or depression following lithium discontinuation: a 7-year follow-up. Acta Psychiatr Scand 2004; 109(2): 91–95.
Davis JM, Janicak PG, Hogan DM. Mood stabilizers in the prevention of recurrent affective disorders: a meta-analysis. Acta Psychiatr Scand 1999; 100: 406–417.
De Lima MS, Hotopf M. A comparison of active drugs for the treatment of dysthymia. Cochrane Database Syst Rev 2003; 3: CD00404.
Franchini L, Gasperini M, Perez J et al. Dose-response efficacy of paroxetine in preventing depressive recurrences: a randomized, double-blind study. J Clin Psychiatry 1998; 59: 229–232.
Frank E, Kupfer DJ, Perel JM et al. Comparison of full-dose versus half-dose pharmacotherapy in the maintenance treatment of recurrent depression. J Affect Disord 1993; 27: 139–145.
Geddes JR, Carney SM, Davis C et al. Relapse prevention with antidepressant drug treatment in depressive disorder: a systematic review. Lancet 2003; 361: 653–661.
Gitlin M. Lithium side effects and toxicity: prevalence and management strategies. Int J Bipolar Disord 2016; 4(1): 27.
Henssler J, Heinz A, Brandt L, Bschor T. Antidepressant Withdrawal and Rebound Phenomena. Dtsch Arztebl Int 2019; 116(20): 355–361.
Hirschfeld RM. Clinical importance of long-term antidepressant treatment. Br J Psychiatry 2001; 42: S4–S8.
Judd LL. The clinical course of unipolar major depressive disorders. Arch Gen Psychiatry 1997; 54: 989–991.
Judd LL, Akiskal HS. Delineating the longitudinal structure of depressive illness: beyond clinical subtypes and duration thresholds. Pharmacopsychiatry 2000; 33: 3–7.
Judd LL, Akiskal HS, Zeller PJ et al. Psychosocial disability during the long-term course of unipolar major depressive disorder. Arch Gen Psychiatry 2000; 57: 375–380.
Keller MB, Lavori PW, Rice J et al. The persistent risk of chronicity in recurrent episodes of nonbipolar major depressive disorder: a prospective follow-up. Am J Psychiatry 1986; 143: 24–28.
Keller MB, Harrison W, Fawcett JA et al. Treatment of chronic depression with sertraline or imipramine: preliminary blinded response rates and high rates of undertreatment in the community. Psychopharmacol Bull 1995; 31: 205–212.
Kempermann U, Henke M, Sasse J, Bauer M. Rückfallprophylaxe bei Depression. Psychiatr Psychother up2date 2008; 2: 73–84.
Kocsis JH. Pharmacotherapy for chronic depression. J Clin Psychol 2003; 59: 885–892.
Kupfer DJ, Frank E, Perel JM. The advantage of early treatment intervention in recurrent depression. Arch Gen Psychiatry 1989; 46: 771–775.
Kupfer DJ. Long-term treatment of depression. J Clin Psychiatry 1991; 52: 28–34.
Kupfer DJ, Frank E, Perel JM et al. Five-year outcome for maintenance therapies in recurrent depression. Arch Gen Psychiatry 1992; 49: 769–773.
Kupfer DJ. Managment of recurrent depression. J Clin Psychiatry 1993; 54(2): 29–33.
Möller HJ, Demyttenaere K, Sacchetti E et al. Improving the chance of recovery from the short- and long-term consequences of depression. Int Clin Psychopharmacol 2003; 18: 219–225.
Nierenberg AA. Long-term management of chronic depression. J Clin Psychiatry 2001; 62(6): 17–21.
Parker G, Parker K. Which antidepressants flick the switch? Aust N Z J Psychiatry 2003; 37: 464–468.
Paykel ES, Ramana R, Cooper Z et al. Residual symptoms after partial remission: an important outcome in depression. Psychol Med 1995; 25: 1171–1180.
Prien RF. Efficacy of continuation drug therapy of depression and anxiety: issues and methodologies. J Clin Psychopharmacol 1990; 10: 86S–90S.
Rush AJ, Kupfer DJ. Strategies and tactics in the treatment of depression. In: Gabbard GO (Ed.) Treatment of Psychiatric Disorders. 3rd Ed. Washington, DC: American Psychiatric Publishing; 2001: 1417–1439.
Sackeim HA, Haskett RF, Mulsant BH et al. Continuation pharmacotherapy in the prevention of relapse following electroconvulsive therapy: a randomized controlled trial. JAMA 2001; 285: 1299–1307.
Schou M. Forty years of lithium treatment. Arch Gen Psychiatry 1997; 54: 9–13.

Schramm E, Adli M, Bauer M. Chronische und therapieresistente Depressionen. In: Voderholzer U, Hohagen F (Hrsg.) Therapie psychischer Erkrankungen, State of the Art, 14. A. München: Elsevier Urban & Fischer; 2019.
Solomon DA, Bauer MS. Continuation and maintenance pharmacotherapy for unipolar and bipolar mood disorders. Psychiatr Clin North Am 1993; 16: 515–540.
Souza FGM, Goodwin GM. Lithium treatment and prophylaxis in unipolar depression: a meta-analysis. Br J Psychiatry 1991; 158: 666–675.
Tondo L, Hennen J, Baldessarini RJ. Lower suicide risk with long-term treatment in major affective illness: a meta-analysis. Acta Psychiatr Scand 2001; 104: 163–172.
Tondo L, Baldessarini RJ. Suicidal Behavior in Mood Disorders: Response to Pharmacological Treatment. Curr Psychiatry Rep 2016; 18(9): 88.
Tondo L, Baldessarini RJ. Antisuicidal Effects in Mood Disorders: Are They Unique to Lithium? Pharmacopsychiatry 2018; 51(5): 177–188.
Tondo L, Alda M, Bauer M et al.; International Group for Studies of Lithium (IGSLi). Int J Bipolar Disord 2019; 7(1): 16.
Undurraga J, Sim K, Tondo L et al. Lithium treatment for unipolar major depressive disorder: Systematic review. J Psychopharmacol 2019; 33(2): 167–176.
World Psychiatric Association Dysthymia Working Group. Dysthymia in clinical practice. Br J Psychiatry 1995; 166: 174–183.

KAPITEL

19 Absetzen von Antidepressiva

Henrik Walter, Lasse Brandt und Jonathan Henssler

Kernaussagen

- Es gibt eine Reihe von **Gründen zum Absetzen** von Antidepressiva (AD).
- Absetzen von AD ist sowohl mit einem **erhöhten Rückfallrisiko** als auch mit dem Risiko akuter **Absetzsymptome** und von **Reboundphänomenen** verbunden.
- Einzelne Präparate unterscheiden sich v. a. aufgrund ihrer **Halbwertszeit** erheblich in ihrem Risiko für Absetzsyndrome.
- Das **akute Absetzsyndrom** ist i. d. R. kurz und selbstlimitierend und sein Auftreten kann durch langsames Ausschleichen von AD vermindert werden.
- Patienten sollten spätestens vor Beginn des Absetzens – idealerweise vor Beginn der Behandlung – **über mögliche Absetzphänomene aufgeklärt** werden.

19.1 Warum überhaupt absetzen?

Antidepressiva (AD) gehören zu den meistverschriebenen Psychopharmaka weltweit und haben inzwischen ein Indikationsspektrum weit über die Depression hinaus. Ihre Verschreibungsrate ist sowohl in Deutschland als auch in den USA in den letzten zwei Jahrzehnten kontinuierlich angestiegen. Für depressive Störungen wird nach den Leitlinien der Deutsche Gesellschaft für Psychiatrie und Psychotherapie, Psychosomatik und Nervenheilkunde (DGPPN) eine Akuttherapie über 6–9 Mon. empfohlen. Diese ergibt sich v.a. aus Ergebnissen von Absetzstudien: Wird eine Behandlung auf ein Placebo umgesetzt, so zeigt sich eine deutlich höhere Rezidivrate im Vergleich zur Fortsetzung der Therapie. Für Patienten mit einem hohen Rezidivrisiko wird in den gängigen nationalen Leitlinien daher eine mehrjährige oder gar kontinuierliche Rezidivprophylaxe nach 2–3 Rezidiven empfohlen. Warum also Antidepressiva absetzen?

Klinische Gründe zum Absetzen der Therapie gibt es einige. Dazu zählt zum einen natürlich das

Absetzen nach der erfolgreichen Therapie einer unkomplizierten Depression oder das Beenden einer AD-Gabe, für die keine oder eine fragwürdige Indikation bestand. Weiterhin zählen dazu unerwünschte und gefährliche Arzneimittelnebenwirkungen wie etwa eine deutliche Verlängerung der QT-Zeit, eine Hyponatriämie, ein Neuauftreten von Suizidalität, oder das Umschlagen in eine Manie. Vermutlich am häufigsten aber erfolgt ein Absetzen auf Wunsch der Patienten, die entweder bestimmte Nebenwirkungen (Übelkeit, Schläfrigkeit, emotionale Distanz, sexuelle Funktionsstörungen) nicht tolerieren wollen, oder sich schnell gebessert haben oder nicht jahrelang Psychopharmaka einnehmen wollen oder generell skeptisch gegenüber Psychopharmaka sind. Zu häufig geschieht dabei das Absetzen ohne Rücksprache mit den Behandlern. Aufgrund der genannten Rückfalldaten besteht i. d. R. auch eine große Unsicherheit aus ärztlicher Sicht, ob und wann ein Absetzen relativ gefahrlos möglich ist. Oft wird eine einmal begonnene Therapie einfach weitergeführt, ohne die Überprüfung zur Indikation einer Fortsetzung. Dazu muss man sich in Erinnerung rufen, dass die meisten Depressionen und damit auch AD-Verordnungen nicht durch Fachärzte, sondern durch Haus- und Allgemeinärzte erfolgen. Auch die mögliche Umstellung auf nichtmedikamentöse Therapien als Alternative beim Auftreten von UAW oder eines Absetzwunsches wird zu selten genutzt. Im Vergleich zu Wirkungsstudien von AD gibt es kaum gute und kontrollierte Studien zum kontrollierten und indizierten Absetzen. Wissenschaftlich gibt es zurzeit keinerlei Evidenz für Prädiktoren eines Rückfalls nach Absetzen einer medikamentösen Therapie, wie ein systematischer Review der eigenen Arbeitsgruppe zeigt (Berwian et al. 2017).

Über diese klinischen Gründe hinaus gibt es auch **allgemeinere, wissenschaftliche Überlegungen** dazu, warum ein kontrolliertes Absetzen von Antidepressiva sinnvoll sein kann:

1. Die Wirksamkeit der AD ist, insbesondere bei leichten und mittelschweren Depression, insgesamt deutlich geringer als es lange propagiert wurde.
2. Es ist zwar unstrittig, dass das Absetzen der AD das Rückfallrisiko innerhalb eines Jahres erhöht (Geddes et al. 2003), insbesondere bei einer Kombination vorangehender Episoden mit dem Vorliegen aufrechterhaltender Faktoren wie residualen affektiven Symptomen, unzureichenden Bewältigungsstrategien, hoher Schwere der vorausgegangenen affektiven Episoden, frühem Beginn der affektiven Störung, positiver Familiengeschichte und komorbider Abhängigkeitserkrankung oder Angststörung. Allerdings gibt es so gut wie keine Langzeitstudien zur rezidivprophylaktischen Wirkung von Antidepressiva, die > 2 J. Beobachtungszeit umfassen.
3. Die existierenden Absetzstudien sind von ihrem Design her alle so angelegt, dass sie ein abruptes Umsetzen von Antidepressiva auf Placebo beinhalten, also einen abrupten Entzug, was zu Entzugsphänomenen führen kann, die mit einem Rückfall verwechselt werden können. Auch gibt es Beobachtungen, die die Vermutung stützen könnten, dass die Gabe von AD möglicherweise zu einem erhöhten Risiko für depressive Episoden nach dem Absetzen führt.
4. Die Absatzzahlen von AD und der klinische Alltag lassen vermuten, dass AD in vielen Fällen zu schnell, zu lange und nicht selten mit falscher Indikation verordnet werden.

An dieser Stelle ist es wichtig zu betonen, dass es für viele Fälle von Depressionen und anderen Erkrankungen gut gesicherte Indikationen und damit gute Gründe für eine Pharmakotherapie gibt. In der klinischen Praxis allerdings erfolgt ein Absetzen von AD zu häufig ohne ärztliche Konsultation und Begleitung, wird die Gabe von AD ohne Prüfung einfach fortgesetzt und es existiert kaum Wissen zu Absetzphänomenen, die erst in den letzten Jahren stärker erforscht werden. Dieses Kapitel soll daher den aktuellen Stand des Wissens darstellen und den Umgang mit dem Absetzen von AD erleichtern.

19.2 Systematik von Absetzsymptomen

Bei der Gabe von Arzneimitteln treten verschiedene Effekte auf, die man differenzieren kann in erwünschte Haupt- und Nebenwirkungen, unerwünschte Arzneimittelwirkungen (UAW) und Intoxikationssymptome. Ebenso kann man Symptome nach dem Absetzen von Arzneimitteln differenzieren in akute Entzugssymptome, Reboundphänomene und depressive Symptome bei einem Rückfall oder Rezidiv, also der Wiederkehr der Grunderkrankung (es war anfangs heftig umstritten, ob man von Entzugs- oder nicht lieber scheinbar neutraler von Absetzsymptomen sprechen sollte; hier werden die Begriffe gleichbedeutend gebraucht, wobei der Terminus „Entzug" keine Abhängigkeit impliziert, ➢ Kap. 19.6). In der Medizin sind Absetzsymptome in vielen Bereichen gut bekannt. So findet sich eine regelhafte Wiederkehr der Grunderkrankung etwa dort, wo die Medikation rein symptomatisch ist, also Symptome unterdrückt, wie bei Antihypertensiva oder Antidiabetika. Hier kann es zu Reboundphänomenen im Sinne verstärkter Symptome nach dem Absetzen kommen. Akute Entzugssymptome sind auch bei Beruhigungsmitteln, Schlafmitteln, Alkohol und anderen Drogen bekannt. Hier treten nach dem Absetzen Symptome auf, gegen welche die Medikamente eigentlich gerichtet waren, wie etwa Angst und Schlaflosigkeit, oder es kommt zu neuen Symptomen, die auf gegenregulatorischen Prozessen nach abruptem Entzug beruhen, wie etwa beim Alkoholentzugsdelir. Schließlich kann es zum Rebound der Erkrankung insgesamt kommen, d. h. zu einer verstärkten Rückkehr der Grunderkrankung, etwa durch das Absetzen von Antiepileptika oder von Kortison. Darüber hinaus kann die Gabe von Arzneimitteln dazu führen, dass ein Symptom erzeugt wird, das bekämpft werden soll, ein Beispiel wäre der durch Schmerzmittel erzeugte Kopfschmerz.

Im Bereich des Absetzens von Antidepressiva lassen sich die folgenden drei grundlegenden Absetzphänomene unterscheiden (nach Henssler et al. 2019):

1. **Akutes Entzugs- oder Absetzsyndrom** (Antidepressant Discontinuation Syndrome, ADS)**:** i. d. R. rasch auftretend, transient, selbstlimitierend und klinisch gut beherrschbar.
2. **Rückfall/Rezidiv:** Wiederkehr derselben Krankheitsepisode/Erneute Episode nach 6–9 Mon. Remission; wichtige Differenzialdiagnosen zum Absetzsyndrom.
3. **Reboundphänomene:** stärkere Ausprägung von vorher vorhandenen Symptomen der Grunderkrankung und/oder eine erhöhte Frequenz oder Intensität für das Wiederauftreten der Grunderkrankung bis hin zu Therapieresistenz. Wenig erforscht, klinisch umstritten, aber potenziell von hoher Bedeutung.

Im Jahre 2015 wurde eine DSM-5-artige Klassifikation von Entzugssyndromen bei Behandlungen mit Serotonin- oder Noradrenalin-Wiederaufnahmehemmern (SSRI/SNRI) vorgeschlagen, zu denen inzwischen die meisten Daten, Beobachtungen und Erfahrungsberichte vorliegen (Chouinard, Chouinard 2015) und ein entsprechendes, allerdings sehr aufwendiges, diagnostisches Manual dazu entwickelt (Cosci et al. 2018). Die Klassifikation schlägt vor, nach dem Absetzen von SSRI oder SNRI, die über mind. 6 Mon. kontinuierlich gegeben wurden, drei verschiedene Typen von Absetzsyndromen zu unterscheiden, die sich in Zeitdauer, Art der Symptome und Dauer unterscheiden:

1. **Typ 1: neue Symptome**
Auftreten neuer Symptome (unspezifisch oder serotoninspezifisch), die vor dem Beginn der Therapie mit SSRI/SNRI und vor der Reduktion/dem Absetzen der AD nicht vorhanden waren. Auftreten innerhalb von 36–96 h, reversibel nach spätestens 6 Wo.
2. **Typ 2: Rebound**
Wiederauftreten von Symptomen, die vor dem Beginn der Therapie mit SSRI/SNRI vorhanden waren, aber nicht vor der Reduktion/dem Absetzen der AD. Sie sind intensiver als vorher, sistieren unmittelbar nach erneuter Gabe des AD. Weiterhin bestehe ein psychologisches Bedürfnis nach dem AD. Die Zeitkriterien sind ansonsten ähnlich.
3. **Typ 3: persistierendes Entzugssyndrom**
Wiederauftreten von Symptomen der Grunderkrankung in stärkerer Intensität oder mit zusätzlichen (z. B. melancholischen) Symptomen der Grunderkrankung **oder** Auftreten von Symptomen, die zu neu aufgetretenen psychischen Störungen (also nicht der Grunderkrankung) gehören. Sie dauern > 6 Wo., sind teilweise oder vollständig reversibel und bessern sich teilweise oder vollständig auf eine erneute AD-Gabe.

Die ersten beiden Typen entsprechen dem o. g. Entzugssyndrom und Rebound. Der dritte Typ ist umstritten, insbesondere wegen der Schwierigkeiten der Abgrenzung zu einer Wiederkehr der Erkrankung und dem Auftreten anderer, komorbider, neuer

Störungen. Ob sich diese Klassifikation durchsetzen wird, ist fraglich. Wir werden im Weiteren daher wie folgt vorgehen. Zunächst beschreiben wir die Klinik und das Wissen um das akute Entzugssyndrom. Danach gehen wir auf die Differenzialdiagnose des Entzugssyndroms vs. der Wiederkehr der Grunderkrankung ein. Anschließend diskutieren wir die Frage des Rebounds. Abschließend geben wir Empfehlungen zur Behandlung und zur Prävention von Absetzphänomenen bei Antidepressiva.

19.3 Akutes Entzugssyndrom

Entzugssymptome sind bei vielen Pharmaka bekannt. Sie entstehen typischerweise bei längerer Einnahme eines Medikaments und pathophysiologisch als Konsequenz einer Anpassung des Körpers und gegenregulatorischer Mechanismen. Fällt durch das Absetzen des Medikaments die pharmakologische Wirkung weg, kann es zu überschießenden Effekten kommen. Bei Antidepressiva wurden akute Entzugssyndrome (ADS) schon in den 1980er-Jahren beschrieben. 1998 wurde eine Checkliste zu deren Erfassung publiziert, die sog. DESS (Discontinuation-Emergent Signs and Symptoms), die in vielen Studien verwandt wurde (Rosenbaum et al. 1988). Für Antidepressiva sind Entzugssymptome frühestens ab einer Einnahmedauer von 4, mit robuster Evidenz ab 4 Wo. beschrieben. Ein systematischer Review, basierend auf 40 kontrollierten Studien, 38 Kohortenstudien und retrospektiven Analysen und 271 Fallberichten, fasst das publizierte Wissen bis 2018 zusammen (Henssler et al. 2019). Akute Entzugssymptome sind demgemäß von folgenden **Charakteristika** geprägt:

- Rasches Auftreten meist innerhalb der 1. Wo. nach Absetzen (Höhepunkt meist nach 36–96 h), nach ca. 3–5 Halbwertszeiten
- Spontane Rückbildung innerhalb von 2(–6) Wo. (je nach Halbwertszeit)
- Überwiegend milde, reversible Symptomatik
- Rasche und i. d. R. vollständige Rückbildung bei Wiederaufnahme der Medikation
- Typischerweise Vorherrschen unspezifischer körperlicher Symptome
- Häufigste Symptome: Schwindel, Übelkeit, Kopfschmerz, Schlafstörungen, Gereiztheit/Stimmungslabilität

In Einzelfallberichten und in Internetforen wird eine Fülle von Symptomen beschrieben, die eine Vielzahl von körperlichen, affektiven und kognitiven Symptomen umfasst. Dabei ist es wichtig, zwischen Symptomen zu unterscheiden, die einer Depression ähneln und solchen, die nicht depressionstypisch sind (aus Bschor et al. 2020):

- **Depressionsähnliche Entzugssymptome:** Erschöpfung, Schwäche, Müdigkeit, Kopfschmerzen, Benommenheit, Schwitzen, Schlafstörungen, Appetitlosigkeit, Bauchschmerzen, Angst, Unruhe, innere Anspannung, gedrückte Stimmung, Zunahme von Suizidgedanken, Aggression, Weinanfälle, rasche Stimmungsschwankungen.
- **Entzugssymptome, die nicht denen einer Depression ähneln, sind:** grippeähnliche Symptome, Gangunsicherheit und Gleichgewichtsstörungen, Parästhesien, die sich z. B. wie elektrische Schläge anfühlen, Muskelschmerzen, Tinnitus, Geschmacksveränderungen, Juckreiz, verschwommenes Sehen, Zittern, Myoklonie, Ataxie, optische oder akustische Halluzinationen, Verwirrung und Gedächtnisstörungen, vorzeitige Ejakulation.

Im klinischen Alltag hilfreich zur Erkennung von Entzugssyndromen ist die folgende aus dem Englischen übernommene Merkhilfe **FINISH** (Berber 1998), die für ein ADS charakteristische Symptome auflistet, die überwiegend depressionsuntypisch sind:

- **F**lu-like Symptoms (grippeähnliche Symptome)
- **I**nsomnia (Schlafstörungen, intensive [Alb-]Träume)
- **N**ausea (Übelkeit, Erbrechen)
- **I**mbalance (Gleichgewichtsstörungen, Schwindel)
- **S**ensory Disturbances („Stromschläge", Dysästhesien)
- **H**yperarousal (Ängstlichkeit, Agitation, Reizbarkeit)

Schwere Verläufe werden in Einzelfallberichten beschrieben und umfassen paradoxe Aktivierungen bis hin zu (hypo-)manischen Syndromen, Suizidgedanken und extrapyramidal-motorischen Symptomen (Akathisie, Parkinsonismus). Delirante Verläufe scheinen ein Spezifikum von MAO-Inhibitoren (insbesondere Tranylcypromin) zu sein.

Kontrollierte und methodisch hochwertige Studien legen typischerweise einen selbstlimitierenden und eher milden Verlauf nahe. An seltenen schwereren Verläufen werden in diesen Studien vorrangig Schlafstörungen und Ängstlichkeit/Nervosität beschrieben.

Die einzelnen Antidepressiva unterscheiden sich in Symptomschwere und Auftretenswahrscheinlichkeit von Entzugssymptomen erheblich. Generell lässt sich sagen: Je kürzer die HWZ und je stärker ein Antidepressivum die monoaminerge Neurotransmission im Tierversuch beeinflusst, desto höher ist die Wahrscheinlichkeit für ein Entzugssyndrom (Henssler et al. 2019; Andrews et al. 2011). So hat etwa Paroxetin mit einer HWZ von knapp 24 h und ohne aktive Metaboliten ein sehr hohes Risiko, da ein Absetzen einem abrupten Entzug gleichkommt. Fluoxetin mit einer HWZ von 4–6 d und einer HWZ des aktiven Metaboliten Norfluoxetin von 4–16 d hat dagegen ein sehr geringes Risiko für ein ADS, da aktive Substanzen noch Wochen nach Absetzen im Körper wirksam sind. Venlafaxin als duales AD mit starken Effekten auf die Neurotransmission hat ebenfalls ein hohes Risiko. Besonders häufige schwere Verläufe mit Delir sind ein Spezifikum von Tranylcypromin. Die folgende Zusammenstellung klassifiziert das Risiko nach Datenlage (aus Henssler et al. 2019):

- Sehr hohes Risiko: Tranylcypromin, Phenelzin
- Hohes Risiko: Paroxetin, Venlafaxin, Trizyklika
- Mittleres Risiko: (Es)Citalopram, Sertralin, Duloxetin, Vortioxetin
- Niedriges Risiko: Fluoxetin, Milnacipran
- Kein Risiko: Agomelatin
- Unklares Risiko (wegen unzureichender Datenlage): Mirtazapin, Bupropion

19.4 Differenzialdiagnose – Entzugssyndrom vs. Rückfall oder Rezidiv

Treten nach dem Absetzen oder der Dosisreduktion eines Antidepressivums neue Symptome auf, ist für das weitere Vorgehen eine Differenzierung zwischen Entzugssymptomen und einer Wiederkehr der Grunderkrankung – also eines Rückfalls oder Rezidivs – von entscheidender klinischer Bedeutung. So hätte die Einordnung als Wiederkehr der Grunderkrankung möglicherweise die Wiederaufnahme der gleichen oder einer alternativen antidepressiven Behandlung zur Konsequenz. Demgegenüber würde aus einer Einordnung als Entzugssyndrom ein abwartendes Prozedere, ggf. mit symptomatischer Behandlung oder ein langsameres Ausschleichen folgen.

Wie vorausgehend erwähnt, ist die differenzialdiagnostische Einordnung durch ein Überlappen der Symptomatik erschwert, bestimmte Spezifika können jedoch bei der Unterscheidung helfen. So spricht ein Vorherrschen unspezifischer körperlicher Beschwerden, wie grippeähnlicher Symptome oder Schwindel, Übelkeit und Erbrechen, eher für ein Entzugssyndrom. Gleiches gilt für spezifische Symptome, die für die Grunderkrankung untypisch sind, wie plötzlich auftretende intensive (Alb-)Träume und das Gefühl elektrischer Stromschläge (sog. Body-Zapps/Brain-Zapps). Auch der zeitliche Verlauf kann als Unterscheidungshilfe herangezogen werden. So treten Entzugssymptome typischerweise rasch innerhalb der ersten Tage nach dem Absetzen des Antidepressivums auf, meist mit Steigerung innerhalb der 1. Wo. und dann Rückbildung ab der 2. Wo. Demgegenüber zeigt sich eine Wiederkehr der Grunderkrankung i. d. R. nach 1–3 Mon., zumindest bei in Remission befindlichen Patienten (Harvey, Slabbert 2014; Montgomery et al. 2004).

Die Differenzialdiagnose zwischen der Wiederkehr der Grunderkrankung und dem Auftreten zusätzlicher Erkrankungen und dem, was Chouinard und Chouinard (2015) „persistierendes Absetzsyndrom" nennen, ist ebenfalls sehr schwierig, wenn überhaupt möglich. Das letztlich entscheidende Kriterium kann daher nur der zeitliche Zusammenhang mit dem Absetzen sein, der aber aufgrund des postulierten späten Auftretens schwierig kausal zuzuordnen ist. Auch sollte man sekundäre Phänomene, d. h. psychologische Aspekte rund um das Absetzen, nicht außer Acht lassen, die eine Rolle spielen könnten, wie etwa die starke Fixierung von Patienten auf den Vorgang des Absetzens und das Bedürfnis nach einer kausalen Erklärung komplexer Leidenszustände. Hier können v. a. prospektive, placebokontrollierte Studien weitere Klarheit bringen.

19.5 Rebound

Während das akute Entzugssyndrom i. d. R. transient und gut beherrschbar ist, kommt den Phänomenen eines möglichen Rebounds eine besondere klinische Bedeutung zu. Als Rebound bezeichnet man ganz allgemein eine verstärkte Wiederkehr eines Phänomens nach dessen Unterdrückung – so ähnlich, wie ein unter Wasser gehaltenes Schwimmbrett nach plötzlichem Loslassen nach oben durch die Wasseroberfläche schießt oder eine Springfeder nach plötzlichem Loslassen sich über ihre Ausgangslage ausdehnt und dabei eine gewaltige Kraft entwickelt. Dieses Bild macht auch unmittelbar eine Gegenmaßnahme deutlich: Um einen Rebound zu verhindern, gilt es, die unterdrückte Kraft nicht plötzlich, sondern langsam und kontrolliert wieder freizusetzen.

Im Bereich des Absetzens von Antidepressiva ist damit Folgendes gemeint: Die Beeinflussung der monoaminergen Neurotransmission (oder anderer Mechanismen, im Folgenden aber an diesem Beispiel erklärt) führt bei langfristiger Gabe zu Adaptationsprozessen wie etwa der Verminderung der Anzahl oder Sensitivität postsynaptischer Rezeptoren. Beim plötzlichen Absetzen besteht dann erst recht eine verminderte Neurotransmission, ursprüngliche Depressionssymptome können sich im Vergleich zu vorher verstärken und es können zusätzliche Symptome im Sinne von gegenregulatorischen Effekten entstehen. Dieser Rebound im Sinne eines verstärkten akuten Entzugssyndroms ist zwar für die Betroffenen unangenehm, stellt jedoch insgesamt gesehen kein unüberwindbares klinisches Problem dar.

Ein größeres Problem dagegen besteht in der Beobachtung, dass Patienten, die jahrelang unter AD stabil waren, nach dem Absetzen rasch wieder erkranken und dann auf eine erneute Therapie mit AD nicht mehr positiv ansprechen, sich also eine Therapieresistenz entwickelt hat. Ebenso bedenklich wäre es, wenn die langjährige Behandlung mit AD dazu führt, dass es zwar nicht zur völligen Therapieresistenz, aber zu einer Zunahme von Frequenz und Schwere von depressiven Episoden kommt, mit anderen Worten, wenn die langjährige Behandlung mit Antidepressiva den Verlauf von Depressionen verschlechtern würde (**Oppositional Tolerance Model** n. Fava 2003).

Für diese Vermutung gibt es einige empirische Argumente, die durch psychopharmakologische Überlegungen und klinische Beobachtungen gestützt werden. Sie lässt sich allerdings nicht mit herkömmlichen Studiendesigns beweisen, bei denen eine Absetzgruppe mit einer Gruppe von Patienten verglichen wird, die ihr AD weiternehmen. Denn die dort konsistent festgestellte Erhöhung der Rückfallrate nach Umstellung auf Placebo ist mit beiden Erklärungen, d. h. der Risikoerhöhung durch Absetzen wegen der Grunderkrankung und der These der oppositionellen Toleranz vereinbar. Hierzu wären Langzeitstudien über mehrere Jahre notwendig, bei denen der Verlauf von Patienten, die nicht mit AD bzw. nur mit Placebo behandelt wurden, mit medikamentös behandelten Patienten, die ihre Medikation abgesetzt hatten, verglichen werden.

In einer Metanalyse von Absetzstudien wurde – unter anderem – diese Frage von Andrews et al. (2011) behandelt. Die Autoren suchten in einem systematischen Review nach Absetzstudien, die Placebo-Placebo-Gruppen enthielten, und metaanalysierten daraufhin 46 Artikel mit insgesamt 3454 Patienten. Wie auch in anderen Reviews fanden die Autoren einen klaren Nutzen der Behandlung mit AD im Vergleich zum Absetzen (Umstellung auf Placebo) mit einer geringeren Rückfallrate. Interessant war aber der Vergleich der Relapse-Raten von Patienten, in den AD-Placebo-Gruppen (Umstellung eines AD auf Placebo) und der Gruppe von Patienten, die der Placebo-Placebo-Gruppe angehörten, also niemals eine Medikation mit AD erhalten hatten. In dieser Gruppe gab es eine Rückfallrate von nur 25,7 % im Vergleich zu Rückfallraten von 42,1–54,6 % für verschiedene AD-Substanzklassen. Dieser Befund wäre mit einem Rebound im Sinne einer erhöhten Wiederauftretenswahrscheinlichkeit von Depressionen vereinbar.

Studien, die neurobiologische Mechanismen von Relapseprädiktion und Absetzphänomenen untersuchen, sind noch eine Rarität. In einer eigenen, bizentrischen Studie in Berlin und Zürich (AIDA-Studie) untersuchen wir dies zurzeit. Ein erstes Ergebnis war, dass sich ein Rückfall durch komputationale Modellierung eines Entscheidungsexperiments vorhersagen ließ (Berwian et al. 2020a). Dabei sollten sich die Patienten entscheiden, ob sie eher einfache, aber potenziell weniger belohnende, oder eher anstrengendere, aber potenziell stärker belohnende Aufgaben durchführten. Eine längere Entscheidungszeit war dabei prädiktiv für die Vorhersage eines Rückfalls. In laufenden Analysen konnten wir allerdings keinen prädiktiven Wert des Vorliegens von Entzugssymptomen für die Vorhersage eines Rückfalls feststellen.

19.6 Prävention, Behandlung und evidenzbasiertes Absetzen

Zunächst sei noch einmal kurz zusammengefasst, was wir sicher wissen: Wie bei vielen anderen Medikamenten, kann es beim Absetzen von AD zu Entzugssymptomen kommen. Diese sind i. d. R. zwar relativ kurz und selbstlimitierend, können aber auch langwierig, in ihrer Symptomatik vielfältig und manchmal schwer von Rückfällen zu unterscheiden sein. Die Häufigkeit und Frequenz von Reboundphänomenen und persistierenden Absetzsymptomen sind unklar, ihre Existenz aber möglich. Die wichtigsten Maßnahmen zur Prävention und Behandlung von Entzugssyndromen bestehen folglich in

- korrekter Indikationsstellung zur Erstbehandlung mit AD unter Vermeidung unnötiger Behandlungen,
- regelmäßiger Überprüfung der Indikation zur Langzeitprophylaxe bzw. Langzeitgabe von AD,
- Kenntnissen der Klinik von Absetzphänomen,
- der Aufklärung des Patienten vor Beginn des Absetzens, besser schon bei Beginn der Behandlung,
- i. d. R. langsamem und nicht abruptem Absetzen.

In der klinischen Erfahrung zeigt sich, dass eine informierte Aufklärung über Entzugssyndrome Vorbehalte gegenüber indizierten medikamentösen Behandlungen eher vermindert als verschärft.

Durch ein **langsames, stufenweises Ausschleichen** des AD kann das Risiko für Entzugssyndrome und schwerere Verläufe reduziert, wenn auch nicht vollständig ausgeschlossen werden, auch wenn die Datenlage dazu nicht völlig eindeutig ist (Brandt et al. 2020). Mit **Aufklärung des Patienten** über den (je nach Präparat) i. d. R. milden und selbstlimitierenden Verlauf von Entzugssymptomen ist oftmals ein abwartendes und beobachtendes Prozedere möglich. Gegebenenfalls kann eine symptomatische Behandlung mit Hypnotika oder antimuskarinergen Substanzen erfolgen. Bei schwereren Verläufen oder diagnostischer Unsicherheit bezüglich der Differenzialdiagnosen Entzugssyndrom vs. Rückfall kann ein Wiederansetzen des AD sinnvoll sein. Ein Wiederansetzen des AD führt im Falle von Entzugssymptomen nämlich i. d. R. zu einer vollständigen Rückbildung der Symptome innerhalb von 24–48 h, was für einen Rückfall nicht gilt. Im Anschluss kann dann ein erneuter, langsamerer Absetzversuch unternommen werden. Alternativ kann die Umstellung auf ein anderes Antidepressivum mit längerer Halbwertszeit und niedrigerem Risiko für Entzugssyndrome und mit diesem dann ein kontrolliertes Ausschleichen erfolgen. Fallberichten zufolge eignet sich hierfür insbesondere Fluoxetin mit seiner langen Halbwertszeit, auf das umgestellt werden kann und dessen Absetzen dann unproblematischer ist.

Überlegungen auf der Basis von Rezeptorbindungsverhalten (Horowitz, Taylor 2019) und klinischen Untersuchungen (Groot, van Os 2020) legen nahe, dass ein Ausschleichen mit Dosisreduktionsschritten nach hyperbolem Muster stattfinden sollte, also mit kleiner werdenden Dosisreduktionsschritten, je niedriger die noch verbleibende Dosis ist. Dies ist analog zu dem propagierten Vorgehen bei anderen Substanzen, z. B. der Behandlung von Benzodiazepin-Entzugssyndromen. In der Folge kann ein Ausschleichen von Antidepressiva über einen Zeitraum von mehreren Monaten notwendig sein. Allerdings ist dies je nach Medikament nicht immer möglich, da es keine Dosierungsformen (z. B. Tropfen) gibt, die ein solches Schema ermöglichen. Alternativ kann eine schrittweise Dosisreduktion auch über eine Verlängerung der Dosiseinnahme-Intervalle erzielt werden.

In Anbetracht der i. d. R. milden und selbstlimitierenden Verläufe von Entzugssyndromen kann ein solcherart langsames Ausschleichen über mehrere Monate folglich für schwerere Verläufe in Betracht kommen. In den meisten anderen Fällen dürfte ein Ausschleichen über mehrere Wochen möglich sein.

Abschließend noch eine Erläuterung zu der von Patienten häufig aufgeworfenen Frage, ob AD abhängig machen können. Dazu ist zu sagen, dass es beim

Entzug, v. a. abruptem Absetzen von AD zwar zu Entzugssymptomen kommen kann, sich jedoch **keine Abhängigkeit von Antidepressiva im medizinischen Sinne** beobachten lässt. Denn bei AD kommt es praktisch nie zu einem unkontrollierten Verlangen oder einer Begierde, die Substanz einzunehmen, einem Kontrollverlust oder der Einengung des Verhaltens oder der Interessen auf den Konsum von AD (Henssler et al. 2019). Auch wenn AD zu einer Toleranzentwicklung im Sinne einer Therapieresistenz führen können, kommt es dort praktisch nie zu einer übermäßigen Dosissteigerung durch die Patienten wie bei abhängig machenden Substanzen. Dennoch sollte man festhalten, dass aus Patientensicht eine „Abhängigkeit" im subjektiven und umgangssprachlichen Sinne besteht, wenn ein Absetzen aufgrund von immer wieder auftretenden Entzugssymptomen, unter denen die Patienten leiden, nicht möglich ist. Auch deshalb hat die Aufklärung über Absetzphänomene eine große Bedeutung.

Zusammenfassung

- Ein Absetzen von AD ist sowohl mit der Möglichkeit eines **akuten Entzugssyndroms** (ggf. mit Rebound) verbunden als auch mit einer Erhöhung des Risikos für einen Rückfall. Patienten sollten über beides angemessen aufgeklärt werden.
- Das **akute Entzugssyndrom** ist durch ein rasches Auftreten innerhalb von Tagen und durch eine vorherrschende körperliche Symptomatik charakterisiert und unterscheidet sich darin i. d. R. von einem Rückfall. Es tritt v. a. bei AD mit kurzer HWZ auf, kaum bei Präparaten mit langer HWZ.
- **Entzugssyndrome** sind i. d. R. mild und selbstlimitierend, können je nach Präparat und Einzelfall aber schwerere Verläufe annehmen, die ein schrittweises Ausschleichen über mehrere Monate erforderlich machen.
- Bei länger andauernder und komplexer Symptomatik mit depressionsähnlichen, ggf. verstärkten Symptomen (Rebound) ist die **Differenzialdiagnose** gegenüber einem Rückfall oder Rezidiv der Grunderkrankung mitunter schwierig.

19

LITERATUR

Andrews PW, Kornstein SG, Halberstadt LJ et al. Blue again: perturbational effects of antidepressants suggest monoaminergic homeostasis in major depression. Frontiers in Psychology 2011; 2: 159.

Berber MJ. FINISH: remembering the discontinuation syndrome. Flu-like symptoms, Insomnia, Nausea, Imbalance, Sensory disturbances, and Hyperarousal (anxiety/agitation). The Journal of clinical psychiatry. 1998; 59(5): 255–255.

Berwian I, Walter H, Seifritz E, Huys QJM. Predicting relapse after withdrawal of antidepressants – a systematic review. Psychological Medicine 2017, 47: 426–437.

Berwian IM, Wenzel JG, Collins AGE et al. Computational Mechanisms of Effort and Reward Decisions in Patients With Depression and Their Association With Relapse After Antidepressant Discontinuation. JAMA Psychiatry 2020a; 77(5): 513–522.

Berwian IM, Wenzel JG, Kuehn L et al. Low predictive power of clinical features for relapse prediction after antidepressant discontinuation in a naturalistic setting. BioRxiv. Jan. 28, 2020b.

Brandt L, Henssler J, Gutwinski S. Entstehung, Merkmale, Prävention und Behandlung von Absetzphänomenen. InFo Neurologie 2020 Mar 1; 22(3): 26–35.

Bschor T. Absetzen von Antidepressiva. In: Voderholzer U, Hohagen F. Therapie psychischer Erkrankungen. 16. A. München: Elsevier Urban & Fischer, 2020: 558–565.

Chouinard G, Chouinard VA. New Classification of Selective Serotonin Reuptake Inhibitor Withdrawal. Psychotherapy and Psychosomatics 2015; 84: 63–67.

Cosci F, Chouinard G, Chouinard VA, Fava GA. The Diagnostic clinical Interview for Drug Withdrawal 1 (DID-W1) – New Symptoms of Selective Serotonin Reuptake Inhibitors (SSRI) or Serotonin Norepinephrine Reuptake Inhibitors (SNRI): inter-rater reliability. Riv Psichiatr 2018; 53(2): 95–99.

Fava GA. Can long-term treatment with antidepressant drugs worsen the course of depression. Journal of Clinical Psychiatry 2003a; 64(2): 123–133.

Fava GA. Can long-term treatment with antidepressant drugs worsen the course of depression. Journal of Clinical Psychiatry 2003b; 64(2): 123–133.

Groot PC, van Os J. Outcome of antidepressant drug discontinuation with taperingstrips after 1–5 years. Ther Adv Psychopharmacol. 2020; 10: 2045125320954609.

Harvey BH, Slabbert FN. New insights on the antidepressant discontinuation syndrome. Human psychopharmacology. 2014 Nov; 29(6): 503–516.

Henssler J, Heinz A, Brandt L, Bschor T. Absetz- und Rebound-Phänomene bei Antidepressiva. Dtsch Arztebl International 2019 May 17; 116(20): 355–361.

Horowitz MA, Taylor D. Tapering of SSRI treatment to mitigate withdrawal symptoms. Lancet Psychiatry 2019 Jun; 6(6): 538–546.

Leverich GS, Post RM. Life Charting of Affective Disorders. CNS Spectrums. Cambridge University Press 1998 May; 3(5): 21–37.

Montgomery S, Kennedy S, Burrows G et al. Absence of discontinuation symptoms with agomelatine and occurrence of discontinuation symptoms with paroxetine: a randomized, double-blind, placebo-controlled discontinuation study. International clinical psychopharmacology 2004; 19(5): 271–280.

Rosenbaum JF, Fava M, Hoog SL etal. Selective Serotonin Reuptake Inhibitor Discontinuation Syndrome: A Randomized Clinical Trial. Biological Psychiatry 1998; 44(2): 77–87.

KAPITEL

20

Martin Hautzinger

Psychotherapie: allgemeine Aspekte

Kernaussagen

- Erfolgreiche **Depressionspsychotherapeuten,** gleichgültig welcher therapeutischen Richtung sie anhängen, sind einfühlsam, wertschätzend, problemorientiert, zielorientiert, konkret, alltagsnah, strukturiert, flexibel, aktiv, direktiv, interessiert, neugierig, fragend, akzeptierend, professionell, sicher, selbsteinbringend, Rückmeldung gebend, zusammenfassend, edukativ, sie achten auf Kooperation und erarbeiten **ein individuelles, für den Patienten nachvollziehbares Erklärungsmodell.** Diese allgemeinen (common) Wirkfaktoren machen einen erheblichen Teil des Therapieerfolgs insbesondere bei Depressionen aus.
- **Unterschiedliche, spezifische Psychotherapien** sind eine wirksame Depressionsbehandlung, die alternativ zur somatischen und pharmakologischen Therapie oder in Kombination damit eingesetzt werden können und den höchsten Evidenz- bzw. Empfehlungsgrad in nationalen Versorgungsleitlinien erhalten.

20.1 Einleitung und Definition

Unter Psychotherapie versteht man eine besondere Form zwischenmenschlicher Interaktion, bei der ein Therapeut mit Mitteln der verbalen und nonverbalen Kommunikation, gelegentlich unter Einbeziehung von Apparaten (z. B. Biofeedback, Smartphones) einen oder mehrere Patienten in ihrem Verhalten, ihren Einstellungen oder Denkweisen beeinflusst. So ist **Psychotherapie** als die **Form sozialer Einflussnahme** anzusehen, die charakterisiert ist durch (vgl. Frank 1961)

- einen professionellen Helfer, dessen Ausbildung und Fertigkeiten vom Patienten und seinem sozialen Milieu anerkannt werden.

- einen Patienten, der i. d. R. positive Erwartungen an die Hilfe des Therapeuten hat.
- eine beschränkte Anzahl an strukturierten Kontakten, mehr oder weniger in Anlehnung an bestimmte fachliche Regeln.
- einen therapeutischen Auftrag und ein klar benennbares Behandlungsziel.
- eine definierte Sammlung an operationalisierbaren Behandlungsinterventionen.

MERKE

Psychotherapie ist die Behandlung von (psychischen, somatischen) Krankheiten auf der Basis der Einwirkung mit überwiegend **psychologischen Mitteln** (Strotzka 1975).

Psychotherapie ist eine **Form der Krankenversorgung.** Gelegentlich sind die Grenzen zu pädagogischen Maßnahmen oder zu religiöser Einflussnahme fließend. Wissenschaftlich begründete Psychotherapie erfordert einen geplanten und kontrollierten Behandlungsprozess,

- der über lehrbare Techniken beschrieben werden kann,
- auf Theorien normalen und pathologischen Verhaltens gründet,
- auf eine positive Beeinflussung von Störungs- und Leidenszuständen in Richtung auf ein nach Möglichkeit gemeinsam erarbeitetes Ziel ausgerichtet ist und
- auf empirisch begründete Evidenzen für die Wirksamkeit der eingesetzten psychologischen Interventionen verweisen kann (Strotzka, 1975).

Neben **verfahrensspezifischen** Wirkfaktoren (➤ Kap. 21, ➤ Kap. 22, ➤ Kap. 23, ➤ Kap. 24, ➤ Kap. 25, ➤ Kap. 26) tragen insbesondere bei depressiven Störungen in erheblichem Ausmaß **unspezifische** bzw. **allgemeine** bzw. **verbindende** Faktoren (Common Factors, allgemeine Wirkfaktoren) zum Therapieerfolg bei (Hautzinger und Eckert, 2007). Einige Autoren (z. B. Wampold 2001) gehen soweit, dass sie annehmen, dass der Therapieerfolg zu 70 % durch diese allgemeinen, unspezifischen Wirkfaktoren bedingt wird. Zahlreiche Studien (z. B. Hautzinger und Welz 2008; Stangier et al. 2013; Schramm et al. 2017; Schramm et al. 2019) wie auch Metaanalysen (Cuijpers et al. 2019) zeigen, dass Common Factors hoch relevante und für den Behandlungserfolg entscheidende Einflussgrößen sind.

20.2 Therapeutische Beziehung

Hervorgehoben werden dabei die besondere Qualität und die systematische Gestaltung der therapeutischen Beziehung. Diese lässt sich definieren als eine akzeptierende, offene, aktiv zuhörende, einfühlsame, mitfühlende, positive und unterstützende Arbeitsbeziehung, die dazu beitragt, Gefühle der Wertlosigkeit, der Hoffnungs- und Hilflosigkeit, der Demoralisierung, der Verzweiflung und des Selbstzweifels zu lindern und Grundlage für die Überwindung der depressiv-pessimistischen Lage zu liefern. Die Qualität der therapeutischen Beziehung (sog. Arbeitsbündnis) trägt signifikant zum Therapieerfolg bei (Norcoss 2002).

20.2.1 Positive Wertschätzung

Eine zentrale Aufgabe des Therapeuten ist, durch unkonditionale Wertschätzung dazu beizutragen, dass sich Patienten in der Therapie gut aufgehoben fühlen und schrittweise ermutigt werden, sich auch mit zuvor nicht akzeptierten Teilen eigenen Funktionierens zu beschäftigen.

Positive Wertschätzung ist in hohem Ausmaß vorhanden, wenn Psychotherapeuten in warmherziger Weise und ohne an irgendwelche Bedingungen gebunden, das, was Patienten äußern annehmen und akzeptieren. Typische Patientenäußerungen dazu sind: achtet mich als Person, empfindet echte Zuneigung zu mir, fühle, dass ich in hohem Maße geschätzt werde, ist besorgt um mich, ist freundlich und voll Wärme, ist ehrlich an mir interessiert.

Ein niedriges Ausmaß an Wertschätzung liegt vor, wenn Therapeuten werten, missbilligen oder Abneigung zeigen. Rückmeldungen von Patienten dazu sind: ist ungeduldig mit mir, ist mir gegenüber gleichgültig, findet mich langweilig und uninteressant, schätzt mich gering, mag mich nicht, scheine lästig und kaum zu tolerieren.

20.2.2 Einfühlendes Verstehen und Verbalisierung emotionaler Erlebnisinhalte

Aufgabe von Psychotherapeuten ist es, das von Patienten Gemeinte zu verstehen und dazu das Gesagte, aber auch weitere Hinweise wie Kontextinformationen oder nonverbales Verhalten zu nutzen, um sich in die Patienten zu versetzen und deren Erleben verbal auszudrücken. Wichtig dabei ist, dass dies kontrolliert geschieht und sich ein Therapeut dieser Konzepte bewusst ist. Die Begrifflichkeit hat sich immer wieder verändert und reicht von „Reflecting of Feeling“, „Understanding Responses“, „Accurate Empathic Understanding“ bis hin zu „Verbalisierung emotionaler Erlebnisinhalte“. Psychotherapeuten drücken sprachlich die persönlich-emotionalen Inhalte des Erlebens des Patienten in eigenen Worten aus. Persönlich-emotional umfasste Gefühle, gefühlsmäßige Bewertungen von Ereignissen, Interessen, Wünschen, Erleben der eigenen Person und deren Wirkung auf andere. Mit anderen Worten, Psychotherapeuten suchen die innere Welt der Patienten mit ihren Bedeutungen und Gefühlen, so wie ein Patient sie erlebt, wahrzunehmen, zu verstehen (so als ob selbst erlebt) und dieses Verstehen dem Patienten in angemessener sprachlicher Form zu kommunizieren.

20.2.3 Echtheit

Ein Therapeut verstellt sich nicht, bringt sich mit seinen Erfahrungen und Gefühlen ein und versteckt sich nicht hinter einer professionellen Rolle. Das soll Patienten ermöglichen, zu sich selbst aufrichtig zu sein und so schrittweise einen Zugang zu sich (Konflikten, Erleben, Problemen, Ressourcen) zu gewinnen. Echtheit oder Selbstkongruenz ist definiert durch folgende Beschreibungen: Therapeut ist ungezwungen, aufrichtig und völlig echt, drückt genau aus, was er fühlt und denkt, offen und ganz er selbst, verbirgt keine Gefühle, vermeidet nichts, was in unserer Beziehung wichtig ist, drückt wahre Eindrücke und Gefühle aus. Ein Mangel an Echtheit lässt sich beschreiben als: Therapeut zeigt eine Fassade und spielt eine Rolle, möchte einen Glauben machen, dass er mich mag oder versteht, manchmal fühlt er sich nicht wohl in der Haut, doch wir machen weiter und er lässt sich nach außen hin nichts anmerken. Therapeut ist oft nicht bewusst, wie seine wirklichen Gefühle zu mir sind.

MERKE

Positive Wertschätzung, Empathie, Verbalisierung emotionaler Erlebnisinhalte, Echtheit sind grundlegende Prinzipien jeder Psychotherapie (Rogers 1983)

Forschung zu therapeutischem Verhalten (z. B. Elliott und James 1989) konnte zeigen, dass Verhalten, das generell positiv und hilfreich von Patienten eingestuft wird, ist: unterstützend, verständnisvoll, beruhigend, anerkennend, Fortschritte wahrnehmend, interessiertes Nachfragen, emotionaler Tiefgang und emotionale Erfahrungen, richtige und hilfreiche Verbalisierungen bzw. Äußerungen, aufmerksam gegenüber Erfahrungen des Patienten, reflektierend, begünstigt und verbalisiert emotionalen Ausdruck, engagiert und beteiligt.

Verhaltensweisen von Psychotherapeuten, das von Patienten negativ und störend erlebt wird, damit negativ mit Therapieerfolg korreliert, sind: rigide strukturierte Sitzungen und überstrukturiertes Vorgehen, Inflexibilität, chaotisch planlose Sitzungen, unklarer Behandlungsrahmen und unklares Rational, oberflächliche Interventionen, unpassende Selbsteinbringung, langes bzw. unpassendes Schweigen, beleidigen und kritisieren.

20.2.4 Überzeugtheit (Allegiance)

Eine weitere wichtige Größe (nicht nur) in der Psychotherapie stellt der Grad des Glaubens der Therapeuten an die Wirksamkeit ihrer Intervention dar. Diese Begeisterung, die Überzeugtheit und der Glaube an die Wirksamkeit einer Therapie, übertragen sich auf Patienten und begünstigen Motivation und Veränderung. Schätzungen gehen von Effektstärken bis zu d = 0,65 aus (Wampold 2001). Allerdings gehen diese Allegiance-Effekte mit der Zeit zurück. Je länger ein Verfahren auf dem Markt ist, desto mehr nehmen die Effektstärken ab (Johnsen und Friborg 2015).

20.3 Allgemeines Modell von Psychotherapie

Einen Schritt in Richtung einer Systematisierung des Bedingungsgefüges, innerhalb dessen die einzelnen therapeutischen Faktoren ihre Wirkung entfalten, stellt das allgemeine Modell von Psychotherapie (Orlinsky und Howard 1987) dar. Das Modell unterscheidet innerhalb des gesamten psychotherapeutischen Prozesses sechs bedeutsame Aspekte:

1. Der **formale** Aspekt: Therapievertrag
   Hierbei wird vorausgesetzt, dass eine positive Indikation für Psychotherapie gestellt werden konnte. Unter den Therapievertrag fallen Vereinbarungen bezüglich der Modalitäten der Behandlung: Setting, Frequenz, Therapiedauer, Finanzierung usw.
2. Der **technische** Aspekt: therapeutische Maßnahmen
   Die therapeutischen Maßnahmen sind das Ergebnis des Erstinterviews und der Diagnostik. Vor dem Hintergrund des jeweiligen Behandlungsmodells wird die Störung beschrieben (Diagnose, Konflikt), werden deren vermutliche Ursachen benannt (Störungstheorie), die geeignete therapeutische Intervention festgelegt und geprüft, ob sich ein Patient darauf einlassen kann.
3. Der **interpersonale** Aspekt: therapeutische Beziehung
   Vor dem Hintergrund des jeweiligen Behandlungsmodells wird die Art (Qualität) der Beziehung zwischen Patient und Therapeut beschrieben. Dazu gehören z. B. die therapeutische Allianz, das Beziehungsangebot usw.
4. Der **intrapersonale** Aspekt: innere Selbstbezogenheit
   Darunter werden das Selbsterleben und seine Wahrnehmung durch die Person (hier Patient bzw. Therapeut) verstanden. Wichtige Aspekte dieses Selbsterlebens sind z. B. das Ausmaß der Inkongruenz u. a.
5. Der **klinische** Aspekt: unmittelbare Auswirkung der Therapiesitzung
   Darunter werden die Reaktionen von Patient und Therapeut auf das therapeutische Geschehen selbst erfasst, z. B. der Gewinn einer Einsicht, die Erfahrung, dass das Erleben bzw. Ausdrücken eines bestimmten bisher gefürchteten Affekts Erleichterung verschafft, das Erfahren von Selbstwirksamkeit usw. Unter diesen Aspekt fallen natürlich auch negative Auswirkungen einer Psychotherapie, z. B. auftauchende Suizidimpulse, der Patient verfällt in einen stuporösen Zustand, der Therapeut wird von den Affekten des Patienten „angesteckt“ usw.
6. Der **zeitliche** Aspekt: der sequenziell verlaufende Prozess
   Darunter fallen zeitlich aufeinanderfolgende Abläufe bzw. Gesetzmäßigkeiten, wie die sich zu Beginn entwickelnde Allianz bzw. Kohäsion oder die Phase kurz vor Abschluss der Behandlung.

Als generelle Wirkfaktoren von Psychotherapie gelten (Orlinsky und Howard 1987): Eine intensive, emotional besetzte vertrauensvolle Beziehung zwischen Hilfesuchenden und Helfer, ein Erklärungsprinzip (Theorie) bezüglich der Ursachen der Erkrankung und eine damit zusammenhängende Methode für ihre Beseitigung bzw. Behebung, eine Problemanalyse, die dem Patienten Möglichkeiten der Bewältigung eröffnet, die Vermittlung von Hoffnung mit dem Ziel, die Demoralisation des Patienten abzubauen, die Vermittlung von Erfolgserlebnissen, die sowohl der Hoffnung weitere Nahrung geben als auch dem Patienten zunehmend Sicherheit und Kompetenz vermitteln und die Förderung emotionalen Erlebens als Voraussetzung für eine Einstellungs- und Verhaltensänderung.

MERKE

Die „7 R“ erfolgreicher Psychotherapie

- **R**esponse: Patienten helfen, Emotionen zu erkennen und auszudrücken
- **R**elationship: Gefühl des Verstandenwerdens und des Beziehungsaufbaus
- **R**ationale: Erklärungsrational und Einordnung
- **R**igor: einfühlender Experte
- **R**itual: Behandlungsrahmen und Abläufe
- **R**ealism: realistische Perspektiven und Erfolgserfahrungen
- **R**emoralization: Hoffnung und therapeutischer Optimismus

20.3.1 Allgemeine Wirkfaktoren von Psychotherapie

Grawe (1995) hat ebenfalls ein Modell einer allgemeinen Psychotherapie entwickelt. Er betont, dass seine Wirkfaktoren keinen vollständigen Entwurf einer allgemeinen Psychotherapie, aber wichtige Bestandteile einer allgemeinen psychotherapeutischen Veränderungstheorie darstellen.

Das Fundament dieser Theorie bilden **vier Wirkprinzipien:**

- Ressourcenaktivierung
- Problemaktualisierung
- Aktive Hilfe zur Problembewältigung
- Motivationale Klärung

Ressourcenaktivierung bedeutet, dass der Therapeut an die positiven Möglichkeiten, Eigenheiten, Fähigkeiten und Motivationen des Patienten anknüpft, indem er das therapeutische Vorgehen darauf ausrichtet, dass sich der Patient auch in seinen Stärken und positiven Seiten erfahren kann. Die Wirksamkeit der Ressourcenaktivierung hängt von der Wahrnehmung und Bewertung durch den Patienten ab. Erklärungen bezüglich der Entstehung der psychischen Störung des Patienten und ihre Behebung könnten noch so logisch und plausibel sein, entscheidend sei, dass der Patient selbst diese Erklärungen für einleuchtend und plausibel hält.

Problemaktualisierung wird auch das „Prinzip der realen Erfahrung" genannt bzw. so definiert. Der Konzeption dieses Wirkfaktors liegt die therapeutische Erfahrung zugrunde, für die es viele empirische Belege gibt, dass die problematischen Bedeutungen, die das Leiden des Patienten ausmachen, dann wirksam verändert werden können, wenn diese Bedeutungen in der Therapie real zum Erleben gebracht werden. Problemaktualisierung in der therapeutischen Praxis beherzigen wohl die meisten psychotherapeutischen Verfahren, wenn auch in unterschiedlicher Weise. Im Rahmen von FEST erfolgt dies, indem eine emotionale Erfahrung des Patienten in Worte gefasst wird, die zwar offensichtlich das Erleben des Patienten bestimmt, von diesem selbst aber nicht bemerkt wird.

Ein Teil des konkreten therapeutischen Handelns bzw. Vorgehens generiert der Wirkfaktor „Hilfe zur Problembewältigung". Er führt zu der Anweisung, dass ein Therapeut den Patienten mit geeigneten Maßnahmen aktiv darin zu unterstützen oder ihn auch direkt anzuleiten hat, mit einem bestimmten Problem besser fertigzuwerden. Dieses Vorgehen entfaltet offensichtlich nur dann seine therapeutische Wirksamkeit, wenn der Patient dabei die Erfahrung macht, dass er selbst etwas bewältigen kann, von dem er bisher annahm, dass er es nicht bewältigen könne. Die Möglichkeiten, dieses Prinzip zu realisieren, hängen natürlich vom Störungsbild des Patienten ab. Beispielsweise wird der zurückgezogen lebende depressive Patient, der fest davon überzeugt ist, dass er es nicht wert ist, geliebt zu werden, sein Problem nicht dadurch bewältigen können, dass er vom Therapeuten ermuntert wird, Kontakte aufzunehmen und dabei zu erfahren, dass andere ihn lieben.

Unter der „Klärungsperspektive" werden therapeutische Vorgehensweisen gefasst, bei denen ein Therapeut dem Patienten hilft, sich über die Bedeutungen seines Erlebens und Verhaltens im Hinblick auf seine bewussten und unbewussten Ziele und Werte klarer zu werden. Es gibt therapeutische Verfahren, die diese Wirkung therapeutischen Vorgehens für die zentrale halten und ihre Therapietechnik wesentlich nach ihr ausrichten. Unter der Klärungsperspektive würden die Symptomatik, das Verhalten und das Erleben des Patienten hauptsächlich unter motivationalen Aspekten betrachtet: Warum empfindet und verhält sich der Patient so und nicht anders?

MERKE

Wirkfaktoren einer Psychotherapie sind (Grawe 1995):

- Ressourcenaktivierung
- Problemaktualisierung
- Aktive Hilfe zur Problembewältigung
- Motivationale Klärung

Empfehlungen für Psychotherapeuten

Psychotherapeuten sollten sich daher folgende allgemeine Gebote zur Pflicht machen:

- Ressourcenorientiert wahrnehmen, denken und handeln
- Prozessorientiert wahrnehmen, denken und handeln
- Beziehungsexperten sein
- Störungsexperten sein

- Experten für motivationale Dynamik des psychischen Geschehens werden
- Bewältigungs- und klärungsorientiert intervenieren können
- Die Möglichkeit verschiedener Rahmenbedingungen nutzen
- Ihr Vorgehen aus einem individuellen Fallverständnis ableiten lernen
- Mehrdimensional wahrnehmen, denken und handeln lernen

20.3.2 Evidenzlage und Stellenwert von Psychotherapie

An störungsspezifischen Psychotherapien bei akuten Depressionen dominieren die kognitive Verhaltenstherapie (➤ Kap. 21) und die tiefenpsychologisch begründete Psychotherapie (➤ Kap. 26), während die interpersonelle Psychotherapie (➤ Kap. 23) fast nur im stationären Rahmen als Teil eines komplexen Behandlungsprogramms angewandt wird. Verhaltensaktivierung (➤ Kap. 22), CBASP (➤ Kap. 24) und Schematherapie (➤ Kap. 25) lassen sich gut in die kognitive Verhaltenstherapie (KVT) integrieren. Sie werden selbst von den Autoren als Erweiterung bzw. Ergänzung der KVT gesehen und weisen besondere Indikationen auf. So ist CBASP v. a. für chronische Depressionen (z. B. Dystymien, Double Depression) entwickelt worden. Schematherapie fokussiert v. a. auf die Persönlichkeit und affektive Persönlichkeitsstörungen. Verhaltensaktivierung hat sich besonders bei schwereren Formen einer Depression bewährt. Alle Psychotherapien sind gut mit antidepressiver Pharmakotherapie kombinierbar und deren Nutzen depressiven Patienten überzeugend zu vermitteln.

Die umfangreiche Studienlage erlaubt Metaanalysen, Netzwerkanalysen bzw. Megaanalysen, was sich in den Empfehlungen verschiedener internationaler und nationaler Versorgungsleitlinien (NVL 2021) niederschlägt. Dort erreichen die Psychotherapien, sei es bei alleiniger Anwendung oder in Kombination mit der Pharmakotherapie höchste Bewertungen („A"). Psychotherapie (v. a. KVT) „soll" daher im ambulanten wie im stationären Rahmen angewandt, angeboten und in jede Depressionsbehandlung nach Möglichkeit integriert werden. Studien liefern darüber hinaus Hinweise, dass die Compliance bei einer medikamentösen Therapie höher ist, wenn parallel auch psychotherapeutisch behandelt wird. Bei pharmakotherapieresistenten Depressionen sollte auf jeden Fall eine Psychotherapie versucht werden.

Folgende Psychotherapieempfehlungen finden sich in der „Nationalen Versorgungsleitline Unipolare Depression" (www.depression.versorgungsleitlinien.de):

1. Bei leichten und mittelschweren Depressionen soll eine Psychotherapie angeboten werden.
2. Bei akut schweren Depressionen soll eine Kombinationsbehandlung mit medikamentöser Therapie und Psychotherapie angeboten werden.
3. Wird nur ein alleiniges Behandlungsverfahren in Betracht gezogen, soll bei ambulanten Patienten mit akut mittelschweren bis schweren depressiven Episoden eine alleinige Psychotherapie gleichwertig zu einer alleinigen medikamentösen Therapie angeboten werden.
4. Bei chronischen Depressionen soll eine Kombinationstherapie aus Antidepressiva und Psychotherapie angeboten werden.
5. Bei Dysthymie sollte eine Psychotherapie angeboten werden.
6. Bei Depressionen im höheren Lebensalter (doch auch bei Kindern und Jugendlichen) soll eine Psychotherapie angeboten werden.
7. Zur Stabilisierung des Therapieerfolgs sowie zur Senkung des Rückfallrisikos soll im Anschluss an die Akutbehandlung eine psychotherapeutische Nachbehandlung (Erhaltungstherapie) angeboten werden.
8. Längerfristig stabilisierende Psychotherapie (Rezidivprophylaxe) soll Patienten mit einem erhöhten Risiko für ein Rezidiv angeboten werden.

Diese eindeutigen, auf Wissenschaftlicher Evidenz basierten Empfehlungen beruhen auf der Betrachtung der Symptomreduktion als Erfolgsmaß. Bezogen auf die Verbesserung der Lebensqualität und des psychosozialen Funktionsniveaus sind die Effekte weniger gut belegt und fallen nicht in dieser mächtigen Dimension aus. Die dazu vorliegenden Metaanalysen beruhen auf deutlich weniger Studien und Patientenzahlen.

Kamenov et al. (2017) gelang es, 153 kontrollierte Studien mit insgesamt 29.879 depressiven Teilnehmern bezüglich der vernachlässigten Erfolgsindikatoren (Lebensqualität, soziales Funktionsniveau) zu analysieren. Psychotherapie und Pharmakotherapie erzielen im Vergleich zu den Kontrollbedingungen bestenfalls mittelgroße Effektstärken: g = 0,31 bis g = 0,43. Berücksichtigt man einen möglichen Publikationsverzerrungseffekt, dann erweist sich Psychotherapie als effizienter. Die Kombination aus Pharmakotherapie und Psychotherapie erzielt bessere Ergebnisse als die Monotherapien: g = 0,32 bis g = 0,39. Gelingt es durch Psychotherapie bzw. Pharmakotherapie das Ausmaß depressiver Symptomatik zu reduzieren, dann erhöhen sich in der Folge die Effektstärken für Lebensqualität und Funktionsniveau. Die Autoren folgern, dass die bestehenden und erfolgreichen Psychotherapien um den Fokus der Förderung von psychosozialem Funktionsniveau und Verbesserung der Lebensqualität ergänzt gehören.

20.4 Zusammenfassung und Folgerung

Variablen, die für die Entstehung einer vertrauensvollen, positiven therapeutischen Arbeitsbeziehung entscheidend sind (s. o.) wie z. B. Struktur, Empathie, Wertschätzung, Kompetenz, auch Passung zwischen Patient und Therapeut, führen zu zentralen Beziehungskomponenten, nämlich Respekt, Vertrauen, Nähe und Zuneigung (Liking), die wiederum Offenheit, Kommunikation und Veränderungsbereitschaft bei Patienten erzeugen, was schließlich Mitarbeit bewirkt und Veränderung initiiert und aufrechterhält. Spezifische Psychotherapie darf heute als unverzichtbarer Teil eines Behandlungskonzepts für Depressionen angesehen werden. Dies beruht auf wissenschaftlichen Belegen, gewonnen aus kontrollierten randomisierten Therapiestudien. Dies gilt für alle Altersgruppen (➤ Kap. 29, ➤ Kap. 30) und für jeden Behandlungsrahmen (stationär, teilstationär, ambulant).

LITERATUR

Cuijpers P, Reijnders M, Huibers M. The role of common factors in psychotherapy outcome. Annual Review of Clinical Psychology 2019; 15: 207–231.

Elliott R, James E. Varieties of client experience in psychotherapy: An analysis of the literature. Clinical Psychology Review 1989; 9: 443–467

Frank JD. Persuasion and Healing. Baltimore: John Hopkins University Press; 1961.

Grawe K. Grundriß einer allgemeinen Psychotherapie. Psychotherapeut 1995; 40: 130–145.

Hautzinger M, Eckert J. Wirkfaktoren und allgemeine Merkmale der Psychotherapie. In: Reimer C, Eckert J, Hautzinger M, Wilke E (Hrsg.). Psychotherapie. Ein Lehrbuch für Ärzte und Psychologen. Heidelberg: Springer; 2007; 17–32.

Hautzinger M, Welz S. Kurz- und längerfristige Wirksamkeit psychologischer Interventionen bei Depressionen im Alter. Zeitschrift für Klinische Psychologie und Psychotherapie 2008; 37: 52–60.

Johnsen TJ, Friborg O. The effects of cognitive behaviour therapy as an antidepressant treatment is falling. A meta-analysis. Psychological Bulletin 2015; 141: 747–768.

Kamenov K, Twomey C, Cabello M, Prina AM, Ayuso-Mateos JL. The efficacy of psychotherapy, pharmacotherapy, and their combination on functioning and quality of life in depression: a meta-analysis. Psychological Medicine 2017; 47: 414–425.

Lambert M, Ogles BM. The efficacy and effectiveness of psychotherapy. In: Lambert MJ. (Ed.). Bergin and Garfield's handbook of psychotherapy and behaviour change. New York: Wiley; 2004; 139–193.

Norcoss JC. Psychotherapy relationships that work. New York: Oxford University Press; 2002.

Orlinsky, D. E., Howard, K. I. (1987) A Generic Model of Psychotherapy. Journal of Integrative and Eclectic Psychotherapy 6, 6–27

Rogers C. Therapeut und Klient. Grundlagen der Gesprächspsychotherapie. Frankfurt am Main: Fischer; 1983.

Schramm E, Kriston L, Zobel I et al. Effect of Disorder-Specific vs Nonspecific Psychotherapy for Chronic DepressionA Randomized Clinical Trial. JAMA Psychiatry 2017; 74: 233–242.

Schramm E, Kriston L, Elsaesser M et al. Two-year follow-up after treatment with the Cognitive Behavioral Analysis System of Psychotherapy versus supportive psychotherapy for early onset chronic depression. Psychotherapy and Psychosomatic 2019; 88; 154–165.

Stangier U, Hilling C, Heidenreich T et al. Maintenance Cognitive Therapy and Manualized Psychoeducation in the Treatment of Recurrent Depression: a Randomized Controlled Trial. American Journal of Psychiatry 2013; 170: 624–632.

Strotzka H. Psychotherapie: Grundlagen, Verfahren, Methoden. München: Urban & Schwarzenberg; 1975.

Wampold BC. The great psychotherapy debate. New York: Taylor & Francis Inc.; 2001.

KAPITEL

21

Martin Hautzinger

Psychotherapie: kognitive Verhaltenstherapie

Kernaussagen

- **Verstärkungstheoretische** und **kognitionspsychologische Theorien** begründen das Vorgehen der KVT. Es besteht ein wechselseitiger Zusammenhang zwischen Gedanken, Verhalten und Gefühlen. Durch Veränderung von Verhalten und Denken lassen sich Emotionen und Antrieb sowie körperliche Prozesse beeinflussen.
- Zu den **Behandlungselementen einer KVT** zählen die störungsspezifische Psychoedukation, Verhaltensaktivierung, kognitive Interventionen, der Aufbau verschiedener Fertigkeiten zum sozialen bzw. kommunikativen Verhalten, zum Problemlösen, zur Stress- und Emotionsregulation. **Rezidivprophylaxe** und **Krisenmanagement** schließen die Therapie ab.
- Zahlreiche Studien belegen, dass die **KVT bei unipolaren Depressionen** in allen Altersgruppen und allen Schweregraden, bei rezidivierenden und bei chronischen Verläufen, als Einzel- und als Gruppentherapie wirksam eingesetzt werden kann.

21.1 Kognitiv-verhaltenstheoretische Störungs- und Behandlungskonzepte

Die verstärkungstheoretischen (Lewinsohn 1974; Coyne 1976) und kognitionspsychologischen Modellvorstellungen (Beck 1974; Abramson et al. 1978) bilden den einflussreichen und produktiven Hintergrund der kognitiven Verhaltenstherapie bei Depressionen (Hautzinger 2010, 2013, 2016).

21.1.1 Verstärkungstheoretischer Ansatz

Die **verstärkungstheoretischen Vorstellungen** lassen sich in folgenden Punkten zusammenfassen:

- Eine geringe Rate (verhaltenskontingenter) positiver Verstärkung (Mangel an positiven Erfahrungen und ein Überwiegen negativer Erfahrungen) wirkt auslösend für Depression.
- Eine geringe Rate positiver Verstärkung (Löschungsbedingungen) hält eine Depression aufrecht und wirkt zusätzlich reduzierend auf die Verhaltensrate.
- Die Gesamtmenge positiver Verstärkung ist abhängig von dem Umfang potenziell verstärkender Ereignisse und Aktivitäten (welche wiederum beeinflusst werden von der Lerngeschichte, dem Alter, dem Geschlecht usw.), dem Umfang erreichbarer Verstärker, dem Verstärkerrepertoire und den Fähigkeiten, Verhalten zu zeigen, das verstärkt werden kann.
- Depression wird zusätzlich aufrechterhalten durch die kurzfristig wirksamen Hilfsangebote, Sympathie und Anteilnahme (Krankheitsgewinn).
- Depression provoziert nicht nur kurzfristig Unterstützung und Zuwendung, sondern wird in Ermangelung entsprechender Handlungsalternativen und aufgrund gestörter Kommunikationsformen längerfristig immer wieder negativ verstärkt.

Daraus ergeben sich zumindest **zwei Ziele** für die Behandlung:

Verhaltensaktivierung und Förderung angenehmer Aktivitäten. Dies ist im Alltag sowie im Rahmen einer Psychotherapie sinnvoll und hilfreich, da ein entsprechendes Aktivitätsniveau das Ausmaß potenzieller positiver Verstärker erhöht und Depressive viel Zeit mit passiven Verhaltensweisen (wie Grübeln, Vor-Sich-Hinstarren) verbringen, die keinen positiven Verstärkerwert besitzen. Ferner besteht ein Zusammenhang zwischen der Aktivitätsrate, der Art der Aktivitäten und der Stimmung, wobei depressive Patienten dazu neigen, ihre Aktivitätsrate gering einzuschätzen und Stimmungsunterschiede nur schwer wahrnehmen.

Erweiterung des Verhaltensrepertoires und Aufbau von Kompetenzen. Der Aufbau sozialer und interaktioneller Fertigkeiten ist sinnvoll, da depressiven Patienten oft die Fähigkeit fehlt, sich in sozialen Situationen angemessen und für den Interaktionspartner verstärkend zu verhalten. So entwickeln Depressive oft ungünstige Interaktionsstile und Kommunikationsinhalte, deren Wirkung sie nicht angemessen wahrnehmen. Darüber hinaus werden negative Gefühle häufig nicht offen zum Ausdruck gebracht. Mittel- bzw. längerfristig positives und förderliches soziales Kontaktverhalten fehlt. Weitere Kompetenzen betreffen das Problemlösen, das Stressmanagement (Entspannung, Achtsamkeit) und die Emotionsregulation.

21.1.2 Kognitionspsychologischer Ansatz

Die **Grundüberlegungen** der kognitionspsychologischen Modelle lauten:

- Grundlage einer depressiven Entwicklung ist eine kognitive Störung, wobei das Denken Depressiver einseitig, willkürlich, selektiv und übertrieben negativ ist.
- Auslöser für diese kognitiven Störungen sind negative Erfahrungen, Verluste, Nichtkontrolle und sozialisationsbedingte Vorgaben.
- Diese Schemata werden durch belastende Situationen aktiviert und im Sinne einer nach „unten gerichteten Spirale" verstärkt.
- Ungeschickte Kausalattributionsmuster wie Erklärung von Misserfolgen tragen zur Verfestigung der Verarbeitungsmuster bei.
- Da diese kognitiven Prozesse sehr automatisiert sind und durch zugrunde liegende, rigide, negativ

zweifelnde, generalisierte Überzeugungssysteme gesteuert werden, sind die Abläufe sehr beharrlich und andauernd.

Zentrales Ziel einer Behandlung ist folglich die **kognitive Umstrukturierung**, doch heute auch **metakognitive Interventionen.** Veränderungen von automatischen Gedanken, Bewertungen, Einstellungen und Kausalattributionsmuster sind notwendig, da depressive Patienten zu kognitiven Verzerrungen, falschen Attributionen und fehlerhaften Wahrnehmungen neigen und ein Zusammenhang zwischen Gedanken, Gefühlen und Handlungen besteht. So haben Depressive die Tendenz, ihre Gedanken bereits als Tatsachen zu betrachten, ohne sie an der Realität zu überprüfen. Neben der auf Selbstabwertung zielenden kognitiven Prozesse sind auch noch andere Selbstkontrollprinzipien wie z. B. die Selbstverstärkung beeinträchtigt. Aktuelle Weiterentwicklungen psychologischer Vorstellungen zur Depressionsgenese gehen über diese eher einfachen Hypothesen hinaus und integrieren verschiedene psychische und soziale Prozesse, die aufgrund von Forschungsbefunden Bestätigung fanden und einen Begründungsrahmen für erfolgreiche kognitiv-verhaltenstherapeutische Maßnahmen abgeben.

Depressionen werden diesem Verständnis nach sowohl durch gedankliche (kognitive) Prozesse als auch durch Defizite und den Verlust von Verstärkern (Aktivitätsrate, Fertigkeiten, Belastungen) bedingt. Die Häufung unangenehmer Ereignisse oder die Folge unangemessenen Verhaltens beeinflussen dabei kognitive Strukturen, ebenso wie negative Einstellungen und Erwartungen ihrerseits Auswirkungen auf die Aktivitätsrate eines Patienten, sein soziales Handeln und das Ausmaß positiver Erfahrungen haben. Entsprechend setzt kognitive Verhaltenstherapie (KVT) am Verhalten, den Fertigkeiten, den Sozialkontakten, der Aktivitätsrate, der Tagesstruktur und den kognitiven Prozessen (Wahrnehmung, Aufmerksamkeit, Gedächtnis, Attributionsmuster, Schlussfolgerungen, Vorhersagen usw.) an (➤ Abb. 21.1).

21.1.3 Module der KVT

Die KVT besteht folglich aus 6 Phasen oder Modulen (s. u.). Dabei ist zu beachten, dass damit keine starre Abfolge oder bei allen gleiche Behandlungsschwerpunkte gemeint sind. Diese Module sind immer individuell anzupassen und je nach Problemlage bzw. Zielen verstärkt oder eben auch gar nicht in den Behandlungsplan zu integrieren.

Typisch ist, dass für die Phasen/Module 1 und 2 meist 5–6 Sitzungen ausreichen. Für Phase/Modul 3 werden meist 5–8 Sitzungen benötigt. Dabei ergibt sich oft eine Überlappung mit den kognitiven Interventionselementen der Phase/des Moduls 4, für

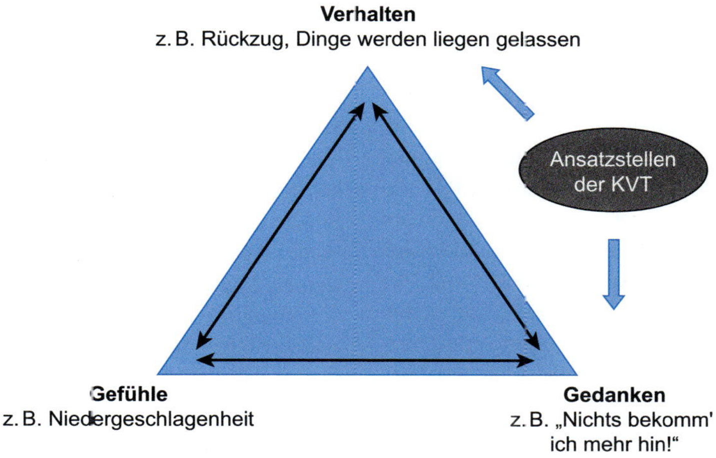

Abb. 21.1 Heuristik (Erklärungsmodell) der Kognitiven Verhaltenstherapie [P1155/L143]

die mind. 6–8 weitere Sitzungen reserviert werden sollten. Die Bearbeitung von Fertigkeiten und Ressourcen (Phase/Modul 5) fokussiert konkrete Verhaltensübungen, was ebenfalls 4–8 Sitzungen erfordert. Der Übergang in die Zeit nach der Behandlung (Phase/Modul 6) sollte nicht auf eine Sitzung beschränkt werden, sondern über mehrere Sitzungen in größerem Abstand (Auffrischungssitzungen) gestreckt werden.

- **Modul 1:** zentrale Probleme erkennen und benennen; Aufbau therapeutischer Beziehung, beruhigende Versicherungen, Akzeptanz; Anamnese und Lebensgeschichte sowie Symptomatik und Verlauf der Depression
- **Modul 2:** Erklärung und Psychoedukation bezogen auf affektive Störung, Vermittlung des therapeutischen Modells (Emotion, Kognition, Verhalten) und der Therapieschwerpunkte
- **Modul 3:** Aktivitätsaufbau, Tagesstruktur, Förderung angenehmer Tätigkeiten
- **Modul 4:** Bearbeiten kognitiver Muster und dysfunktionaler Informationsverarbeitungen
- **Modul 5:** Verbesserung der sozialen, interaktiven, problemlösenden Kompetenzen
- **Modul 6:** Vorbereitung auf Krisen, Erkennen von Krisen und Rückschlägen, Beibehaltung des Gelernten, Rückfallverhinderung, Notfallplanung

21.2 Grundfertigkeiten

Wenngleich das Vorgehen in der KVT aus einer Reihe von Techniken und Übungen besteht, die strukturiert zum Einsatz kommen, können diese nur dann ihre volle Wirkung entfalten, wenn sie in Verbindung mit bestimmten Basismerkmalen günstigen Therapeutenverhaltens zum Tragen kommen. Zu diesen **„unspezifischen bzw. allgemeinen Wirkfaktoren"** zählt v. a. eine tragfähige positive Beziehung, die durch einen bedingungslos wertschätzenden, akzeptierenden, unterstützenden, einfühlsamen und offenen Therapeutenstil verfolgt werden sollte. Darüber hinaus zählen noch weitere Merkmale zu den empirisch gestützten Wirkfaktoren. So ist es hilfreich, die bereits vorhandenen Ressourcen des Patienten für das therapeutische Vorgehen zu nutzen **(Ressourcenaktivierung).** Problemsituationen, die in der Therapie verändert werden sollen, sollten unmittelbar erfahrbar gemacht werden, indem entsprechende Situationen aufgesucht werden **(Problemaktualisierung).** Darüber hinaus ist es therapieförderlich, wenn der Patient in der Bewältigung seiner Probleme durch aktiv-handelnde problemlösende Maßnahmen unterstützt wird, wodurch korrigierende emotionale Erfahrungen möglich werden **(Problembewältigung).** Schließlich sollte der Therapeut die Einsicht in das konfliktbehaftete Erleben und Verhalten des Patienten fördern **(motivationale Klärung).** Vor allem zu Beginn, aber auch bei Einbrüchen im Verlauf sind beruhigende Versicherungen und hoffnungsinduzierende Informationen gegenüber dem depressiven Patienten wichtig.

Auf Basis dieses unspezifischen, jedoch wirksamen Therapeutenverhaltens arbeiten der kognitive Verhaltenstherapeut und sein Patient gemeinsam an der Lösung bestimmter Probleme. Hierbei strukturiert der Therapeut den Sitzungsinhalt, indem er mit dem Patienten gemeinsam zu Beginn der Sitzung eine aufgabenorientierte Tagesordnung festlegt. Immer wieder fasst er das Gesagte zusammen, lenkt das Gespräch auf zentrale Aspekte sowie Probleme und gibt Rückmeldungen, um auf diese Weise für die affektive Störung relevante Problembereiche herauszuarbeiten. Hiermit soll vermieden werden, dass die Sitzung ausschließlich von Befindlichkeiten und Themenangeboten des Patienten bestückt wird, ohne dass an konkreten, depressionsaufrechterhaltenden Problembereichen gearbeitet wird. Es sollte ein adäquates Verhältnis zwischen interessiertem Einlassen und Aufgabenorientierung im Therapeutenverhalten bestehen. Als Hilfsmittel nutzt er hierzu Schaubilder, Aufgabenblätter, Flipcharts sowie weiteres Material, das strukturförderlich zum Einsatz kommen kann. Wesentlich ist, dass die bearbeiteten Inhalte der Sitzung schließlich durch Übungen und Hausaufgaben in der Realität erfahrbar gemacht werden. Kognitive Muster werden bearbeitet, indem der Therapeut einen sog. **sokratischen Fragestil** anwendet. Hierbei versucht er durch offene, gelenkte Fragen den Patienten dazu zu bringen, Widersprüche innerhalb seiner Denkmuster selbst zu erkennen, selbstständig alternative Sichtweisen und Lösungswege zu überlegen und für eine anschließende Prüfung und Erprobung bereitzuhaben.

21.3 Psychoedukation und Erarbeitung eines individuellen Erklärungsmodells

Zu Beginn einer jeden Therapie sollte eine Aufklärung erfolgen, in deren Rahmen der Patient über die Symptomatik, den Verlauf sowie Behandlungsmöglichkeiten der Depression informiert wird. Der Patient sollte darüber in Kenntnis gesetzt werden, was ihn im Fortgang einer KVT erwartet und wie sich das gemeinsame Arbeiten konkret gestaltet. Auf diese Weise kann sichergestellt werden, dass der Patient eine freiwillige, informierte Entscheidung für die Therapie trifft, welche die Veränderungsmotivation und somit die Erfolgsaussichten im Verlauf erhöht.

Der wechselseitige Zusammenhang zwischen Gedanken, Gefühlen und Verhalten sollte gemeinsam mittels **Interaktionsdreieck** (➤ Abb. 21.1) an konkreten, persönlichen Beispielen erarbeitet werden und so das Rational sowie die Ansatzstellen der KVT abgeleitet werden. Der Patient soll hierbei lernen, dass es Ziel der KVT ist, eine positive Veränderung seiner Stimmung über die Veränderung seines Verhaltens und seiner Denkmuster zu bewirken.

Meist ist es wichtig mit dem Patienten ein **individuelles Erklärungsmodell der Depression** zu erarbeiten (Hautzinger 2010). Es werden prädisponierende Faktoren im Laufe der Lebensgeschichte exploriert, die wahrscheinlich zu einer Vulnerabilität seiner Person beigetragen haben. Hierzu zählen u. a. genetische Faktoren (Depressionen in der Familiengeschichte), biologische Auffälligkeiten (Ungleichgewicht bestimmter Neurotransmittersysteme) und depressionsförderliche Persönlichkeitsmerkmale (z. B. Neurotizismus, ängstlich-vermeidende Persönlichkeitsstruktur). Aber auch traumatische Erfahrungen in der Vorgeschichte, die v. a. mit Misshandlungen, Vernachlässigung und Verlusten sowie fehlendem Kontrollerleben einhergingen, können neben weiteren Lernerfahrungen (z. B. Vermittlung überhöhter Leistungsstandards) in der frühen Vorgeschichte zur Ausbildung dysfunktionaler kognitiver Schemata geführt haben. Darüber hinaus sollten auslösende Faktoren identifiziert werden, welche letztendlich zum Ausbruch der depressiven Störung geführt haben. Schließlich ist es zentral, die aufrechterhaltenden Mechanismen der Depression zu erarbeiten, indem die sich gegenseitig ungünstig beeinflussenden Aufschaukelungsprozesse aus ungünstigen (negativ vorwurfsvollen) Interaktionen, zunehmendem Rückzug, Passivität und dysfunktionalen Denkmustern in Form eines Depressionsspirale Schritt für Schritt mit dem Patienten auf Basis dessen persönlicher Erfahrungen hergeleitet werden.

21.4 Verhaltensaktivierung und Aktivitätsaufbau

Mit zu den ersten therapeutischen Maßnahmen bei depressiven Patienten gehört es, auf der konkreten Handlungsebene erste Versuche der Aktivierung zu starten, um damit früh positive Erfahrungen und Verstärkung zu erreichen. Bei Verhaltensaktivierung und Aktivitätsaufbau (Hoyer und Krämer 2021; s. a. ➤ Kap. 22) geht es einerseits um die Steigerung bzw. den Wiederaufbau **positiver Erfahrungen und Aktivitäten,** andererseits um die Reduktion eines Übermaßes an negativen, belastenden Erfahrungen. Wichtigstes Instrument dabei ist der Wochen- und Tagesplan. Wird der Patient in einer Anfangsphase gebeten, in Form einer täglichen Selbstbeobachtung **(Wochenplan)** der Aktivitäten und Ereignisse dieses Protokoll auszufüllen, so dient es später auch dazu, die Tage zu strukturieren und Aktivitäten zu planen. Eine Liste persönlicher Verstärker und angenehmer Aktivitäten hilft in dieser Phase, genügend Ideen und Anregungen für diese allmähliche, sukzessive Steigerung der Aktivitäten verfügbar zu haben.

Mit **positiven Aktivitäten** werden Tätigkeiten bezeichnet, die vom Patienten als angenehm erlebt werden. Dabei kann es sich sowohl um aktiv initiierte Tätigkeiten als auch um Ereignisse handeln, die in verschiedenen Bereichen des individuellen Lebens wie Beruf, Freizeit und Alltag vorkommen. Wichtig ist die Unterscheidung von Aktivitäten, die als neutral oder unangenehm erlebt werden **(Typ A),** die aber aus den verschiedensten Gründen ausgeführt werden müssen, und Aktivitäten, die als angenehm und schön erlebt werden **(Typ B),** doch nicht zu den Pflichten zählen. Deshalb muss bei der Tages- und Wochenplanung auf die Ausgewogenheit der beiden Aktivitätsarten geachtet werden. Je mehr es gelingt, positive Aktivitäten regelmäßig in den Tagesablauf einzubauen, desto besser fühlt sich der Patient. Diese verbesserte Stimmung steigert dann wiederum die Bereitschaft, aktiver zu sein. Dieser Zusammenhang muss zunächst über Selbstbeobachtungen erkannt und als hilfreicher Wirkmechanismus verstanden werden.

Konkret werden die vom Patienten ausgefüllten »Wochenpläne« nach dem Zusammenhang von Handeln (Aktivitäten, Ereignissen) und Fühlen (Befinden, Stimmung) Stunde für Stunde eines bzw. mehrerer Tage ausgewertet. Daraus erwächst dann das Verständnis, dass es zwischen Befinden und Aktivitäten einen Zusammenhang gibt, der für therapeutische Zwecke genutzt werden kann. Getragen von der Idee, dass es leichter möglich ist, das eigene Tun und die Menge angenehmer Aktivitäten als direkt die Gefühle zu beeinflussen, geht es dann darum, eine ganz persönliche Liste angenehmer Aktivitäten zu erarbeiten. Dazu kann die von verschiedenen Autoren vorgeschlagene Liste verstärkender oder angenehmer Ereignisse verwendet werden. Gelingt es, eine derart persönliche Verstärkerliste zu erstellen, mündet die Therapie in eine Phase des aktiven Planens und Umsetzens der dort enthaltenen angenehmen Aktivitäten in den Alltag. Dazu werden meist wieder Wochenpläne als Strukturierungshilfe verwendet. Wichtig ist, gestuft und angepasst an die Lage des Patienten vorzugehen und das Aktivitätsniveau allmählich auszuweiten.

21.5 Kompetenzen und instrumentelle Fertigkeiten

Die **sozialen Beziehungen** sind bei depressiven Patienten häufig belastet. Soziale Kontakte sind verkümmert, soziales Verhalten ist gehemmt und reduziert. Bei vielen Patienten reicht allein die Behebung der Depression nicht aus, um dieses Brachliegen der sozialen Interaktionen und Interaktionsfähigkeiten zu überwinden, sodass der Aufbau und die Verbesserung von sozialer Sicherheit, Kontaktverhalten, Kommunikationsfertigkeiten, doch auch des Stressmanagements und der Problembewältigungsfertigkeiten zu einer erfolgreichen KVT gehören. Die wesentlichen Techniken und Strategien dabei sind: Verhaltensbeobachtungen; Rollenspiele und Verhaltensübungen zur Verbesserung der sozialen Wahrnehmung, Aufbau sozialer Fertigkeiten und selbstsicheres Verhalten, Einbeziehung des Partners und der Familie, Steigerung interpersonaler Aktivitäten während der Woche (Planung, gestuftes Vorgehen) zur Mehrung sozialer Kontakte, Kommunikationsübungen mit dem Partner, Problemlösen, Entspannung und Achtsamkeit.

Beim Schwerpunkt **soziale Fertigkeiten** werden Übungen aus dem Selbstsicherheitstraining (Stenzel und deVeer 2021) zum Durchsetzen, Neinsagen, Gefühle ausdrücken, Kritik üben, Wünsche und Bedürfnisse äußern und Lob ausdrücken durchgeführt. Derartige Übungen sind ideal in einer Gruppe mit Videounterstützung durchzuführen. Ausgangspunkt sind die sozial problematischen Situationen des Patienten, die zu nachspielbaren Szenen reduziert werden. Der Patient spielt sich meist selbst, während Therapeut bzw. Gruppenmitglieder die Interaktionspersonen darstellen. Um komplexere Verhaltensalternativen aufzubauen, ist auch Modellvorgabe und Rollentausch (Patient spielt den Interaktionspartner, Therapeut übernimmt Rolle des Patienten) angezeigt. Die Rollenspiele sind zunächst sehr kurz, gefolgt von Rückmeldungen, die konstruktiv mit der Betonung des korrekten bzw. sozial kompetenten Verhaltens formuliert werden sollten.

Bei Familien- und Partnerschaftsproblemen bieten sich Übungen zur Verbesserung der **Interaktion und Kommunikation** an (Engl und Thurmaier 2020). Zunächst geht es um richtiges Zuhören, Paraphrasieren, Anerkennen, Loben, Verwöhnen, gemeinsame Aktivitäten, Wünsche ausdrücken, erst danach um Kritisieren.

Zur Steigerung sozialer Kontakte lassen sich Methoden einsetzen, wie sie bereits in ➤ Kap. 21.4 angesprochen wurden. In der bereits erwähnten Liste angenehmer Aktivitäten sind zahlreiche soziale Ereignisse enthalten, die nun besonders beachtet werden können. Wichtig bei dieser Therapiephase ist die Bereitschaft zum Experimentieren und zum mehrfachen Ausprobieren. Dazu müssen die Patienten auf die Kontaktsituationen vorbereitet werden (ideal sind Rollenspiele und realistische Erwartungshaltung). Die Vorbereitung auf wiederholte Misserfolge und Enttäuschungen ist unerlässlich.

Zum Stressmanagement und zur Emotionsregulation sind neben den kognitiven Methoden (➤ Kap. 21.6) v. a. Entspannungs- und Achtsamkeitsfertigkeiten hilfreich.

Das Ziel des Trainings in **Achtsamkeit** (Segal et al. 2002) besteht nicht darin, innere Prozesse kontrollieren und verändern zu wollen, sondern diese achtsam als solche wahrzunehmen, sich aus einer Metaposition heraus davon zu distanzieren, somit Gefühle, Beschwerden, Gedanken ziehen zu lassen und sich bewusst dem Hier und Jetzt, also dem gegenwärtigen Sein zuzuwenden. Gedanken, Gefühle und Körperempfindungen werden neugierig wahrgenommen, akzeptiert und toleriert, ohne diese zu bewerten. Patienten lernen, dass alle Gedanken lediglich mentale Ereignisse, somit keine Fakten sind und sie nicht jedem Gedanken folgen müssen. Dieser Ansatz bietet sich entsprechend v. a. für Patienten an, die zu starkem Grübelverhalten neigen, sich immerzu sorgen, ständig Risiken und Bedrohungen wahrnehmen und dazu tendieren, Gedanken und Tatsachen zu verwechseln. Um diese neue Haltung gegenüber den eigenen Gedanken, Gefühlen und Körperempfindungen aufzubauen und seine Aufmerksamkeit gezielt zu lenken, werden Achtsamkeitsübungen durchgeführt, die der Patient im Verlauf täglich eigenständig anwenden soll.

21.6 Kognitive Interventionen

Das Denken depressiver Menschen lässt sich beschreiben als pessimistisch, eindimensional, absolutistisch, invariant, irreversibel, bewertend und kategorial (Beck 1974; Hautzinger 2010). Nichtdepressives »reifes« Denken ist dagegen mehrdimensional, nicht wertend, relativierend, variabel, reversibel, flexibel, spezifisch und konkret. Eine solche Person ordnet Erklärungen nicht in »Schwarz-Weiß-Kategorien« ein oder erstellt »Charakterdiagnosen« (s. u.), sondern legt menschlichen Erfahrungen und den Ursachen für Ereignisse ein Kontinuum zugrunde. **Ziel einer kognitiven Depressionstherapie** muss es daher sein, den Patienten dabei zu helfen, das depressiv verzerrte, starre Denken in ein differenziertes, konkretes, flexibles Denken zu verändern. Patienten lernen, ihren spontanen Bewertungen nicht zu trauen und nicht als einzig mögliche Sicht der Dinge zu sehen.

WEITERE INFORMATIONEN

„Charakterdiagnosen" – typische Denkverzerrungen in einer Depression

- Übergeneralisierungen, Verallgemeinerung von Negativem.
- Selektive Abstraktionen, Wahrnehmung von Fehlern, Katastrophen, Misserfolgen.
- Personalisierungen, Misserfolge bedeuten Versagen als Person.
- Dichotomes Denken, es gibt nur richtig oder falsch, schwarz oder weiß.
- Solltetyranneien, hohe, absolute Ansprüche, „Musturbations".
- Emotionales Begründen, Stimmung und Gefühle werden als Erklärung angenommen.
- Magnifizieren des Negativen, nur Risiken, Gefahren, Fehler werden beachtet.

Kognitive Interventionen zielen darauf, diese nicht realitätsangemessenen Kognitionen zu erkennen, beobachten zu lassen, ihren Realitätsgehalt zu testen und letztlich zu verändern. Diese Therapie ist daher immer problemorientiert, konkret und spezifisch. Es geht niemals darum, dem Patienten etwas auszureden, sondern Argumente, Erfahrungen, Alternativen zusammenzutragen, zu prüfen und auszuprobieren. Der erste Schritt zur Bearbeitung kognitiver Prozesse ist daher die Entdeckung, das Beobachten und Protokollieren von automatischen Gedanken in relevanten und zentralen Problembereichen. Bevorzugt benutzt der Therapeut für das Festhalten dieser Kognitionen das »Protokoll negativer Gedanken«, das aus 5 Spalten besteht (➤ Tab. 21.1)

Eine Vielzahl von kognitiven Techniken (Hautzinger und Pössel 2017) ist vorgeschlagen worden, um die so zutage tretenden automatischen Gedanken und Themen, später auch die Grundüberzeugungen zu beeinflussen. **Grundlage all dieser Strategien** ist immer das gelenkte Fragen des sokratischen Interaktionsstils. Wesentliche Methoden für die Änderung kognitiver Muster sind u. a.: Realitätstesten, alternative Erklärungen, Reattribuierung, Rollentausch,

Tab. 21.1 Spaltenprotokoll zum Erkennen und Bearbeiten automatischer Gedanken

Situation/ Auslöser	Gefühl/Stärkeurteil	Automatische Gedanken	Realistischere Gedanken	Ergebnis
Schritte 1 + 2	Schritt 3		Schritt 4	Schritt 5
Sonntag, schon 11 Uhr und noch immer im Bett. Kraftlos.	Erschöpft, depressiv, mies (90)	Habe keine Lust, was zu tun. Habe nicht die Kraft. Nichts macht mir Freude. Alle anderen sind längst auf und vergnügen sich. Ich schaff' das nie. Ich Versager!	Das kommt daher, weil ich nichts tue. Natürlich habe ich Kraft, ich bin doch nicht behindert. Nur das Nichtstun macht mich depressiv. Habe Freude an den Dingen, wenn ich erst mal anfange. Was gehen mich die anderen an. Ich bin kein Versager, nur weil ich durchhänge und krank bin. Nur der Anfang ist schwer. Los jetzt!	Verspüre Erleichterung. Stand auf und duschte mich. Nur noch 30–40 mieses Gefühl.

Perspektivwechsel, Vorteile/Nachteile, Was-ist-wenn-Technik, Entkatastrophisieren, Übertreiben bzw. ins Gegenteil verkehren.

Der Prozess der Änderung kognitiver Muster ist meist ein langsamer, mit vielen Rückschlägen, da die alten, gewohnten Denkmuster v. a. in belastenden, kritischen Situationen rascher greifen und das emotionale Erleben determinieren. Die neuen Einstellungen und Denkweisen müssen geübt und wiederholt angewandt werden, bevor daraus neue automatische Gedanken bzw. Grundüberzeugungen werden.

21.6.1 Stabilisierung der Erfolge

Patienten sollen durch die kognitive Verhaltenstherapie in die Lage versetzt werden, mit zukünftigen depressiven Symptomen und möglichen Rezidiven selbst umzugehen. Gegen Ende der Therapie werden die Patienten auf zukünftige Krisen und Rückschläge vorbereitet. Konkrete, alle betreffenden Krisen und belastenden Ereignisse werden „provozierend" durchgesprochen und Möglichkeiten der eigengesteuerten Überwindung erprobt, wobei es vom Einzelfall abhängt, welche Behandlungsanteile besonders hervorgehoben und für zukünftige Krisen genutzt werden. Ein Notfallplan wird erstellt, der in Krisen bzw. im Falle beginnender Rückschläge umgesetzt und Schritt für Schritt befolgt wird.

21.6.2 Evidenzlage und Wirksamkeitsnachweise

Es existieren zahlreiche Studien, die die Wirksamkeit einer KVT bei unipolaren Depressionen überprüft haben. Eine aktuelle Metaanalyse konnte auf Basis von 155 Studien zeigt, dass KVT als Einzel- und Gruppentherapie, als Telefonintervention, als Onlineangebot (➤ Kap. 35) sowie geleitete Selbsthilfe in ähnlicher Weise bei unterschiedlichen Schweregraden anhaltend wirksamer ist als Kontrollgruppen (Warteliste, Standardbehandlung; Cuijpers et al. 2019). Einzel- und Gruppentherapie zeigten dabei die höchsten Akzeptanzraten. Eine weitere Metaanalyse (Zhang et al. 2018) konnte nachweisen, dass KVT im Vergleich zu einer Kontrollgruppe wirksamer darin ist, in (teil-)remittiertem Zustand erneute Rückfälle zu verhindern. Der präventive Effekt konnte dabei anhaltend für 2–6 J. festgestellt werden. Selbst behandlungsresistente Depressionen lassen sich mit KVT wirksam behandeln (Li et al. 2018). Entsprechend diesen Evidenzen empfehlen die unterschiedlichsten Behandlungsleitlinien und Nationalen Versorgungsleitlinien für die Behandlung unipolarer Depressionen die KVT, ob allein oder in Kombination mit antidepressiver Medikation, mit höchster Priorität.

LITERATUR

Abramson LY, Seligman ME, Teasdale JD. Learned helplessness in humans: Critique and reformulation. Journal of Abnormal Psychology 1978; 87: 49–74.
Beck AT. The development of depression: A cognitive model. In: Friedman RJ, Katz MM (Hrsg.). The psychology of depression. New York: Wiley; 1974.
Coyne JC. Toward an interactional description of depression. Psychiatry 1976; 39: 28–40.
Cuijpers P, Noma H, Karyotaki E et al. Effectiveness and acceptability of cognitive behavior therapy in adults with depression: A network meta-analysis. JAMA-Psychiatry 2019; 76: 700–707.
Engl J, Thurmaier F. Kommunikationstherapie. Ein paartherapeutischer Ansatz. Göttingen: Hogrefe; 2020.
Hautzinger M. Akute Depression. Göttingen: Hogrefe; 2010.
Hautzinger M. Kognitive Verhaltenstherapie bei Depressionen. (7. A.) Weinheim: Beltz; 2013.
Hautzinger M. Depression im Alter (2. A.). Weinheim: Beltz; 2016.
Hautzinger M, Pössel P. Kognitive Interventionen. Göttingen: Hogrefe; 2017.
Hoyer J, Krämer L. Verhaltensaufbau und Aktiverung. Göttingen: Hogrefe; 2021.
Lewinsohn PM. A behavioral approach to depression. In: Friedman RJ, Katz MM (Hrsg.). The psychology of depression. New York: Wiley; 1974.
Li JM, Zhang Y, Su WJ et al. Cognitive behavioral therapy for treatment-resistant depression: A systematic review and meta-analysis. Psychiatry Research 2018; 268: 243–250.
Segal Z, Williams J, Teasdale J. Mindfulness-based cognitive therapy for depression. New York: Guilford; 2002.
Stenzel NM, deVeer AM. Aufbau und Förderung sozialer Kompetenz. Göttingen: Hogrefe, 2021.
Zhang Z, Zhang L, Zhang G et al. The effect of CBT and its modifications for relapse prevention in major depressive disorder: A systematic review and meta-analysis. BMC Psychiatry 2018; 18: 50. doi:10.1186/s12888-018-1610-5.

KAPITEL

22 Psychotherapie: Verhaltensaktivierung

Ulrich Schweiger und Valerija Sipos

Kernaussagen

- **Verhaltensaktivierung/Behavioral Activation** (BA) hat seine Wurzeln in Skinners Theorie der operanten Verstärkung und der daraus von Lewinsohn abgeleiteten Verstärker-Verlust-Theorie der Depression. BA setzt Verhalten, das mit positiver Verstärkung einhergeht als Antidepressivum ein. In seiner modernen Form ist BA stark von der Theorie werteorientierten Handelns aus der Acceptance and Commitment Therapy beeinflusst.
- **Wichtige Behandlungselemente der BA sind:** Psychoedukation zum Störungsmodell, Verhaltensprotokolle, Erfassung der Wertehierarchie des Patienten, einfache Verhaltensaktivierung, Verhaltensanalysen, Stimuluskontrolle, Kontingenzmanagement, Fertigkeitentraining, entgegengesetztes Handeln. Ein **zentrales Element der Beziehungsgestaltung** bei BA sind aus der dialektisch-behavioralen Therapie übernommene Validierungstechniken.
- Die **Wirksamkeit von BA ist bei unipolarer Depression** bei allen Altersgruppen und Schweregraden, in den Settings Einzeltherapie, Gruppentherapie und als Onlinetherapie belegt. BA zeichnet sich als Therapiemethode durch gute Erlernbarkeit und Implementierbarkeit aus.

22.1 Die Verstärker-Verlust-Theorie der Depression

Die Verstärker-Verlust-Theorie macht folgende **Annahmen:**

- Menschliches Wohlbefinden ist abhängig von einer ausreichenden Rate von verhaltenskontingenter Belohnung.
- Eine ausreichende Rate von Belohnung erfordert vielfältige und nachhaltige Quellen von Verstärkung. Wenn werteorientiertes Handeln einen hohen Anteil des Verhaltens bestimmt, ist Nachhaltigkeit von Verstärkung am wahrscheinlichsten gewährleistet.
- Aversive Lebensereignisse jeder Art (z. B. Krankheit, Verlust des Arbeitsplatzes, Trennung von Partner oder Familie) und ein ungünstiger Lebenskontext können Möglichkeiten zu werteorientiertem Handeln einschränken und Vermeidungsverhalten fördern.

- Vermeidungsverhalten kann in Konkurrenz mit werteorientiertem Handeln treten und damit verhaltenskontingente Belohnung verhindern.
- Unzureichende psychologische und andere Fertigkeiten können den Zugang zu verhaltenskontingenter Belohnung erschweren.

Menschen mit depressiven Störungen zeigen vielfältige Formen von problematischem Vermeidungsverhalten, insbesondere Erlebnisvermeidung und Emotionsvermeidung. Vermeidung wird dabei häufig als einzige oder unverzichtbare Möglichkeit der Problemlösung betrachtet. Das Vermeidungsverhalten wird häufig im interpersonellen Kontext verstärkt, beispielsweise durch Partner, Ärzte oder Psychotherapeuten.

22.2 Behavioral Activation

22.2.1 Behandlungskonzept

Behavioral Activation (BA) setzt **Verhalten als Antidepressivum** ein.

- BA setzt hierbei auf einen Veränderungsprozess von außen nach innen: Wiederaufgenommenes oder neues Verhalten soll zu günstigen Veränderungen im emotionalen Erleben und in der Stimmung führen.
- Der Patient muss hier notwendigerweise in Vorleistung gehen. Vermeidungsverhalten zu überwinden, ist im Zustand der Depression besonders schwierig, kann sich falsch oder unnatürlich anfühlen. Die Aufgabe des Therapeuten ist es, den Patienten in diesem Prozess zu beraten und emotional zu unterstützen.
- BA konzentriert sich auf das gegenwärtige Verhalten und den gegenwärtigen Kontext des Patienten. Wenige Dinge richtig machen, ist ein zentrales Prinzip.
- Bei der Umsetzung von BA untersuchen der Patient und der Therapeut durch Erfassung der Wertepriorітäten des Patienten und durch Auswertung der Erfahrungen des Patienten (z. B. in Form von Aktivitätsprotokollen) fortlaufend, welche Aktivitäten sich besonders gut als Antidepressivum eignen.
- BA beginnt mit einfacher Aktivierung, d. h. mit Aktivitäten, die ohne große Barrieren zur Verfügung stehen. Erfolgreiche einfache Aktivierung ist bei einer wichtigen Untergruppe von Patienten bereits eine ausreichende Behandlung der Depression.
- Wiederaufgenommene oder neue Aktivität ist notwendigerweise mit Schwierigkeiten und Misserfolgen verbunden. BA nutzt Verhaltensanalysen, um Probleme auf der Ebene von Fertigkeiten, antezedenten Bedingungen, beobachtbaren und privaten Konsequenzen zu erfassen. Hieraus werden mögliche Lösungsstrategien erarbeitet und implementiert.
- Wenn wichtige Verhaltensbereiche durch private Konsequenzen blockiert sind, setzt BA die aus der DBT übernommene Technik des entgegengesetzten Handelns ein.

22.2.2 Die Elemente von Behavioral Activation

Sammeln von ersten Informationen zur Konstruktion eines individuellen Störungsmodells

Im Rahmen von BA erfolgt fortlaufend **Verhaltensdiagnostik:**

- Was sind wichtige gegenwärtige Aktivitäten? Wie gestalten Sie Ihren Tag?
- Was haben Sie aufgehört zu tun?
- Was vermeiden Sie?
- Was ist Ihnen wichtig? Welche Personen, welche Aktivitäten sind bedeutsam? Wie müssen Aktivitäten gestaltet sein, damit sie für Sie befriedigend sind?
- Was könnten aus Ihrer Sicht antidepressive Aktivitäten sein?

Beziehungsgestaltung bei Behavioral Activation

- In der BA hat der Therapeut die Rolle eines Coaches: Er ist Experte und Berater. Er ist „Cheerleader“ bei Erfolgen und tröstet bei Misserfolgen.

- Der Therapeut betont die Rolle von Aktivität außerhalb der Therapie. Er achtet darauf, dass der Patient seine Hausaufgaben macht, denn der entscheidende Teil von BA findet im Alltag des Patienten statt.
- Der Therapeut sorgt für eine freundliche Interaktion in der Therapie. BA geht davon aus, dass depressionstypische Denkmuster und Verhaltensweisen natürliche Konsequenzen der Lebenssituation des Patienten sind. Der Therapeut nutzt deshalb Validierungstechniken im Umgang mit diesem Verhalten.

WEITERE INFORMATIONEN

Validierung

Dabei kommuniziert der Therapeut dem Patienten, dass sein Erleben und Verhalten in seinem Lebenskontext Sinn ergibt und nachvollziehbar ist. Validierungsstrategien erfordern, dass der Therapeut über die inhärente Validität von dysfunktionalem oder psychopathologisch auffälligem Verhalten nachdenkt. Beispiel: „Wenn man Zurückweisung erlebt, ist es logisch, Hoffnungslosigkeit zu erleben. Wenn man hoffnungslos ist, ist es logisch im Bett liegenzubleiben oder zu denken, man wäre lieber tot. Wenn man in der Vergangenheit enttäuscht wurde, ist es naheliegend zu erwarten, dass dies erneut passiert. Die meisten Menschen mit Depression grübeln, das gehört dazu. Solange man hofft, durch Grübeln zu Problemlösungen zu kommen, ist es naheliegend, das immer wieder zu tun." Je nach Ebene der Validierung kann Wertschätzung, Verständnis, emotionale Empathie, Abbau von Scham, aber auch Förderung des Verständnisses von Zusammenhängen und Erkennen von Ansatzpunkten für Veränderung im gegenwärtigen Kontext im Vordergrund stehen.

Erhebung und Auswertung von Verhaltensprotokollen

Für die **Umsetzung von BA** ist eine detaillierte Kenntnis des tatsächlichen Verhaltens des Patienten und der Wechselwirkung von Verhalten mit Emotion und Stimmung hilfreich.

- Ein üblicher Standard ist der Einsatz von **Wochenprotokollen** auf einem Blatt mit einem Raster aus Stunden und Tagen (Fassbinder et al. 2015). Alternativen sind **Fototagebücher** (ein Foto der Situation oder Selfie pro Stunde) oder **Audiotagebücher.** So werden Aktivitäten und zugehörige emotionale Zustände protokolliert.
- Wichtig ist, dass das Protokollieren unmittelbar und rasch erfolgt und die Protokolle in hoher Frequenz ausgefüllt werden. Engmaschige Daten machen auch bei ausgeprägt depressiven Patienten Variabilität und Kontextabhängigkeit sichtbar, während die rückblickende Perspektive gerne besagt, dass alles kontextunabhängig immer ähnlich schlecht war. Dies hat bei depressiven Patienten mit einer deutlichen dissoziativen Symptomatik eine besonders große Bedeutung.
- Die Auswertung der Protokolle erfolgt durch den Patienten und Therapeuten gemeinsam. Der Therapeut fragt so lange, bis er genau verstanden hat, wie das Verhalten des Patienten tatsächlich über die Zeit war und welche Zusammenhänge mit emotionalen Zuständen vorhanden waren.
- Patient und Therapeut entscheiden zusammen, wie lange eine intensive Protokollierung und Auswertung des Verhaltens innerhalb der Therapie sinnvoll und für den Therapiefortschritt bedeutsam ist.

Erhebung und Auswertung von Werteprioritäten

Für die Umsetzung von BA ist eine detaillierte **Kenntnis des Wertesystems des Patienten** erforderlich. **Wertebereiche** sind: Partnerschaft, intime Beziehung, Familie, Freundschaft, soziale Kontakte, Arbeit, Ausbildung, Schule, Freizeit, Spiritualität, Politik, Engagement für die Gemeinschaft sowie Selbstfürsorge in verschiedenen Bereichen.

- Neben dieser Liste können auch standardisierte Fragebögen (Fassbinder et al. 2015) genutzt werden. Es werden Informationen zur Bedeutung des jeweiligen Wertebereichs, zur Aktivität des Patienten innerhalb des Wertebereichs und zur Zufriedenheit, die aus einem Wertebereich erwächst, erfasst.
- Werte haben typischerweise einen Aspekt von: was (welche Aktivität ist wichtig?), wer (welche Person oder Personen sind in dem Zusammenhang wichtig?), wie (welche Qualität benötigt die Umsetzung der Aktivität, um diese als sinnvoll oder befriedigend wahrzunehmen?).

- Werte sind Richtungen, Orientierungspunkte, „Leuchttürme" für menschliches Verhalten. Sie können niemals endgültig erreicht werden. Werte sind beharrlich, sie zeigen oft keine oder nur geringe Veränderungen über die Lebensspanne. Werten zugeordnet und aus Werten ableitbar sind Ziele konkret erreichbare „Meilensteine" im menschlichen Leben. Jedem Wert ist eine große Menge möglicher Ziele zugeordnet. Flexibilität in der Auswahl und Entwicklung von Zielen ist ein wesentlicher Aspekt der erfolgreichen Umsetzung von BA.

Psychoedukation

Für die erfolgreiche Umsetzung von BA ist es hilfreich, wenn der Patient zentrale Konzepte der BA so verstanden hat, dass er sie umsetzen kann. Wichtig ist es hier, die **persönlichen Erfahrungen des Patienten** mit den **Konzepten der BA** zu vernetzen.

- **Veränderung von außen nach innen:** BA betont die Auswirkungen einer Veränderung von Verhalten auf (nachfolgende) emotionale Zustände. Diese Richtung der Veränderung hat den Vorteil hoher Wirksamkeit, Veränderung von außen nach innen ist allerdings schwierig und kann sich kontraintuitiv anfühlen. Es kann sinnvoll sein, das Wirkprinzip mit Metaphern zu erläutern: Bei der Behandlung einer Fraktur folgt auf die Ruhigstellung ein Zeitraum für Krankengymnastik. Die Belastung eines Gelenks nach einer Fraktur kann schmerzhaft sein, gleichzeitig würde man mit der Krankengymnastik nicht warten, bis Schmerzfreiheit eingetreten ist oder sich Bewegungsdrang eingestellt hat.
- **Zusammenhang zwischen Aktivität und Stimmung:** Angenehme oder lustvolle Aktivitäten sind gut geeignet, um die Stimmung zu verbessern. Diese Kategorie von Verhalten macht aber notwendigerweise nur einen Teil des menschlichen Verhaltens aus. Die größte Nachhaltigkeit hat werteorientiertes Verhalten. Besonders befriedigend ist das Meistern von Schwierigkeiten. Auch erledigte Pflichten können das Wohlbefinden verbessern. Klar ist jedoch: Werteorientierte Aktivitäten sind gleichzeitig oft mit Schwierigkeiten verbunden. Partnerschaft kann ein großes Glück sein, bringt aber fast immer Konflikte mit sich. Einen attraktiven Arbeitsplatz zu behalten, ist oft mit großen Anstrengungen und der Notwendigkeit, ständig Neues zu lernen, verbunden. Kinder können ein großes Glück sein, führen aber zu vielen Pflichten bei ihren Eltern.
- **Der Preis von Vermeidungsverhalten:** In vielen schwierigen Lebenssituationen ist Vermeidung eine unmittelbar naheliegende und häufig kurzfristig sinnvolle Lösung: Die Belastung durch Arbeitsplatzkonflikte wird durch Krankschreibung gemildert. Konflikte in Partnerschaften, Familien oder Freundschaften können durch Reduzierung des Kontakts oder Trennung entschärft werden. Misserfolge bei schwierigen Aufgaben können dadurch abgeschwächt werden, dass man sich einfacheren Aufgaben zuwendet. Der mögliche Preis für diese Methode der Problemlösung ist jedoch Verlust von Verstärkung und daraus resultierende Depression.

Verhaltensanalysen

Verhaltensanalysen sind in der BA ein Instrument, das dem Patienten und dem Therapeuten als Grundlage für die **Auswertung von Erfahrungen** dient. Die Informationen aus den Verhaltensanalysen werden zum Troubleshooting und zur Planung neuer Aktivitäten verwendet.

- Es ist naheliegend für die Verhaltensanalysen, das SORK-Modell (Ubben 2017) zu verwenden, es können aber auch andere Formen von Verhaltensanalyse eingesetzt werden.
- Verhaltensanalysen ermöglichen dem Patienten, ein umfassenderes Modell davon zu entwickeln, welche Faktoren das eigene Verhalten steuern. Viele Patienten haben wenig Bewusstsein dafür, wie ihr Verhalten (R) in bestimmten Situationen (S) durch Regeln/Pläne (O) oder durch Konsequenzen (K) gesteuert wird.
- Das SORK-Modell eignet sich insbesondere auch dazu, herauszuarbeiten, wie Verhalten durch negative Verstärkung aufrechterhalten wird.
- Verhaltensanalysen eignen sich sowohl für unabhängig beobachtbares als auch für privates Verhalten.

Einfache Aktivierung

Die einfache Aktivierung soll einen Einstieg in höhere Aktivität und besseren Kontakt mit Verstärkung ermöglichen. Die ausgewählten Aktivitäten werden in einem **Aktivitätenplan** mit einer ähnlichen Struktur wie die Wochenprotokolle festgehalten. Wenn einfache Aktivierung in Verbindung mit Troubleshooting erfolgreich ist, wird sie so lange fortgesetzt, bis ein ausreichender Therapieerfolg vorhanden ist.

- Auswahl von Aktivitäten, die im Repertoire des Patienten bereits vorhanden oder aus seiner Sicht ohne Übung zugänglich sind.
- Auswahl von mehreren Aktivitäten mit einem Spektrum verschiedener Schwierigkeitsgrade (z. B. 1–5 auf einer zehnstufigen Skala). Aktivitäten mit höherem Schwierigkeitsgrad in einzelne Schritte zerlegen und zunächst die ersten Schritte üben. Der Schwierigkeitsgrad soll aus der Perspektive des Patienten „gerade richtig" sein, d. h. weder überfordern noch unterfordern.
- Übereinstimmung der ausgewählten Aktivitäten mit der Wertehierarchie des Patienten und Fallkonzepts.
- Aktivitäten bevorzugen, die eine natürliche Belohnung beinhalten.
- Mischung aus werteorientierten Aktivitäten, Alltagsroutinen und Pflichten sowie Spiel und Spaß.
- Feste Vereinbarung jeder Aktivität nach Zeit, Raum und Kontext (z. B. Training im Fitnessstudio für 60 Min., am Donnerstag um 18 Uhr mit Paul).
- Schwierigkeiten in der Umsetzung antizipieren, Bewältigung möglicher Barrieren planen, Plan B für wichtige Aktivitäten erstellen.

Troubleshooting

Wiederaufgenommene oder neue Aktivität ist notwendigerweise mit Schwierigkeiten und Misserfolgen verbunden. Der erste Schritt ist, den damit verbundenen Schmerz oder Enttäuschung zu validieren. Der Therapeut betont, dass jede Erfahrung wichtig ist und verdient, ausgewertet zu werden. Zunächst ist es wichtig, die Schwierigkeiten genau zu lokalisieren:

- **Antezedente Bedingungen:**
  - Haben Sie sich an die Aufgabe erinnert?
  - Haben Sie an Zeit und Ort gedacht?
  - Haben Sie die Aufgabe in Ihren Kalender eingetragen?
  - Haben Sie Hilfsmittel zur Erinnerung benutzt?
- **Fertigkeitendefizite:**
  - War es für die Aufgabe notwendig, etwas abzulehnen oder jemanden, um etwas zu bitten?
  - Wussten Sie, was Sie sagen sollten?
  - Wussten Sie, wie man die Aufgabe durchführt?
  - Haben Ihnen Fertigkeiten für die Durchführung der Aufgabe gefehlt?
  - Hat die Aufgabe nicht in Ihren Zeitplan gepasst?
  - Gab es unvorhergesehene Schwierigkeiten, die Sie nicht bewältigen konnten?
- **Probleme auf der Ebene beobachtbarer Konsequenzen:**
  - Haben andere Sie abgelenkt? Wie haben die anderen auf Ihr Verhalten reagiert?
  - Haben andere die Aufgabe für Sie durchgeführt?
  - Ist die Aufgabe langweilig oder unangenehm?
  - Wurden Sie durch etwas Angenehmeres oder leichter Durchzuführendes abgelenkt?
  - Hat sich für Sie etwas Positives dadurch ergeben, dass Sie die Aufgabe nicht durchgeführt haben?
- **Probleme auf der Ebene privater Konsequenzen:**
  - Haben Sie viel über die Aufgabe nachgedacht, aber nichts getan?
  - Welche Emotion löst es aus, wenn Sie sich vorstellen, die Aufgabe durchzuführen?
  - Haben Sie einfach vermieden?
  - Waren Sie zu müde, erschöpft oder energielos, um anzufangen?
  - Haben Sie gedacht, die Aufgabe ist unter Ihrer Würde oder kindisch?
  - Haben Sie gedacht, dass Sie die Aufgabe allein nicht schaffen?
  - Waren Sie hoffnungslos, dass Sie die Aufgabe schaffen?
  - Haben Sie gedacht, dass die Aufgabe Sie nicht weiterbringt?

Häufig ergeben sich aus dieser Analyse auch schon die möglichen Problemlösungen. Zur weiteren

Bearbeitung können sowohl formale als auch heuristische Problemlösetechniken eingesetzt werden (z. B. Was würde ein Freund tun, der ähnliche Probleme gut bewältigen kann?).

Stimuluskontrolle

Eine typische Schwierigkeit in der Umsetzung von einfacher Aktivierung ist „vergessen". Eine weitere wichtige Möglichkeit ist, dass die Aktivität nicht begonnen wird, weil sie nicht der Stimmung entspricht oder wenig spontaner Antrieb vorhanden ist. Die Verhaltensanalyse ergibt in diesen Situationen, dass die äußere und innere Umwelt des Patienten keinen Stimulus bereithält, der zuverlässig zum Beginn einer vereinbarten Aktivität führt. Typische Interventionen sind die Benutzung von elektronischen Kalendern mit Erinnerungsfunktion, Notizklebezetteln, soziale Unterstützung beispielsweise durch Erinnerungsanrufe oder das Arrangement gemeinsamer Aktivitäten mit Angehörigen oder Freunden. Bei stationär behandelten Patienten kann eine verpflichtende Stationsstruktur diese Rolle übernehmen. Eine wichtige Barriere gegen eine angemessene Stimuluskontrolle ist die Erwartung, dass sich Aktivität spontan ergeben sollte, dass Behandlung schon im ersten Schritt dazu führt, dass man wieder Lust auf Aktivität hat. **Aktivität entlang eines Plans** ist im Zustand der Depression allerdings wesentlich erfolgreicher als Aktivität nach Stimmung.

Fertigkeitentraining

Fertigkeitendefizite können den Zugang zu verhaltenskontingenter Belohnung erschweren. BA in der modernen Form macht keine spezifischen Annahmen dazu, welche psychologischen oder anderen Fertigkeitendefizite hierbei eine besondere Rolle haben. Skills-Training leitet sich deshalb aus dem individuellen Störungsmodell ab. Es wird bei den Patienten angewandt, bei denen einfache Aktivierung nicht erfolgreich ist und angenommen werden kann, dass Fertigkeitendefizite eine kritische Rolle spielen. Beim Skills-Training im Rahmen von BA kann aus dem gesamten Repertoire der modernen Verhaltenstherapie geschöpft werden.

Kontingenzmanagement

BA setzt Kontingenzmanagement ein, wenn die Verhaltensanalyse ergibt, dass die einfache Aktivation aufgrund von ungünstigen nachfolgenden Bedingungen in der Umwelt des Patienten scheitert. Beispiele sind Situationen, in denen Partner Vermeidungsverhalten belohnen oder Aktivität sofort kritisiert wird, wenn die Ergebnisse nicht hohen Maßstäben genügen. Eine wichtige Möglichkeit des Kontingenzmanagements ist die Einbeziehung von Angehörigen und Freunden in die Behandlung mit dem Abschluss von Verhaltensverträgen, die sicherstellen, dass die Wiederaufnahme von Aktivitäten oder das Erproben neuer Aktivitäten angemessene Belohnung durch die Umwelt findet. Eine weitere, eher vorübergehend sinnvolle Strategie ist der Einsatz von Selbstbelohnung, z. B. Fernsehen erst, nachdem die Wäsche erledigt ist.

Entgegengesetztes Handeln

Entgegengesetztes Handeln bedeutet, sich entgegengesetzt zu der von einer Emotion vorgeschlagenen Richtung zu verhalten. Entgegengesetzt zu Angst handeln bedeutet, sich in eine Situation hineinzubegeben, obwohl eine physikalische Gefahr vorhanden ist oder man möglicherweise Aggression durch eine andere Person ausgesetzt ist. Bei Scham geht es um Situationen, in denen möglicherweise eigene Schwächen sichtbar werden. Entgegengesetzt zu Hoffnungslosigkeit handeln bedeutet, etwas zu tun, obwohl man keine Belohnung erwartet (tatsächlich könnte die Aktivität aber eine Belohnung enthalten). BA setzt entgegengesetztes Handeln ein, wenn die Verhaltensanalyse ergibt, dass die einfache Aktivation aufgrund von ungünstigen nachfolgenden privaten Konsequenzen beim Patienten scheitert. Beispiele sind Situationen, in denen das Aufsuchen des Arbeitsplatzes aufgrund der Erwartung von herabsetzender Kritik oder die Suche nach freundschaftlichen Beziehungen aufgrund der Antizipation von Enttäuschung vermieden wird. Entgegengesetztes Handeln erfolgt auf der Grundlage einer Verhaltensanalyse. Dabei validiert der Therapeut zunächst das vorherrschende Vermeidungsverhalten, er erklärt die Prinzipien des entgegengesetzten Handelns, insbesondere dass die vermiedenen Emotionen durch entgegengesetztes Handeln zunächst an Intensität zunehmen, dies aber gleichzeitig ein wichtiger Hinweis dafür ist, auf dem richtigen Weg zu sein. Der Therapeut erklärt die gutartige Natur der beteiligten emotionalen Zustände. Erste Schritte im entgegengesetzten Handeln erfordern häufig eine sehr feinkörnige Vorbereitung.

Verhaltensexperimente

Ein unzureichendes Repertoire von Verhaltensmöglichkeiten kann den Zugang zu verhaltenskontingenter Belohnung erschweren, weiterhin können Lebensereignisse wie Trennung oder Verlust des Arbeitsplatzes die Notwendigkeit ergeben, neue Verhaltensweisen zu entwickeln. Menschen mit ausgeprägtem Vermeidungsverhalten versuchen häufig, durch Nachdenken zu erschließen, welche neuen Aktivitäten für sie geeignet sind. Auch Bewusstsein über Wertebereiche erlaubt aber nur eine Vorauswahl. BA betont die Rolle von Verhaltensexperimenten (Stangier 2022). Nur das Erfahren ermöglicht eine belastbare Aussage darüber, welche Aktivität für eine Person tatsächlich belohnend ist. BA betont den Wert jeder Erfahrung für die Planung zukünftiger Aktivitäten, teilt also auch die Ergebnisse nicht einfach nach Erfolg vs. Misserfolg ein.

Übungen zur Steigerung der Kontextsensitivität

Ob ein Verhalten das Potenzial hat, zu mehr kontingenter Belohnung zu führen, erschließt sich manchmal nur schwer, wenn die Umsetzung als Befolgung einer sozialen Regel verstanden wird. Beispiele sind Sätze wie: „Ich bin ins Kino gegangen, weil Sie gesagt haben, dass ich etwas Unterhaltsames tun könnte. Danach ging es mir wieder genauso wie vorher." „Ich habe mich am Wochenende um meine beiden Kinder gekümmert. Ein guter Vater muss das ja regelmäßig tun." Eine Empfehlung von BA wäre hier, im Rahmen einer Verhaltensanalyse genau zu untersuchen, was beispielsweise die unmittelbaren emotionalen Auswirkungen des Betrachtens eines Films (hier „Casablanca") war. Therapeut: „Als Sam dann tatsächlich anfängt, ‚As Time Goes By' zu spielen, welche Emotionen haben Sie dann empfunden?" Der Therapeut arbeitet hier mit Aufmerksamkeitslenkung auf die privaten Konsequenzen, die aus dem Verhalten (Film ansehen) entstehen. Die verbesserte Kontextsensitivität hilft dann, tatsächlich Belohnung zu erfahren oder aber auch, sich aus gutem Grund anderen Aktivitäten zuzuwenden.

Umgang mit repetitiven, negativen Denkprozessen

BA betrachtet repetitive, negative Denkprozesse wie Grübeln oder Sorgen als ein privates Verhalten. Wenn Grübeln oder Sorgen großen Raum einnehmen, ist es sinnvoll, dieses Verhalten in Verhaltensanalysen zu untersuchen, um seinen Kontext zu verstehen sowie Erwartungen an seine Nützlichkeit oder Schädlichkeit zu untersuchen. **Gedanken und Emotionen** haben als private Ereignisse Besonderheiten: Sie reagieren paradox auf den Versuch, sie nicht zu haben, sie zu unterdrücken. Eine erfolgreiche Steuerung von Denkprozessen setzt indirekt an. Wenn man sich beispielsweise entschließt, Grübeln nicht zu vertiefen und stattdessen einer werteorientierten Aktivität nachzugehen, wird dies den Anteil der mit Grübeln verbrachten Zeit erheblich beeinflussen. Aktives Problemlösen ist eine weitere wichtige Möglichkeit, nicht bei repetitivem Denken hängen zu bleiben.

Achtsamkeit im Alltag

Grübeln führt dazu, dass die Aufmerksamkeit auf problematische Ereignisse der Vergangenheit gerichtet ist, bei Sorgen liegt die Aufmerksamkeit bei möglichen gefährlichen Ereignissen der Zukunft. Verhaltenskontingente Verstärkung erfordert intensiven Kontakt mit der Gegenwart. Deshalb ist es hilfreich, die Aufmerksamkeit immer wieder auf die Wahrnehmung der Gegenwart zurückzuholen und sich auf die Aufgaben der Gegenwart zu konzentrieren.

22.2.3 Struktur der Umsetzung von Behavioral Activation

BA folgt einer definierten Struktur im Ablauf (➤ Abb. 22.1). Ein wichtiger Entscheidungspunkt im Ablauf ergibt sich aus dem Erfolg von einfacher Aktivierung in Verbindung mit Troubleshooting. Bei Erfolg wird einfache Aktivierung fortgesetzt, bis ein ausreichendes Therapieergebnis vorhanden ist. Ist einfache Aktivierung nicht ausreichend, ergeben sich eine Reihe definierter weiterer therapeutischer Handlungsoptionen.

22.2.4 Gemeinsamkeiten und Unterschiede zu ausgewählten anderen Methoden

- **Verhaltensaufbau** ist eine wichtige Gemeinsamkeit mit KVT. KVT und frühere Formen von BA fokussieren dabei auf angenehme Aktivitäten, BA in seiner modernen Form auf werteorientierte Aktivitäten.
- **Validierung** ist eine wichtige Technik in der BA. Dysfunktionalen Kognitionen wird in BA keine zentrale Funktion für die Aufrechterhaltung depressiver Zustände zugesprochen.
- **Achtsame Teilnahme an der Gegenwart** – als Gegengewicht zu Anhaften an der Vergangenheit oder Zukunft in Form von Grübeln oder Sorgen. BA beinhaltet allerdings keine formalen Achtsamkeitsübungen und vermittelt auch nicht systematisch Fertigkeiten zum Umgang mit zirkulären Denkprozessen.
- Das Thema **Akzeptanz** ist eher implizit als explizit. Der Schwerpunkt der Agenda liegt auf Veränderung durch Aktivitätenaufbau.
- BA betont die Vorteile von Verhalten, das sich an Werten, Zielen, Prioritäten und einer zeitlichen Struktur orientiert, als Gegengewicht zu stimmungsabhängigem Verhalten. **Emotionsregulationsfertigkeiten** werden jedoch nur ad hoc vermittelt, wenn dies zur Zielerreichung erforderlich ist.
- **Entgegengesetztes Handeln** ist wichtig. Es wird jedoch nur ad hoc vermittelt, wenn dies zur Zielerreichung im Rahmen des Verhaltensaufbaus erforderlich ist.
- BA betrachtet das **Verhalten des Individuums in seinem konkreten Kontext.** Eine wichtige Gemeinsamkeit mit allen modernen Psychotherapien.
- **Problemlösen** ist ein wichtiges Element in der BA, allerdings werden Problemlösestrategien nicht systematisch vermittelt.

22.2.5 Evidenzbasierung von Behavioral Activation

Metaanalysen ergeben gute Hinweise für eine Wirksamkeit von BA (Cuijpers et al. 2020; Stein et al. 2020). BA wird als Methode angesehen, die besonders leicht in der Primärversorgung und in Ländern, die Behandlungsstrukturen für psychische Störungen neu aufbauen, implementierbar ist (Bolton et al. 2014; Singla et al. 2019; Moradveisi et al. 2013; Cuijpers et al. 2019). BA ist auch bei verschiedenen Zielgruppen gut untersucht: Sie ist bei Jugendlichen wirksam (Martin und Oliver 2019) und auch bei älteren Menschen mit Depression getestet (Holvast et al. 2017). Sie ist auch im Gruppensetting wirksam (Simmonds-Buckley et al. 2019) und als E-Mental-Health-Intervention (Huguet et al. 2018).

Zu BA sind mehrere deutschsprachige Manuale mit zahlreichen Materialien und Hilfsmitteln erhältlich (Martell et al. 2015; Hofheinz et al. 2017; Fassbinder et al. 2015).

Fallbeispiel

Depression und schwere körperliche Erkrankung

Fallgeschichte: Sabine A. ist eine 55-jährige verheiratete Verwaltungsangestellte bei einer Kommune. Bei ihr wurde vor 2 J. ein lokal fortgeschrittenes Zervixkarzinom diagnostiziert und mit Operation und Radiochemotherapie behandelt. Die Behandlung verlief ohne wesentliche Komplikationen. Die Oberärztin des Tumorzentrums der Universitätsklinik versicherte ihr, dass sie eine günstige Prognose hätte. Sabine leidet unter den Nebenwirkungen der Therapie. Sie hat immer wieder plötzliche Durchfälle und plötzlichen Harndrang. Sex mit ihrem Partner ist weniger lustvoll. Sie hat Gewicht zugenommen, macht keinen Sport mehr, trifft sich nur noch selten mit ihrer besten Freundin, geht nicht mehr mit den

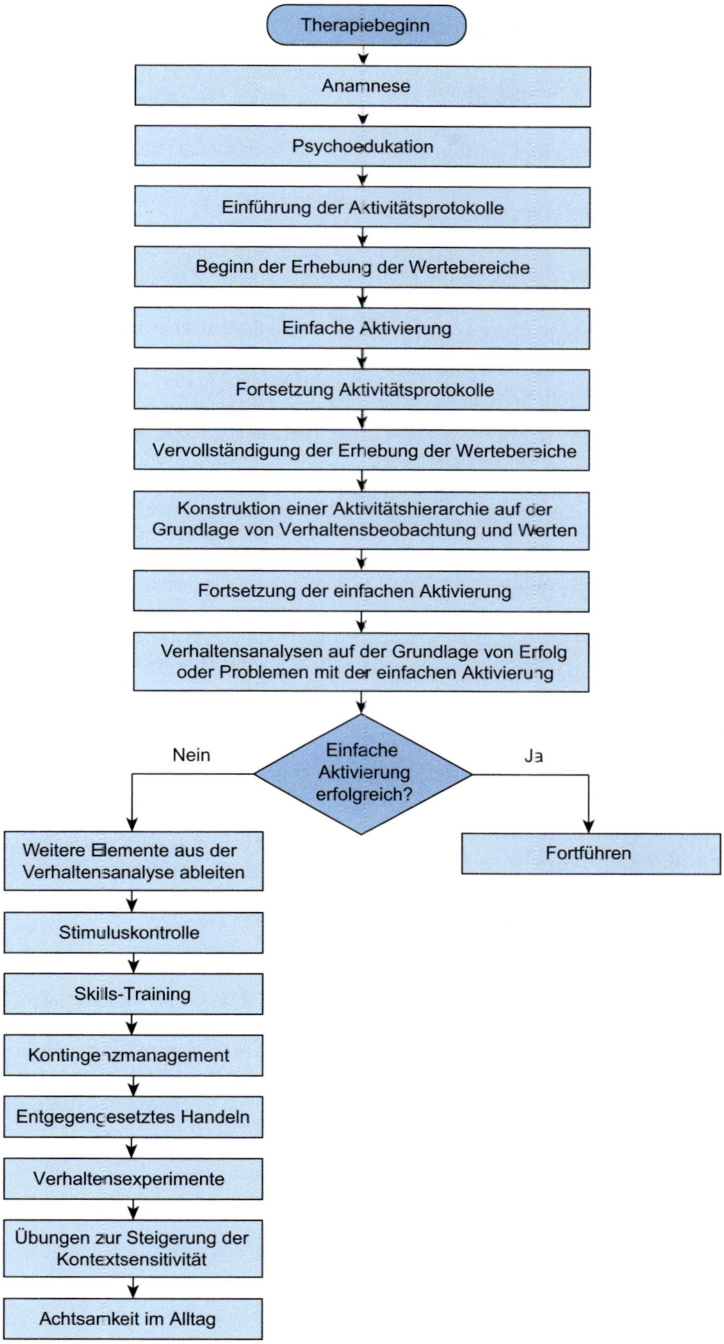

Abb. 22.1 Struktur der Umsetzung von BA [P1159/L143]

Kolleginnen zum Stammtisch, meldet sich häufig krank. Sabine hat schlechte Stimmung, entwickelt ausgeprägte Schlafstörungen, denkt viel darüber nach, wie es mit ihrem Leben weitergehen soll. Sie überlegt, in Rente zu gehen.

Störungsmodell: Sabine A. erleidet einen Verstärkerverlust in mehreren Wertebereichen: Ihre Aktivitäten in den Bereichen Partnerschaft, Arbeit, Freundschaft und Selbstfürsorge im Bereich Sport sind reduziert oder mit weniger Befriedigung verbunden. Sie hat eine schwerwiegende Erkrankung durchgemacht und leidet an anhaltenden Nachwirkungen der Therapie. Bisher versucht sie die Auswirkungen der Erkrankung durch Schonung und Vermeidung zu begrenzen. Dies funktioniert kurzfristig, hat allerdings den Nachteil, sie noch weiter von ihren bisherigen interpersonellen Bezügen zu distanzieren.

Wichtige Elemente des Therapiekonzepts aus BA-Perspektive: Der Therapeut validiert ausführlich das Vermeidungsverhalten. Gleichzeitig betont er die Notwendigkeit, wieder aktiver zu werden, um eine gute Lebensqualität zu erhalten, auch wenn dies sehr schwer ist. Dabei ist eine simple Rückkehr zum Zustand vor der Erkrankung nicht möglich. Sabine braucht eine Reihe von neuen Problemlösungen, sie muss an einigen Stellen entgegengesetzt zu Scham und Hoffnungslosigkeit handeln. Es kann hilfreich sein, wenn sie ihren Mann und ihre beste Freundin in den Veränderungsprozess einbindet ▮▮.

LITERATUR

Bolton P, Bass JK, Zangana GA et al. A randomized controlled trial of mental health interventions for survivors of systematic violence in Kurdistan, Northern Iraq. BMC psychiatry 2014; 14: 360.

Cuijpers P, Karyotaki E, de Wit L, Ebert DD. The effects of fifteen evidence-supported therapies for adult depression: A meta-analytic review. Psychother Res 2020; 30(3): 279–293.

Cuijpers P, Quero S, Dowrick C, Arroll B. Psychological Treatment of Depression in Primary Care: Recent Developments. Curr Psychiatry Rep 2019; 21(12): 129.

Fassbinder E, Klein JP, Sipos V, Schweiger U. Therapie-Tools Depression. Weinheim: Beltz; 2015.

Hofheinz C, Heidenreich T, Michalak J. Werteorientierte Verhaltensaktivierung bei depressiven Störungen. Weinheim: Beltz; 2017.

Holvast F, Massoudi B, Oude Voshaar RC, Verhaak PFM. Non-pharmacological treatment for depressed older patients in primary care: A systematic review and meta-analysis. PloS one 2017; 12(9): e0184666.

Huguet A, Miller A, Kisely S, Rao S, Saadat N, McGrath PJ. A systematic review and meta-analysis on the efficacy of Internet-delivered behavioral activation. J Affect Disord 2018; 235: 27–38.

Martell CR, Dimidjian S, Herman-Dunn R et al. Verhaltensaktivierung bei Depression: Eine Methode zur Behandlung von Depression. Stuttgart: Kohlhammer; 2015.

Martin F, Oliver T. Behavioral activation for children and adolescents: a systematic review of progress and promise. Eur Child Adolesc Psychiatry 2019; 28(4): 427–441.

Moradveisi L, Huibers MJ, Renner F, Arasteh M, Arntz A. The influence of comorbid personality disorder on the effects of behavioural activation vs. antidepressant medication for major depressive disorder: results from a randomized trial in Iran. Behaviour research and therapy 2013; 51(8): 499–506.

Simmonds-Buckley M, Kellett S, Waller G. Acceptability and Efficacy of Group Behavioral Activation for Depression Among Adults: A Meta-Analysis. Behavior therapy 2019; 50(5): 864–885.

Singla DR, Hollon SD, Fairburn CG, Dimidjian S, Patel V. The Roles of Early Response and Sudden Gains on Depression Outcomes: Findings From a Randomized Controlled Trial of Behavioral Activation in Goa, India. Clin Psychol Sci 2019; 7(4): 768–777.

Stangier U. Verhaltensexperimente. Göttingen: Hogrefe; 2022

Stein AT, Carl E, Cuijpers P, Karyotaki E, Smits JAJ. Looking beyond depression: a meta-analysis of the effect of behavioral activation on depression, anxiety, and activation. Psychological medicine 2020: 1–14.

Ubben B. Problemanalyse und Therapieplanung. Göttingen: Hogrefe; 2017.

KAPITEL

23 Psychotherapie: interpersonelle Psychotherapie (IPT)

Elisabeth Schramm

Kernaussagen

- Die IPT wurde ursprünglich für die ambulante Kurzbehandlung **unipolar-depressiver Episoden** entwickelt, erst später entstanden modifizierte Versionen für die Erhaltungstherapie und für verschiedene andere Störungsformen.
- Es wird auf einen von fünf **interpersonellen Problembereichen, die im Zusammenhang mit der Depression stehen** fokussiert: Trauer, zwischenmenschliche Konflikte, Rollenwechsel, Arbeitsstress oder soziale Defizite bzw. Einsamkeit.
- Bei der Behandlung sollen zwischenmenschlicher Stress und belastende Veränderungen im Rahmen des Problembereiches bewältigt werden, indem **Verluste emotional verarbeitet, interpersonelle Fertigkeiten verbessert und soziale Unterstützung** zugänglich gemacht werden.
- Die IPT ist umfassend untersucht und in wissenschaftlich fundierten Behandlungsleitlinien **zur Depressionsbehandlung empfohlen.**

23.1 Entwicklung und Charakterisierung des Ansatzes

Die IPT wurde von Gerald Klerman und seinen Kollegen ursprünglich speziell zur **ambulanten Einzeltherapie unipolar-depressiver Episoden** entwickelt (Klerman et al. 1984; Neubearbeitung: Weissman et al. 2018; dt. Manual: Schramm 2019). Zwischenzeitlich wurde der Ansatz auf der Grundlage fortgesetzter Forschung, aber auch eines wachsenden Bedarfs im Gesundheitswesen erweitert zur Behandlung depressiver Störungen über die **gesamte Lebensspanne** (von jugendlichen bis zu Patienten im hohem Lebensalter) und in **verschiedenen Formaten** (als Gruppentherapie, stationäres Programm, via Internet etc.). IPT wurde außerdem erfolgreich modifiziert für verschiedene **andere psychische Erkrankungen** wie bipolare Störungen, Essstörungen und posttraumatische Belastungsstörungen (Überblick bei Ravitz und Watson 2014).

Während die Methode im Forschungsbereich hohe Anwendung fand und sich als wirksam erwies, blieb die entsprechende klinische Verbreitung (außer im stationären Bereich) im ambulanten Kontext aus. Einer der Gründe dafür könnte sein, dass die Methode sich **keiner therapeutischen Schule** eindeutig zuordnen lässt. Damit ist sie in Deutschland trotz Anerkennung durch den wissenschaftlichen Beirat bisher ambulant nicht abrechnungsfähig. Anstatt an Therapieschulen orientiert sich das störungsspezifische therapeutische Vorgehen vielmehr an den Charakteristika der Depression bzw. an den speziellen Bedürfnissen depressiver Patienten (z. B. Einsamkeit älterer Patienten). Dabei werden verschiedene Therapietechniken wie Klärungstechniken oder Rollenspiele integriert, der Fokus bleibt dabei stets auf **dem zwischenmenschlichen Kontext** und auf interaktionellen Prozessen.

23.2 Behandlungsschwerpunkt

Als **zeitlimitiertes Verfahren** konzipiert, liegt der Behandlungsschwerpunkt der IPT auf der Bearbeitung **gegenwärtiger psychosozialer und interpersoneller Probleme,** die im Zusammenhang zur depressiven Episode stehen, wie beispielsweise die Trennung vom Partner. Mit diesem Schwerpunkt setzt die IPT an den Konzepten der interpersonellen Schule Sullivans (1953) sowie der Bindungstheorie Bowlbys (1969) an, die der **Wechselwirkung von depressiven Beschwerden und interpersonellen Beziehungen** eine zentrale Rolle einräumen (➤ Abb. 23.1).

Akute belastende Ereignisse wie Partnerschaftskonflikte, zwischenmenschliche Verluste durch den Tod eines Angehörigen oder Lebensveränderungen beispielsweise durch Kündigung am Arbeitsplatz haben nach dem Verständnis der IPT einen entscheidenden Einfluss auf das Auftreten und den Verlauf einer depressiven Störung. Umgekehrt belastet die Depression auch das zwischenmenschliche Umfeld des Patienten und kann interpersonelle Probleme auslösen und die soziale Rollenerfüllung behindern. Um dieser Wechselwirkung Rechnung zu tragen wird neben der Bearbeitung der zwischenmenschlichen Belastungen und der Vermittlung sozialer Bewältigungsfertigkeiten auch gleichzeitig direkt an der Reduzierung der depressiven Symptomatik angesetzt.

Somit hat die IPT folgende **Zielsetzungen:**

1. Reduzierung der depressiven Symptome
2. Verbesserung der zwischenmenschlichen Beziehungen und sozialen Rollenerfüllung
3. Zugang zu sozialer Unterstützung

Aufgrund der zeitlich limitierten Behandlungsdauer und des problemorientierten Vorgehens versucht die IPT, nur auf der Ebene der **Symptome** und der **interpersonellen Probleme** und nicht gezielt auf der Ebene der situationsüberdauernden **Persönlichkeitsaspekte** zu intervenieren.

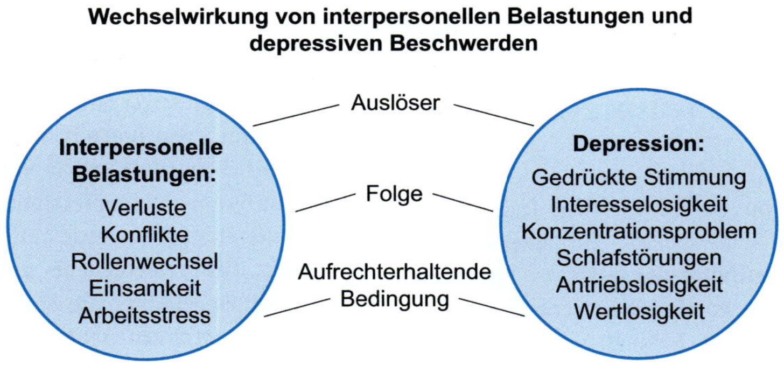

Abb. 23.1 Wechselwirkung von depressiven Beschwerden und interpersonellen Beziehungen [P1152/L143]

MERKE

Wirkmechanismen

1. Soziale Unterstützung zugänglich machen
2. Zwischenmenschlichen Stress vermindern
3. Emotionale Stressverarbeitung begünstigen
4. Interpersonelle Fertigkeiten verbessern

(Lipsitz und Markowitz 2013)

Das Spezifische der IPT liegt darin, dass alle diese Wirkmechanismen innerhalb eines pragmatischen und affektiv besetzten Fokus (Konflikte, Trauer, Rollenwechsel, soziale Defizite/Einsamkeit oder Arbeitsstress) im Kontext der Depression aktiviert werden. Als schulenübergreifendes, störungsspezifisches Verfahren ist die IPT weniger auf spezifische Techniken bezogen als vielmehr auf spezifische antidepressive Strategien in den verschiedenen Therapiephasen und Problembereichen. Die wesentlichen Merkmale der Methode sind in ➤ Tab. 23.1 dargestellt.

Tab. 23.1 Wesentliche Merkmale der IPT

Dauer u. typische Behandlungsfrequenz	• Fokussierte, zeitlich begrenzte Kurztherapie • 12–20 wöchentliche, ca. 50-minütige Sitzungen
Indikation	Unipolare depressive Episoden
Kontraindikationen	• Psychotische Merkmalen u./o. komorbide Substanzabhängigkeit • Vorgeschichte von schwerer Traumatisierung u./o. ausgeprägter Persönlichkeitsstörung • Reine Dysthymie • Schwere kognitive Defizite
Behandlungsfokus	Aktuelle zwischenmenschliche/psychosoziale Probleme, Verluste o. Lebensveränderungen, die mit der depressiven Episode in Zusammenhang stehen
Struktur	• 3 Therapiephasen und ggf. Erhaltungsphase • Arbeit an einem depressionsrelevanten, interpersonellen Fokus • Spezifische Therapiestrategien in der jeweiligen Phase u. im jeweiligen Fokus • Manualisiert
Therapeutische Haltung	Advokat des Patienten, aktiv, unterstützend, nicht neutral
Evidenz	Wirksamkeit nachgewiesen, in wissenschaftlich fundierten Leitlinien empfohlen

23.3 Verfahrensspezifische Diagnostik

In der ersten Phase der IPT soll die depressive Erkrankung **strukturiert diagnostiziert** und dem Patienten erklärt werden. Dazu lassen sich validierte Interviews oder Checklisten einsetzen, wie z. B. das strukturierte klinische Interview (SKID) und zur selbstbeurteilten Einschätzung des **Schweregrads der Symptomatik** das Beck-Depressions-Inventar (BDI/BDI-II) oder die fremdbeurteilte Hamilton-Depressionsskala (HAMD) (Stieglitz 2018, ➤ Kap. 3). Neben diesen auf die depressive Symptomatik fokussierten Verfahren können bei der IPT noch weitere **therapiebezogene Verfahren** zur Anwendung kommen, welche die spezifischen Inhalte der durch die Therapie angestrebten Veränderungen über die depressive Symptomatik hinaus abbilden (➤ Tab. 23.2).

Tab. 23.2 Relevante Bereiche im Kontext der IPT

Bereiche	Beispiele für Erhebungsmethoden
Vorgeschichte Lebensereignisse	Life Chart
Bindungsstil	Experiences in Close Relationships (ECR); Bielefelder Fragebogen zu Partnerschaftserwartungen (BFPE)
Frühe zwischenmenschliche Traumatisierungen	Childhood Trauma Questionnaire (CTQ-SF)
Interpersonelle Probleme	Inventar zur Erfassung Interpersoneller Probleme (IIP-D)
Zwischenmenschliches Verhalten	Fragebogen für interpersonale Eindrücke (Impact Message Inventory, IMI)
Beziehungsprobleme	Intrex-Fragebogen Structural Analysis of Social Behavior (SASB)
Psychosoziale Beeinträchtigungen	Sheehan Disability Scale (SDS)
Soziale Anpassung	Social Adjustment Scale (SAS)
Soziale Unterstützung	Skalen Soziale Unterstützung (SSU)
Komplizierte Trauer	Brief Grief Questionnaire (BGQ); Inventory of Complicated Grief (ICG)
Trennungsangst	Adult Separation Anxiety (ASA-27)

23.4 Behandlungsleitfaden: Struktur und Vorgehen

Die beschränkte Dauer der ambulanten IPT-Akutbehandlung von 12–20 wöchentlichen Einzelsitzungen impliziert, dass die therapeutische Bearbeitung des relevanten Fokus primär im **„Hier und Jetzt"** stattfindet. Der ursprünglich in 3 Abschnitte untergliederte therapeutische Prozess wurde bald durch eine 4. Phase der Erhaltungstherapie ergänzt, die sich auf die Fortsetzung bzw. Erhaltung des Behandlungserfolgs bezieht (Frank et al. 1990). Es ergibt sich folgender Ablauf:

1. Initiale Phase (1.–3. Sitzung)
2. Mittlere Behandlungsphase (4.–13. Sitzung)
3. Schlussphase (14.–16. Sitzung)
4. Fortsetzung des Therapieerfolgs bzw. Rückfallprophylaxe (17.–30. Sitzung)

23.4.1 Die Behandlungsphasen an Beispielen

Die 1. Phase der Behandlung (bis zur ca. 4. Therapiesitzung), dient der **Auseinandersetzung mit der depressiven Erkrankung.** Es erfolgt eine systematische Erhebung der Symptomatik mittels klinisch-diagnostischer Interviews oder Ratingskalen, sodass für den Patienten erkennbar wird, dass es sich bei der Depression um eine Erkrankung handelt. Der Therapeut informiert den Patienten und dessen Angehörige orientiert an einem **medizinischen Krankheitsmodell** ausführlich über die Erkrankung und die Behandlungsmöglichkeiten, mit dem Ziel, die Betroffenen dadurch von Selbstvorwürfen und Schuldzuweisungen zu entlasten. Zur Unterstützung wird dem Patienten die sog. **Krankenrolle** zugeteilt, um ihn mithilfe der Bezugspersonen von überfordernden sozialen Verpflichtungen zu befreien.

Beispiel Krankenrolle:

„Ich würde gerne mit Ihnen besprechen, was für Sie dazugehört, krank bzw. Patient zu sein. Was können Sie im Moment aufgrund der depressiven Symptome nicht mehr leisten, wo setzt Ihnen die Erkrankung Grenzen und wodurch könnten Sie Entlastung finden?"

Als Nächstes werden die wichtigsten zwischenmenschlichen Beziehungen nach unterstützenden und belastenden Aspekten, Erwartungen und aktuellen Veränderungen exploriert **(Beziehungsanalyse),** um die Depression in einen interpersonellen Kontext stellen und den Fokus bestimmen zu können.

Beispiel Beziehungsanalyse:

„Wer ist Ihre wichtigste Bezugsperson? Wie gestaltet sich die Beziehung? Was sind die gegenseitigen Erwartungen, nennen Sie bitte Beispiele? Was möchten Sie verändern? Welche weiteren Personen haben einen Einfluss auf Ihre Stimmung? Wer unterstützt Sie? Welche Beziehungen belasten Sie?"

Die initiale Phase wird mit einer sog. **Fallkonzeptualisierung mit Behandlungsvertrag** abgeschlossen, in dem der Therapiefokus und die Ziele festgelegt sind.

Beispiel Fallkonzeptualisierung:

„Ich habe bisher verstanden, dass Ihre Ziele sind, Ihrer Tochter wieder näherzukommen und bald wieder eine Partnerin kennenzulernen. Ich habe auch verstanden, dass die unerwartete und abrupte Trennung Ihrer Ex-Frau und der damit verbundene Beziehungsabbruch zu Ihrer Tochter im Zusammenhang mit der Entwicklung Ihrer depressiven Symptome vor 8 Monaten standen.

Ihre Erfahrungen von Verlassenwerden und den plötzlichen Veränderungen in Ihrem Leben dominieren noch immer Ihre Gefühle und Handlungen. Sie sagten, Sie fühlen sich von Ihren Emotionen, also Ohnmacht, Wut, Traurigkeit oft überflutet. Sie haben erwähnt, wie schwer es Ihnen fällt, Menschen, besonders Frauen, wieder zu vertrauen und wie das Ihr soziales Netz auf ein Minimum reduziert. Trotzdem sagen Sie, Sie sehnen sich nach engen Beziehungen und nach einer neuen Partnerin.

Der Entzug Ihrer Tochter durch den plötzlichen Wegzug Ihrer Frau hat Ihnen quasi über Nacht Ihre engste Bezugsperson genommen. Sie wollen jetzt am liebsten kein Risiko mehr eingehen, noch mal eine enge Bindung zu einem anderen Menschen einzugehen. Vermeidung, Rückzug, Antriebslosigkeit und Unruhe sind Symptome dieser Erkrankung, die aber behandelbar ist.

Sie haben einen Rollenwechsel hinter sich, der sie ziemlich einsam zurücklässt. Wie Sie diesen Rollenwechsel bewältigen können, werden wir in den kommenden Sitzungen bearbeiten: Wie möchten Sie Ihre Beziehung zu Ihrer Tochter wieder vertiefen, wie können Sie Ihr Beziehungsnetz wieder aktivieren und sich für eine neue Beziehung öffnen? Wenn Sie in der Lage sind, Ihre Gefühle zu verstehen und sie dazu zu nutzen, diese Unsicherheiten aufzulösen, dann wird sich Ihr Leben nicht nur besser anfühlen, sondern sehr wahrscheinlich werden sich auch die Symptome reduzieren. Macht das für Sie Sinn?"

Dem Patienten wird weiterhin erklärt, was im mittleren Teil der Therapie von ihm erwartet wird und was er zu erwarten hat. Dazu gehört z. B., dass die Krankenrolle sukzessive zurückgenommen wird und der Patient die Hauptverantwortung dafür übernimmt, relevante Themen im Rahmen des Therapiefokus einzubringen. Dieser **Therapiefokus** ist inhaltlich auf einen von vier bzw. fünf Bereichen interpersoneller Belastung ausgerichtet, die empirisch am häufigsten in Verbindung mit Depressionen gefunden wurden:

- Komplizierte Trauer
- Ungelöste zwischenmenschliche Auseinandersetzungen und Konflikte
- Nicht bewältigte Rollenwechsel und -übergänge
- Interpersonelle Defizite, die in Einsamkeit resultieren
- Arbeitsstress

In den letzten Jahren wurde die Evidenz für einen fünften Fokus „Arbeitsstress" (Schramm und Berger 2013) deutlich, bei dem zusätzliche Strategien aus dem Bereich der Achtsamkeit und Verhältnisprävention eingesetzt werden.

Fallbeispiel

Arbeitsstress: Burn-out-Erleben, Konflikte oder Veränderungen am Arbeitsplatz; Orientierungslosigkeit beim Finden einer Arbeitsrolle

Hr. M., ein 55-jähriger Vorarbeiter bei einem Autohersteller, erhält einen erweiterten Arbeitsbereich nach der Einführung neuer Arbeitsmaschinen. Er fühlt sich überfordert, arbeitet zunehmend mehr in zusätzlichen Schichten und wird immer gereizter im Umgang mit seinen Mitarbeitern. Abschalten gelingt ihm nicht mehr, er entwickelt massive Ein- und Durchschlafprobleme, fühlt sich erschöpft. Schließlich greift er vermehrt zum Alkohol und zieht sich von seiner Familie zurück. Nach einem Konflikt mit seinem Vorgesetzten will er nicht mehr an den Arbeitsplatz zurückkehren.

In der **mittleren Phase der Behandlung,** die sich etwa von der 4. bis zur 13. Therapiesitzung erstreckt, wird je nach gewähltem Fokus der Verlust einer Bezugsperson angemessen betrauert, Konflikte oder Rollenwechsel erkannt und gelöst oder soziale Defizite und Einsamkeit reduziert. Bei Arbeitsstress (Burn-out-Erleben, Konflikte oder Veränderungen am Arbeitsplatz) soll in erster Linie eine gesunde Balance zwischen Leistungs- und Beziehungswerten hergestellt werden. Das therapeutische Vorgehen ist v. a. unterstützend und hat nach einer emotionalen Klärungsphase die Bewältigung des Problembereichs zum Ziel. Die Problembereiche und das therapeutische Vorgehen in den einzelnen Phasen sind in einem Therapiemanual (Schramm 2019) ausführlich beschrieben. Beispiele für die einzelnen Schwerpunkte werden nachfolgend angeführt.

In der **Beendigungsphase** wird der Abschluss der Behandlung explizit als **Trauer- und Abschiedsprozess** thematisiert und die Gefühle des Patienten über den Abschluss der Behandlung besprochen. Es erfolgt weiterhin eine Zusammenfassung der therapeutischen Fortschritte, aber auch möglicher früher Warnsignale für erneute depressive Episoden. Der Therapeut muss abschließend noch beurteilen, ob eine Weiterbehandlung beispielsweise in Form von Erhaltungssitzungen, im Rahmen eines Verfahrenswechsels oder einer zusätzlichen Medikation benötigt wird.

Beispiel:

- **Abschied:** *„Wie geht es Ihnen dabei, die Therapie an diesem Punkt zu beenden? Was sind positive und negative Empfindungen dabei?"*
- **Therapierückblick:** *„Was haben Sie erreicht, was gelernt? Haben Sie Ihre Ziele erlangt? Was hat Ihnen am meisten geholfen?"*
- **Ausblick und Rückfallprophylaxe:** *„Was steht noch aus, was konnte nicht erreicht werden? Welche Schwierigkeiten könnten in Zukunft auftreten? Was sind Frühwarnzeichen einer depressiven Episode und was sind hilfreiche Strategien? Was können Sie bei Rückfällen tun, haben Sie einen Notfallplan? Benötigen Sie eine Weiterbehandlung?"*

In der **Erhaltungsphase** (ca. 17.–30. Sitzung) liegt der Fokus darauf, die **Remission beizubehalten,** indem nun einmal monatlich über alle fünf Schwerpunkte hinweg mit rückfallprophylaktischen Strategien gearbeitet wird. Die dabei stärker fokussierten

Problembereiche reflektieren meist entweder die über die akute Phase hinaus fortbestehenden Schwierigkeiten oder solche Probleme, die sich als Konsequenz der Remission ergeben.

Therapeutische Haltung

Die Therapeutenrolle ist aktiv ermutigend, hoffnungsvermittelnd und übernimmt v.a. zu Behandlungsbeginn die Expertenrolle. Er nimmt keine neutrale Haltung ein, sondern ist stets explizit aufseiten des Patienten **(Advokatenrolle).** Es ist die Aufgabe des Therapeuten, die von Bowlby geforderte **„sichere Basis"** aufzubauen, um dem Patienten eine angstfreie Erforschung seiner äußeren und inneren Welt zu ermöglichen. Außerdem nimmt der Therapeut eine **aktive Grundhaltung** ein, die in der Praxis zwischen einem direktiven und einem reaktiven Vorgehen liegt und je nach therapeutischer Phase variieren kann.

Spezifische Interventionen

Als **Kernelemente der IPT** werden von Weissman et al. (2018) die Folgenden aufgeführt:

1. Anwendung eines medizinischen Krankheitsmodells inkl. Zuteilen der Krankenrolle
2. Erheben einer Beziehungsanalyse
3. Festlegen einer zeitlichen Begrenzung der Behandlung
4. Fallkonzeptualisierung: Zusammenhang zwischen einem interpersonellen Problembereich und der Depression herstellen (Behandlungsvertrag)
5. Akute Probleme mithilfe emotionaler therapeutischer Arbeit bewältigen

Am Beispiel des Fokus Rollenwechsel sind in ➤ Tab. 23.3 die IPT-spezifischen Strategien in den einzelnen Phasen aufgeführt.

Die in der IPT eingesetzten **Therapietechniken** sind größtenteils aus anderen Therapierichtungen entlehnt. Im ersten Teil werden hauptsächlich **explo-**

Tab. 23.3 Ziele, Techniken und Strategien in den 3 Phasen der Akut-IPT am Beispiel Rollenwechsel

Initiale Phase (1.–3. Sitzung): Auseinandersetzung mit der Depression	• Symptome erheben; den Patienten u. Angehörige über die depressive Erkrankung u. das Rationale der IPT informieren, Notwendigkeit einer medikamentösen Behandlung abklären • Dem Patienten die Krankenrolle zuteilen u. Hoffnung vermitteln • Mithilfe der Beziehungsanalyse die derzeitige depressive Episode in einen interpersonellen Kontext setzen • Im Behandlungsvertrag den Fokus (Trauer, Konflikte, Rollenwechsel, Arbeitsstress o. soziale Defizite) u. die Therapieziele festlegen • Rollenerwartungen abklären
Mittlere Phase (4.–13. Sitzung): Arbeit am Problembereich Rollenwechsel	**Ziele Rollenwechsel:** • Den Verlust der alten Rolle betrauern u. akzeptieren • Dem Patienten helfen, die neue Rolle positiver zu sehen • Das Selbstwertgefühl wiederherstellen durch Zuversicht, den Anforderungen neuer Rollen gerecht werden zu können **Strategien Rollenwechsel:** • Die depressiven Symptome in Bezug setzen zu den Schwierigkeiten bei der Bewältigung der aktuellen Veränderungen • Positive u. negative Aspekte alter und neuer Rollen besprechen • Gefühle bzgl. des Verlustes explorieren • Gefühle bzgl. der Veränderung an sich explorieren • Möglichkeiten innerhalb der neuen Rolle abklären • Das Ausmaß des Verlustes realistisch einschätzen • Zur angemessenen Äußerung von Gefühlen ermuntern • Zum Aufbau eines sozialen Stützsystems u. neuer Fertigkeiten, welche die jetzige Rolle erfordert, ermutigen
Beendigungsphase (14.–16. Sitzung): Abschied nehmen	• Thematisieren des Therapieendes als Abschiedsprozess unter Berücksichtigung damit verbundener Emotionen (z.B. Trauer, Angst, Wut) • Zusammenfassung des in der Therapie Erlernten • Ausblick auf zukünftig zu bearbeitende Themen, Notfallplan sowie Abklärung der Notwendigkeit weiterer Behandlung

rative, psychoedukative und symptombewältigende Techniken wie z. B. Ermutigung, unterstützende Ratschläge und positive Rückmeldung angewandt. In der zweiten und dritten Phase zielen sie vorwiegend darauf ab, dass der Patient Einsicht in emotionale Zusammenhänge (z. B. durch **Klärung**) gewinnt und lernt, zwischenmenschliche Probleme zu lösen (z. B. durch Kommunikationsanalysen oder **Entscheidungsanalysen**).

Die späteren Abschnitte dienen hauptsächlich dem konkreten **Handlungs- und Verhaltensaufbau** bzw. dem Erwerb von Bewältigungsstrategien (z. B. durch Rollenspiele). **Emotionale Aspekte** finden während des Behandlungsverlaufs die stärkste Berücksichtigung.

23.4.2 Wissenschaftlich fundierte Indikation

Die Methode gehört mit über 150 randomisiert, kontrollierten Studien zu den **am besten untersuchten Depressionsbehandlungen** (Metaanalysen: Cuijpers et al. 2011, 2016; Barth et al. 2013; Zhou et al. 2015; Pu et al. 2017; Überblick zu Studienergebnissen bei Schramm 2019).

Zahlreiche Studien belegen, dass die IPT in der Akutbehandlung wie auch zur Rezidivprophylaxe unipolarer episodischer Depression bei Erwachsenen und Jugendlichen wirksam ist. Die Methode erwies sich als effektiver im Vergleich zu Kontrollbedingungen und gleich wirksam wie eine Pharmakotherapie und andere Kurzzeitverfahren wie die kognitive Verhaltenstherapie. Eine Kombination mit Antidepressiva hat sich als effizienter gezeigt im Vergleich zu alleiniger IPT oder alleiniger Pharmakotherapie, v. a. was die Nachhaltigkeit des Behandlungserfolgs und die Verbesserung der sozialen Funktionsfähigkeit anbelangt. Auf der Grundlage der Forschungsergebnisse wird die IPT in internationalen (USA, Kanada, Australien, UK, WHO) und nationalen Leitlinien zur Depressionsbehandlung (S-3 NVL) empfohlen.

23.4.3 Verbreitung und kritische Betrachtung

IPT wurde in den frühen 1990er-Jahren im deutschsprachigen Raum eingeführt und hat sich trotz der guten Wirksamkeitsnachweise und der Empfehlung in Behandlungsleitlinien im deutschsprachigen Bereich bisher nur **im stationären Setting** gut verbreitet. Dies liegt allerdings weder an mangelndem Interesse der Kliniker oder Patienten noch an der Anwendbarkeit im ambulanten Rahmen, sondern an strukturellen Grundproblemen, wie in Deutschland **Behandlungsmethoden z. B. über Regelungen zu Richtlinienverfahren erstattungsfähig werden** (Dannegger und Schramm 2016). Als evidenzbasierte Methode ist die IPT jedoch in Direktverträgen mit den größten Krankenkassen erstattungsfähig.

Kritisiert wurde die IPT wegen ihres **atheoretischen Ansatzes** und der sich teilweise widersprechenden Annahmen (z. B. die Zuschreibung einer Krankenrolle nach dem medizinischen Modell bei gleichzeitiger Fokussierung psychosozialer Stressoren).

Weiterhin kritisch anzumerken ist, dass sich die theoretische Basis der IPT auf die Betrachtungen von Meyer, Sullivan und Bowlby beschränkt, während Arbeiten zu komplexeren Modellen zur interaktionellen Natur depressiver Störungen (z. B. Hames et al. 2013) im IPT-Manual (Weissman et al. 2018) wenig Beachtung finden. Die IPT ist zwar kompatibel mit der modernen interpersonellen Perspektive der Depressionsentstehung, es besteht jedoch eine **Diskontinuität** zwischen der Grundlagenforschung zu interaktionellen Aspekten der Depression einerseits und der Weiterentwicklung und Anwendung der IPT andererseits.

23.4.4 Wie informiere ich Patienten und Interessierte über dieses Verfahren?

Im Folgenden ist ein exemplarischer Leitfaden für die Patienteninfo und -aufklärung hinsichtlich der interpersonellen Psychotherapie dargestellt.

Was ist interpersonelle Psychotherapie?

Bei der interpersonellen Psychotherapie (IPT) handelt es sich um ein Verfahren, das speziell auf die Behandlung von **depressiven Episoden** zugeschnitten ist. In wissenschaftlich fundierten Behandlungsleitlinien wird IPT als eine **wirksame** Methode zur Behandlung von Depressionen empfohlen.

Es wird davon ausgegangen, dass Depressionen durch **verschiedene Faktoren** verursacht sein können (z. B. familiäre Veranlagung, Persönlichkeitsfaktoren, biologische Faktoren usw.). Unabhängig von den Ursachen der depressiven Erkrankung sind jedoch auch stets die **Beziehungen zu anderen Menschen und die sozialen Rollen** (z. B. als Arbeitnehmer, Mutter usw.) davon betroffen. Belastende Ereignisse, wie z. B. der Tod einer Bezugsperson, können zum Auftreten depressiver Symptome führen, umgekehrt kann die Depression zur Auslösung oder Verschlimmerung zwischenmenschlicher Probleme (z. B. zur Trennung vom Partner) führen.

Wie läuft die Behandlung mit IPT ab?

Die therapeutischen Gespräche finden im ambulanten Rahmen **1×/Wo. für ca. 50 Min.** statt. Die Therapiedauer beträgt **12–20 Sitzungen.** Die IPT kann mit oder ohne **begleitende antidepressive Medikation** durchgeführt werden.

Bei der IPT werden 2 Ziele verfolgt:

1. Die Linderung der depressiven Symptomatik (z. B. der Niedergeschlagenheit, Grübeln, Schlafstörungen)
2. Die Bewältigung der zwischenmenschlichen Schwierigkeiten (z. B. Konflikte mit anderen Menschen, plötzliche Lebensveränderungen)

Der Therapieprozess ist in 3 Phasen aufgeteilt:

- In der **Anfangsphase** (ca. 3–4 Sitzungen) geht es um die Auseinandersetzung mit der depressiven Erkrankung. Sie werden – möglichst im Beisein einer Bezugsperson – über das Krankheitsbild und die Behandlungsmöglichkeiten informiert. Ihr Therapeut wird mit Ihnen besprechen, wie Sie sich am besten verhalten können, sodass die depressiven Symptome gemildert werden und wie Sie entlastet werden können. Als Nächstes wird über Ihre wichtigsten Beziehungen gesprochen und versucht, sich auf einen interpersonellen Problembereich zu einigen, der mit dem Auftreten Ihrer Depression zusammenhängt (z. B. Verlust einer Bezugsperson).
- In der **mittleren Behandlungsphase** (ca. 4. bis 14. Sitzung) besprechen Sie Dinge, die etwas mit diesem Problembereich zu tun haben (z. B. eine aktuelle Auseinandersetzung usw.). In diesem Therapieabschnitt sind hauptsächlich Sie für das Einbringen von Themen verantwortlich. Der Problembereich wird zunächst genau geklärt, bevor an Bewältigungsstrategien und günstigen Verhaltensmöglichkeiten gearbeitet wird. Außerdem wird über Ihre Gefühle gesprochen, die Sie im Zusammenhang mit den zwischenmenschlichen Problemen erleben.
- In den letzten drei Sitzungen wird der **Abschluss der Behandlung** besprochen. Ihr Therapeut fragt Sie, was es für Sie bedeutet, die Behandlung abzuschließen. Die Fortschritte werden zusammengefasst und es wird überlegt, was für die Zukunft zu erwarten ist. Dazu gehört u. a., was Sie tun können, wenn Sie wieder unter depressiven Symptomen leiden.

Während der gesamten Therapie ist Ihr Therapeut aktiv unterstützend und ermutigend.

LITERATUR

Barth J, Munder T, Gerger H et al. Comparative Efficacy of Seven Psychotherapeutic Interventions for Patients with Depression. A Network Meta-Analysis. PLoS Med 2013; 10(5): e1001454.

Bowlby J. Attachment and loss, Vol 1: Attachment. London: Hogarth Press; 1969.

Cuijpers P, Geraedts AS, van Oppen P, Andersson G, Markowitz JC, van Straten A. Interpersonal psychotherapy for depression: A meta-analysis. Am J Psychiatry 2011; 168: 581–592.

Cuijpers P, Donker T, Weissman MM et al. Interpersonal Psychotherapy for Mental Health Problems: A Comprehensive Meta-Analysis. Am J Psychiatr 2016; 173: 680–687.

Dannegger E, Schramm E. Interpersonelle Psychotherapie – Schulung in IPT könnte ambulante Versorgung Depressiver verbessern. Neurotransmitter 2016; 27(4): 29–32.

Hames JL, Hagan CR, Joiner TE. Interpersonal Processes in Depression. Annu Rev Clin Psychol. 2013; 9: 355–377.

Klerman GL, Weissman MM, Rounsaville BJ, Chevron E. Interpersonal psychotherapy of depression. New York: Basic Books; 1984.

Lipsitz JD, Makoitz JC. Mechanisms of Change in Interpersonal Therapy (IPT). Clinical Psychology Review 2013; 33(8): 1134–1147

Pu J, Zhou X, Liu L et al: Efficacy and acceptability of interpersonal psychotherapy for depression in adolescents: a meta-analysis of randomized controlled trials. Psychiatry Res 2017; 253: 226–232.

Schramm E. Interpersonelle Psychotherapie bei Depressionen und anderen psychischen Störungen. Stuttgart: Klett-Cotta Verlag; 2019.

Stieglitz RD. Therapie-begleitende Diagnostik bei depressiven Störungen. ZPPP 2018; 66: 1–11.

Sullivan HS. The interpersonal theory of psychiatry. New York: Norton; 1953.
Weissman MM, Markowitz JC, Klerman G. The guide to Interpersonal Psychotherapy: Updated and Expanded, New York: Oxford Press; 2018.
Zhou X, Hetrick SE, Cuijpers P et al. Comparative efficacy and acceptability of psycho-therapies for depression in children and adolescents: A systematic review and network meta-analysis. World Psychiatry 2015; 14: 207–222.

KAPITEL

24 Psychotherapie: CBASP

Anne Guhn und Eva-Lotta Brakemeier

24.1 Hintergrund

Das **Cognitive Behavioral Analysis System of Psychotherapy** (CBASP) ist ein störungsspezifisches Konzept, das speziell zur Behandlung der chronischen bzw. persistierenden Depression vorliegt. Es wurde von James P. McCullough entwickelt (2000). CBASP integriert auf Basis eines spezifischen Störungsmodells der chronischen Depression verschiedene Therapieschulen miteinander. Neben der Verhaltenstherapie und der kognitiven Therapie kommen Elemente der psychodynamischen Therapie und interpersonellen Schule zum Einsatz. Besondere Aufmerksamkeit erhält die therapeutische Beziehungsgestaltung. In deutlicher Abgrenzung zum Neutralitätsprinzip, das in der Psychoanalyse seine Extremform findet, zeichnet sich die therapeutische Haltung im CBASP durch explizit nicht neutrales, sondern menschliches Verhalten aus. Therapeutinnen und Therapeuten geben auf disziplinierte, persönliche und einlassende Weise eigene Gefühle, Gedanken und Verhaltensimpulse preis, die durch das Verhalten ihrer Patienten in ihnen ausgelöst werden. So erhalten Betroffene einerseits Einsicht in problematische zwischenmenschliche Verhaltensweisen und erleben andererseits korrigierende und heilsame Beziehungserfahrungen mit dem Therapeuten. Zusätzlich zum gezielten Aufbau sozialer Problemlösekompetenzen über die Anwendung von Situationsanalysen sollen diese Erfahrungen dazu ermutigen, auch außerhalb der therapeutischen Beziehung Kontakte zu anderen Menschen aufzubauen. Die Aufnahme bzw. Intensivierung von sozialen Beziehungen gilt im CBASP als die entscheidende Strategie, den Teufelskreis der chronischen Depression zu durchbrechen. CBASP kann demnach als **interpersonelle Lerntherapie** verstanden werden.

Auch wenn die Abgrenzung zwischen chronischen und episodischen Verlaufsformen depressiver Störungen bislang nur unzureichend ist (Köhler et al. 2019), so zeigen die vorliegenden Studienergebnisse doch übereinstimmend, dass etwa 70–80 % der chronisch depressiven Patienten Erfahrungen von Kindesmisshandlung sowie ein frühes Ersterkrankungsalter < 21. Lj. aufweisen (z. B. Schramm et al. 2017; Struck et al. 2020). Für das Entstehungsmodell der chronischen Depression mit frühem Beginn spielen negative Beziehungserfahrungen, insbesondere im emotionalen Bereich, eine entscheidende Rolle. In

Anlehnung an das Konzept der erlernten Hilflosigkeit von Seligmann wird vermutet, dass es in Reaktion auf Invalidierungen durch prägende Bezugspersonen zu einer Wahrnehmungsentkopplung von der sozialen Umwelt kommt. Diese Entkopplung von der Innen- und Außenwelt als eine Form des Selbstschutzes kann als Reaktion auf das Verhalten der Bezugspersonen zunächst als funktional betrachtet werden, verhindert in der Folge jedoch, dass das emotionale, kognitive und behaviorale Repertoire durch neue Lernerfahrungen erweitert wird. Die Betroffenen verhalten sich daher in sozialen Situationen oft wenig zielgerichtet. Interpersonelle Bedürfnisse, z. B. nach Solidarität und Bindung, werden auf diese Weise frustriert. Dies führt zu einer wahrgenommenen zwischenmenschlichen Ineffektivität, die einerseits zu Konflikten und andererseits zu sozialer Isolation führen kann, wodurch die Entstehung und Aufrechterhaltung depressiver Symptome begünstigt wird. Der Teufelskreis der Hilflosigkeit (➤ Abb. 24.1) äußert sich zudem in charakteristischen Besonderheiten der Beziehungsgestaltung, die die Anwendung klassischer Methoden der kognitiven Verhaltenstherapie erschweren bis unmöglich machen können:

- Auffälliges Misstrauen in zwischenmenschlichen Beziehungen
- Submissives/überfordertes oder auch feindseliges/abwertendes Verhalten
- Rigide und verfestigte, von außen nicht korrigierbare Denk- und Verhaltensmuster
- Ein wiederholter Ausdruck von Elend und Hilflosigkeit in monologisierender und globalisierender Form
- Egozentrisches Verhalten und wenig Empathie für andere Personen

Alle CBASP-Techniken dienen dem Zweck, die Wahrnehmungsentkopplung der Betroffenen zu überwinden und diese (wieder) in Kontakt mit ihrer sozialen Umwelt zu bringen. Sie sind demnach stets interpersonell orientiert. Intrapsychische Methoden allein, wie z. B. die kognitive Umstrukturierung irrationaler Überzeugungen, werden in der Behandlung als nicht ausreichend angesehen. Stattdessen wird angestrebt (McCullough 2000), dass Patienten

1. erkennen, dass ihr Verhalten – entgegen ihrer früheren Lernerfahrung – Konsequenzen hat, um die wahrgenommene Hilf- und Hoffnungslosigkeit zu überwinden.
2. lernen, die Perspektive ihres Gegenübers zu übernehmen (authentische Empathie) und die eigene Wirkung auf andere zu reflektieren, um Verhalten gezielt und flexibel zu variieren.
3. lernen, soziale Problemlösefertigkeiten anzuwenden, um ihre individuellen Ziele zu erreichen.
4. interpersonell korrigierende und heilsame Beziehungserfahrungen bezüglich früherer Kindesmisshandlung erfahren.

Der therapeutischen Beziehungsgestaltung kommt für die Erreichung dieser Ziele eine große Bedeutung zu. CBASP-Therapeuten thematisieren behutsam und

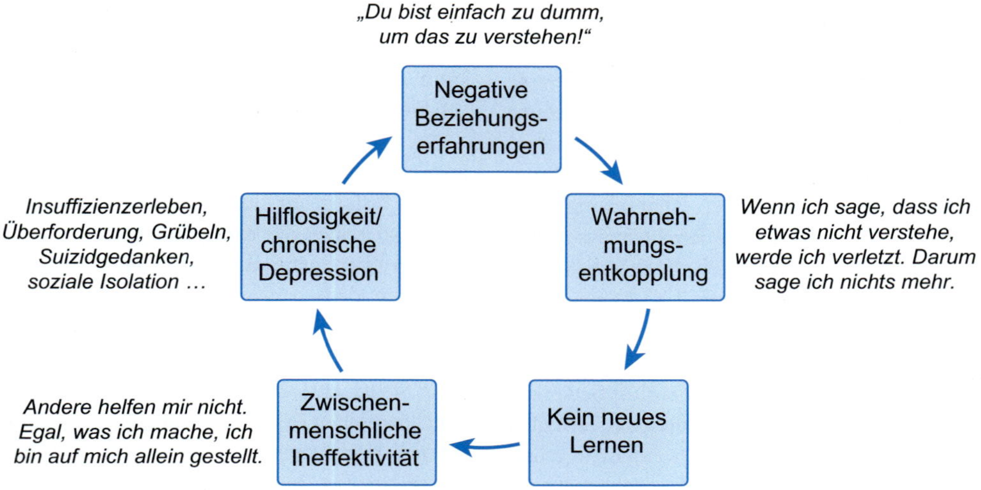

Abb. 24.1 Der Teufelskreis der Hilflosigkeit [P1146/P1153/L143]

vehement die Wahrnehmungsentkopplung, indem sie anhand ihrer eigenen kognitiv-emotionalen Reaktion offenbaren, was die Patienten in ihnen auslösen. Sie sind dabei – anders als die prägenden Bezugspersonen – stets ein verlässlicher Beziehungspartner und kreieren eine Sicherheitszone, in der Betroffene nicht verletzt werden. CBASP-Therapeuten sind daneben Verhaltenscoaches, die ihren Patienten helfen, ihr Verhaltensrepertoire zu erweitern und neue Problemlösestrategien zu erwerben.

24.2 Indikation, Kontraindikation, Nebenwirkungen

Zur Herleitung der Indikation für eine CBASP-Behandlung führen wir an dieser Stelle ein **Fallbeispiel** ein.

Fallbeispiel

Frau Mutlos stellt sich mit 31 J. für eine stationäre Behandlung nach dem CBASP-Konzept vor. Sie ist gepflegt, erscheint im Erstkontakt jedoch ängstlich-schüchtern bis kindlich. Mit leiser Stimme berichtet sie von einer seit der Kindheit bestehenden Depression. Ihre Stimmung sei gedrückt, sie empfinde wenig Freude, zweifle kontinuierlich an sich und auch daran, ob ihr Zustand jemals besser werde. Schon in der Grundschulzeit sei ihre familiäre Situation so belastend gewesen, dass sie sich zurückgezogen und damit von Gleichaltrigen isoliert habe. Auch heute habe sie kaum soziale Kontakte. Eine Partnerschaft bestehe ebenfalls nicht. Während des Studiums habe sie eine Affäre mit einem Kommilitonen gehabt, der sie jedoch „einfach weggeworfen" habe, als das Verhältnis gedroht habe aufzufliegen. Ihr Sozialpädagogikstudium habe sie zwar erfolgreich mit der Note 1 absolviert, im Beruf sei sie jedoch immer wieder gescheitert. Die Arbeit in einer Wohngruppe für junge Mütter, die sie direkt nach dem Studium begonnen habe, sei für sie so überfordernd gewesen, dass ihre Kolleginnen sie bei der Chefin gemeldet hätten, sodass sie noch in der Probezeit ihren Job verloren habe. Nachdem sie daraufhin über Monate in der Psychiatrie gewesen sei und sich dort für einen zweiten Versuch in einer Grundschule motiviert habe, sei sie abermals abgelehnt worden, diesmal, weil sich Eltern über ihre vermeintlich fehlende Kompetenz beschwert hätten. Auch hierauf sei ein monatelanger stationärer Aufenthalt gefolgt. Frühere medikamentöse und psychotherapeutische Behandlungsversuche (1 kognitive Verhaltenstherapie, 1 tiefenpsychologisch-fundierte Psychotherapie) hätten jeweils nur kurzfristig zu einer Besserung der Depression beigetragen. Insgesamt habe sie mittlerweile das Gefühl, die Probleme wachsen ihr über den Kopf. CBASP sei nun ihre „letzte Hoffnung".

Anhand dieses Beispiels lassen sich die wesentlichen Merkmale veranschaulichen, die für eine **Indikation** von CBASP wegweisend sind:

a) Es besteht eine chronische depressive Symptomatik mit einer Dauer > 2 J.
b) Die Symptomatik ist therapieresistent, d. h. auf vorangegangene Behandlungen in ausreichender Dosierung und Dauer erfolgte keine anhaltende Response.
c) Es liegt ein Frühbeginn der Depression vor.
d) Es werden negative Beziehungserfahrungen berichtet (z. B. innerhalb der Familie, dem ersten Freund oder Kolleginnen)
e) Es bestehen interpersonelle Probleme (Einsamkeit, Konflikte mit Kolleginnen).

Komorbide Diagnosen einschließlich Persönlichkeitsakzentuierungen und -störungen stellen keine Kontraindikation für CBASP dar. Komorbide Störungen bilden bei der chronischen Depression vielmehr die Regel als die Ausnahme.

Kontraindikationen bilden dagegen bipolare Störungen und Psychosen; bei den Persönlichkeitsstörungen die antisoziale, die schizoide und die schizotypische Störung. Für Patienten mit einer chronischen Depression und komorbider Borderline-Persönlichkeitsstörung bzw. Narzissmus liegen Modifikationen von CBASP vor, die aktuell untersucht werden (Brakemeier et al. 2021).

Alle Patienten sollten grundsätzlich über **Nebenwirkungen** von Psychotherapie aufgeklärt werden. Hierzu lässt sich aufgrund erster Studienergebnisse für CBASP im Speziellen auf drei Aspekte verweisen. Durch die intensive Auseinandersetzung mit der Kindheit zu Beginn der Therapie kann es zu einer vorübergehenden Verschlechterung der Symptomatik kommen, weshalb eine engmaschige Begleitung in der Anfangsphase wichtig erscheint. Zudem kann der zwischenmenschliche Fokus in der Therapie zu Veränderungen von realen sozialen Beziehungen (einschließlich Konflikte) führen, weshalb – soweit vorhanden – aktuelle Bezugspersonen in die Therapie einbezogen und trotz der intensiven therapeutischen Beziehungsgestaltung Autonomie gefördert werden sollte.

24.3 Praktische Durchführung

24.3.1 Prägungen und Übertragungshypothesen

Zu Beginn der Therapie wird die sog. **Liste der prägenden Bezugspersonen** erstellt. Es handelt sich dabei um wichtige Bezugspersonen, deren Einflüsse auch im heutigen Erleben der Betroffenen noch spürbar sind. Hierbei sind nicht ausschließlich Personen aus der Kindheit und Jugend gemeint, sondern auch Bezugspersonen aus der Gegenwart.

Fallbeispiel *(Forts.)*

Therapeutenformulierungen

„Ich möchte, dass Sie sich einen Moment Zeit nehmen, um auf Ihr Leben zurückzublicken. Welche Menschen haben Ihren Lebensweg geprägt? Wer hat dazu beigetragen, dass Sie der Mensch geworden sind, der Sie heute sind? Wer hat bei Ihnen sozusagen einen Stempel hinterlassen, dessen Einfluss noch heute wirksam ist? Solche prägenden Beziehungserfahrungen können gut oder schlecht, hilfreich oder schmerzhaft gewesen sein. Die meisten Menschen nennen Personen aus ihrer Kindheit als prägende Bezugspersonen, es können aber auch Menschen aus der Gegenwart sein. Wer fällt Ihnen hierzu ein?"

Die Liste prägender Bezugspersonen beinhaltet max. 6 Personen, für die in den ersten 2–3 h der Therapie sog. Prägungen formuliert werden. Mit dem Begriff **Prägungen** sind Lernerfahrungen gemeint, die durch die Beziehung mit der jeweiligen Bezugsperson entstanden sind, und die auch für das heutige Leben der Betroffenen eine Rolle spielen. Für die Entstehung zwischenmenschlicher Lernerfahrungen dienen dabei vier Bereiche als Orientierung (> Tab. 24.1).

Nach der Exploration der Beziehung zu jeder der Personen auf der Liste formuliert der Patient mit therapeutischer Unterstützung ein bis zwei relevante Prägungen *(„Wenn Sie auf all die Erfahrungen zurückblicken, die Sie mir gerade geschildert haben, welche Prägung hat Ihre Mutter dann bei Ihnen hinterlassen, die bis heute wirksam ist?")*. Prägungen sind in der Ich-Form und im Präsenz formuliert. Die prägende Bezugsperson selbst taucht in der Formulierung

Tab. 24.1 Prägungsbereiche

Domäne	Fragen zur Exploration	Beispielprägung
Nähe/Intimität	Gab es körperliche Nähe zwischen Ihnen und Ihrer Mutter? Hat sie Sie in den Arm genommen? Wie hat sich diese Nähe für Sie angefühlt?	Ich kann anderen nicht vertrauen, weil sie mich nur für ihre Zwecke ausnutzen.
Emotionale Bedürfnisse	Konnten Sie sich Ihrer Mutter anvertrauen, wenn Sie Probleme hatten? Wie hat sie reagiert, wenn Sie etwas von ihr brauchten?	Von anderen habe ich keine Hilfe zu erwarten. Ich muss mich allein durchkämpfen.
Ausdruck negativer Gefühle	Wie ist Ihre Mutter damit umgegangen, wenn Sie geweint haben oder vielleicht auch mal wütend waren? Wie würden Sie den Umgang mit Gefühlen in ihrer Familie beschreiben?	Ich belaste andere mit meinen Gefühlen.
Fehler/Versagen	Wie wichtig waren Ihre schulischen Leistungen für Ihre Mutter? Wie hat sie reagiert, wenn Sie eine schlechte Note mit nach Hause gebracht haben?	Nur wenn ich alles perfekt mache, darf ich sein.

nicht mehr auf. Auf diese Weise soll verdeutlicht werden, dass die zurückliegende Beziehungserfahrung einen direkten Einfluss auf das heutige Erleben und Verhalten besitzt.

Fallbeispiel *(Forts.)*

Frau Mutlos benennt ihre Mutter als wichtigste prägende Bezugsperson. Das Verhältnis zu ihr sei schwierig gewesen, insbesondere nach der plötzlichen Trennung der Eltern im Alter von 5 J. Die Mutter sei in vielerlei Hinsicht übergriffig, auch heute noch. Manchmal sei sie nachts während die Patientin schlief zu ihr ans Bett gekommen und habe sie am Kopf gestreichelt, was Frau M. als sehr unangenehm erlebt habe. Außerdem habe es sehr strenge Regeln gegeben. Fehlverhalten, z. B. schlechte Noten oder auch fehlende Beteiligung im Haushalt, seien mit Wutausbrüchen bestraft worden. Die Mutter habe sie dann als „unfähig und dumm" beschimpft. Zudem habe sie sich immer unter Druck gesetzt, alles richtig zu machen, um der Mutter keinen weiteren Grund zu geben sie zu beschimpfen. Gefühle und Bedürfnisse habe sie für sich behalten. Auch die Beziehung zum Vater, die anfänglich eng gewesen sei, habe sich mit der Trennung der Eltern abrupt verändert. Zunächst habe sich der Vater für ein halbes Jahr gar nicht gemeldet, dann habe er sich eine „neue Familie" gesucht, in der Frau Mutlos keinen Platz mehr bekommen habe. Das Gefühl, nicht dazuzugehören, kenne sie auch aus ihrem heutigen Erleben. So habe sie z. B. auch zu ihren Kommilitoninnen keinen Draht finden können. Aus diesen Beziehungserfahrungen wurden mit Unterstützung der Therapeutin folgende Prägungen formuliert:

- Mutter: Andere benutzen mich für ihre Bedürfnisse. Ich muss funktionieren, sonst werde ich bestraft.
- Vater: Beziehungen sind nicht von Bestand. Ich kann jederzeit verlassen werden.
- Mitschüler: Ich gehöre nicht dazu.

Nachdem alle Bezugspersonen einzeln exploriert und die dazugehörigen Prägungen formuliert wurden, werden gemeinsam ein bis zwei **Übertragungshypothesen** abgeleitet. Dabei handelt es sich um Beziehungserwartungen bzw. -befürchtungen, die die Betroffenen aufgrund ihrer Prägungsgeschichte (bewusst oder unbewusst) auch in die Therapie mitbringen *(„Was könnte auch zwischen uns passieren? Was sind Ihre Erwartungen oder Befürchtungen an mich?")*. Übertragungshypothesen sollten kausal in Form einer Wenn-dann-Verknüpfung formuliert. Sie erklären das interpersonelle Problemverhalten der Patientin. Im Fall von Frau Mutlos ist das Problemverhalten, dass sie in der Therapie funktionieren möchte und ihre Bedürfnisse nicht zeigt – so wie sie es bei ihrer Mutter gelernt hat. Dieses angepasste Verhalten verwehrt ihr jedoch die Chance, neue Lernerfahrungen zu machen, nämlich, dass Menschen aus dem Hier und Jetzt andere Reaktionen zeigen als die prägenden Bezugspersonen aus der Vergangenheit. Zu diesem Zweck lohnt es sich, das interpersonelle Problemverhalten als einen Nachsatz mit in die Übertragungshypothese aufzunehmen *(„Deswegen …")*.

Fallbeispiel *(Forts.)*

Übertragungshypothese von Frau M.
Wenn ich vom Therapieplan abweiche und nicht das tue, was meine Therapeutin erwartet, *dann* wird sie böse werden und mich bestrafen, indem sie z. B. die Therapiesitzung beendet. (*Deswegen* halte ich meine Bedürfnisse lieber zurück.)

An dieser frühen Stelle der Therapie wird somit erstmals die Beziehung zwischen Patientin und Therapeutin thematisiert. Übertragungshypothesen fokussieren die Therapeutin zudem auf sog. Hotspot-Situationen, in denen die Patientin bewusst oder unbewusst ein Verhalten zeigt, auf das in der Vergangenheit eine negative Konsequenz erfolgte, im Fallbeispiel also, wenn Frau Mutlos den Therapieplan nicht einhält. Diese Situationen können als korrigierende Beziehungserfahrungen genutzt werden. Für den stationären Bereich oder wenn Patienten an einer CBASP-Gruppentherapie teilnehmen lassen sich zusätzlich Übertragungshypothesen für das Stationsteam oder Gruppenmitglieder formulieren (Brakemeier et al. 2021).

24.3.2 Der Kiesler-Kreis

Der Kiesler-Kreis (➤ Abb. 24.2) ist ein Modell aus der interpersonellen Schule, das zur Beschreibung zwischenmenschlicher Beziehungen verwendet wird. Es besteht aus zwei Hauptachsen, der **Achse der Dominanz** mit den Polen Offenheit und Verschlossenheit und der **Achse der Beziehung** mit den Polen Nähe und Distanz. Aus den zwei Hauptachsen lassen sich vier Mischpositionen generieren, sodass acht Kiesler-Kreis-Positionen entstehen. Neben der Möglichkeit das eigene, sichtbare Verhalten zu charakterisieren, erlaubt der Kiesler-Kreis Vorhersagen über komplementäre Reaktionstendenzen, die in sozialen Interaktionen entstehen. Dementsprechend führt dominantes Verhalten i. d. R. zu unterwürfigem Verhalten, während die Pole der Beziehungsachse jeweils gleiches Verhalten nach sich ziehen. Freundliches Verhalten erzeugt also meist auch eine freundliche Reaktion, während feindseliges Verhalten Distanz hervorruft. Diese Reaktionstendenzen werden als Zugkräfte bezeichnet.

Der Kiesler-Kreis wird i. d. R. nach Bearbeitung der Prägungen und Übertragungshypothesen in die CBASP-Therapie eingeführt. Er dient der Veranschaulichung typischer Verhaltensmuster, die in Reaktion auf Prägungen und Übertragungshypothesen entstanden sind. Gleichzeitig lassen sich komplementäre Reaktionen verdeutlichen, die einerseits das Verhalten anderer Personen in Reaktion auf die Patienten erklären können und andererseits als Erklärung für die Beibehaltung von Übertragungshypothesen herangezogen werden können.

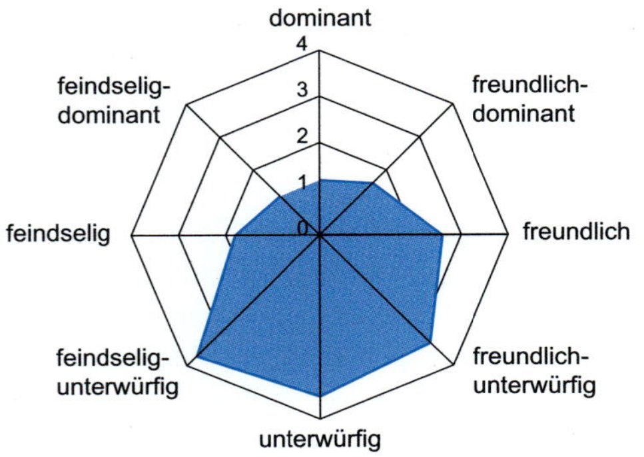

Abb. 24.2 Kiesler-Kreis-Profil am Beispiel von Frau Mutlos [P1146/P1153/L143]

Fallbeispiel *(Forts.)*

„Der Kiesler-Kreis ist ein Modell, dass sich mit sozialen Beziehungen beschäftigt. Er besteht aus zwei Achsen. Die vertikale Achse beschreibt, wie viel Dominanz jemand im Kontakt ausübt. Dominanz ist jedoch, anders als die deutsche Übersetzung es vermuten lässt, neutral und nicht negativ gemeint. Jemand der dominant auftritt, ist aktiv und selbstbewusst. Daher eignet es sich gut, anstelle von Dominanz von Offenheit zu sprechen. Den Gegenpol zu offenem Verhalten bildet unterwürfiges bzw. verschlossenes Verhalten. Hier tritt also jemand passiv und ängstlich auf und hält seine Gedanken und Gefühle zurück. Die horizontale Achse des Kiesler-Kreises beschreibt, wie viel zwischenmenschliche Nähe entsteht. Dabei bilden freundliches und feindseliges Verhalten die Gegenpole. Anstelle von feindseligem Verhalten kann man auch distanziertes Verhalten sagen. Aus den zwei Hauptachsen bzw. vier Positionen lassen sich nun noch vier weitere Positionen ergänzen, die jeweils Mischkategorien beschreiben. Ein Verhalten kann also nicht nur rein dominant sein, sondern gleichermaßen freundliche Aspekte beinhalten. Wir würden es dann als freundlich-dominant beschreiben. Ich mache es Ihnen einmal vor. Stellen Sie sich vor, wir hätten heute unsere erste Begegnung und ich würde ganz nüchtern zu Ihnen sagen: ‚Guten Tag. Kommen Sie rein. Nehmen Sie Platz. Unsere Sitzung dauert 50Minuten Warum sind Sie gekommen?' – **(rein dominant).** Nun stellen Sie sich vor, ich würde Sie stattdessen auf folgende Art und Weise begrüßen: ‚Guten Tag! Bitte kommen Sie doch rein und nehmen Sie Platz. Unsere heutige Sitzung dauert etwa 50 Minuten. Darin würde ich gern von Ihnen erfahren, was Sie veranlasst hat, mich aufzusuchen. Wie kann ich Ihnen denn helfen?' – **(freundlich-dominant).** Haben Sie einen Unterschied bemerkt? […] Wie haben die beiden Varianten auf Sie gewirkt? […]"

Der Kiesler-Kreis kann auf vielfältige Weise in die Therapie integriert werden:

a) Zur Reflektion von typischen Verhaltensweisen (➤ Abb. 24.2)
b) Zur Herleitung von Therapiezielen
c) Zum Erkennen und Bearbeiten schwieriger Situationen in der therapeutischen Beziehung

(„Wo befinden Sie sich gerade auf dem Kiesler-Kreis? Ist es so, wie Sie wahrgenommen werden wollen?")

d) Zur Verhaltensbeschreibung in der Situationsanalyse (➤ Kap. 1.3.3)

e) Als Instrument der Veränderungsmessung über den Therapieverlauf

Mit dem Impact Message Inventory (Casper et al. 2016) steht ein Instrument zur Verfügung, das es erlaubt, die Wirkung einer anderen Person auf dem Kiesler-Kreis zu beschreiben.

Fallbeispiel *(Forts.)*

Entsprechend ihren Prägungen und Übertragungshypothesen zeigt Frau Mutlos zu Therapiebeginn ein ausgeprägt unterwürfiges Kiesler-Kreis-Profil. Nach Einschätzung ihrer Therapeutin liegt hierbei sowohl freundlich- als auch feindselig-unterwürfiges Verhalten vor. Frau Mutlos folgt dankbar und lächelnd den Vorschlägen ihrer Therapeutin und legt gleichzeitig die Verantwortung für ihr Handeln ab, als würde sie sich hinter der Therapeutin verstecken wollen (Zitat: *„Wenn Sie meinen, dass ich das machen sollte, dann mache ich das gern."*).

Berücksichtigt man nun die Zugkräfte, lässt sich vorhersehen, dass die Therapeutin im Verlauf mit Verärgerung (feindselig-dominant) auf das devote Verhalten der Patientin (feindselig-unterwürfig) reagieren könnte. Die Patientin provoziert damit also unbewusst genau die komplementäre Reaktion, die sie eigentlich verhindern möchte (s. o. Übertragungshypothese). Diese wichtige Rückmeldung in Form einer Selbstoffenbarung der Therapeutin soll die Patientin zu einer Verhaltensänderung in Richtung freundlich-dominantes Verhalten motivieren. Grundsätzlich gilt jedoch, dass Patienten lernen sollen, sich je nach den Erfordernissen der Situation flexibel auf dem Kiesler-Kreis zu verhalten. Sie sollen also ihr Verhaltensrepertoire erweitern und nicht ausschließlich lernen, allen Menschen freundlich-dominant zu begegnen.

24.3.3 Die Situationsanalyse

Situationsanalysen machen einen bedeutsamen Bestandteil im CBASP aus, da die Bearbeitung von Situationsanalysen ca. 70–80 % der Therapiezeit einnehmen sollte. Sie werden in erster Linie dazu eingesetzt, die Aufmerksamkeit auf konkrete aktuelle Situationen zu lenken, um das charakteristische Globalisieren von Patienten mit chronischer Depression zu bremsen und ihnen zu helfen, entgegen der oft erlebten Hilflosigkeit aktiv zu werden und realistisch gesetzte Ziele zu erreichen. Dabei wird das in einer Situation gezeigte Verhalten (tatsächliches Ergebnis) hinsichtlich seiner Konsequenzen analysiert. Anschließend wird eine Verhaltensalternative (erwünschtes Ergebnis) gesucht und im Rollenspiel ausprobiert, um das Repertoire an zwischenmenschlichen Bewältigungskompetenzen zu erweitern und aktiv neue Fertigkeiten zu trainieren. ➤ Tab. 24.2 enthält eine Situationsanalyse von Frau Mutlos, die

Tab. 24.2 Situationsanalyse

	Baustein	Merkmale	Formulierung	Beispiel
Erhebungsphase				
1	**Beschreibung der Situation**	• Rein beschreibend • Ohne Wertung u. Interpretationen • Mit klarem Anfangs- u. Endpunkt • Kameraperspektive	*„Was ist in der Situation genau passiert?"*	„Ich komme in den Aufenthaltsraum der Station. Dort sitzt Lena und liest ein Buch. Ich sage kurz ‚Hallo', setze mich dann in eine andere Ecke des Raumes und spiele mit meinem Handy."
2	**Interpretationen**	• Die wesentlichen (max. 3) Gedanken in der Situation • „Kopfkino"	*„Was ist Ihnen in dieser Situation durch den Kopf gegangen?"*	• „Ich belästige Lena sicher mit meiner schlechten Laune." • „Ich muss allein klarkommen." • „Ich werde für immer depressiv bleiben."

Tab. 24.2 Situationsanalyse *(Forts.)*

	Baustein	Merkmale	Formulierung	Beispiel
3	**Verhalten**	• Sichtbares Verhalten • Mimik, Gestik, Körpersprache • Nutzung des Kiesler-Kreises	*„Wie haben Sie sich ganz konkret in der Situation verhalten?"* *„Wo waren Sie auf dem Kiesler-Kreis?"*	• Lena nicht angeschaut • Sehr leise Hallo gesagt • Abseits gesetzt und damit abgewandt • Danach nichts mehr gesagt
4	**Tatsächliches Ergebnis (TE)**	• Ausgang der Situation • Entspricht meist dem letzten Satz der Situationsbeschreibung	*„Wie ging die Situation für Sie aus?"*	• Ich setze mich an einen anderen Platz und lese. • Ich distanziere mich von Lena • Meine schlechte Laune bleibt unverändert
5	**Erwünschtes Ergebnis (EE)**	• Aktives Verhalten • Durch die Person selbst zu erreichen • Realistisch	*„Wie hätten Sie sich den Ausgang der Situation gewünscht?"* *„Was hätten Sie konkret anders machen können?"*	„Ich schaue Lena an, sage ‚Hallo!' und setze mich neben sie."
6	**Vergleich TE und EE**	Ansatzpunkt für negative Verstärkung	*„Haben Sie erreicht was Sie wollten? Warum nicht?"*	„Nein. Ich dachte, dass ich ihr sicher zu viel bin. Irgendwie denke ich immer, dass ich nicht dazugehöre."
Lösungsphase				
1	**Revisionen**	• Kognitive Umstrukturierung der unter 2 erarbeiteten Gedanken • Nicht hilfreiche Gedanken streichen u. ggf. ersetzen • Möglichst kurz u. knapp halten • Mit klarem Schlachtruf ergänzen	*„Ist der Gedanke für Ihr Erwünschtes Ergebnis hilfreich?"* *„Was hätten Sie stattdessen denken können?"*	• „Vielleicht würde sich Lena freuen, wenn ich mich zu ihr setze." • „Heute muss ich nicht mehr allein klarkommen." • Schlachtruf: **„Geh in Kontakt!"**
2	**Verhalten**	• Hilfreiches Verhalten zur Erreichung des EE • Nutzung des Kiesler-Kreises	*„Wie hätten Sie sich verhalten wollen, um Ihr EE zu erreichen?"*	„Ich gehe auf sie zu, schaue sie freundlich an, lächele dabei, sage in normaler Lautstärke ‚Hallo' und setze mich zu ihr."
3	**Rollenspiel**	• Shaping bis das Zielverhalten erreicht ist • Feedback geben • Nutzung des Kiesler-Kreises	*„Lassen Sie uns das ausprobieren!"*	
4	**Take-Home-Message**	• Das Wesentliche extrahieren	*„Wie fühlt es sich jetzt an?"* *„Was haben Sie durch die SA gelernt?"*	„Besser. Es ist kein Wunder, dass ich mich nicht dazugehörig fühle, wenn ich mich so verhalte. Ich schließe mich ja selbst aus!"
5	**Generalisierung**	• Das Gelernte auf ähnliche Situationen übertragen	*„Wo könnten Sie das, was Sie heute gelernt haben, noch anwenden?"*	„In vielen Situationen. Je schlechter es mir geht, desto weniger lasse ich Kontakt zu und desto mehr ziehe ich mich zurück. Mir fällt gerade auf, dass ich auch Sie heute gar nicht richtig angeschaut habe, als ich reingekommen bin. Hallo!"

sich kurz vor Beginn einer Therapiesitzung zugetragen hat.

Eine modifizierte Form der Situationsanalyse stellt die sog. Zukunfts-Situationsanalyse dar. Für beide Formen der Situationsanalyse liegen Arbeitsblätter vor (z. B. in Brakemeier et al. 2021), die die eigenständige Durchführung erleichtern und fördern sollen.

24.3.4 Beziehungsgestaltung

Diszipliniertes persönliches Einlassen

Die nicht neutrale, selbstöffnende therapeutische Haltung macht den besonderen Reiz von CBASP aus. In Abgrenzung zum Neutralitätsprinzip, also einer professionell-distanzierten Expertenhaltung, sollen CBASP-Therapeuten ihren Patienten nicht als neutrale und emotionslose Projektionsfläche gegenübertreten, sondern sich als Menschen mit sichtbaren eigenen Empfindungen und Reaktionen in die Therapie einbringen. Die Notwendigkeit für diese Form der Beziehungsgestaltung erwächst aus dem Störungsmodell der chronischen Depression. Betroffene sollen korrektive, heilsame Beziehungserfahrungen mit ihrem Therapeuten machen. Diese Form der Beziehungsgestaltung folgt den Grundsätzen des disziplinierten persönlichen Einlassens, weshalb wir im Folgenden von der DPE-Haltung von CBASP-Therapeuten sprechen.

WEITERE INFORMATIONEN

DPE-Haltung

Diszipliniert = Therapeuten disziplinieren ihre komplementäre Reaktionstendenz indem sie einerseits an sich selbst überprüfen, ob ihre Reaktion angemessen oder gar durch eigene Prägungen bedingt ist und indem sie andererseits die Rückmeldung so gestalten, dass sie von den Patienten angenommen und zum gegenwärtigen Zeitpunkt auch verstanden wird.
Persönlich = Therapeuten geben ihr eigenes, authentisches Empfinden preis. Dies kann sich auf Gefühle, Gedanken oder Verhaltensimpulse in Reaktion auf das Verhalten ihrer Patienten beziehen. Diese Rückmeldungen sind naturgemäß von Mensch zu Mensch verschieden.
Einlassend = Therapeuten, die mit CBASP arbeiten, sind grundsätzlich dazu bereit, in ihrer Arbeit mit Patienten über eigene Empfindungen zu reflektieren und diese in der Therapie preiszugeben.

Die DPE-Haltung setzt voraus, dass CBASP-Therapeuten ihren Patienten mit einer wohlwollenden und wertschätzenden Einstellung entgegentreten. Sie sollten die Prägungen und Übertragungsbereiche kennen, sodass auch interpersonell schwieriges Verhalten von Betroffenen vor dem Hintergrund ihrer Prägungen nachvollziehbar erscheint. Dies bedeutet jedoch keinesfalls, jeder Form der Beziehungsgestaltung vonseiten der Patienten mit einer Grundhaltung von bedingungsloser positiver Wertschätzung und Empathie zu begegnen. Eine solche Haltung gilt aus CBASP-Perspektive sogar als kontraindiziert, spiegelt sie doch in keinerlei Hinsicht die zwischenmenschliche Realität wider, die die Betroffenen außerhalb der Therapie erleben. Um den Patienten also die Konsequenzen ihres Verhaltens zu verdeutlichen, sollten CBASP-Therapeuten schwierige Situationen direkt und transparent ansprechen. Die Wortwahl sollte dabei stets so gewählt werden, dass die Betroffenen sie annehmen können, weil sie in dem Therapeuten eine sichere Vertrauensperson finden, die ihnen aus der Entkopplung von der Umwelt heraushilft anstatt ihnen Schaden zufügen zu wollen.

Kontingente persönliche Reaktion

Die kontingente persönliche Reaktion (KPR) wird in Hotspot-Situationen angewandt, die entweder dem therapeutischen Fortschritt im Wege stehen (negative KPR), z. B. bei Vermeidung, Reaktanz oder Suizidalität, oder die der Festigung von therapeutischem Zielverhalten dienen (positive KPR). Meist handelt es sich dabei um Situationen, in denen die Übertragungshypothesen der Betroffenen aktiviert werden. Der Patient erwartet (bewusst oder unbewusst), dass auf das von ihr oder ihm gezeigte Verhalten nun eine ähnliche Reaktion erfolgen wird, wie das der prägenden Bezugspersonen (➤ Kap. 24.3.1). Therapeuten verhalten sich jedoch i. d. R. konträr zu dem Verhalten früherer Personen. Je größer dieser Kontrast zwischen der aktivierten Angst durch die prägenden Bezugspersonen und der Erleichterung durch die Reaktion des Therapeuten ausfällt, desto größer ist der Lernerfolg (Prinzip der negativen Verstärkung).

Fallbeispiel *(Forts.)*

In der 10. Therapiesitzung erscheint Frau Mutlos wortkarg und ängstlich in der Sitzung. Sie lässt ihre Jacke an, holt ihre Therapieunterlagen nicht wie sonst aus dem Rucksack und sitzt zusammengesunken auf ihrem Stuhl.

T:	Frau Mutlos, sie wirken heute so verängstigt. Ist etwas passiert, seit wir uns das letzte Mal gesehen haben?
P:	… *(schweigt erst lange und berichtet dann verängstigt)* Ich weiß gar nicht, wie ich es erklären soll. Ich weiß auch nicht, warum ich nicht machen konnte, was wir vorbereitet haben, aber ich hab's einfach nicht geschafft, am Samstag zum Abitreffen zu gehen.
T:	Ach so. Es geht um die Situation, die wir letzte Woche durch eine Zukunfts-Situationsanalyse vorbereitet hatten. Sie sind also gar nicht erst zu dem Treffen gegangen.
P:	Ja. *(schaut nur nach unten)*
T:	Was glauben Sie, geht jetzt in mir vor, wo ich erfahre, dass Sie nicht zu dem Treffen gegangen sind, obwohl wir es so besprochen hatten?
P:	Ich bin doch selbst so enttäuscht von mir. Und Sie haben sich so Mühe gegeben, mir zu helfen. Sie haben allen Grund dazu, die Therapie zu beenden.
T:	Sie denken also, dass ich so enttäuscht von Ihnen bin, dass ich jetzt die Therapie beende. Verstehe ich das richtig?
P:	Ja. *(traut sich abermals nicht die Therapeutin anzusehen)*
T:	Sehe ich denn enttäuscht aus? Bitte schauen Sie mich mal an.
P:	Eigentlich nicht. Sie sehen so freundlich aus wie sonst.
T:	Darf ich Ihnen sagen, wie ich mich fühle und was ich darüber denke, dass Sie nicht zu dem Abiturtreffen gegangen sind? *(Pause)* Ich bin wirklich nicht enttäuscht. Ich kann gut verstehen, wie schwierig es für Sie ist, zu solch einem Treffen zu gehen. Sie hatten sicherlich große Angst davor. Ich bin jetzt froh, dass Sie mir erzählt haben, was Sie so belastet.
P:	Wie? Sie sind gar nicht sauer auf mich?
T:	Nein, ich bin weder sauer noch enttäuscht. Im Gegenteil. Ich bin froh, dass das Problem nun auf dem Tisch ist und ich Ihnen jetzt helfen kann. Ich habe nicht die Absicht, die Therapie zu beenden.

Interpersonelle Diskriminationsübung

Die interpersonelle Diskriminationsübung (IDÜ) folgt i. d. R. im Anschluss an eine KPR. Dabei soll die zuvor offenbarte Reaktion des Therapeuten mit den zu erwartenden Verhaltensweisen der prägenden Bezugspersonen in einer ähnlichen Situation verglichen werden. Die Struktur der IDÜ folgt immer dem gleichen Muster. Auch hier wird deutlich, dass CBASP eine Lerntherapie ist. Je öfter Patienten angeleitet werden, aktuelle Reaktionen mit den Reaktionen früherer Personen zu vergleichen, desto schneller werden Veränderungen in ihrer Umwelt wahrgenommen und neue Verhaltensweisen erlernt und angewandt. Und je strukturierter die Anwendung dieser Methode erfolgt, desto eher übernehmen Patienten diese in ihr Repertoire und wenden sie eigenständig an.

Um einen praktischen Einblick in die IDÜ-Technik zu vermitteln, wählen wir erneut das obige Beispiel unserer Patientin.

Fallbeispiel *(Forts.)*

T:	Lassen Sie uns noch einmal ansehen, was gerade zwischen uns passiert ist! Wie habe ich reagiert, als Sie mir mitgeteilt haben, dass Sie nicht zu Ihrem Abiturtreffen gegangen sind, obwohl wir es in der letzten Stunde detailliert vorbereitet hatten? **(Schritt 1)**
P:	Sie haben gesagt, dass Sie mich verstehen können. Und dass ich ganz schön Angst gehabt haben muss.
T:	Wie hätte Ihre Mutter in einer vergleichbaren Situation reagiert? Also wenn Sie etwas nicht getan hätten, was zwischen Ihnen besprochen war? **(Schritt 2)**

P:	Oh je, die wäre sehr wütend auf mich gewesen. Und dann hätte Sie mich angeschrien und hätte mir wieder das Gefühl gegeben, eine völlige Versagerin zu sein.
T:	Und wie hätte Ihr Vater reagiert?
P:	Ach, dem wäre das egal gewesen. Der hat sich ja eh nicht für mich interessiert während meiner Schulzeit.
T:	Wie habe ich heute auf Sie reagiert? **(Schritt 3)**
P:	Irgendwie verständnisvoll.
T:	Gibt es Unterschiede zwischen meiner Reaktion und den Reaktionen Ihrer prägenden Bezugspersonen? **(Schritt 4)**
P:	Ja total. Sie sind ganz ruhig geblieben und haben gesagt, dass Sie froh sind, dass ich Ihnen erzähle, was mich belastet und mich verstehen können. Das ist ein gewaltiger Unterschied. Und Sie wollen die Therapie nicht abbrechen. Davon war ich fest ausgegangen, als ich heute herkam.
T:	Und wie fühlt sich das für Sie an? Was bedeutet es für Sie, dass ich anders reagiert habe als Ihre prägenden Bezugspersonen? **(Schritt 5)**
P:	Hm. Ich bin auf jeden Fall ganz schön durch den Wind. Ich habe gedacht, dass ich Sie heute zum letzten Mal sehe. Dass Sie jetzt so gut reagiert haben, kann ich noch gar nicht richtig glauben. Vermutlich, weil es so neu für mich ist. Irgendwie schön.

24.4 Evidenz

Die Wirksamkeit von CBASP in der Behandlung der chronischen Depression wurde mittlerweile in mehreren randomisiert-kontrollierten Studien bestätigt. Zudem deuten verschiedene Untersuchungen darauf hin, dass CBASP wirksamer ist als andere Therapieverfahren. Besonders Patienten mit Erfahrungen von Kindesmisshandlung scheinen von CBASP zu profitieren, selbst dann, wenn sie auf eine medikamentöse Therapie zuvor nicht angesprochen haben. Dementsprechend empfehlen nationale und internationale Leitlinien zur Depressionsbehandlung den Einsatz von CBASP bei der chronischen Depression. Die ursprünglich für die ambulante Einzeltherapie entwickelte Methode wurde mittlerweile auch für ein stationäres, multiprofessionelles Konzept adaptiert, das in vielen Kliniken etabliert ist (Brakemeier et al. 2021). Zudem wurde CBASP für den Gruppentherapiekontext weiterentwickelt und als Patientenratgeber aufbereitet (Brakemeier und Buchholz 2013).

LITERATUR

Brakemeier E-L, Buchholz A. Die Mauer überwinden. Weinheim: Beltz; 2013.

Brakemeier E-L, Guhn A, Normann C. Praxisbuch CBASP. Behandlung chronischer Depression und Modifikationen der traditionellen CBASP-Therapie. Weinheim: Beltz; 2021.

Caspar F, Berger T, Fingerle H, Werner M. Das deutsche IMI. Psychotherapie im Dialog 2016; 17: 1–10.

Köhler S, Chrysanthou S, Guhn A, Sterzer P. Differences between chronic and nonchronic depression: Systematic review and implications for treatment. Depression and Anxiety 2019; 36: 18–30.

McCullough JP. Treatment for Chronic Depression: Cognitive Behavioral Analysis System of Psychotherapy. New York: Guilford Press; 2000.

Schramm E, Kriston L, Zobel I et al. Effect of disorder-specific vs nonspecific psychotherapy for chronic depression: A randomized clinical trial. JAMA Psychiatry 2017, 74: 233–242.

Struck N, Krug A, Yuksel D et al. Childhood maltreatment and adult mental disorders – the prevalence of different types of maltreatment and associations with age of onset and severity of symptoms. Psychiatry Research 2020; 293: 113398.

KAPITEL

25

Alexandra Schosser und Eckhard Roediger

Psychotherapie: Schematherapie

Kernaussagen

- Die **Schematherapie** erweitert als innovative, integrative Therapie die kognitive Verhaltenstherapie.
- **Schemata sind Erlebens- und Verhaltensmuster,** bestehend aus Erinnerungen, Emotionen, Kognitionen und Körperempfindungen. Schemata stellen in der Kindheit erworbene (eingeprägte) Erlebens- und Reaktionsmuster dar.
- **Zentrales Ziel der Schematherapie** ist es, diese Prägungen zugänglich zu machen, um deren Einfluss auf das jetzige Erleben besser erkennen und sich daraus befreien zu können.
- **Bei Depressionen finden** sich Selbstentwertungsmodus, Selbstaufopferungsmodus, passiver Vermeidungsmodus, Selbstberuhigungsmodus, klagsamer oder ärgerlicher Beschützermodus.
- **Ziel der Therapie** ist die Stärkung des gesunden Erwachsenenmodus als wohlwollend-selbstregulativer Anteil, der vernünftige Gedanken und Selbsteinsicht integriert und so funktionale Problemlösungen ermöglicht.

25.1 Einführung – warum Schematherapie bei Depressionen?

Die Schematherapie erweitert als innovative, integrative Therapie die traditionellen Behandlungsformen und Konzepte der kognitiven Verhaltenstherapie. Nemeroff et al. (2003) fanden bei chronisch Depressiven eine außergewöhnlich hohe Prävalenz von schweren biografischen Belastungen. Auch fanden sich bei ca. 50 % der chronisch Depressiven eine komorbide Persönlichkeitsstörung (McCullough 1996) mit entsprechend dysfunktionalen Interaktionsmustern, die zu einer erhöhten Rezidivneigung bzw. chronischen Verläufen beitragen kann. Für diese Patienten könnte ein schematherapeutisch erweiterter Gesamtbehandlungsplan hilfreich sein. Inzwischen gibt es erste Studien zur Wirksamkeit von Schematherapie bei chronischer Depression (z. B. Carter et al. 2013; Renner et al. 2016; Malogiannis et al. 2014).

25.2 Grundlagen – das Schema-Modus-Modell bei Depressionen

25.2.1 Schemata

Der Begründer der Schematherapie, Jeffrey Young, fasst Schemata als Erlebens- und Verhaltensmuster, bestehend aus Erinnerungen, Emotionen, Kognitionen und Körperempfindungen, zusammen (Young et al. 2005). Es werden 18 Schemata definiert, die in 5 Domänen entsprechend den zugrunde liegenden frustrierten Grundbedürfnissen eingeteilt werden. Die von ihm genannten Grundbedürfnisse (sichere Bindungen, Autonomie/Kompetenz/Identitätsgefühl, freier Ausdruck von Bedürfnissen und Gefühlen, Spontaneität/Spiel und realistische Grenzen gesetzt zu bekommen) lassen sich auf eine Polarität von umkreisbezogen-kooperativer Bindungsorientierung und selbstbezogen-dominanter Selbstbehauptungsorientierung reduzieren (Roediger et al. 2018).

Schemata stellen sozusagen in der Kindheit erworbene Erlebens- und Reaktionsmuster dar, in der die alten Beziehungserfahrungen wie eine „Brille", durch die wir die Welt heute sehen, eingeprägt sind, ohne dass wir diese „Brille" bemerken. Immer wenn wir in einer Situation sind, die strukturelle Ähnlichkeiten mit der Kindheitsszene hat, werden diese Muster aktiviert und wir fühlen uns ähnlich wie damals. Wir sind uns jedoch dieser alten Einflüsse nicht bewusst und neigen daher dazu, Einflüsse aus der aktuellen Situation für unser Erleben verantwortlich zu machen. Es ist ein zentrales Ziel der Schematherapie, diese Prägungen zugänglich zu machen, um deren Einfluss auf das jetzige Erleben besser erkennen und sich daraus befreien zu können.

MERKE

Die Vergangenheit bricht unerkannt in die Gegenwart ein und beeinträchtigt das emotionale Erleben in der Gegenwart.

25.2.2 Schemabewältigung

Young et al. (2005) beschreiben drei Bewältigungsstile als Reaktion auf Schemaaktivierung:

1. **Erduldung** des Schemas: Man hält das Schema für zutreffend und folgt dessen „Skript" im Sinne einer sich selbst erfüllenden Prophezeiung *(„Ich bin halt ein Versager, kein Wunder, dass ich immer wieder den Job verliere.")*.
2. **Vermeidung** der Schemaaktivierung: Dies führt zu starker Passivität und sozialer Isolation, da Aufgaben nicht mehr begonnen werden *(„Ich schaffe das eh nicht.")*.
3. **Kompensation** des Schemas: Man macht das Gegenteil dessen, was das Schema einem nahelegt *(„Denen werde ich es zeigen.")*, wie z. B. beim kontraphobischen Verhalten. Das kann zu einer „Opfer-Täter-Umkehr" führen.

Es ist wichtig, besonders Schemakompensationen zu erkennen, sonst kann es zu therapeutischen Fehleinschätzungen kommen. Dazu ein Beispiel:

Fallbeispiel

Thomas' Eltern mussten häufiger umziehen. Wenn er in eine neue Schulklasse kam, wurde er immer wieder gemobbt. Er kompensierte sein Beschämungsschema, indem er ein besonders guter Schüler und später beruflich sehr erfolgreich wurde. Er neigt dazu, seinen Mitarbeitern seine Überlegenheit zu zeigen und sie vor anderen bloßzustellen. Gleichzeitig erduldet er sein Isolationsschema, da er als Erwachsener ungeliebt und einsam bleibt. Er hat sich infolge der Enttäuschung seines Bindungsbedürfnisses (unbewusst) für das dominanzorientierte Ausleben seines Autonomie- und Kontrollbedürfnisses entschieden. Das zentrale Ziel einer Schematherapie ist dann, das dominante bzw. entwertende Verhalten als Kompensation zu erkennen und den Zugang zur hintergründigen Verletzung bzw. Beschämung zu finden.

25.2.3 Modusmodell

Durch die Aktivierung von Schemata und Schemabewältigung werden Persönlichkeitszustände, sog. Modi, aktiviert. Dazu gehören auch die Symptome psychischer Störungen. Modi sind das, was wir klinisch sehen; im Sinne einer Verhaltensanalyse das emotionale und physiologische Erleben, die Gedanken und das exekutierte Verhalten. Kurzum, wir **haben** Schemata (Traits als Resultat unserer biografischen Erfahrungen); werden diese aktiviert, dann **sind** wir in einem Modus (State).

Prinzipiell unterscheiden wir vier Kategorien von Modi:

1. **Kindmodi** – als Ausdruck der Basisemotionen und physiologischen Aktivierungen, wenn die psychischen Grundbedürfnisse nach Nähe/Bindung oder Selbstbehauptung/Kontrolle nicht erfüllt sind.
2. **Innere Kritiker** – als die verinnerlichten Kernbotschaften, Bewertungen und Glaubenssätze unserer Umwelt; früher als „Elternmodi" bezeichnet.
3. **Maladaptive Bewältigungsmodi** – als das aus der Interaktion zwischen Kind- und Kritikermodi resultierende dysfunktionale Verhalten.
4. **Gesunder Erwachsenenmodus** – der die anderen Modi integriert und funktionales Verhalten oder Problemlösen möglich macht, indem er die psychischen Grundbedürfnisse befriedigt und werteorientiert und flexibel handelt; dies erlaubt uns, gefühlsmäßig in einen beruhigten und zufriedenen (bzw. glücklichen Kind-)Modus zu kommen.

Unserem Verständnis nach repräsentieren die Kindmodi das noch nicht von Umwelteinflüssen „verformte, unschuldige" präkognitive Erleben kleiner Kinder. Dieses Erleben lässt sich gut mit den fünf Basisemotionen Ekmans (http://atlasofemotions.org/) beschreiben: Angst, Trauer, Ekel (angespanntes Genervtsein), Ärger und Freude. Die vier erstgenannten Basisemotionen scheinen die Funktion eines Warnsignals zu haben, das uns die Nichtbefriedigung eines der beiden Grundbedürfnisse anzeigt: Wird das Bindungsbedürfnis frustriert, entsteht als primäre emotionale Reaktion Angst oder Trauer; wird das Selbstbehauptungsbedürfnis frustriert entsteht ein angespannt-genervtes Gefühl bzw. Ärger. Freude (bzw. Zufriedenheit) fühlen wir, wenn beide Bedürfnisse ausreichend befriedigt sind. Im Gegensatz zu den Basisemotionen verbinden die sozialen Emotionen (Leary 2009) die ursprünglichen Basisemotionen mit den verinnerlichten Bewertungen (innere Kritiker). Diese postkognitiven Emotionen sind eng verbunden mit dem gezeigten Verhalten. Menschen in unterschiedlichen Kulturkreisen spüren die Basisemotionen im Körper, während sie soziale Emotionen im Kopf wahrnehmen (Nummenmaa et al. 2014).

Die primäre Angst und Traurigkeit von Thomas in unserer Fallvignette weicht einem angespannt genervt-ärgerlichen Grundgefühl. Er wechselt aus einem verletzbaren in einen wütenden Kindmodus. Parallel dazu verändern sich auch seine Bewertungen. Ursprünglich haben selbstkritische Gedanken (innere Kritiker) wie z. B. „du bist halt ein dummes Opfer" als soziale Emotion Scham ausgelöst. Später unterstützen kritische Gedanken über andere wie z. B. „Selbst schuld, wer es im Leben zu nichts bringt" den sekundären Ärger und lassen das Gefühl der Verachtung entstehen. Die therapeutische Bedeutung liegt darin, von den vordergründig gezeigten sozialen Emotionen zu den hintergründigen basalen Emotionen und damit den frustrierten Grundbedürfnissen zu kommen, damit diese dann gezielt befriedigt werden können. Zudem ermöglicht es, hinter einer sekundären Wut oder genervten Anspannung (die einige Depressive zeigen) den Weg zurück zu der primären Traurigkeit (d. h. dem „verletzbaren Kindmodus") zu finden, damit das Bedürfnis nach Bindung wieder wahrgenommen und funktional ausgedrückt werden kann.

Uns stehen grundsätzliche vier Verhaltensoptionen zur Verfügung (Cannon 1915): Kämpfen (Fight), (aktiv) Flüchten (Flight), (passiv) Erstarren (Freeze) oder sich unterwerfen (Follow). Werden diese biologisch angelegten Verhaltensmuster im Erwachsenenalter im Sinne automatisierten Verhaltens starr und unkritisch eingesetzt, werden diese in der Kindheit erlernten und damals funktionalen Bewältigungsmodi maladaptiv und Symptom einer Störung. Ziel der Therapie ist es dann, das vordergründig gezeigte Verhalten zu „dekonstruieren" und zu den aktivierten Bewertungen (innere Kritiker) und Basisemotionen (Kindmodi) auf der hinteren Bühne vorzudringen, um die Kritiker neu zu bewerten und die Grundbedürfnisse hinter den Basisemotionen wahrzunehmen und im Sinne eines funktionalen, flexiblen und sozial adaptierten (erwachsenen) Verhaltens zu befriedigen.

25.2.4 Typische Modi bei Depressiven

Grundsätzlich bewegen sich Depressive mit ihren Bedürfnissen, den Basisemotionen und dem resultierenden Verhalten im gleichen dimensionalen Spektrum wie alle Menschen. Dennoch treten bei ihnen einige Modi häufiger auf bzw. sind in der Therapie zu beachten. Diese wollen wir im Folgenden genauer vorstellen.

Die wohl mildeste Form der Depression ist eine Erschöpfungsdepression, oft auch als Burn-out bezeichnet, in der die Betroffenen in einen **Selbstaufopferungsmodus** geraten. Sie sind zu sehr umkreisbezogen, getrieben von der Basisemotion Angst und starken inneren Antreibern.

Daneben gibt es auch einen **Selbstentwertungsmodus.** Bei ihm dominieren selbstkritische Bewerter, die Schuld- und Schamgefühle induzieren. Die hintergründige Basisemotion ist dann auch eher Angst. Aufgrund schlechter früherer Erfahrungen gehen die Betroffenen aber nicht mehr in die Kooperation, sondern in einen erstarrten Rückzug.

Besonders häufig ist die passive Vermeidung in Form des sog. **distanzierten Beschützers.** Dann werden meist gar keine Emotionen gespürt, die Patienten ziehen sich von Aktivitäten zurück, vermeiden Kontakte. Im Grund handelt es sich bei diesem Modus um das typische Bild des gehemmt Depressiven. Die Basisemotion ist Trauer. In der Vorgeschichte haben sich diese Menschen oft für andere aufgeopfert, um Bindung zu bekommen, sind dann aber enttäuscht worden und in einen traurigen Rückzug gegangen, in den sich etwas „Frust“ (d. h. versteckter Ärger) mischt, der aber nicht bewusst wird.

Haben die Betroffenen ein vergleichsweise höheres inneres Aktivierungsniveau ist die Basisemotion eher angespannt-genervt. Die negativ gefärbten inneren Kritiker bremsen jedoch zielgerichtet-externalisierendes Verhalten aus, sodass „die Kraft nicht auf die Räder“ kommt und in aktiven **Selbstberuhigungsmodi** stecken bleibt. Das kann zu endlosen Grübelschleifen, anhaltenden Selbstvorwürfen bis hin zu Suizidgedanken und -handlungen, aber auch verstärktem Medien-, Medikamenten-, Alkohol- oder Drogenkonsum führen.

Steigert sich die Anspannung zu Ärger, während immer noch die auf sich selbst gerichteten inneren Kritiker den „Deckel auf dem Topf“ halten, entsteht ein passiv-aggressiver **klagsamer oder ärgerlicher Beschützermodus.** Betroffenen ist der Ärger oft nicht bewusst. Sie erleben sich eher als Opfer der Situation und fühlen sich ungerecht behandelt. Sie trauen sich aber nicht, Kritik oder Wünsche in einer offenen, funktionalen Weise an andere zu richten, da sie Ablehnung antizipieren. Tatsächlich ruft dieses Verhalten im Gegenüber oft Ärger oder Ablehnung im Sinne einer selbsterfüllenden Prophezeiung bzw. projektiven Identifikation im psychodynamischen Sinne hervor.

MERKE

Bei Depressionen finden sich Selbstentwertungsmodus, Selbstaufopferungsmodus, passiver Vermeidungsmodus, Selbstberuhigungsmodus sowie klagsamer oder ärgerlicher Beschützermodus.

Manche Depressive (wie Thomas in unserem Fallbeispiel) haben eine Vorgeschichte von kompensatorisch sekundär dominantem Verhalten, das sich als **Selbsterhöhungs-,** oder sogar als **Entwerter-** oder **Angreifermodus** zeigen kann. Emotional dominieren dann genervte Anspannung und Ärger, die zusammen mit auf andere gerichteten inneren Kritikern Verachtung oder (besonders bei Kränkungen) auch Hass induzieren. Wenn die Betroffenen scheitern, kippen sie in einen der oben geschilderten passiveren Bewältigungsmodi. In der Behandlung können aber diese externalisierenderen Modi immer wieder hervortreten.

25.2.5 Moduslandkarte als dimensionale und dynamische Fallkonzeption

Die vorgestellte schematherapeutische Fallkonzeption in Form einer Moduslandkarte (➤ Abb. 25.1) erlaubt, eine dynamische und dimensionale Perspektive einzunehmen und den zeitlichen Verlauf der Aktivierung einzelner Modi zu veranschaulichen.

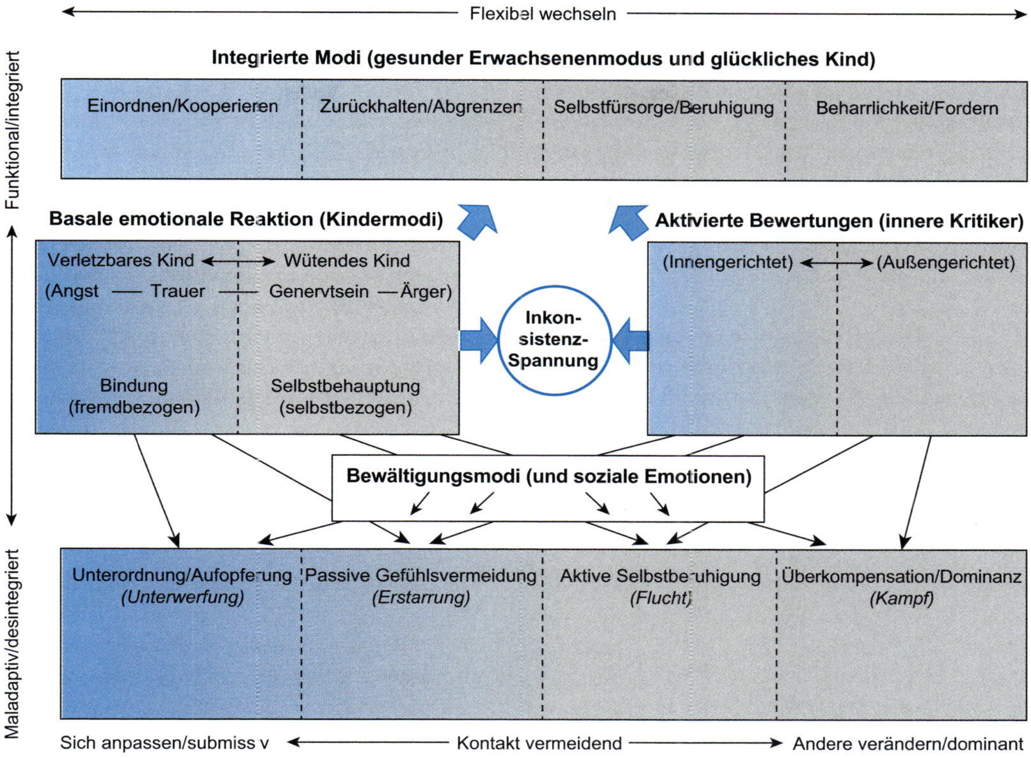

Abb. 25.1 Kontextuelle Fallkonzeptualisierung (die ärgerlich-selbstbehauptungsorientierte Seite ist hier grau dargestellt, die verletzbare-bindungsorientierte Seite ist hier blau dargestellt) [P1150/L143]

Des Weiteren werden klinische Symptome oder dysfunktionales Verhalten im dimensionalen Spektrum von normalen Verhaltenstendenzen beschrieben. Maladaptive Bewältigungsmodi sind in diesem Sinne übertrieben ausgeprägte normale Verhaltenstendenzen. Dazwischen liegt das eher passiv-vermeidende (blauere) und das eher angespannt-genervte aktive (grauere) Selbstberuhigungsverhalten. Selbstentwertung würde man in diesem dimensionalen Feld zwischen Unterordnung und distanziertem Vermeiden einordnen, einen klagsamen oder ärgerlichen Beschützermodus zwischen aktiver Selbstberuhigung und Dominanz. Aus unserer Sicht gehören auch alle manipulativen und kontrollorientiert-fordernden Verhaltensweisen zu dem dominanten Pol, da sie der Durchsetzung eigener Interessen gegenüber anderen dienen.

Um verdeckt-manipulatives oder passiv-aggressives Verhalten besser erkennen und einordnen zu können, ist die Wahrnehmung der in der therapeutischen Interaktion induzierten Emotionen in den Therapeuten selbst hilfreich. Fühlen wir Genervtsein oder Ärger, ist das ein wichtiger Hinweis, dass auch in den Patienten verdeckt diese Gefühle aktiviert sind, aber von inneren Kritikern zurückgehalten werden. Im Sinne des eingangs beschriebenen Schemaverständnisses gehen wir davon aus, dass die Patienten auch gegenüber Interaktionspartnern im Alltag die gleichen Muster zeigen. In der Therapie werden diese Interaktionsmuster bearbeitet, z. B. *„Ich habe den Eindruck, dass mich Ihr ärgerlicher Beschützer gerade auflaufen lässt. Das macht mich ärgerlich und ich spüre den Impuls, mich von Ihnen zurückzuziehen. Kann es* *sein, dass es anderen Menschen in Ihrem Umfeld manchmal auch so geht? – Gut, dann lassen Sie uns mal zusammen aufstehen und dies aus der Beobachterperspektive anschauen.“* Im Stehen kann aus der Schemaaktivierung ausgestiegen und die Arbeitsbeziehung wieder aufgebaut werden, um mit Bezug zum Modusmodell die Situation zu analysieren.

Wenn man den diesem dimensionalen Modell zugrunde liegenden Polen Farben zuordnet, bezeichnet Blau die verletzbare, bindungsorientierte Seite mit der Tendenz zu kooperativem Verhalten bis hin zur Unterordnung (Internalisierungspol). Grau steht für die ärgerlich-selbstbehauptungsorientierte Seite mit der Tendenz zu dominant-externalisierendem Verhalten. Auch die inneren Kritiker sind gefärbt: Die auf sich selbst gerichteten Bewertungen fördern internalisierendes (blaues), die kritisch auf andere gerichteten eher externalisierendes (graues) Verhalten.

25.3 Therapeutisches Vorgehen bei unterschiedlichen Depressionstypen

Es lassen sich zwei Depressionstypen unterscheiden (Egli et al. 2019), die unterschiedliches therapeutisches Vorgehen implizieren. Beim Typ I (blau) führen verletzbare Kindmodi zu erduldenden und vermeidenden Bewältigungsmodi, während beim Typ II (grau) angespannt-ärgerliche Kindmodi und entsprechend offen oder verdeckt forderndkontrollierende Bewältigungsmodi imponieren. Im Folgenden werden die beiden grundlegenden therapeutischen Vorgehensweisen skizziert.

MERKE

Es lassen sich zwei Depressionstypen unterscheiden. Der Typ I mit verletzbaren Kindmodi und erduldenden, vermeidenden Bewältigungsmodi; der Typ II mit angespannten, ärgerlichen Kindmodi und fordernd-kontrollierenden Bewältigungsmodi.

25.3.1 Vorgehen bei verletzbarem Kindmodus und internalisierend-vermeidender Bewältigung (Typ I, blau)

Diese Depressiven tendieren in der Moduslandkarte in allen Bereichen zur linken (blauen) Seite (➤ Abb. 25.1): Bei den Basisemotionen dominieren Angst und Trauer, die inneren Kritiker sind selbstkritisch entwertend oder gar bestrafend und induzieren als soziale Emotionen Scham, Schuld, Verzweiflung und Hoffnungslosigkeit. Entsprechend ziehen sich die Betroffenen zunehmend zurück, resignieren, das Aktivitätsniveau sinkt. Therapieziele sind demzufolge das Identifizieren, Markieren und Re-Externalisieren der inneren Kritikerstimmen auf einen eigenen Stuhl.

- Dazu sprechen wir die Patientin „Maria“ so an: *„Aha, ich habe den Eindruck, mit einem Beschützermodus zu sprechen (***Markieren*** des Modus). Seit wann gibt es dich denn schon im Leben von Maria?“*
- In der Regel existiert dieser Modus seit der Kindheit. *„Oh, das ist aber schon sehr lange. Dann hast du sicher eine wichtige Funktion für Maria (***Validieren*** des Modus). Kannst du mir sagen, was dein Auftrag ist, was du verhinderst bzw. was als Schlimmstes passieren könnte, wenn es dich nicht gäbe (***Einsortieren*** der Funktion des Modus im Modell)?“*
- Typische Antworten sind z. B.: *„Ich passe auf, dass Maria weiter funktioniert, dass sie keine Gefühle oder Schwäche zeigt und niemanden belastet, sonst wird sie wieder verletzt und hat keine Daseinsberechtigung …“*

Der Therapeut paraphrasiert diese Aussagen in der 2.-Person-Form als direkte Ansprache: *„Ich verstehe. Die Stimmen im Kopf sagen: Du musst funktionieren, darfst keine Gefühle zeigen, niemanden belasten, sonst hast du keine Daseinsberechtigung!“* Akzeptiert die Patientin diese Umformulierung, wird diese Stimme analog der Anordnung auf einen zusätzlichen Stuhl rechts hinter Maria gesetzt. Maria setzt sich auf diesen Stuhl, der Therapeut dahinter. Aus dieser Position kann er die konfrontierende emotionale Aktivierung verstärken. Gegenüber wird ein leerer Stuhl für den verletzbaren Kindmodus aufgestellt. Maria soll die Sätze nun energisch zu diesem Stuhl hin aussprechen. Da die Bewertungen sehr ich-synton sind, fällt das den Patienten nicht schwer. Danach wechselt Maria auf den Kindmodus-Stuhl, der Therapeut wieder dahinter, fragend: *„Maria, mach doch mal die Augen zu und spüre, wie sich das in deinem Körper anfühlt, wenn die Stimmen da drüben so zu dir sprechen?“* (Zur Erklärung: Um Maria leichter in ihren Kindmodus zu bringen, wird sie gedutzt, da dies ich-synton zum Erleben eines Kindes ist.). Aus dieser nachbeelternd-unterstützenden Position kann der Therapeut auch soufflierend Angebote machen, falls Maria Schwierigkeiten hat, ihre Basisemotionen und damit verbundenen Körperreaktionen zu benennen und verschieden Submodalitäten anbieten, z. B.: *„Ist es eng in der Brust oder weit, kannst du gut atmen oder schwer, ist das Gefühl im Bauch eher zusammenziehend oder ausdehnend, fühlst du dich leicht oder schwer?“* So können die Basisemotionen und Körpergefühle des Kindmodus ins Erleben gebracht werden. Tendenzen, wieder in den Beschützermodus zu gehen, werden **markiert, validiert** und auf den Beschützerstuhl **aussortiert:** *„Wenn du sagst, dass du nichts fühlst, dann ist das der distanzierte Beschützermodus. Der sitzt aber da vorn. Ich verstehe gut, dass du diese Gefühle nicht zulassen möchtest. Aber ich glaube, im Hintergrund sind diese Gefühle schon lange da.“*

WEITERE INFORMATIONEN

Detaillierte Anleitungen zu dieser und den folgenden Übungen: http://www.schematherapie-frankfurt.de/index.php/materialien-3/uebungsanleitungen.

Aus unserer Sicht ist es wichtig, nicht zu schnell von diesen Gefühlen wegzugehen, sondern eine gewisse Akzeptanz für diese Gefühle zu fördern. Dabei ist es hilfreich zu erleben, dass diese Gefühle tatsächlich „alt“ und im Wesentlichen auf Schemaaktivierungen zurückzuführen sind, und nicht auf die Situation heute. Zu Beginn der Therapie gehen wir dazu mittels eines imaginativen Float Back aus dem aktivierten Gefühl zurück in die Kindheit ins episodische Gedächtnis zur entsprechenden schemabildenden Kindheitssituation (Details dazu bei Roediger 2016). Das Erlebnis, dass die Gefühle in der Kindheitsszene fast 1 : 1 den heutigen Gefühlen entsprechen, überzeugt die Patienten vom Konzept der Schemaaktivierung und erleichtert ihnen, die Gefühle als „alt“ einzusortieren und zu akzeptieren. Sind den Patienten die Schemata bereits bekannt, ist es ausreichend, diese jetzt zu benennen, z. B. als Verlassenheits-, Verletzbarkeits- oder Unzulänglichkeitsschema. Damit ist der biografische Bezug hergestellt. Dann kommt die in einer Schematherapie **zentrale Frage** nach dem Bedürfnis: *„Was brauchst du jetzt, wenn du so hilflos, traurig, einsam, verletzbar bist?“* In der Regel sagen die Patienten aus dem Erleben des verletzbaren Kindes heraus, dass sie jemanden brauchen, der sie schützt und/oder aus dieser Situation herausholt. Damit ist die Phase der emotionalen- bzw. **Problemaktualisierung** beendet.

Zur **Neubewertung** der Situation aus der Perspektive des Erwachsenenmodus und um funktionales Verhalten zu entwickeln, stehen der Therapeut und Maria zusammen auf und schauen, nebeneinanderstehend, auf die drei Stühle unten. Sie befinden sich jetzt in der Position des Kastens am oberen Rand der Moduslandkarte (➤ Abb. 25.1). Für funktional-erwachsenes Verhalten müssen die inneren Kritiker entmachtet und der Kindmodus versorgt werden. Energetisch braucht es zur Entmachtung die Kraft des „konstruktiven Ärgers“ und zur Versorgung des Kindmodus Selbstmitgefühl. Um diese Emotionen prozessual zu aktivieren (und nicht nur kognitiv!) wird Maria als Erstes gefragt: *„Was ist Ihr Gefühl, wenn Sie jetzt hier aus der Beobachterperspektive sehen, wie die Kritikerstimmen die kleine Maria fertigmachen?“* Falls Maria keinen Ärger fühlt, kann generalisierender gefragt werden: *„Helfen diese Stimmen Maria? Geht man so mit einem Kind um?“* Oder – um das Mitgefühl in Maria maximal zu aktivieren: *„Wenn da ihr eigenes Kind sitzt und die Stimmen so zu ihm sprechen, was kommt dann in Ihnen für ein Gefühl hoch?“* (sog. **Substitutionstechnik,** Roediger 2016). Fühlt Maria keinen Ärger und/oder Mitgefühl, sind diese Gefühle durch eine Kritikerstimme in Maria blockiert. Anstatt dann als Therapeut die Entmachtung und Versorgung modellhaft zu übernehmen (was eine letzte Option darstellt, um die Übung gut ausgehen zu lassen) kann vorher nach dieser Stimme gefragt und diese ebenfalls auf den Kritikerstuhl heruntergesetzt werden (im Sinne der drei Schritte markieren – validieren – einsortieren): *„Ich merke, Sie sind blockiert. Kann es sein, dass im Moment gerade wieder die Kritiker in Ihnen sprechen? Sehen Sie, wie mächtig die in Ihrem Kopf sind. Wenn die Sie aber schon wieder blockieren und in den Beschützer drängen, wollen wir die auch da runter auf den Kritikerstuhl setzen?"*

Wenn die funktionalen Emotionen aktiviert, die Kritiker entmachtet und der Kindmodus versorgt sind, können jetzt aus der Erwachsenenperspektive Absprachen über das weitere Verhalten bzw. **Verhaltensexperimente** bis zur nächsten Sitzung getroffen werden.

25.3.2 Vorgehen bei angespannt-ärgerlichem Kindmodus und offen oder verdeckt externalisierender Bewältigung (Typ II, grau)

Während die internalisierend Depressiven einen inneren Konflikt zwischen Kritikern und Kindmodus haben, haben Externalisierer typischerweise Konflikte mit anderen (auch den Therapeuten) und fühlen sich immer wieder missverstanden, gekränkt oder nicht angemessen beachtet oder anerkannt. Das Vorgehen setzt an diesen Konflikten an. Treten diese Konflikte in der Therapiesitzung auf, unterbrechen die Therapeuten die aktuelle Interaktion und stehen gemeinsam auf, um in der Beobachterperspektive wieder in die Arbeitsbeziehung zu kommen (➤ Kap. 25.3.1). Auf den Stuhl der Therapeuten können aber auch andere Personen gesetzt werden, mit denen die Patienten Konflikte haben (z. B. Partner oder Arbeitskollegen). Aus der Beobachterposition wird dann der externalisierende Bewältigungsmodus benannt, validiert und in die Fallkonzeption eingeordnet. Dann wird nach den aktivierten Basisemotionen gefragt und der entsprechende Stuhl auf der „hinteren Bühne" dahintergestellt. Typischerweise ist die Emotion angespannt, genervt oder ärgerlich – in jedem Fall mehr oder weniger „grau". Da dieses Erleben ich-synton ist, muss zuerst **Nachdenklichkeit** erzeugt werden. Das geht am leichtesten, indem man nach den **Effekten** des Verhaltens und der Reaktion der anderen fragt. Typischerweise gehen diese früher oder später in den Rückzug, was sich durch das Wegdrehen des Stuhls, auf dem anfangs der Therapeut saß, sichtbar gemacht wird.

Eine **Neubewertung** der Situation wird unterstützt, wenn z. B. ein guter Freund des Patienten (fiktiv) in den Raum gebeten und gefragt wird, ob sich im Leben von Thomas (unserem Patienten aus dem ersten Fallbeispiel) auch andere Menschen zurückgezogen haben (sog. **Extensionstechnik,** Details bei Roediger 2016). So kann Thomas deutlich werden, dass seine Einsamkeit nicht an den anderen liegt, sondern eine Konsequenz seines externalisierenden Verhaltens ist.

Um die Nachdenklichkeit zu vertiefen, wird dann ein Stuhl für den verletzbaren, bindungsorientieren Kindmodus neben den Ärgerstuhl gestellt und der Patient gebeten, sich daraufzusetzen. Der Therapeut dahinter in der nachbeelternd-unterstützenden Position sitzend fragt dann: *„Was ist dein Gefühl, wenn du siehst, wie der ärgerliche Beschützer (oder der Selbsterhöher- oder der Angreifermodus) die anderen immer wieder wegtreibt? Mach ruhig die Augen zu und spüre auch im Körper, wie sich das anfühlt."* Das Ziel ist, dass Thomas in Kontakt mit seiner verletzbaren Seite kommt, die dann gefragt werden kann, was sie sich eigentlich wünscht. So kann Thomas von seinem sekundären Ärger wieder zu seiner primären Traurigkeit finden.

Zuletzt stehen beide wieder auf und nachdem Thomas nun auf „beiden Beinen" (Bindung und Selbstbehauptung) steht, suchen sie nach einem funktionalen erwachsenen **Verhalten** in der Ausgangssituation. Das kann dann in einem Rollenspiel eingeübt werden. Dazu setzen sich beide wieder auf die Ausgangsstühle.

25.3.3 Stärkung des Erwachsenenmodus bei Depressiven

Ziel der Therapie ist die Stärkung des gesunden Erwachsenenmodus als wohlwollend-selbstregulativer Anteil, der vernünftige Gedanken und Selbsteinsicht integriert und so funktionale Problemlösungen ermöglicht. In diesem Modus nähren und validieren wir den verletzbaren Kindmodus und regulieren den wütenden und impulsiven Kindmodus. Des Weiteren modifizieren wir im Erwachsenenmodus maladaptive Bewältigungsmodi in Richtung funktional-ausbalanciertes Verhalten sowohl zwischen Bindungs- und Selbstbehauptungsorientierung als auch zwischen uns und den anderen. Therapeuten nehmen dabei keine abwartend-begleitende, sondern anfangs eher eine (an einem pädagogischen Entwicklungsmodell orientierte) recht aktive Rolle ein. Zu Beginn befriedigen Sie das Bindungsbedürfnis und geben Sicherheit, später „fördern sie durch fordern", um Selbstbehauptung und Autonomie zu stärken. Sie fungieren dabei als Rollenmodell, welches nach und nach verinnerlicht und zum „inneren Therapeuten" wird. Das wird gefördert, indem in den Sitzungen positive, „erwachsene" Selbstinstruktionen z. B. auf ein Smartphone oder Diktiergerät der Patienten aufgenommen werden. Das betrifft sowohl Sätze, die die Kritiker entmachten, als auch beruhigende oder ermutigende Sätze den Kindmodi gegenüber.

MERKE

Ziel der Therapie ist die Stärkung des gesunden Erwachsenenmodus als wohlwollend-selbstregulativer Anteil, der vernünftige Gedanken und Selbsteinsicht integriert und so funktionale Problemlösungen ermöglicht.

Besonders Depressive haben eine Tendenz, die Therapeuten in eine aktive Rolle zu bringen und sich passiv in die Rolle der Patienten zurückzuziehen. Es bedarf daher erheblicher Anstrengungen, das in den Sitzungen erarbeitete in den Alltag zu übertragen. Dabei können diese Aufnahmen helfen, etwas von der ermutigenden Stimmung in den Sitzungen durch Anhören zu Hause in den Alltag zu übertragen.

Eine weitere Möglichkeit, eine Brücke zwischen den Therapiesitzungen und dem Alltag zu schlagen, sind die sog. **Schema-Modus-Memos.** In einer Art Situationsanalyse üben die Patienten in 5 Schritten, in einer Schemaaktivierungssituation zunächst die aktivierten Emotionen zu **benennen,** den Zusammenhang zur Schemaebene zu **erkennen,** die aktivierten Gedanken **anzuerkennen,** dann aber neu zu bewerten, sich von den maldaptiven Bewältigungsmodi zu **trennen** und funktional-erwachsenes Verhalten übend **„einzubrennen".** Die Anfangsbuchstaben dieser fünf Schritte können in dem Akronym **BEATE** zusammengefasst und mit dem entsprechenden Formblatt geübt werden.

Wir setzen gerne auch kurze E-Mail-Kontakte ein, um zwischen den Sitzungen eine gewisse Verbindung zu den Patienten zu halten. Anfangs können diese eher ermutigend-stabilisierenden Charakter haben, später dienen sie auch der Rückmeldung über durchgeführte Aktivitäten und erlauben zeitnah positive Verstärkung. Nutzen Patienten diese Kontaktmöglichkeit zu sehr aus, können durch eine dosierte Selbstoffenbarung die Grenzen der Therapeuten aufgezeigt und mehr Eigenverantwortung eingefordert werden. Auch hier fungieren die Therapeuten als Rollenmodell, wie man ausbalanciert mit den Bedürfnissen der anderen und den eigenen Grenzen umgehen kann.

MERKE

Der Transfer in den Alltag gelingt durch Schema-Modus-Memos **BEATE.** Dies erfolgt in 5 Schritten:

1. Emotionen **benennen**
2. Bezug zur Schemaebene **erkennen**
3. Aktivierte Gedanken **anerkennen** und **neu bewerten**
4. Sich von den maladaptiven Bewältigungsmodi **trennen,**
5. Durch Üben den Erwachsenenmodus **einbrennen**

LITERATUR

Cannon WB. Bodily changes in pain, hunger, fear and rage: An account of recent researches into the function of emotional excitement. New York: Appleton; 1915.

Carter JD, McIntosh VV, Jordan J et al. Psychotherapy for depression: a randomized clinical trial comparing schema therapy and cognitive behavior therapy. J Affect Disord 2013; 151(2): 500–505.

Egli S, Friess E, Graf P et al. Schematherapie bei Depressionen. Ein Behandlungskonzept für das (teil)stationäre Setting. Göttingen: Hogrefe; 2019.

Leary MR. The self and emotion: The role of self-reflection in the generation and regulation of affective experience. In: Davidson RJ, Scherer KR, Goldsmith HH (Eds.). Handbook of affective sciences. New York: Oxford University Press; 2009. 773–786.

Malogiannis IA, Arntz A, Spyropoulou A et al. Schema therapy for patients with chronic depression: a single case series study. J Beh Ther Exp Psychiatry 2014; 45(3): 319–329.

McCullough JP. The importance of diagnosing comorbid personality disorder with patients who are chronically depressed. Depressive Disorders: Index and Reviews 1996; 1(1): 16–17.

Nemeroff CB, Heim CM, Thase ME et al. Differential responses to psychotherapy versus pharmacotherapy

in patients with chronic forms of major depression and childhood trauma. Proc Natl Acad Sci USA 2003; 100(24): 1493–1496.
Nummenmaa L, Glerean E, Hari R et al. Bodily maps of emotions. Proc Natl Acad Sci USA 2014; 111(2): 646–651.
Renner F, Arntz A, Peeters FPML et al. Schema therapy or chronic depression: Results of a multiple singe case series. J Behav Ther Exp Psychiatry 2016; 51: 66–73.
Roediger E. Schematherapie: Grundlagen, Model und Praxis (3. A.). Stuttgart: Schattauer; 2016.
Roediger E. Was ist Schematherapie. Eine Einführung in Grundlagen, Modell und Anwendung (3. A.). Paderborn: Junfermann; 2018.
Young JE, Klosko J, Weishaar ME. Schematherapie – ein praxisorientiertes Handbuch. Paderborn: Junfermann; 2005.

KAPITEL

26 Psychodynamische[1] Psychotherapie

Henning Schauenburg

[1] Der Begriff „psychodynamisch“ wird hier, entsprechend dem internationalen Gebrauch, synonym mit dem im Rahmen der deutschen Richtlinienpsychotherapie verwendeten Begriff der „tiefenpsychologisch fundierten“ Psychotherapie verwendet. Inzwischen wird in Deutschland z. B. durch den Wissenschaftlichen Beirat Psychotherapie, die (höherfrequente) „analytische Psychotherapie“ im Rahmen der Psychotherapierichtlinie als besonderes Setting der psychodynamischen Psychotherapie verstanden, weshalb viele der hier angesprochenen Aspekte auch für diese gelten.

Kernaussagen

- **Psychodynamische Modelle der Depression** betonen Persönlichkeitsmuster, die Ausdruck von Konfliktverarbeitung sind und die Parallelen zu den bekannten Mustern unsicherer Bindung zeigen (verstrickt, vermeidend).
- Der **therapeutische Umgang mit akut Depressiven** orientiert sich an allgemein klinisch bewährten Vorgehensweisen.
- Die **weiterführende Therapie** berücksichtigt spezifische Abwehrformationen und Übertragungsmuster, um ein vertieftes Verständnis unbewusster Befürchtungen, manifester Ängste und sozialer Blockaden zu erreichen.
- **Ziele der Therapie** sind u. a. eine Verbesserung der sozialen Kompetenz und Verbundenheit sowie eine Entlastung von neurotischen Selbstanforderungen.
- **Es gilt die Maxime,** dass Psychotherapie Menschen dazu in die Lage versetzen soll, die soziale Umgebung (wieder) als Unterstützung und als Feld für die eigene Persönlichkeitsentwicklung zu nutzen
- Die **Herstellung einer Balance** von zwischenmenschlicher Bezogenheit und frei gewählter Autonomie ist dabei der tragende Grundgedanke.
- Psychodynamische Psychotherapie der Depression ist **evidenzbasiert,** es existieren vielfältige Wirksamkeitsnachweise.

26.1 Einführung

Patienten werden nach psychodynamischem Verständnis depressiv, weil ihre Bewältigung basaler Selbst- bzw. Bindungsunsicherheit (depressiver Grundkonflikt) unter bestimmten inneren bzw. äußeren Belastungen nicht mehr ausreichend gelingt. Die Depression ist somit eine psychophysiologische Hilflosigkeitsreaktion.

Psychodynamische Psychotherapie versucht zunächst, sich auf die durch die Belastungssituation aktualisierten, überwältigenden Konfliktaspekte zu fokussieren und setzt entsprechend konkrete Ziele. Ob die Bearbeitung dieser Konfliktthematik durch die Aktivierung gehemmter Affekte geschieht oder durch die sorgfältige Bearbeitung ungünstiger Abwehrmechanismen bzw. durch die gezielte Förderung von Selbstwertstärkungen, hängt auch von den jeweiligen Patienten ab. Wichtig ist, dass regressive Prozesse (zu intensive Aktivierung von Affekten, zu lange Schweigepausen) zunächst vermieden werden sollen. Wichtig ist es, Patienten bei der Wahrnehmung und dem Umgang mit schwierigen Gefühlen zu unterstützen.

Im späteren Verlauf von Therapien wird es dann stärker auch um das Erkennen „eigener Anteile" sowie um die Trauer um oft unwiederbringliche Verluste und persönliche Grenzen gehen. Im gelingenden Fall findet eine Versöhnung mit solchen biografischen Erfahrungen statt.

In einer hilfreichen Psychotherapie geht es darum, ungünstige Muster der Verarbeitung des depressiven Grundkonflikts, ggf. mithilfe der spezifischen therapeutischen Beziehungsgestaltung, zu verstehen und zu bearbeiten bzw. zu überwinden. Im Folgenden werden wir am Beispiel der oben beschriebenen bipolaren bzw. bindungsbezogenen Typologie zwei besonders häufige Verarbeitungskonstellationen gegenüberstellen und an ihnen persönlichkeitsspezifische Aspekte der Depressionstherapie erläutern.

26.2 Psychodynamische Modelle der Depression

Depressionsmodelle in der Tradition der Psychoanalyse sind bedeutsam, da aus psychodynamischer Sicht Persönlichkeit und interpersonelle Faktoren nicht nur wesentlich ursächlich für die Depression sind, sondern mit diesen auch Zielgrößen therapeutischer Interventionen beschrieben werden (➤ Abb. 26.1). Hinsichtlich der Rolle der Persönlichkeit für das Depressionsrisiko gibt es verschiedene Traditionslinien, die im Folgenden dargestellt werden (Schauenburg 2018).

26.2.1 Klassisches psychoanalytisches Modell

Nach Freuds Vorstellung können innerpsychische (und subjektiv unlösbare) Konfliktkonstellationen zum Ausbruch depressiver Erkrankungen führen.

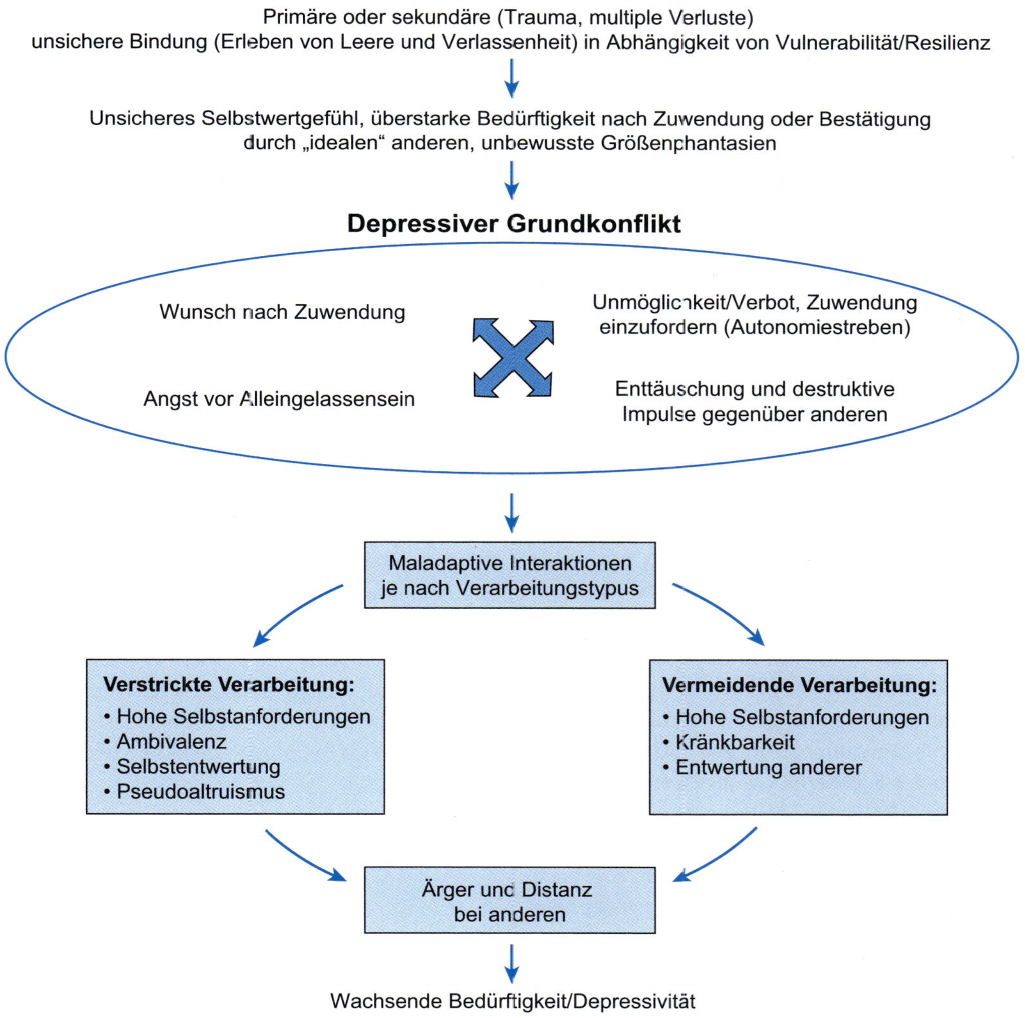

Abb. 26.1 Der depressive Grundkonflikt und seine interaktionellen Folgen [P1157/L143]

Daraus ergeben sich traditionell Überlegungen, welche Persönlichkeitskonstellationen mit einem besonders hohen Risiko der depressiven Erkrankung unter Belastung einhergehen. Verlust- und Kränkungserlebnisse sind dabei entscheidend für die Auslösung einer depressiven Erkrankung. Eine **Depression** wird von der Psychoanalyse als **Ausdruck des Zusammenbruchs der Abwehr- und Kompensationsmöglichkeiten des Individuums** verstanden. In „Trauer und Melancholie" beschreibt Freud, warum der Verlust einer wichtigen Bezugsperson oder eines lebensbestimmenden Ideals bei manchen Menschen zu Depressionen führt und zeigt, dass es v. a. innere Ambivalenzen (gegenüber der Person bzw. dem Ideal) sind, die dazu führen, dass innerlich an dem Verlorenen festgehalten werden muss. Mit diesem „Festhalten" geht ein Erleben von Ohnmacht und Hilflosigkeit einher (Freud 1917). In diesem Sinne konzipierte Freud erstmals den Unterschied zwischen normalen Trauerreaktionen, in denen das Verlorene im Verlauf losgelassen werden kann und der Depression, in der auf bestimmte Art und Weise am Verlorenen festgehalten wird. Letzteres ist verbunden mit einem Rückzug aus der Welt sowie, über die Verinnerlichung abwertender Gefühlsanteile, einer Minderung des Selbstwertgefühls und zuletzt auch der Wendung aggressiver Impulse gegen das eigene Selbst. Dieser selbstbeschuldigende Zug wird mit der Verinnerlichung enttäuschender Anteile des Verlorenen in Verbindung gebracht, die dann im Selbst attackiert werden. Das chronifizierte Vernachlässigungserleben von Depressiven hat dabei seine Wurzeln in entsprechenden, oft verdeckten, realen negativen Erfahrungen in der Biografie. Manche Betroffene identifizieren sich unbeabsichtigt mit den vermuteten oder tatsächlichen Entwertungen durch primäre Bezugspersonen bzw. mit deren fantasierten Leistungsanforderungen. Insofern werden Situationen des Scheiterns v. a. als eigenes Versagen interpretiert. Hinter den Selbstanklagen und -entwertungen verbergen sich allerdings, oft kaum verhüllt, Anklagen gegen die ursprünglichen, aber auch die aktuellen Bezugspersonen, eine Wurzel der häufigen depressiven Gereiztheit.

Neben allfälligen Verlusterlebnissen können auch Kränkungen, Desillusionierungen, Enttäuschungen, aber auch eigene Lebensblockaden auslösend für depressives Hilflosigkeitserleben sein.

26.2.2 Objektbeziehungstheorie und Bindungstheorie

Wesentlicher Beitrag der sog. Objektbeziehungstheorie (Klein, Fairbairn, Mahler u. a.) war das Konstrukt innerer (teils unbewusster) Objekt- und Selbstrepräsentanzen, die im ungünstigen Fall mit einer erhöhten Angstbereitschaft einhergehen. Letztere ist für die meisten Depressionen konstitutiv. Die bekannteste in dieser Denktradition stehende Anwendung ist die Bindungstheorie (z. B. Bowlby 1995). Nach dieser entstehen diese Repräsentanzen aus der frühen, aber auch späterer Interaktionserfahrung von Säuglingen und Kleinkindern mit ihren zentralen Bezugspersonen. Unterschieden werden dabei sichere und unsichere (sog. sekundäre) Strategien. Zu den unsicheren zählen ambivalente, vermeidende, desorganisierte sowie ungelöste Muster. D.h. unsichere Bindungsmuster sind individuell angemessene, aber langfristig einschränkende Anpassungsstrategien an die nicht idealen primären Bezugspersonen. Diese Anpassungen führen im Verlauf der Kindheit zu unsicheren inneren Überzeugungen („Arbeitsmodellen") über das Vorhandensein hilfreicher äußerer und in der Folge auch innerer Instanzen zur Bewältigung und Überwindung von Belastungen. Für verstrickt-ambivalente Menschen gilt: *„Ich muss unbedingt Hilfe suchen, kann mir aber nicht sicher sein, dass sie auch trägt."* Für vermeidende Menschen kann man als „Arbeitsmodell" formulieren: *„Es gibt sowieso niemanden, der mir helfen kann, insofern bleibe ich lieber auf Distanz."* Demgegenüber wäre die sichere Haltung: *„Ich bin nicht allein in meiner Not, die Anwesenheit anderer wird mir helfen."* Im alltäglichen Verhalten und Erleben Erwachsener werden die beiden hauptsächlichen unsicheren Muster auch als hyperaktiviert(-es Bindungssystem) und als desaktiviert(-es Bindungssystem) bezeichnet.

26.2.3 Persönlichkeitskonfigurationen

Inzwischen wird oft die in der psychoanalytischen Tradition wurzelnde Konfliktachse der **operationalisierten psychodynamischen Diagnostik** (OPD) zur Persönlichkeitscharakterisierung von depressiven Patienten herangezogen.

Die häufigste Verarbeitungskonstellation ist bei depressiven Erkrankungen der aktiv bzw. passiv verarbeitete Versorgungs-Autarkie-Konflikt. Dieser entsteht in der Folge eines überstarken bzw. fragilen Zuwendungsbedürfnisses (vor dem Hintergrund teilweise deprivierender Erfahrungen) und beschreibt im aktiven Verarbeitungsmodus Menschen mit einer Neigung zu übermäßiger Aufopferung und Fürsorge für andere (Helfersyndrom) und im passiven Modus ängstlich abhängige und unterwürfige Haltungen. Eine weitere depressionsfördernde Konfiguration findet sich im passiven Modus des Selbstwertkonflikts, also bei Menschen mit besonders ausgeprägter narzisstischer Verletzlichkeit, der diese mit „vorauseilender" habitueller Selbstentwertung und perfektionistischer Selbstkritik begegnen (vulnerabler Narzissmus). Auch Menschen mit Zügen eines grandiosen Narzissmus (aktiver Verarbeitungsmodus) können unter bestimmten Umständen depressiv werden.

Bei niedrigem Strukturniveau (z. B. Borderline-Persönlichkeitsstörung) finden sich oft Züge eines Individuations-Abhängigkeits-Konflikts, sowohl im aktiven als auch im passiven Modus. Dies sind Menschen, die im Rahmen zunehmender Vereinsamung depressiv erkranken, da sie entweder ihren Näheängsten durch forcierte (Pseudo-)Autonomie begegnen oder aber sich in ihrer Individualität vollständig aufgeben, nur um nicht völlig allein zu sein.

Bei höherem Strukturniveau finden sich immer wieder Konstellationen, die als ödipal beschrieben werden, in denen Depressionen beim Nichterreichen besonderer Ziele bzw. bestimmter Aufmerksamkeit entstehen. Dazu ergänzend ist es klinisch relevant, dass insbesondere bei höher integriertem Strukturniveau eine Abwehrkonfiguration im Sinne einer v. a. aktiven Verarbeitung von Kontroll-Unterwerfungsthemen existiert (zwanghafte Abwehr). Hier versuchen Menschen ihre Vulnerabilität durch ordnendes und besitzbewachendes Verhalten zu bewältigen (Arbeitskreis OPD 2006).

In der OPD-Konfliktdiagnostik deuten sich also eine grobe Zweiteilung der Verarbeitungsformen und Konfliktkonstellationen an, die in der Tradition der Persönlichkeitsdiagnostik Depressiver immer wieder aufscheint und die wir im Folgenden als „bipolare Typologien" (kein Bezug zur bipolaren Erkrankung) beschreiben wollen.

26.2.4 Bipolare Persönlichkeitstypologien

Die Auseinandersetzung mit Themen von Trennung, Verlust und sozialem Ausschluss auf der einen Seite und Autonomie, aber auch Geborgenheit auf der anderen Seite, hat in der Psychotherapie der Depression eine lange Tradition. Da in der Evolution des Menschen der Verlust des Kontakts zur Gruppe bzw. der Ausschluss aus dieser eine potenziell tödliche Gefahr und Bedrohung darstellt, trägt vieles Streben der Menschen dieser Ausschlussgefahr Rechnung und versucht ihr zu begegnen. In der bisher angedeuteten Tradition finden sich grob gesehen zwei Wege, mit denen sich Ausschluss, Hilflosigkeit und Depression begegnen lässt. Durch die Orientierung und Anlehnung an gefühlt stärkere Individuen oder Gruppen oder aber auch durch betonte Selbstständigkeit und Unabhängigkeit, also durch „Objektnähe" oder durch „Objektferne". In dem Maß, in dem einer dieser Wege rigide und überbetont beschritten wird, geht dies mit erhöhter depressiver Vulnerabilität einher.

Der Begründer der kognitiven Psychotherapie der Depression unterschied in seinen Typisierungen zwischen „soziotropen" und „autonomen" Individuen (Beck 1987). Arieti und Bemporad (1984) fanden, dass sich Menschen mit Depressionsneigung oft an dominanten anderen oder aber auch an einem dominanten inneren Ideal orientieren, wobei Letzteres dann mit einer gewissen vordergründigen Unabhängigkeit einhergehen kann. Und auch Blatt und Zuroff (1992) lagen mit ihrer Beschreibung einer anaklitischen vs. introjektiven Verarbeitung ganz in dieser Tradition. Im Sinne der modernen faktorenanalytischen Persönlichkeitsforschung besteht auch ein Bezug zu den beiden stabilen Persönlichkeitskonfigurationen der Internalisierung und der Externalisierung. Michael Balint spricht in seinen Schriften von „Oknophilen", also Menschen, die das Vertraute lieben und „Philobaten", also solchen, die sich in den (hoffentlich) freundlichen Weiten der Welt sicher fühlen. Beim Blick auf diese Tradition fällt schnell ins Auge, dass die Kategorien von verstrickten/ambivalenten und vermeidenden Bindungsrepräsentanzen gut zu dieser Bipolarität passen.

26

26.3 Psychotherapie der akuten Depression

26.3.1 Allgemeine Interventionen

Depressive Symptome und Verhaltensweisen haben „funktionelle", d.h. sichernde Aspekte. So zeigt die Betrachtung depressiver Symptome immer auch deren „Bindungscharakter": die klassischen depressiven Merkmale verbinden die Betroffenen in starker Weise mit ihrer Umgebung. Wichtig ist aber, dass sie gleichzeitig, insbesondere in der akuten Phase, behindern, dass Unterstützung, Fürsorge und Trost wirksam werden können. Warum? Sich unterstützt fühlen löst unbewusst Angst vor dem Verlust dieser Unterstützung aus. Diese im Umgang mit Depressiven immer wieder beeindruckende Ambivalenz (Help Rejecting Complaining), die im (auch therapeutischen) Gegenüber rasch zu hilfloser Reaktion führen kann, ist eine der größeren Herausforderungen im therapeutischen Prozess. Sie macht es nötig, die stützenden, strukturierenden und Hilflosigkeit aushaltenden Elemente der Therapie über längere Zeit besonders zu betonen. Die Erfahrung zeigt, dass die hierfür empfohlenen Vorgehensweisen, die im Folgenden beschrieben werden, über alle therapeutischen Verfahren hinweg Gültigkeit haben.

Der Umgang mit **akut depressiven** Patienten erfordert zunächst ein Eingehen auf die unmittelbare Notsituation. Hierbei sind verschiedene Haltungen und Vorgehensweisen hilfreich. Die sorgfältige Erhebung depressiver Symptome dient nicht nur der klinischen Orientierung und der Bestimmung des Schweregrades, sondern signalisiert den Patienten Verständnis für ihre Situation und Interesse an ihrem Erleben.

MERKE

Umgang mit depressiven Patienten

- Unaufdringliches Zuhören
- Angebot von Zeit, Raum und Präsenz
- Perspektive weiterer Kontakte
- Bestätigung des Schrittes des Hilfesuchens
- Orientierendes Verständnis von Motivation, therapiebezogenen Ängsten (und damit der Persönlichkeit)
- Respekt für forciert auf ihrer Unabhängigkeit bestehenden Patienten
- Geduld mit sehr klagsamen Patienten
- Klärung körperlicher Erkrankungen als Verstärkungs- oder Auslösefaktor depressiver Symptomatik
- Erfragung von Antrieb, Angstneigung, Schlafstörungen, Appetitstörungen und Suizidgedanken
- Erfragung von Phasen guter Stimmung
- Taktvolle Ergründung psychischer Ressourcen, Kompetenzen, dabei Vorsicht vor vorschnellem Trost und Bagatellisierung; Anamneseerhebung einschl. erster Persönlichkeitsdiagnostik (Beziehungsgestaltung, depressiogene Beziehungsmuster nach OPD 2), auslösender Faktoren, struktureller Merkmale
- Gemeinsame Bestimmung eines ersten Behandlungsfokus, Suche nach dem „Punkt der Dringlichkeit", d.h. welche Lebensbereiche sind besonders destabilisiert und brauchen rasche Veränderung/Stabilisierung
- Klärung des Therapieauftrags und der Motivation bzw. Erwartung
- Klärung suizidaler Gedanken und weiterer Kontexte (z.B. familiäre Belastung durch Suizid), Schwereeinschätzung (manifeste Pläne, Absprachefähigkeit?).

26.3.2 Psychoedukation und Klärung des Behandlungsrahmens

Vermittlung von Informationen über Symptomatik und Charakter der depressiven Erkrankung. Erläuterung des Angebots (z.B. Behandlungsdauer, Frequenz u.a.).

26.3.3 Zur typischen initialen Beziehungsgestaltung durch Patienten

Depressive sind nicht selten auch ambivalent und voller Zweifel in Bezug auf die therapeutische Begegnung. Hier ist es hilfreich, genauere Informationen über Methoden, Ziele und Abläufe des therapeutischen Vorgehens zu geben. Eventuell hinderliche Vorstellungen und Befürchtungen aufseiten der Patienten sollten offen angesprochen werden, ebenso mögliche Nachteile, die sich aus einer Therapie ergeben können.

Aus Bindungsperspektive neigen vermeidend gebundene Patienten zur Bagatellisierung und können das Gegenüber zu vorschneller und unangemessener Beruhigtheit verleiten. Ambivalent Gebundene zeigen sich oft „anklammernd" und unterschätzen ihre Bewältigungsmöglichkeiten, was im Gegenüber distanzierende und zurückweisende Gegenübertragungsreaktionen auslösen kann.

Die Entscheidung, ob eine längere Therapie mittelfristig nötig ist, wird nicht zuletzt davon abhängen, wie umfassend das soziale Leben der Betroffenen beeinträchtigt ist und inwieweit anhaltende schwere Belastungssituationen und/oder soziale Isolierung bestehen.

Ein weiterer Faktor für längere Therapien sind schwere strukturelle Beeinträchtigungen und chronifizierte Konfliktkonstellationen im Sinne einer Persönlichkeitsstörung, die zur Auflösung erfahrungsgemäß einen höheren therapeutischen Aufwand erfordern, der im Rahmen der Richtlinientherapie auch gewährt werden kann.

Depressive Erkrankungen beeinträchtigen familiäre und partnerschaftliche Kontexte meist erheblich, weshalb die Einbeziehung von Partnern im Verlauf einer Therapie von großer Wichtigkeit sein kann. Diese sollten allerdings nur erfolgen, wenn dies von den betroffenen Patienten gewünscht wird bzw. nachdem evtl. bestehende Ambivalenzen gründlich geklärt werden konnten.

26.3.4 Exkurs: Medikation

An dieser Stelle wird nicht ausführlich auf die Pharmakotherapie der Depression eingegangen. Festgehalten werden muss, dass Patienten häufig eine Medikation eher ablehnen. Deshalb ist es wichtig, im Blick zu behalten, dass insbesondere bei erstmaligen oder stark situativ beeinflussten leichten depressiven Episoden Placeboeffekte eine erhebliche Rolle spielen. Insofern sind auch Noceboeffekte nicht selten (z. B. in Form unangenehmer Nebenwirkungen!), wenn die Empfehlung einer Medikation auf den inneren Widerstand von Patienten trifft. Insgesamt gehorcht die Verordnung bzw. die Einnahme (oder Nichteinnahme) von Antidepressiva häufig einer eigenen Psychodynamik und kann im Rahmen der typischen Beziehungsmuster der Patienten verstanden werden. Manche Patienten erleben das Verordnen von Medikamenten als Zurückweisung, andere als Zuwendung. Manche erleben sich durch die Medikation als fremdgesteuert, andere als beruhigt. Diese schwer zu antizipierende Dynamik führt dazu, dass viele ärztliche Psychotherapeuten die Verordnung einer Medikation an Kollegen delegieren.

26.3.5 (Initialer) Fokus: soziale Stabilisierung

Nötig ist angesichts komplexer und verstrickter Lebenssituationen oft die unmittelbare z. B. soziotherapeutische Schadensminimierung (z. B. bei Gewalt bzw. Elementen von Verwahrlosung, aber auch bei finanziellen Notlagen und erheblich eingeschränkter Arbeitsfähigkeit). Dies erfordert, im Sinne der genannten Flexibilität, aktivere Haltungen als sie traditionell dem psychodynamischen und psychoanalytischen Ideal entsprechen. Hierzu gehört auch die Aktivierung „antidepressiver und strukturierender Strategien im Alltag". Zu Letzteren können sportliche Aktivitäten ebenso gehören, wie andere Formen aktiver Betätigung oder die (Wieder-)Aufnahme sozialer Kontakte.

26.3.6 (Initialer) Fokus: Selbstwertstabilisierung

Die habituelle Neigung Depressiver zur Selbstentwertung spielt schon im frühen therapeutischen Kontakt meist eine große Rolle. Die therapeutische Arbeit besteht zunächst einmal darin, die dadurch auch im Therapeuten ausgelöste Hilflosigkeit „auszuhalten" und nicht vorschnell tröstende und scheinbar die Selbstentwertung widerlegende Interventionen zu platzieren. Warum ist dies wichtig? Tröstende Interventionen kennen alle Patienten aus ihrer sozialen Umgebung und haben insofern vielfältig erlebt, dass diese sie nicht wirklich beruhigen und schon gar nicht längerfristig ihr Selbstwerterleben erhöhen konnten. Das wichtigste Moment in dieser Phase der Begegnung ist ein **Erleben von Verbundensein,** das v. a. durch das Gefühl entsteht, verstanden zu werden.

Wichtig ist, dass man sich therapeutisch klarmacht, dass Selbstentwertungen auch ein „bindendes" und damit sicherndes Motiv haben. Deshalb ist ein zu schneller Trost (*„Aber das haben Sie doch eigentlich gut gemacht."*) oder die Aufforderung, doch eigene Ansprüche zu reduzieren, leicht als Zurückweisung zu verstehen. Nachfragen, empathische und auf Verstehen der Selbstentwertung ausgerichtete Interventionen, die natürlich auch Mut zusprechen dürfen

26

und Lösungsoptionen anbieten, sind eine Möglichkeit, sich vorsichtig der Selbstentwertung zu nähern. Eine andere ist die **Beförderung von Mentalisierung.** Dies meint, dass Patienten anfangen, darüber zu reflektieren, auf welche Weise sie immer wieder in Selbstentwertung geraten. Gleichzeitig gehört zur Mentalisierung auch der Versuch, ein Verständnis für die psychischen Vorgänge in anderen zu gewinnen *(„Sehen die anderen mich wirklich so negativ wie ich mich selbst?")*. Mentalisierung zu stärken wird von vielen als zentrales Element der Depressionstherapie gesehen. In diesem Sinne sind alle Interventionen produktiv, die darauf zielen, Patienten Distanz zu ihrem inneren Erleben und einen Blick von außen „auf sich selbst" zu erleichtern. Dies erlaubt, aus dem Gefühl der Unabänderlichkeit herauszufinden. Eine bewährte Methode ist, Selbstbeobachtung in Bezug auf (noch so kleine) Stimmungsschwankungen zu fördern, was dazu beitragen kann, dass Patienten einen Eindruck davon bekommen, wie sie ihre eigene Stimmung positiv, aber auch negativ beeinflussen können.

Eine weitere typische Problematik liegt darin, dass aktualisierte Konflikte für Therapeuten rasch verstehbar werden (z. B. Ablösungsthemen), dies aber noch nicht bedeutet, dass die Patienten hiermit sinnvoll konfrontiert werden können *(„Sie müssen sich jetzt mal von Ihrer Mutter lösen.")*. Hier ist immer auf die Balance von Abwehr und Widerstand zu achten, d. h. Veränderungen im Leben können erst dann stattfinden, wenn die innere Sicherheit groß genug ist. Diese wird aber nicht durch Drängen erreicht.

Diese wenigen und sicher unvollständigen Beispiele zeigen, dass gut gemeinte Interventionen immer auch hinsichtlich unerwünschter Folgen geprüft werden müssen. Nicht zuletzt deshalb ist die Informiertheit über das innere Erleben der Patienten in der Therapie ein wichtiger Fokus der therapeutischen Aufmerksamkeit. Eine Botschaft der Psychotherapieforschung besteht darin, dass Therapeuten dieses innere Erleben der Patienten oftmals zu wenig kennen und direkte Fragen danach vermeiden.

26.4 Therapeutische Fallstricke

Die komplexe und lähmende Lebenssituation depressiver Patienten bedeutet meist eine Belastung auch des therapeutischen Kontakts. Aus Hilflosigkeit entsteht Handlungsdruck. Hier besteht die Gefahr, dass die vom Therapeuten erlebte Hilflosigkeit zu einer Verstrickung in ungünstige Interaktionen mit dem Patienten führt. Beispiele für ungünstige Interventionen sind:

- Vordergründiger Trost oder naheliegende Lösungsvorschläge (Gefahr der Bagatellisierung)
- Ungeduld und Vorwurf bei scheinbarem „Widerstand"
- Zu rasche Deutung und Spiegelung von Aggressivitätshemmung *(„Da müssen Sie doch wütend gewesen sein.";* Gefahr der erneuten Selbstentwertung zu Beginn einer Therapie)
- Zu intensives Ergründen negativer Affekte *(„Wie genau hat sich das angefühlt?");* Risiko der „Problemtrance"

26.5 Allgemeine Aspekte der psychodynamischen Psychotherapie

Psychodynamische Therapie umfasst eine große **Vielfalt von Interventionen.** Sie legt einen besonderen Fokus auf unbewusste Prozesse, stellt Einsicht in Affekte, Kognitionen, Wünsche, Fantasien und Beziehungsgestaltungen in den Mittelpunkt, setzt Fokus auf das Vermeiden bzw. die Abwehr von belastenden Kognitionen und sich wiederholende Muster und Themen in der Beziehungsgestaltung. Sie nimmt ferner von traditionellen therapeutischen Hausaufgaben Abstand, arbeitet weniger mit Anleitungen als mit Fragen, berücksichtigt das therapeutische Geschehen unter emotionalen und Beziehungsaspekten von Übertragung und Gegenübertragung, nutzt die therapeutische Beziehung, um Selbstaufmerksamkeit, Selbsterkenntnis und Selbsterkunden zu fördern, hat als Grundhaltung die Förderung der Handlungs- und Erlebensfähigkeit der Patienten.

26.6 Psychotherapie bei regressiver („verstrickter“) Verarbeitung des depressiven Grundkonflikts

26.6.1 Übertragungs-Gegenübertragungs-Konstellation

Verstrickte Patienten haben unterschwellig eine hohe Erwartung an die Therapie.

Therapeuten erleben sich unter dieser Erwartung in der Gegenübertragung entweder so, wie die Patienten sich selbst, nämlich überfordert und schuldig (konkordante Gegenübertragung) oder aber so, dass sie sich innerlich distanzieren und damit bekannte Muster von Zurückweisung reproduzieren (komplementäre Gegenübertragung). Beides sind Ausdrucksformen einer verstrickten Bindung. Depressive Menschen initiieren, wie erwähnt, bei anderen häufig Hilfsangebote, Beschwichtigungen und Aufmunterungen, die dann wirkungslos bleiben, da sie dem aktivierten Kontaktwunsch (Verstanden werden) oft nicht entsprechen. Das (therapeutische) Gegenüber ist dann selbst enttäuscht, ratlos und zieht sich evtl. zurück, was bei den Betroffenen noch mehr zum Gefühl führt, alleingelassen zu werden. Schuldgefühle bei Therapeuten können dann zu „hektischen Aktivitäten“, d. h. z. B. zum vorschnellen Wechsel der Therapiestrategie führen. Verstärktes Bemühen (Stunden überziehen!), statt gelassener Begleitung, kann aber zu Schulderleben beim Patienten führen, der sich quasi zur Besserung „verpflichtet“ fühlt. Angemessener ist eine geduldige Strategie der kleinen Schritte und Erfolge.

Ein zentraler Wirkmechanismus in der Therapie Depressiver besteht vermutlich gerade in der Identifikation seitens der Patienten mit einer solchen ruhigen Gelassenheit, aber auch der taktvollen Abgrenzungsfähigkeit von Therapeuten (Modelllernen!).

26.6.2 Typische „verstrickte“ Verarbeitungen

Beispiele dafür sind Altruismus, Ambivalenz, gehemmte Aggressivität, negative Gefühle, Wendung gegen das Selbst. Das Verhaltensmuster der „altruistischen Abtretung“, also der z. T. aufopferungsvollen Fürsorge für andere (vor dem Hintergrund eigener uneingestandener Bedürftigkeit), ist bei vielen „verstrickten“ Patienten zu finden. In der „Aufopferung“ auf der Suche nach „zuverlässiger“ Nähe liegt oft ein Wiedergutmachungsanspruch („Wie ich dir, so du mir.“), der den Keim für depressionstypische Enttäuschungsreaktionen legt.

Weiter fürchten viele Patienten, dass die Realisierung eigener Interessen, das Befolgen expansiver Wünsche oder auch aggressive Auseinandersetzungen zur Abwendung anderer führt.

Viele depressive Patienten erleben Enttäuschung und Wut bzw. Neid. Die bindungsunsichere Ambivalenz gegenüber wichtigen Bindungspersonen (oft auch im Verborgenen gegenüber Therapeuten) und die mit ihr verbundene Aggression, die vordergründig v. a. in Selbstanklagen zum Ausdruck kommt, sollte vorsichtig thematisiert werden. Sinnvoll ist es, zunächst die positiven Beziehungen und Gefühle hervorzuheben um später ggf. die in jeder Beziehung unvermeidliche Enttäuschung(saggression) zu bearbeiten. Geäußerte Vorwürfe an den Therapeuten sollten auf ihre „realistischen“ Anteile geprüft und ohne defensive Rechtfertigung akzeptiert (aber natürlich nicht unbedingt bestätigt) werden. Die Anerkennung des subjektiven Erlebens (z. B. bezüglich fehlender Einfühlung aufseiten des Therapeuten) ist hilfreich, insbesondere wenn Patienten habituelle Zweifel an ihrer eigenen Wahrnehmung haben.

26.6.3 Therapieziele

Ziel ist es, die mit der Enttäuschung einhergehende Neigung zur Selbstentwertung („Wendung gegen das Selbst“) aufzulösen und Schuldgefühle realistischer zu betrachten. Therapeutisch geht es darum, die widerstrebenden Tendenzen (von Annäherung und Distanz) in den sozialen Interaktionen herauszuarbeiten und anzuerkennen, dass diese Teil jeglicher lebendigen Beziehungen sind. Dies gelingt umso leichter, je eher ein Patient lernt, seine unsicheren Vorstellungen der „Verfügbarkeit“ anderer zu relativieren und im Alltag andere Erfahrungen mit der Umgebung zu machen. Insgesamt geht es bei den regressiv-verstrickten Verarbeitungsformen also darum Individuierung, Abgrenzung und nicht zuletzt Interessendurchsetzung zu fördern.

26.6.4 Beendigung der Therapie

Wegen der verstrickten Bindung ist die frühe Thematisierung des unausweichlichen Endes der Therapie wichtig. In diesem Zusammenhang kann auch die befreiende Seite des Erlebens von Eigenständigkeit und Getrenntheit thematisiert werden. Allerdings braucht es gleichzeitig „Rückendeckung“ und Kontaktangebot, insbesondere wenn Patienten sehr viel Angst vor Verlust haben. Therapeuten müssen aber insgesamt reflektieren, wann ein anhänglicher und vielleicht weniger anstrengender Patient dennoch zur Beendigung angehalten werden sollte.

26.7 Psychotherapie bei „progressiver“ (vermeidender) Verarbeitung des depressiven Grundkonfliktes

26.7.1 Übertragungs-Gegenübertragungs-Konstellation

Patienten mit vermeidenden Zügen wehren oft emotionale Bedürftigkeit ab, auch gegenüber Therapeuten. Das geschieht u. a. durch zwanghafte Kontrolle (oft auch über ausgeprägte Somatisierung), durch misstrauisches Abwarten oder aber durch narzisstische Idealisierung bzw. Entwertung. Entsprechend ist das Erleben in der Gegenübertragung nicht selten von Ärger, Distanz oder Sorge um die eigene therapeutische Kompetenz gekennzeichnet.

Vermeidende Patienten sind u. a. deshalb eher ablehnend, da sie Therapiebedürftigkeit als Kränkung ansehen. Selbstentwertung ist deshalb weniger mit der Suche nach Unterstützung durch den Therapeuten verknüpft, sondern eher mit dem Tenor, dass „sowieso niemand helfen kann“. Dies entspricht der Lebenserfahrung mit Bezugspersonen, die wenig Nähe und Geborgenheitserfahrung vermitteln konnten bzw. denen die Patienten dann im späteren Leben auch wenig Chance dazu gaben. Es besteht deshalb die Gefahr der „Re-Inszenierung“ in der Therapie: Therapeuten gehen, befördert durch die entwertende und resignierte Art der Patienten, ihrerseits auf Distanz. Sie erleben sich karg und ratlos und beginnen manchmal ihrerseits, die Patienten narzisstisch zu entwerten („totaler Somatisierer“, „völlig narzisstisch“). So bestätigen sie ungewollt deren „Arbeitsmodell von Bindung“ (*„Ich bin sowieso auf mich gestellt, keiner kann und will mir helfen.“*, Bowlby 1995).

26.7.2 Typische vermeidende Verarbeitungen

Beispiele dafür sind Kränkbarkeit, Selbstansprüche, Scham. Die vordergründige Entwertung als Teil der narzisstischen Kompensation mancher Patienten spielt im späteren Therapieverlauf oft nur noch eine untergeordnete Rolle. Wichtig ist die hinter der Entwertung liegende Scham und die Selbstzweifel als Ausdruck der starren Ausrichtung an nicht hinterfragten inneren Idealbildungen. Es ist dabei hilfreich, zu verstehen, dass selbstentwertende Haltungen z. B. der Aufrechterhaltung einer inneren Bindung an wichtige, unbewusst mit diesen Idealen verknüpften Primärpersonen dienen können. Andererseits helfen die hohen Selbstanforderungen auch bei der Abgrenzung von diesen, wenn sie als schwach bzw. versagend erlebt wurden.

Außerdem können Selbstanklagen der Gefahr vorbeugen, von Therapeuten entwertet zu werden. Häufig ist der therapeutische Impuls, zur „Reduzierung der eigenen Ansprüche“ aufzufordern. Da dies von Patienten tendenziell als vorwürflich erlebt wird und sie noch mehr unter Druck setzen kann, sind indirekte oder „tangentiale“ positive Rückmeldungen langfristig hilfreicher, da sie es den Patienten ermöglichen, sich mit eigenen Stärken zu erleben und nicht als „überfordert“ *(„Na, Sie sind ja ein Mensch mit Humor, also …“)*.

26.7.3 Therapieziele

In dieser Gruppe stehen die Realisierung eigener Grenzen, die Relativierung von Ansprüchen an andere, die Anerkennung von Abhängigkeit und

Angewiesensein und die Nutzung von hilfreicher Nähe als zu erreichende Ziele im Zentrum.

26.7.4 Beendigung der Therapie

Vermeidende und forciert-autonome Patienten tendieren dazu, die Behandlung bereits zu einem Zeitpunkt zu beenden, zu dem sie eigentlich noch nicht stabil sind. Bei Patienten aus dieser Gruppe besteht also die Gefahr sie „zu früh" ziehen zu lassen. Zu beachten ist die Affektvermeidung, weshalb versucht werden sollte, Trauer, Alleinsein und Enttäuschung anzusprechen. Die Wertschätzung von Verbundenheit und die fokussierte Betrachtung abgewehrter Trauerprozesse sind deshalb zum Behandlungsende besonders wichtig. Zu reflektieren ist, wann ein evtl. entwertender und unzugänglicher Patient zum „Bleiben" veranlasst werden sollte, auch wenn dies Therapeuten manchmal schwerfällt.

26.8 Psychodynamische Psychotherapie bei strukturellen Störungen

Patienten mit schweren Persönlichkeitsstörungen (Borderline, narzisstisch) weisen, neben einer reduzierten Reflexionsfähigkeit, Impulssteuerung und Frustrationstoleranz, oft eine Störung der Intentionalität (Lebensziele), einen Mangel an Fähigkeit zur interpersonellen Bezogenheit, eine Schwierigkeit, therapeutisch einmal Erreichtes auch „halten" zu können. Je ausgeprägter diese genannten Schwächen (d. h. je niedriger das Strukturniveau), desto eher spielen stützende, strukturbezogene und psychoedukative Elemente eine Rolle (Rudolf 2004).

Strukturbezogene Interventionen sind charakterisiert durch Begrenzung von Regression, sie sind begleitend statt v. a. verstehensorientiert, abwehrstärkend statt schwächend und Selbstbeobachtung explizit fördernd.

26.9 Behandlungsdauer, Rückfallrisiko, Erhaltungstherapie

Insgesamt ist bei depressiven Patienten das Prinzip der adaptiven Indikation, d. h. die Anpassung des Settings und der Frequenz an die innere und äußere Situation der Patienten, besonders wichtig. Dies kann z. B. heißen: etwas häufigere Termine (d. h. weniger verunsichernd) zu Beginn, andererseits geringere Häufigkeit der Sitzungen zum Ende, manchmal auch über lange Zeiträume im Sinne einer Begleitung.

Eine typische **Behandlungsdauer** ist angesichts der komplexen Ätiologie und der vielfältigen Interaktionen der Erkrankung mit körperlichen, innerpsychischen und sozialen Faktoren **nicht festzulegen,** sondern muss sich am Einzelfall orientieren.

Rückfälle nach Abschluss der Therapie einer akuten depressiven Episode sind häufig. Patienten haben nach erstem Auftreten eine Rückfallrate von 20–30 %, 20 % zeigen unmittelbar eine Chronifizierung. Nach mehr als drei vorhergehenden depressiven Episoden zeigt sich eine 70- bis 80-prozentige Rückfallhäufigkeit. Je früher und je schwerer die depressiven Symptome auftreten, umso größer ist das allgemeine Risiko von Rückfällen bzw. Chronifizierung. Hauptrisikofaktoren bleiben stärker ausgeprägte depressive Restsymptome, ausgeprägte Angst, Substanzmissbrauch und viele zurückliegende Episoden. Weitere **Rückfallrisiken** liegen in begleitenden Persönlichkeitsstörungen, ebenso in höheren Neurotizismuswerten (entspricht hoher Ausprägung des depressiven Grundkonflikts) als Ausdruck von Angstneigung, Scham und interpersoneller Sensitivität.

26.10 Leitlinienempfehlungen, Wirksamkeit psychodynamischer Therapie

Die Bedeutung der Psychotherapie für die Depressionsbehandlung wird durch die Nationale Versorgungsleitlinie insgesamt besonders betont. Dies entspricht dem Wissen um depressionstypische

Persönlichkeitsbeeinträchtigungen und Beziehungsstörungen bzw. um das häufige Vorkommen begleitender psychischer Störungen wie Angst, Sucht, Schmerz, Essstörungen etc. (bei ca. 70 % der Patienten!) bei denen die Indikation für eine Psychotherapie meist zwingend ist.

- Bei **leichten depressiven Episoden** ist heute eine Pharmakotherapie nicht mehr Mittel der ersten Wahl, sondern Psychotherapie.
- Bei **mittelgradigen Depressionen** wird im akuten Stadium von der gleichen Wertigkeit von antidepressiver Medikation und Psychotherapie ausgegangen. Die Empfehlungen sehen deshalb beide Behandlungsmöglichkeiten vor. Dabei wird von einer schnelleren Wirkung der Medikamente und von einer größeren Nachhaltigkeit und einer besseren Kooperation der Betroffenen bei Psychotherapie ausgegangen.
- Bei **schweren Depressionen** wird dezidiert empfohlen, dass zusätzlich zur Pharmakotherapie eine Psychotherapie angeboten werden muss.

Bezüglich des zu wählenden Verfahrens in der Psychotherapie verweist die NVL zunächst auf die gemeinsamen Wirkfaktoren jeglicher Psychotherapie sowie auf methodenübergreifende Einflüsse auf die Effektivität.

Die Wirksamkeit psychodynamischer Psychotherapie bei Depressionen ist sehr gut belegt. Methodisch gute Studien zeigen, dass psychodynamische Psychotherapie (meist von kürzerer Dauer) signifikant wirksamer ist, als unspezifische Begleitung oder eine Warteliste (Ehrenthal 2017). Es finden sich insbesondere in den großen Metaanalysen keine Wirksamkeitsunterschiede zu kognitiver Verhaltenstherapie (Driessen et al. 2015). Schwache Hinweise gibt es darauf, dass längere Behandlungsdauern insbesondere bei chronifizierten, rezidivierenden und therapieresistenten Depressionen sinnvoll sein können (Leichsenring und Rabung 2008).

In einer Zusammenfassung konnten wir zeigen, dass auch die oben beschriebenen modularen Bestandteile psychodynamischer Therapie jeweils eigenständige Evidenznachweise vorweisen können (Steinert et al. 2016).

LITERATUR

Arbeitskreis OPD. Operationalisierte Psychodynamische Diagnostik – 2. Grundlagen und Manual. Bern: Huber; 2006.

Arieti S, Bemporad J. Depression. Stuttgart: Klett-Cotta; 1984.

Beck AT. Cognitive Models of Depression. Journal of Cognitive Psychotherapy 1987; 1: 5–38.

Blatt SJ, Zuroff DC. Interpersonal relatedness and self-definition: Two prototypes of depression. Clinical Psychology Review 1992; 12: 527–561. doi: https://doi.org/10.1016/0272-7358(92)90070-O.

Bowlby J. Bindung: historische Wurzeln, theoretische Konzepte und klinische Relevanz. In: Spangler G, Zimmermann P (Hrsg.). Die Bindungstheorie. Grundlagen, Forschung und Anwendung. Stuttgart: Klett-Cotta; 1995.

Driessen E, Hegelmaier LM, Abbass AA et al. The efficacy of short-term psychodynamic psychotherapy for depression: A meta-analysis update. Clinical Psychology Review 2015; 42: 1–15. doi: https://doi.org/10.1016/j.cpr.2015.07.004.

Ehrenthal J. Psychodynamische Psychotherapie – Gundlagen, Wirksamkeit, Methoden, Techniken. PSYCHup2sdate 2017; 11: 267–286. doi: https://doi.org/10.1055/s-0043-103157.

Freud S. Trauer und Melancholie. Ges. Werke. 427–446. Frankfurt: S. Fischer; 1917.

Leichsenring F, Rabung S. Effectiveness of Long-term Psychodynamic Psychotherapy: A Meta-analysis. Journal of the American Medical Association 2008; 300: 1551–1565 doi: https://doi.org/10.1001/jama.300.13.1551.

Nationale Versorgungsleitlinie Unipolare Depression 2. A., Version 5; 2015. doi: https://doi.org/0.6101/AZQ/000364; www.depression.versorgungsleitlinien.de.

Rudolf G. Strukturbezogene Psychotherapie. Leitfaden zur psychodynamischen Therapie struktureller Störungen. Stuttgart: Schattauer; 2004.

Schauenburg H. Depression und Bindung – Therapeutische Strategien. Göttingen: Vandenhoeck & Ruprecht; 2018.

Steinert C, Schauenburg H, Dinger U et al. Psychodynamische Kurzzeittherapie der Depression – ein evidenzbasiertes vereinheitlichtes Therapieprotokoll. Psychotherapie, Psychosomatik, Medizinische Psychologie 2016; 66: 9–20.

KAPITEL

27

Angela Merkl-Maßmann

Neurostimulation

Kernaussagen

- Die **EKT** stellt eine Hauptbehandlungsmethode der therapieresistenten Depression (TRD) dar und ist nach wie vor die **Behandlung „der ersten Wahl"** bei der Majoren Depression mit hoher Suizidalität oder Nahrungsverweigerung.
- Die **rTMS** ist in Kombination mit Antidepressiva und Psychotherapie wirksam und zeigt auch als Monotherapie eine gute Wirksamkeit bei der TRD.
- Die **tDCS** ist ein nichtinvasives kostengünstiges Verfahren, dessen Wirkung bisher nur auf die Neuroplastizität überzeugend nachgewiesen ist.
- Für die **VNS** gibt es bisher wenig Evidenz, um Empfehlungen für die Behandlung einer TRD aussprechen zu können.
- Die **THS** ist ein invasives – bisher noch rein experimentelles – Verfahren, das **nicht zur Behandlung der TRD zugelassen** ist.

„Die Beeinflussung der Gehirnaktivität durch elektrische Impulse war noch vor wenigen Jahrzehnten ein Thema, das überwiegend auf dem Gebiet literarischer Zukunftsvisionen behandelt wurde… Wichtig ist heute wie damals die Gewährleistung von Sicherheit, kritische Prüfung der Wirkung einzelner Verfahren und ethischer Diskurs.“[1]

Dieses Kapitel soll dem Leser einen kurzen aber prägnanten Einblick in die therapeutischen Stimulationsverfahren zur Behandlung der unipolaren Depression geben. Eingangs werden die zugelassenen und in der klinischen Praxis gängigsten Verfahren beschrieben. Dabei handelt es sich in erster Linie um die Elektrokonvulsionstherapie (EKT), welche einen großen Stellenwert einnimmt und daher ausführlicher behandelt wird. Die repetitive transkranielle Magnetstimulation (rTMS) ist ein weiteres zur Behandlung der therapieresistenten Depression, zugelassenes Verfahren. Die experimentell von Bedeutung stehenden Ansätze sollen dabei nicht vernachlässigt werden. Die transkranielle Gleichstromstimulation (tDCS) und die Vagusnervstimulation (VNS) sollen erwähnt sein sowie die tiefe Hirnstimulation (THS) als experimentelle Methode.

27.1 Elektrokonvulsionstherapie (EKT)

27.1.1 Einführung

Die Elektrokonvulsionstherapie (EKT) wurde von den Psychiatern Cerletti und Bini im Jahre 1938 zur Behandlung von Psychosen eingeführt (Cerletti, Bini 1938; siehe in Kuhn, Gaebel 2014). Die EKT stellt eine wissenschaftlich begründete Hauptbehandlungsmethode der therapieresistenten Depression dar. Insbesondere bei wahnhaften Symptomen oder lebensbedrohlichen katatonen Zuständen ist sie eine erfolgreiche therapeutische Stimulationsmethode (Folkerts 2011). Sie ist zumeist eine Strategie im Rahmen eines Gesamtbehandlungskonzepts, insbesondere bei Patienten mit einer komplexen psychiatrischen Vorgeschichte. Immer noch vermeiden viele aus Unwissenheit oder Vorurteilen eine Überweisung zur EKT bei der Behandlung therapieresistenter Depressionen. In 60–80 % der Fälle können Remissionen erzielt und mit einer maximalen Response kann bereits nach 2–4 Wo. gerechnet werden (UK ECT Review Group 2003). Auch gibt es Hinweise, dass das Suizidrisiko durch EKT rasch reduziert wird (Kellner et al. 2006). Eine rechtzeitige und adäquate Aufklärung der Patienten und ihrer Angehörigen über EKT ist dabei unerlässlich (Grözinger et al. 2013).

MERKE

Die EKT sollte keineswegs als Ultima Ratio verstanden, sondern bei einer schweren therapieresistenten Depression frühzeitig in Erwägung gezogen werden. Grundsätzlich handelt es sich bei der EKT um eines der sichersten antidepressiven therapeutischen Stimulationsverfahren (Zilles et al. 2015).

27.1.2 Indikation

Der Anwendungsbereich der EKT ist zu etwa 80 % die therapieresistente Depression. Wenn zwei lege artis durchgeführte Behandlungen mit Antidepressiva unterschiedlicher Wirkstoffklassen zu keiner Besserung geführt haben, ist eine Behandlung mit EKT indiziert (Folkerts 2011). Die Leitlinien der World World Federation of Societies of Biological Psychiatry (WFSBP; Bauer et al. 2007) nennen die EKT bei folgenden Erkrankungen als geeignete psychiatrische Behandlungsmaßnahme:

- Therapieresistente Depression
- Wahnhafte Depression
- Depressiver Stupor
- Schizoaffektive Psychose mit schwerer depressiver Verstimmung
- Akute, lebensbedrohliche (perniziöse) Katatonie

Nach der S3-Leitlinie und nach den Empfehlungen der Deutschen Gesellschaft für Psychiatrie, Psychotherapie und Neurologie (DGPPN; DGPPN, ÄZQ, AWMF 2015) und dem DGPPN-Referat „Klinisch angewandte Stimulationsverfahren in der Psychiatrie“ ergibt sich Folgendes:

[1] Auszug aus: Stand der Wissenschaft und Perspektiven 2015. Deutsche Forschungsgemeinschaft, Veröffentlichung 2017. AG Tiefe Hirnstimulation. Senatskommission für Grundsatzfragen der Klinischen Forschung, S. 7. www.dfg.de/download/pdf/dfg_im_profil/reden_stellungnahmen/2017/170407_stellungnahme_sgkf_tiefe_hirnstimulation.pdf

Leitlinien

Elektrokonvulsionstherapie – Indikation bei schweren depressiven Episoden, nach der S3-Leitlinie (DGPPN, ÄZQ, AWMF 2015), wenn Folgendes vorhanden:

- andere (pharmakologische) Behandlungen sind kontraindiziert, beinhalten ein höheres Risiko oder stärkere Nebenwirkungen;
- es liegt ein besonders dringliches Zustandsbild vor (z. B. vital bedrohlich oder schwer suizidal);
- der Patient wünscht die Behandlung ausdrücklich;
- es wird ein gutes Ansprechen auf EKT erwartet (Erfahrung aus vorausgehenden EKT-Behandlungen oder prognostische Hinweise wie z. B. psychotische Symptome oder psychomotorische Verlangsamung)

MERKE

Gemäß zahlreichen Leitlinien ist bei der **Majoren Depression mit hoher Suizidalität oder Nahrungsverweigerung** die EKT **„Therapie der ersten Wahl".**

Die **Ansprechrate** unter einer EKT ist höher, wenn biologische Merkmale der Erkrankung wie eine genetische Prädisposition innerhalb der Familie, rezidivierende klar abgrenzbare depressive Phasen oder eine melancholische Ausprägung der Depression vorliegen (Merkl et al. 2009). Ältere Patienten profitieren von einer EKT-Behandlung noch deutlicher als jüngere. Die höhere Rate an kognitiven Störungen bei vorbestehenden hirnorganischen Störungen sollten dabei in Betracht gezogen werden (Grözinger et al. 2013).
Ein klassisches Fallbeispiel aus dem Klinikalltag:

Fallbeispiel

Frau S. ist eine junge 39-jährige Lehrerin, die in einer glücklichen Partnerschaft lebt, kinderlos ist und seit dem 16. Lj. an einer Depression erkrankt ist. Frau S. ist sportlich und hat keine weiteren Komorbiditäten. Sie leidet seit einiger Zeit fast jährlich an schweren rezidivierenden depressiven Episoden, die mit starken Ängsten, einer Anhedonie und einem reduziertem Antrieb einhergehen und in einigen ihrer Episoden mit drängenden Schuldgefühlen, überwertigen Ideen in Form von nihilistischen Gedanken und Suizidgedanken verbunden sind. Seit lehnt Psychopharmaka strikt ab.
Seit dem frühen Erwachsenenalter nehme sie psychotherapeutische Hilfe in Anspruch, welche ihr durchaus helfe einige der Symptome zu mildern, die schwere Antriebsstörung und die Schuldgedanken, die sie oft als ich-dyston erlebe, kann sie jedoch meist psychotherapeutisch nicht in den Griff bekommen. Einen Versuch mit einem selektiven Serotonin-Reuptake-Inhibitor (SSRI) im Alter von 25 J. habe sie wegen Übelkeit und Palpitationen abgebrochen. Sie wünsche ausschließlich die Behandlung mit einer EKT, die sie als extrem hilfreich erlebe.
Dazu begibt sich Frau S. elektiv für 5 Wo. in die stationäre Behandlung der Universitätsklinik. Nachdem sie schriftlich dem Psychiater ihr Einverständnis zur EKT gegeben hat, wird sie von einem Anästhesisten über die Narkose aufgeklärt. Über 5 Wo. wird sie 3×/Wo. vormittags nüchtern zur EKT-Behandlung gebracht. Es erwarten sie ein Pfleger und 2 Ärztinnen (eine Anästhesistin und eine Psychiaterin) und es erfolgt eine sedierende Prämedikation sowie die Vorbereitung zur Anästhesie. Die Patientin ist vor der EKT mind. 6 h (Nahrung) bzw. mind. 2 h (Nikotin) nüchtern. Die Anästhesistin bringt EKG-Elektroden an, bereitet Narkosemittel vor (i. d. R. Propofol 0,75 mg–1,5 mg/KG). Die EKT-Ärztin bringt frontale EEG-Elektroden an beiden Hemisphären zur Ableitung sowie eine Referenzelektrode an; zudem wird eine zusätzliche Blutdruckmanschette an der Wade der Patientin angebracht (die »Cuff«-Methode: dies dient zur Überprüfung der motorischen Antwort auf die Stimulation, um vor der Injektion des Muskelrelaxans durch einen Blutstau das Einfluten des Muskelrelaxans zu verhindern). Erst wenn die Patientin eine hinreichende Narkosetiefe erreicht hat, erfolgt die Gabe des Muskelrelaxans (i. d. R. Succinylcholin). Das EEG dient zur Aufzeichnung des epileptischen Anfalls.

27.1.3 Durchführung

Die EKT wird als eine Behandlungsserie (8–12 Behandlungen) durchgeführt, meist im Abstand von jeweils 2–3 d (Shapira et al. 2000). Der Psychiater löst über Oberflächenelektroden an der Kopfhaut (> Abb. 27.1) einen therapeutischen

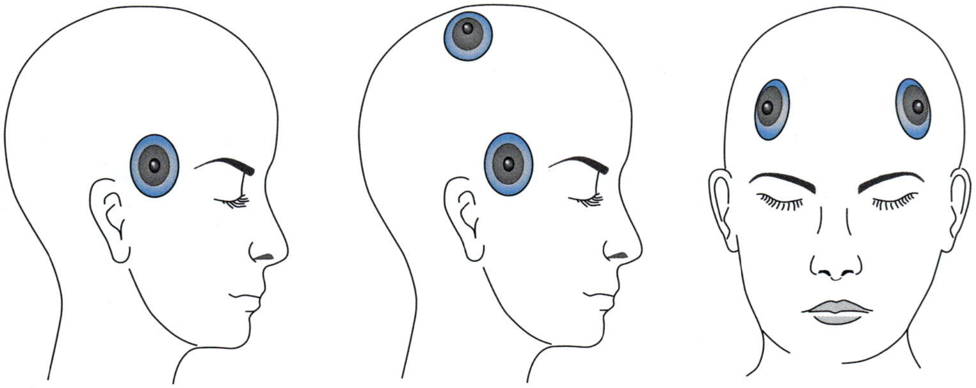

Abb. 27.1 Elektrodenposition EKT [P1148/L143]

generalisierten Anfall elektrisch aus. Dabei werden die Elektroden an die Kopfhaut gehalten (siehe im Detail: Grözinger et al. 2013). Die Dauer des Krampfanfalls sollte zwischen 15 und 60 s liegen, sie wird durch das gleichzeitig abgeleitete Elektroenzephalogramm (EEG) beider Hemisphären objektiviert. Je nach vorheriger individueller Berechnung der Stimulusintensität (Grözinger et al. 2013), werden die Stimulationsparameter: Dauer, Frequenz und Amplitude festgelegt. Zum obligaten Monitoring gehören ein Elektrokardiogramm (EKG) sowie eine Pulsoxymetrie. Der Anästhesist beatmet den Patienten mit einer Maske, eine Intubation ist nur sehr selten erforderlich. Die EKT wird in Kurznarkose unter Muskelrelaxation, einer i. v. Gabe eines Injektionsnarkotikums, Sauerstoffbeatmung und Zahnschutz durchgeführt. Die Elektrodenplatzierung erfolgt i. d. R. rechts unilateral mit Applikation von Kurzpulsströmen (➤ Abb. 27.1). Während der Stimulation tritt der tonisch-klonische Anfall infolge der Relaxierung der Muskulatur äußerlich kaum in Erscheinung und sistiert selbstständig (Grözinger et al. 2013). Während des Anfallsgeschehens sollten sich im iktalen EEG nach einer wenige Sekunden dauernden Rekrutierungsphase bilateral synchrone Spike Waves mit ausreichender **Amplitude** ausbilden (erreicht die max. iktale Amplitude 180 µV, gilt sie als hinreichend ausgeprägt; Grözinger et al. 2013). Die Anfallsdauer sollte eine Mindestdauer nicht unterschreiten (mind. 20 s motorisch oder 25 s im EEG). Die Anfallsgüte sollte zudem durch die einhergehenden vegetativen Reaktionen, wie Puls- und Blutdruckerhöhung eingeschätzt werden (**Tachykardie:** Puls > 110–120/Min.). Die deutlichen Anstiege sind Indikatoren dafür, dass während des Anfalls auch tiefe Hirnstrukturen erfasst werden. Der **postiktale Suppressionsindex** ist ein Index, der das Ausmaß der EEG-Suppression direkt nach dem Anfall beschreibt und wird ebenfalls zur Beurteilung der Anfallsgüte herangezogen. Er wird als ein direktes Korrelat der antidepressiven Effektivität der EKT diskutiert. Zudem lässt sich die **Konkordanz** berechnen, die als Verhältnis der motorischen Anfallsdauer und der Anfallsdauer im EEG definiert ist. Die Konkordanz beträgt bei idealem Anfallsgeschehen 1 (motorischer Anfall und Anfallsdauer im EEG sind gleich lang). Die zentrale Inhibitionsleistung (PSI), also der **postiktaler Supressionsindex,** sollte dabei > 80 % betragen. Bei insuffizientem Anfall unter unilateraler Elektrodenplatzierung empfiehlt es sich, auf die bilaterale Stimulation umzusteigen. Eine höher dosierte **unilaterale** Anwendung der EKT hat kognitive Vorteile im Vergleich zu gemäßigt dosierter **bilateraler** Anwendung (➤ Kap. 27.1.5).

CAVE

Eine Nachbeobachtungszeit von mehreren Stunden sollte in der Anfangszeit einer Akutserie erfolgen. Über eine Dauer von 24 h sollte das Bedienen gefährlicher Maschinen ausgeschlossen sein (Kuhn, Gaebel 2014).

Dabei ist das Ziel des Monitorings das vollständige Erlangen der Vigilanz und eine Reorientierung der Patienten. Die Orientierung (Person, Situation, Ort, Zeit), Blutdruck, Herzfrequenz und Sauerstoffsättigung sollen in regelmäßigen Abständen innerhalb der ersten ½ h gemessen und alle zusätzlich notwendigen Maßnahmen (z. B. bei postiktalen deliranten Zuständen) dokumentiert werden.

27.1.4 Wirkmechanismus

Ein Merkmal der EKT ist sicherlich die ausgedehnte syndromale Breite ihrer therapeutischen Wirkung. Es wird eine unspezifische Verstärkung inhibitorischer Transmission (Verstärkung monoaminerger und GABAerger Neurotransmission) diskutiert (siehe im Detail Grözinger et al. 2013). Zudem werden eine Erhöhung der neuronalen Plastizität, ein synaptisches Remodelling und die Neurogenese (BDNF) für die Effektivität der EKT verantwortlich gemacht (Lisanby 2007).

27.1.5 Nebenwirkungen und Sicherheit

Die EKT stellt trotz aller Vorurteile ein extrem sicheres Behandlungsverfahren dar (➤ Tab. 27.1), bei dem die Mortalitäts- und Morbiditätsraten gering sind (Zilles et al. 2015), sie liegen bei einer Mortalitätsrate von < 2/100.000 (Folkerts 2011). Eine Kombination des Verfahrens mit Pharmakotherapie und Psychotherapie ist unter Berücksichtigung weniger Einschränkungen gut möglich (Grözinger et al. 2013). Falls keine medizinischen Ausschlusskriterien für eine Kurzzeitnarkose gegeben sind, gibt es keine **absoluten Kontraindikationen gegen eine EKT.** Einige Erkrankungen gelten als **relative Kontraindikationen:** z. B. ein erhöhter intrakranieller Druck, ein kürzlich (< 24 h) aufgetretener Myokardinfarkt oder ein Hirninfarkt (Grözinger et al. 2013).

1. **MAO-Hemmer** müssen nicht zwingend abgesetzt werden, da sie keine signifikanten Interaktionen mit Medikamenten im Rahmen der EKT-Anästhesie aufweisen.
2. **Betablocker:** Wegen der sympathischen Reaktion während einer EKT kann es gerade für kardiovaskulär vorerkrankte Patienten sinnvoll sein, die Behandlung mit Betablockern fortzusetzen bzw. vorzubehandeln. Es reduziert das Risiko einer Tachykardie und Hypertonie.

Tab. 27.1 Allgemeine und kognitive Nebenwirkungen während und nach EKT

Nebenwirkung (A) (L)	Häufigkeit	Maßnahmen/Kontrollen
Postiktaler Kopfschmerz (A)	Sehr häufig	Analgetikum
Übelkeit (A)	Häufig	Prophylaxe durch Anästhesist mit Gabe eines Antiemetikum
Muskelschmerzen (A)	Häufig	Umstellung Analgesie/Muskelrelaxans
Hypertonus (A)	Häufig	Antihypertensiva: **Cave!** Vorab Kontrolle MAO-Hemmer, Venlafaxin-Einnahme? Dann reduzieren u. nur in Einzelfällen bei wiederholten RR-Spitzen ggf. absetzen
Herzrhythmusstörungen (A)	Häufig	Betablocker einsetzen
Anterograde Amnesie (A)	Häufig	Umstellung der Stimulationsparameter u. Elektrodenpositionierung von unilateral auf bilateral
Retrograde Amnesie (A)	Häufig	Umstellung Stimulationsparameter/Elektrodenpositionierung unilateral > bilateral, weniger Stimulusintensität
Postiktales Delir (A)	Häufig	Umstellung Anästhetikum/Umstellung Pharmakotherapie; **cave! Lithiumspiegel niedrig bzw. im Erhaltungstherapie Bereich halten** unilateral > bilateral, weniger Stimulusintensität
Verlängerter tonisch-klonischer Anfall (A)	Gelegentlich	**Gabe von Benzodiazepinen: Cave!** Vorab Kontrolle vornehmen: Bupropion Einnahme? Dann erniedrigen ggf. absetzen

A = akut; L = Langzeit (adaptiert aus Kuhn, Gaebel 2014; Folkerts 2011; Lisanby 2007; Grözinger et al. 2013; Merkl et al. 2009)

Tab. 27.1 Allgemeine und kognitive Nebenwirkungen während und nach EKT *(Forts.)*

Nebenwirkung (A) (L)	Häufigkeit	Maßnahmen/Kontrollen
Apraxie, Aphasie, Agnosie (A)	Gelegentlich	Keine Gegenmaßnahmen
Anterograde Amnesie (L)	Sehr selten	Unilateral > bilateral, weniger Stimulusintensität, Akutserie Anzahl der EKT gering halten
Retrograde Amnesie (L)	Sehr selten	Unilateral > bilateral, weniger Stimulusintensität, Akutserie: Häufigkeit gering halten
Status epilepticus (A)	Sehr selten	**Gabe von Benzodiazepinen**

A = akut; L = Langzeit (adaptiert aus Kuhn, Gaebel 2014; Folkerts 2011; Lisanby 2007; Grözinger et al. 2013; Merkl et al. 2009)

Ein Zusammenhang zwischen kognitiven Nebenwirkungen und Stimulationsparametern, besonders der Impulsdauer und der Elektrodenplatzierung, ist hochwahrscheinlich (Sackeim et al. 2000). So ist die **kognitive Beeinträchtigung nach einer erfolgten EKT bei bilateraler Durchführung größer als bei rechts unilateraler der EKT** (Lisanby 2007; Sackeim et al. 1993; UK ECT Review Group 2003). Des Weiteren kommt es zu transienten kognitiven Beeinträchtigungen bei steigender Häufigkeit der Akutserien (UK ECT Review Group 2003). EKT kann sowohl bei **Jugendlichen und gerontopsychiatrischen Patienten** als auch in der Behandlung bei **Patienten mit Herzschrittmachern, Hirnschrittmachern** (z. B. Parkinson-Patienten) und **Gravidität** eingesetzt werden. Allerdings erfordern alle **besonderen Konstellationen** eine sorgfältige Abklärung, eine individuelle Nutzen-Risiko-Abwägung und entsprechende Vorsichtsmaßnahmen (Grözinger et al. 2013).

27.1.6 Erhaltungstherapie

Bei Patienten mit einer Depression ist nach einer erfolgreichen EKT-Akutserie zumeist **nach den ersten 6 Monaten die Gefahr eines Rückfalls** besonders hoch (Sackeim 2001). Nach einer EKT-Behandlungsserie sollte daher eine Erhaltungstherapie mit Pharmakotherapie und Psychotherapie erfolgen. Dabei können auch zusätzliche EKT-Sitzungen in größeren Abständen erfolgen (sog. Erhaltungs-EKT; Sartorius, Henn 2005). Es gibt keine evidenzbasierten Daten für eine bestimmte Erhaltungs-EKT (E-EKT) Schema. Zu empfehlen ist ein individuell angepasstes Schema für den Krankheitsverlauf der rezidivierenden depressiven Störung, welches z. B. folgendermaßen gestaltet sein kann: nach der Akutserie 1×/Wo. für 1 Mon., dann 2× im Abstand von 2 Wo. und 2× im Abstand von 3 Wo., 1×/Mon. für 3 Mon. Nach 6 Mon. sollte überprüft werden, ob eine E-EKT weiter durchgeführt werden soll.

MERKE

Bereits schon zu Beginn der EKT-Akutserie darf die Gabe von Lithium möglichst rasch eingeleitet werden, denn innerhalb der ersten 4 Wo. nach Beendigung der EKT wird ein erhöhtes Rückfallrisiko einhergehend mit Suizidalität beobachtet

Die fehlende Langzeitwirkung der EKT und die Indikation zur Erhaltungstherapie sollten sorgsam mit den Patienten vorab besprochen werden (Grözinger et al. 2013).

27.2 Repetitive transkranielle Magnetstimulation (rTMS)

27.2.1 Einführung

Die repetitive transkranielle Magnetstimulation (rTMS) ist eine relativ neue Technologie, um nichtinvasiv kortikale Neuronen durch elektromagnetische Induktion zu stimulieren. Bei der TMS wird ein elektrischer Stromfluss in einem Leiter durch ein magnetisches Feld induziert (siehe im Detail Kuhn, Gaebel 2014). Die **repetitive TMS** liefert die kontrollierte Abgabe von Einzelimpulsen, die Stimulationsfrequenzen bis zu 60 hz ermöglicht (Plewnia, Padberg 2012). Die ersten therapeutischen Einsätze erfolgten an kleinen Fallzahlen von Patienten mit einer TRD (George et al. 1995). Zuletzt führten randomisiert kontrollierte multizentrische Studien zur Zulassung der rTMS als Behandlungsverfahren der TRD (siehe im Detail Kuhn, Gaebel 2014). Nichtsdestotrotz scheint bei prinzipieller Wirksamkeit des Verfahrens das Ausmaß der Wirkung in der Monotherapie beschränkt zu sein. Mittlerweile gibt es zahlreiche verschiedene Variationsmöglichkeiten der rTMS, hinsichtlich des Ortes der Stimulation, der applizierten Intensität und der Frequenz der Magnetimpulse. Es bedarf diesbezüglich noch weiterer Forschung. Heute ermöglicht die Kombination mit bildgebenden Verfahren (Magnetresonanztomografie) eine stereotaktisch neuronavigierte (gezielte Stimulation aufgrund der individuellen Neuroanatomie) Zielgebietspositionierung der Spule bei der Behandlung der TRD.

27.2.2 Indikation

Die erste offizielle Zulassung als antidepressives Therapieverfahren in den USA erfolgte 2008 mit einem Stimulationsprotokoll zur Behandlung der TRD durch die Food and Drug Administration (FDA). Eine große Zahl von Studien unterstützt die Auffassung, dass **die hochfrequente (10–20 Hz) rTMS des linken DLPFC akute antidepressive Effekte** bei der TRD besitzt (McClintock et al. 2018). In evidenzbasierten Leitlinien zur therapeutischen Anwendung ist **die rTMS mit dem LOE Grad A (LOE = Level of Evidence) empfohlen** worden (➤ Tab. 27.2; Berlim et al. 2014; Lefaucheur et al. 2017).

Tab. 27.2 Indikation der rTMS zur Behandlung der unipolaren therapieresistenten Depression

Die S3-Leitlinien für unipolare Depressionen sehen für die rTMS folgende Empfehlung vor (DGPPN, ÄZQ, AWMF 2015):	Empfehlungsgrad
Eine hochfrequente repetitive transkranielle Magnetstimulation (rTMS) des linken dorsolateralen präfrontalen Cortex (DLPFC) kann bei Patienten eingesetzt werden, die primär nicht auf eine antidepressive Pharmakotherapie angesprochen haben	0[1]

[1] 0: Kann-Empfehlung: Berichte von Expertenkreisen oder Expertenmeinung und/oder klinische Erfahrung anerkannter Autoritäten

MERKE

Bei Patienten mit psychotischer Depression ist die rTMS der EKT eindeutig unterlegen (Lefaucheur et al. 2017).

27.2.3 Durchführung

Die Stimulation erfolgt über dem DLPFC, einem Areal dass bei der Depression pathologisch verändert ist (➤ Kap. 8), wobei dort plastische Erregungssteigerungen oder Hemmungen ausgelöst werden. Zuerst wird die Motorschwelle bestimmt, bei der die Spule probatorisch schrittweise über der Kopfhaut bzw. dem Motorcortex des Patienten verschoben wird. Dabei ist die motorische Ruheschwelle definiert als die niedrigste Dosierungsstufe, die eine motorische Reaktion hervorruft. Die Bestimmung erfolgt so lange bis der Ort identifiziert ist, an welchem mit geringster Stimulusintensität das Kriterium der Ruheschwelle erfüllt ist. Dies ist wichtig um, die individuelle therapeutische Intensität festzulegen (Plewnia, Padberg 2012).

MERKE

Ein wichtiger Faktor für den Behandlungserfolg der TMS stellt die Spulenpositionierung dar. Bei der Behandlung der TRD wird der **linke oder rechte dorsolaterale präfrontale Cortex (DLFPC)** stimuliert.

Die Stimulation soll dabei überschwellig (120 % der Motorschwelle) erfolgen, **pro Sitzung sollen 3000 Pulse bei einer Frequenz von 10 Hz für Perioden von 4 s** (Intervall: 26 s) appliziert werden (Horvath et al. 2010). Da der therapeutische Effekt in erster Linie über die Induktion plastischer Prozesse zustande kommt, muss die Stimulation während mind. **2–4 Wochen täglich** durchgeführt werden (Plewnia, Padberg 2012). Bei diesem Magnetstimulationsverfahren sind **kurzfristige Kopfschmerzen die häufigste Nebenwirkung.** Theoretisch kann in sehr seltenen Fällen ein epileptischer Anfall ausgelöst werden.

WEITERE INFORMATIONEN

Zahlreiche methodische Weiterentwicklungen der rTMS, wie die sog. Theta-Burst-Stimulation (TBS) und die Stimulation tiefer und/oder subkortikal liegender Regionen mittels der sog. H-Spule (Deep rTMS) sind in der Diskussion. Bei der TBS werden alle 200 msec „bursts" von 3 schnellen TMS Pulsen (50 Hz) verabreicht. Dabei werden mittels einer speziellen Spulenkonstruktion größere Bereiche des präfrontalen Cortex stimuliert und durch die Stimulation sogar subkortikale Regionen erreicht (siehe im Detail Plewnia, Padberg 2012). Aufgrund einer Studie (THREE-D Studie) mit **der intermittierenden Theta**

Burst Stimulation (iTBS) mit der die 10 Hz rTMS in der die Effektivität bei Depressionen mit Nichtansprechen auf Pharmakotherapie vergleichbar war, (Blumberger et al., 2018; Voigt et al., 2021) wurde die iTBS in den USA durch die FDA zugelassen. Zusammenfassend sind die meisten TMS Verfahren (hochfrequente und niederfrequente rTMS, iTBS und bilaterale Stimulation) etwa gleich wirksam und einer Plazebo-Stimulation überlegen (Ontario Health [Quality], 2021).
Eine andere Anwendungsform der TMS bei Depressionen ist die **sog. Magnetkonvulsionstherapie (MKT),** bei der eine besonders hochfrequente und hochintense TMS genutzt wird, um – ähnlich wie bei der EKT – einen antidepressiv wirksamen, generalisierten Anfall auszulösen.

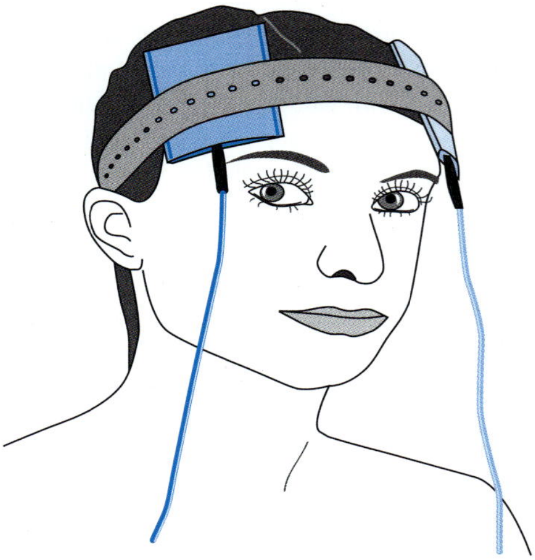

Abb. 27.2 Transkranielle Gleichstromstimulation (tDCS) [P1148/L143]

27.3 Transkranielle Gleichstromstimulation (tDCS)

27.3.1 Einführung

Eine weitere nichtinvasive, zugleich kostengünstigere und praktikablere Alternative im Vergleich zur TMS stellt die **transkranielle Gleichstromstimulation (tDCS)** dar (Utz et al. 2010). Die tDCS ermöglicht die schmerzfreie und fokale Induktion von kortikalen Erregbarkeitsveränderungen. Bei der tDCS wird über zwei Elektroden unterschiedlicher Polarität, die auf der Kopfoberfläche befestigt werden, für wenige Minuten ein schwacher Gleichstrom appliziert. Die Elektrodenplatzierung auf dem Kopf ist bedeutend für die Effektivität der Stimulation (➤ Abb. 27.2; Nitsche et al. 2008). Dabei wird das Ruhepotenzial der betroffenen Neuronen entweder verkleinert – die Nervenzellen reagieren dann sensibler und feuern eher eigene Impulse ab – oder vergrößert, die Zellen reagieren dann etwas träger. Der Wirkmechanismus der tDCS liegt vermutlich auf einer Modulation der spontanen neuronalen Netzwerkaktivität begründet (Nitsche et al. 2008). So scheint die tDCS ein Verfahren zur Erzeugung von Neuroplastizität beim Menschen zu sein (Plewnia, Padberg 2012).

MERKE

Die tDCS löst selbst keine Reize aus, sorgt aber dafür, dass ein Neuron schneller oder langsamer auf eingehende Impulse reagiert.

27.3.2 Indikation und Effektivität

Eine vergleichsweise große Literaturevidenz liegt aktuell für die Behandlung depressiver Störungen mittels tDCS vor (Lefaucheur et al. 2017). Erwähnenswert ist, dass die bisher publizierten Studien zur Behandlung der Depression zusammengenommen heterogene Resultate vorweisen, so berichten Metaanalysen, dass aktive tDCS der Sham-Stimulation hinsichtlich Response und Remissionsraten nicht ausreichend überlegen seien (Berlim et al. 2014). Vielmehr häufen sich Ergebnisse, dass die tDCS additive Effekte in Kombination mit Antidepressiva und Psychotherapie zeigt (Lefaucheur et al. 2017; Nitsche et al. 2008).

WEITERE INFORMATIONEN

Eher **bei leichten depressiven Erkrankungen** wird die Anwendung zur Steigerung der kognitiven Funktion diskutiert.

27.3.3 Durchführung

Die Mehrheit klinischer Studien appliziert in ihren Protokollen **Stimulusintensitäten von 1–2 mA bei einer Elektrodengröße von 25 (5×5)–35 (5×7) cm² mit einer Dauer von 5–30 Min.**, welche als sicher und verträglich gelten (Antal et al. 2017). Für die Behandlung depressiver Störungen wird wiederholt, über 3–6 Wo. hinweg täglich stimuliert. Bei der Behandlung der unipolaren Depression wird die Anode über dem linken DLPFC und die Kathode über dem rechten DLPFC oder supraorbital positioniert (Tortella et al. 2015).

27.3.4 Wirkmechanismus

Eine Beeinflussung der glutamatergen sowie der GABAergen Neurotransmission scheint eine Rolle bei der Wirkung zu spielen. Eine pharmakologische Blockade der NMDA-Rezeptoren führt zu einer Verminderung der langfristigen Effekte der tDCS, während NMDA-Agonisten diese verstärken (Nitsche et al. 2008).

27.3.5 Sicherheit und Verträglichkeit

Im Gegensatz zu anderen therapeutischen Stimulationsverfahren hat die tDCS keinen unmittelbaren Effekt auf die neuronale Aktivität im Sinne der Auslösung eines Aktionspotenzials (Kuhn, Gaebel 2014). Damit scheint die Sicherheit bei diesem nichtinvasiven Verfahren hoch zu sein, Schäden an Hirngewebe sind nicht beobachtet worden (Brunoni et al. 2012). Allgemein kann es infolge von lokaler Reizung durch die Elektroden oder Vasodilatation zu Hautrötungen bis zu Hautverbrennungen kommen. Weitere **unerwünschte Wirkungen** bestehen in Form von Kribbelparästhesien an der Elektrode unter Stimulation, Fotopsien, Kopfschmerz, Übelkeit und Schlaflosigkeit.

27.4 Vagusnervstimulation (VNS)

Die Zulassung der Vagusnervstimulation (VNS) als Behandlungsmethode der therapieresistenten Depression erfolgte 2005 in Europa (Überblick siehe Nemeroff et al. 2006). Sie ergab sich aus den antidepressiven Effekten der VNS bei Epilepsiepatienten und daraus, dass die VNS in verschiedenen Hirnarealen nachweislich Konzentrationsveränderungen an GABA, Glutamat und Serotonin (➤ Kap. 16, ➤ Kap. 17) hervorruft (Ben-Menachem et al. 1995). In den letzten Jahren wurden Studien zur Evidenz der Wirkung von VNS bei TRD-Patienten publiziert, wobei eine kurzfristige Wirksamkeit in klinischen Studien nicht gezeigt werden konnte, jedoch Langzeitwirksamkeit (Bajbouj, Merkl et al. 2010). Der linke N. vagus wird dabei in zervikaler Höhe chronisch mittels Elektroden stimuliert. Diese Elektroden sind durch ein Kabel, das unter der Haut verläuft, mit einem Stimulator verbunden (➤ Abb. 27.3).

Die VNS erfolgt über einen programmierbaren externen Pulsgenerator, der subklavikulär implantiert wird. Über einen tragbaren Computer können Patienten die Stimulationsparameter (Intensität, Pulsweite, Frequenz) selbstständig verändern. Die

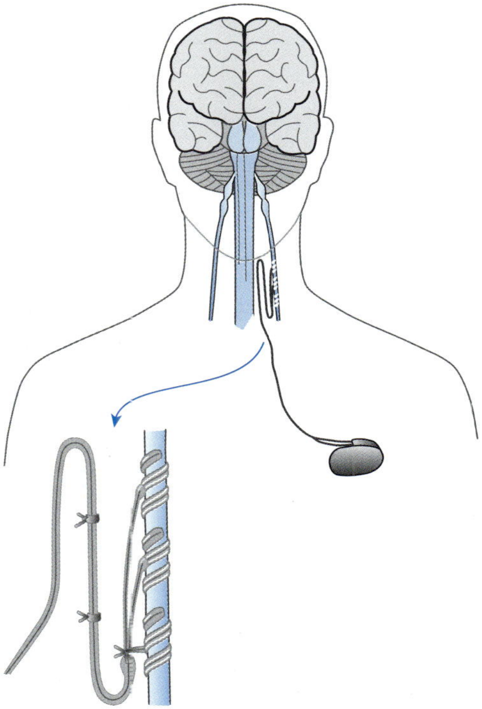

Abb. 27.3 Vagusnervstimulation (VNS) [P1148/L143]

Stimulation kann demnach anders als bei der EKT kontinuierlich 365 d über das Jahr erfolgen. **Unmittelbare Nebenwirkungen** können Infektionen und Strukturverletzungen durch die Implantation des Pulsgenerators mit einer Rekurrensparese darstellen. **Langfristige Nebenwirkungen** können in Form von Veränderungen der Stimme, Husten und Schmerzen an der Implantationsstelle auftreten (Merkl et al. 2009). Die Ergebnisse zahlreicher Multicenter-Studien zeigten nur mittelmäßige Erfolge in Bezug auf eine akute Response und Remission (Kuhn, Gaebel 2014). Daher wird die VNS bei der therapieresistenten Depression, die mit einer mäßigen Symptomausprägung und einem mittlerem Resistenzgrad einhergeht, angewandt. Zu beobachten ist, dass sich der Effekt erst nach mehreren Monaten (> 12 Mon.) zeigt (Bajbouj, Merkl et al. 2010).

Leitlinien

Nach den S3-Leitlinien (DGPPN, ÄZQ, AWMF 2015) gilt folgende Empfehlung:

Für die VNS gibt es noch zu wenig Evidenz, um Empfehlungen für ihre allgemeine Nützlichkeit und Anwendbarkeit aussprechen zu können.

27.5 Tiefe Hirnstimulation (THS)

Die in der Behandlung von Bewegungsstörungen bereits etablierte invasive Methode der tiefen Hirnstimulation (THS) stellt ein innovatives experimentelles Verfahren zur Behandlung der TRD dar. Seit der ersten Beschreibung des Erfolgs der hochfrequenten Stimulation zur Unterdrückung des parkinsonbedingten Tremors (Benabid et al. 1987) hat sich die THS als äußerst effektiv bei neurologischen Erkrankungen entwickelt. Die Translation der Behandlungsmethode in den Bereich der psychiatrischen Störungen ergab sich aus Beobachtungen an Patienten, die aufgrund neurologischer Indikation mittels einer THS behandelt wurden und affektive Nebenwirkungen zeigten (Bejjani et al. 1999). Die THS beeinflusst an wichtigen Knotenpunkten im Gehirn neuronale Netzwerke (➤ Kap. 8). Die am häufigsten untersuchten und publizierten Zielgebiete zur Behandlung der therapieresistenten Depression sind das anteriore Cingulum, das Brodmann-Areal 25 (Cg25) und das mediale Vorderhirnbündel (mVB) (siehe im Detail Kuhn, Gaebel 2014; Merkl et al. 2018).

WEITERE INFORMATIONEN

Über den Einsatz der Cg25-THS in psychiatrischer Indikation bei der Depression wurde erstmals 2005 von Mayberg und Kollegen berichtet (Mayberg et al. 2005). In dieser ersten Studie zeigten 4 von 6 Patienten eine anhaltende Verbesserung des Schweregrads der Depression 2–6 Mon. nach einer hochfrequenten Cg25-THS. Nach weiteren 6 Mon. (Lozano et al. 2008) erreichten 35 % der Patienten den Zustand einer Remission. Dieser Effekt war auch noch nach 1 J. stabil. Die Responder-Raten dieser Studie lagen nach 1 J. bei 62 %, nach 2 J. bei 46,2 % und nach 3 J. bei 75 % (Kennedy et al. 2011). Das Versagen und der Abbruch einer später publizierten placebokontrollierten multizentrischen Studie derselben Arbeitsgruppe zur Wirksamkeit der Cg25-THS (Holtzheimer et al. 2017) führte zu kontroversen Diskussionen in Bezug auf die Fortführung der THS in psychiatrischer Indikation. Der klinische Einsatz wird derzeit ausschließlich im Rahmen von Forschungsstudien und als individueller Heilversuch unternommen.

Bei der THS werden durch den Neurochirurgen während einer stereotaktischen Operation bilateral Stimulationselektroden in das entsprechende Zielareal im Gehirn implantiert (➤ Abb. 27.4). Die hochfrequente Stimulation bzw. die Parametereinstellung kann schließlich durch einen externen Pulsgenerator durch den Psychiater vorgenommen werden. **Häufige Nebenwirkungen** der THS sind je nach Zielgebiet, in das die Elektroden reversibel implantiert werden, Kopfschmerzen, Hautulzerationen und ein wenige Tage anhaltender **„Honeymoon-Effekt"**. Dabei handelt es sich um eine transiente euphorische Stimmungslage, am ehesten bedingt durch ein Ödem im Zielgebiet. Chirurgische Frühkomplikationen können in seltenen Fällen Hirnblutungen darstellen (Kuhn, Gaebel 2014). Die THS ist reversibel und die Stimulation kann abgeschaltet werden, falls erwünscht. Als Wirkmechanismen werden eine Modulation dysfunktionaler oszillatorischer Gehirnaktivität sowie eine transsynaptische Aktivierung hypoaktiver Hirnareale diskutiert (Kuhn, Gaebel 2014).

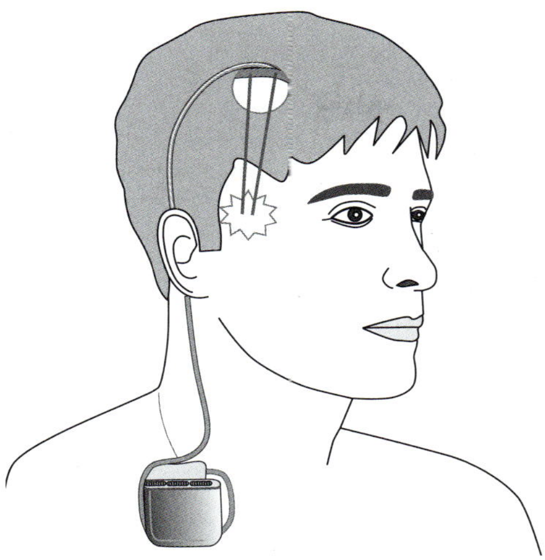

Abb. 27.4 Tiefe Hirnstimulation (THS) [P1148/L143]

MERKE

Für die THS gibt es eine heterogene Evidenz, sodass ihr Stellenwert bei der Behandlung der TRD vorerst als experimentell angesehen werden muss. Sie vermag jedoch ein wichtiger Grundstein für die Entwicklung weiterer neuromodulatorischer Verfahren sein.

Zusammenfassung

Neben der EKT, als bewährtem Hirnstimulationsverfahren zur Behandlung der Depression, ist die rTMS am weitesten etabliert. Zusätzliche Verfahren wie die tDCS bewähren sich in Kombination mit anderen antidepressiven Verfahren, die VNS wird moderat eingesetzt, die THS ist in klinischer Erprobung und wird möglicherweise in Zukunft das Spektrum antidepressiver Therapieverfahren für ausgewählte Patientenpopulationen erweitern.

LITERATUR

Antal A, Alekseichuk I, Bikson M et al. Low intensity transcranial electric stimulation: Safety, ethical, legal regulatory and application guidelines. Clin. Neurophysiol. Off. J. Int. Fed. Clin. Neurophysiol 2017; 128: 1774–1809. doi.org/10.1016/j.clinph.2017.06.001.

Bajbouj M, Merkl A, Schlaepfer TE et al. Two-year outcome of vagus nerve stimulation in treatment-resistant depression. J Clin Psychopharmacol 2010 Jun; 30(3): 273–281. doi: https://doi.org/10.1097/JCP.0b013e3181db8831.

Bauer M, Bschor T, Pfennig A et al., WFSBP Task Force on Unipolar Depressive Disorders. World Federation of Societies of Biological Psychiatry (WFSBP) Guidelines for Biological Treatment of Unipolar Depressive Disorders in Primary Care. World J. Biol. Psychiatry Off. J. World Fed. Soc. Biol. Psychiatry 2007; 8: 67–104. doi.org/10.1080/15622970701227829

Bejjani BP, Damier P, Arnulf I et al. Transient acute depression induced by high-frequency deep-brain stimulation. N Engl J Med 1999; 340: 1476–1480. doi.org/10.1056/NEJM199905133401905.

Benabid AL, Pollak P, Louveau A et al. Combined (thalamotomy and stimulation) stereotactic surgery of the VIM thalamic nucleus for bilateral Parkinson disease. Appl. Neurophysiol 1987; 50: 344–346.

Ben-Menachem E, Hamberger A, Hedner T et al. Effects of vagus nerve stimulation on amino acids and other metabolites in the CSF of patients with partial seizures. Epilepsy Res 1995; 20: 221–227.

Berlim MT, van den Eynde F, Tovar-Perdomo S, Daskalakis ZJ. Response, remission and drop-out rates following high-frequency repetitive transcranial magnetic stimulation (rTMS) for treating major depression: a systematic review and meta-analysis of randomized, double-blind and sham-controlled trials. Psychol Med, 2014; 44: 225–239. doi.org/10.1017/S0033291713000512.

Blumberger DM, Vila-Rodriguez F, Thorpe KE et al. Effectiveness of theta burst versus high-frequency repetitive transcranial magnetic stimulation in patients with depression (THREE-D): a randomised non-inferiority trial. Lancet 2018; 391: 1683–1692. doi: 10.1016/S0140–6736(18)30295–2.

Brunoni AR, Nitsche MA, Bolognini N et al. Clinical research with transcranial direct current stimulation (tDCS): challenges and future directions. Brain Stimulat 2012; 5: 175–195. doi.org/10.1016/j.brs.2011.03.002.

DGPPN, ÄZQ, AWMF. S3-Leitlinie/Nationale Versorgungsleitlinie Unipolare Depressionen. Berlin, Düsseldorf, 2015.

Folkerts HW. [Electroconvulsive therapy. Indications, procedure and treatment results]. Nervenarzt 2011. 82: 93–102, quiz 103. doi.org/10.1007/s00115-010-3130-5.

George MS, Wassermann EM, Williams WA et al. Daily repetitive transcranial magnetic stimulation (rTMS) improves mood in depression. Neuroreport 1995; 6: 1853–1856. doi.org/10.1097/00001756-199510020-00008.

Grözinger M, Conca A, Nickl-Jockschat T, Di Pauli J. Elektrokonvulsionstherapie kompakt. Springer Verlag, Berlin, 2013.

Holtzheimer PE, Husain MM, Lisanby SH et al. Subcallosal cingulate deep brain stimulation for treatment-resistant depression: a multisite, randomised, sham-controlled trial. Lancet Psychiatry 2017; 4: 839–849. doi.org/10.1016/S2215–0366(17)30371–1.

Horvath JC, Mathews J, Demitrack MA, Pascual-Leone A. The NeuroStar TMS device: conducting the FDA approved protocol for treatment of depression. J Vis Exp JoVE 2010; doi.org/10.3791/2345.

Kellner CH, Knapp RG, Petrides G et al. Continuation electroconvulsive therapy vs pharmacotherapy for relapse prevention in major depression: a multisite study from the Consortium for Research in Electroconvulsive Therapy (CORE). Arch Gen Psychiatry 2006; 63: 1337–1344. doi.org/10.1001/archpsyc.63.12.1337.

Kennedy SH, Giacobbe P, Rizvi SJ, Placenza FM et al. Deep brain stimulation for treatment-resistant depression: follow-up after 3 to 6 years. Am J Psychiatry 2011; 168: 502–510. doi.org/10.1176/appi.ajp.2010.10081187.

Kuhn J, Gaebel W (Hrsg.). Therapeutische Stimulationsverfahren für psychiatrische Erkrankungen. Stuttgart: Kohlhammer, 2014.

Lefaucheur J-P, Antal A, Ayache SS et al. Evidence-based guidelines on the therapeutic use of transcranial direct current stimulation (tDCS). Clin. Neurophysiol. Off J Int Fed Clin Neurophysiol 2017; 128: 56–92. doi.org/10.1016/j.clinph.2016.10.087.

Lisanby SH. Electroconvulsive therapy for depression. N Engl J Med 2007; 357: 1939–1945. doi.org/10.1056/NEJMct075234.

Lozano AM, Mayberg HS, Giacobbe P et al. Subcallosal cingulate gyrus deep brain stimulation for treatment-resistant depression. Biol Psychiatry 2008; 64: 461–467. doi.org/10.1016/j.biopsych.2008.05.034.

Mayberg HS, Lozano AM, Voon V et al. Deep brain stimulation for treatment-resistant depression. Neuron 2005; 45: 651–660. doi.org/10.1016/j.neuron.2005.02.014.

McClintock SM, Reti IM, Carpenter LL et al., National Network of Depression Centers rTMS Task Group, American Psychiatric Association Council on Research Task Force on Novel Biomarkers and Treatments. Consensus Recommendations for the Clinical Application of Repetitive Transcranial Magnetic Stimulation (rTMS) in the Treatment of Depression. J Clin Psychiatry 2018; 79: doi.org/10.4088/JCP.16cs10905.

Merkl A, Aust S, Schneider G-H et al. Deep brain stimulation of the subcallosal cingulate gyrus in patients with treatment-resistant depression: A double-blinded randomized controlled study and long-term follow-up in eight patients. J Affect Disord 2018; 227: 521–529. doi.org/10.1016/j.jad.2017.11.024.

Merkl A, Heuser I, Bajbouj M. Antidepressant electroconvulsive therapy: mechanism of action, recent advances and limitations. Exp Neurol 2009; 219: 20–26. doi.org/10.1016/j.expneurol.2009.04.027.

Nemeroff CB, Mayberg HS, Krahl SE et al. VNS therapy in treatment-resistant depression: clinical evidence and putative neurobiological mechanisms. Neuropsychopharmacol. Off. Publ. Am. Coll. Neuropsychopharmacol 2006; 31: 1345–1355. doi.org/10.1038/sj.npp.1301082.

Nitsche MA, Cohen LG, Wassermann EM et al. Transcranial direct current stimulation: State of the art 2008. Brain Stimulat 2008; 1: 206–223. doi.org/10.1016/j.brs.2008.06.004.

Ontario Health (Quality). Repetitive Transcranial Magnetic Stimulation for People With Treatment-Resistant Depression: A Health Technology Assessment. Ont Health Technol Assess Ser 2021;21:1–232. eCollection 2021.

Plewnia, C., Padberg, F., 2012. [Transcranial and invasive brain stimulation for depression]. Nervenarzt 83, 1006–1012. https://doi.org/https://doi.org/10.1007/s00115-012-3573-y.

Sackeim HA. The definition and meaning of treatment-resistant depression. J. Clin. Psychiatry 2001; 62 Suppl 16: 10–17.

Sackeim HA, Prudic J, Devanand DP et al. Effects of stimulus intensity and electrode placement on the efficacy and cognitive effects of electroconvulsive therapy. N Engl J Med 1993; 328: 839–846. doi.org/10.1056/NEJM199303253281204.

Sackeim, HA, Prudic J, Devanand DP et al. A prospective, randomized, double-blind comparison of bilateral and right unilateral electroconvulsive therapy at different stimulus intensities. Arch Gen Psychiatry 2000; 57: 425–434.

Sartorius A, Henn FA. [Continuation ECT]. Psychiatr Prax 2005; 32: 408–411. doi.org/10.1055/s-2003–814824.

Shapira B, Tubi N, Lerer B. Balancing speed of response to ECT in major depression and adverse cognitive effects: role of treatment schedule. J ECT 2000; 16: 97–109. doi.org/10.1097/00124509-200006000-00002.

Tortella G, Casati R, Aparicio LVM et al. Transcranial direct current stimulation in psychiatric disorders. World J Psychiatry 2015; 5: 88–102. doi.org/10.5498/wjp.v5.i1.88.

UK ECT Review Group. Efficacy and safety of electroconvulsive therapy in depressive disorders: a systematic review and meta-analysis. Lancet Lond Engl 2003; 361: 799–808. doi.org/10.1016/S0140–6736(03)12705–5.

Utz KS, Dimova V, Oppenländer K, Kerkhoff G. Electrified minds: transcranial direct current stimulation (tDCS) and galvanic vestibular stimulation (GVS) as methods of non-invasive brain stimulation in neuropsychology- -a review of current data and future implications. Neuropsychologia 2010; 48: 2789–2810. doi.org/10.1016/j.neuropsychologia.2010.06.002.

Voigt JD, Leuchter AF, Carpenter LL. Theta burst stimulation for the acute treatment of major depressive disorder: A systematic review and meta-analysis. Transl Psychiatry 2021;11:330. doi: https://doi.org/10.1038/s41398-021-01441-4.

Zilles D, Wolff-Menzler C, Wiltfang J. [Electroconvulsive therapy for the treatment of major depression]. Nervenarzt 2015; 86: 549–556. doi.org/10.1007/s00115-014-4101-z.

KAPITEL

28

Ximena Omlin und Christoph Nissen

Chronobiologische Verfahren

Kernaussagen

- **Modulationen des Schlaf-wach-Verhaltens** oder der **zirkadianen Rhythmik** können genutzt werden, um die Behandlung von Depression zu verbessern.
- Die **Wachtherapie** ist eine effektive Intervention, die zu einer schnellen Verbesserung der depressiven Symptomatik führt, aber eine hohe Rückfallrate aufweist. Schlafphasenvorverlagerung, Lichttherapie oder Pharmakotherapie können den therapeutischen Effekt verlängern.
- **Lichttherapie und Melatonin** können eingesetzt werden, um bei zirkadianen Rhythmusstörungen den Schlaf-wach Rhythmus zu stabilisieren oder zu verschieben.

Schlaf und Depression sind eng miteinander verknüpft. So leidet die Mehrzahl von Patienten mit einer schweren depressiven Störung unter Einschlafstörungen, Durchschlafstörungen oder morgendlichem Früherwachen (Insomnie). Umgekehrt ist eine chronische Insomnie ein Risikofaktor, später im Leben an einer depressiven Störung zu erkranken. Dieses Wechselspiel zwischen Schlaf und Depression findet eine Einbindung in die tageszeitliche Rhythmik (zirkadiane Rhythmik). Das vorliegende Kapitel fasst den aktuellen Kenntnisstand zusammen, wie eine Modulation des Schlaf-wach-Verhaltens oder der zirkadianen Rhythmik genutzt werden kann, um die Behandlung von Patienten mit Depression zu verbessern. In einem ersten Abschnitt wird die Modulation des Schlaf-wach-Verhaltens, insbesondere verschiedene Formen des therapeutischen Schlafentzugs (Wachtherapie), diskutiert. In einem zweiten Abschnitt werden therapeutische Veränderungen der zirkadianen Rhythmik zur Depressionsbehandlung besprochen.

28.1 Wachtherapie

Zusammenfassung

- Wachtherapie ist eine effektive und schnell wirksame Therapie.
- Bei 60 % der Patienten führt die Wachtherapie zu einer Verbesserung der depressiven Symptomatik.
- Nach der ersten durchgeschlafenen Nacht beträgt die Rückfallrate 50–80 %, auch kurze Tagesschlafepisoden können die Verbesserung der Symptome vermindern oder aufheben.

- Anschließende Schlafphasenvorverlagerung, Lichttherapie oder Pharmakotherapie können den therapeutischen Effekt der Wachtherapie verlängern.

Eine seit langer Zeit bekannte Beobachtung ist, dass verlängerte Wachphasen, eine Nacht ohne Schlaf oder partielle Schlafentzüge zu einer eindrucksvollen Stimmungsaufhellung bei Patienten mit Depression führen können. Schon vor mehr als 100 Jahren berichtete, der an schwerer Depression erkrankte Schriftsteller Heinrich Hansjakob, „*... dass auf eine gute Nacht ein schlechter Tag folgt und umgekehrt ...*“. Ein erster systematischer Wirksamkeitsnachweis der Wachtherapie (auch Schlafentzugstherapie genannt) folgte dann in den 1970er-Jahren durch die deutschen Psychiater Pflug und Tölle (Pflug, Tölle 1971) und wurde in den nachfolgenden Jahrzehnten vielfach repliziert und bestätigt.

28

Die Wachtherapie kann die medikamentöse und psychotherapeutische Therapie unterstützen und wird üblicherweise im Rahmen einer stationären Behandlung durchgeführt. Eine signifikante Reduktion der depressiven Symptomatik zeigt sich in ca. 60 % der Patienten (Responder) nach nur einer Nacht mit vollständigem Schlafentzug, was die Wachtherapie zu einer effektiven und schnell wirksamen Therapiemethode macht (Wirz-Justice, van den Hoofdakker 1999; ➤ Abb. 28.1). Sämtliche Symptome, inklusive Suizidalität, können sich durch die Wachtherapie verbessern (Saller et al. 1993; Benedetti et al. 2014). Eine Limitation der Wachtherapie ist jedoch die hohe Rückfallrate. Bei ca. 50–80 % der Reponder kehrt die depressive Symptomatik nach der ersten durchschlafenen Nacht wieder zurück (Giedk, Schwärzler 2002). Nicht nur Nachtschlaf, aber auch kurze Tagesschlafepisoden beeinflussen den therapeutischen Effekt und können die Verbesserung der Symptome vermindern oder sogar aufheben (Riemann et al. 1993). Wachtherapie führt nur sehr selten zu einer Verschlechterung der Symptomatik, häufig kommt es aber zu einer erhöhten Müdigkeit, zum Teil auch mit Unruhe. Eine Verlängerung der therapeutischen Wirksamkeit der Wachtherapie kann durch eine anschließende Schlafphasenvorverlagerung, Lichttherapie oder Pharmakotherapie erzielt werden. Die Wachtherapie kann wiederholt angewandt werden, wobei der antidepressive Effekt jedoch nicht immer vollständig replizierbar ist (Wiegand 2013).

In den folgenden Abschnitten werden die Indikationen sowie die unterschiedlichen Varianten der vollständigen und partiellen Wachtherapie vorgestellt. Anschließend werden die Durchführung der Schlafphasenvorverschiebung und mögliche Wirkmechanismen der Wachtherapie erläutert.

28.1.1 Indikationen

Die Wachtherapie eignet sich für Patienten mit unipolarer depressiver Episode, wobei Patienten mit

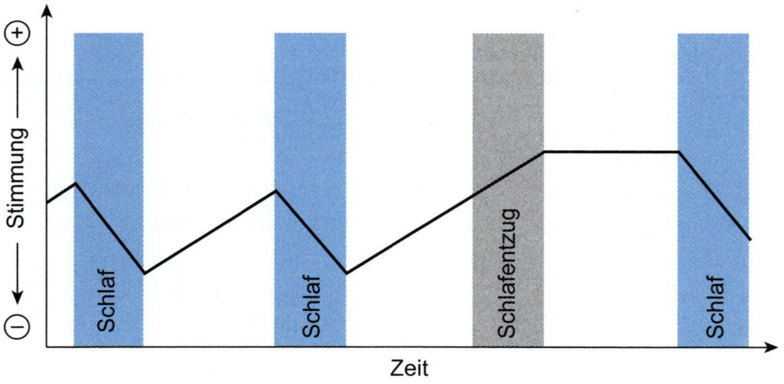

Abb. 28.1 Zeitlicher Verlauf der Stimmungsveränderung über den Tag hinweg. Dargestellt sind Nächte mit normalem Schlaf und eine Nacht mit Schlafentzug. Bei 50–80 % der Patienten führt die Wachtherapie zu einer Verbesserung der depressiven Symptomatik (Responder). Bei 50–80 % der Wachtherapie-Responder kehrt die Symptomatik jedoch bereits nach der ersten durchschlafenen Nacht wieder zurück. Eine Verlängerung des therapeutischen Effekts kann durch anschließende Schlafphasenvorverlagerung, Lichttherapie oder Pharmakotherapie erreicht werden (nach Kuhn et al. 2016). [G1126/L143]

einer deutlichen biologischen Komponente (ICD-10 somatisches Syndrom) am besten ansprechen. Der Schweregrad der depressiven Episode spielt dabei keine Rolle und auch das Lebensalter oder Geschlecht scheinen keinen Einfluss auf die Wirksamkeit der Wachtherapie zu haben (Elsenga, van den Hoofdakker 1987). Positive Prädiktoren für eine gute Wirksamkeit sind unter anderem Tagesschwankungen mit ausgeprägtem Morgentief und einer spontanen Verbesserung der depressiven Symptomatik am Nachmittag und Abend (Reinink et al. 1990). Bei schweren somatischen Erkrankungen (z. B. kardiovaskuläre Erkrankungen) sollte auf eine Wachtherapie verzichtet werden, da es durch den Schlafentzug zu unspezifischen Stressreaktionen kommen kann (Suh et al. 2007). Schlafentzug kann das Risiko für epileptische Anfälle erhöhen. Daher stellt das Vorliegen einer Epilepsie eine Kontraindikation für die Anwendung der Wachtherapie dar. Bei Patienten mit bipolarer affektiver Störung kann es durch den Schlafentzug zu einem Wechsel in eine manische oder hypomanische Episode kommen (Colombo et al. 1999). Weiterhin ist die Datenlage bei Patienten mit psychotischen Symptomen und akuter Suizidalität zurzeit noch gering. Eine Durchführung der Wachtherapie muss bei diesen Patientengruppen nicht generell ausgeschlossen werden, sollte aber nur nach sorgfältiger individueller Abwägung mit einer engmaschigen Betreuung stattfinden. Liegt eine organisch bedingte oder substanzinduzierte depressiver Symptomatik vor, ist die Wachtherapie ebenfalls ungeeignet.

MERKE

- Die Wachtherapie kann bei Patienten mit unipolarer depressiver Episode angewandt werden. Der Schweregrad spielt dabei keine Rolle.
- Kontraindikationen für die Wachtherapie sind Epilepsie und schwere somatische Erkrankungen.
- Bei bipolarer affektiver Störung kann es durch den Schlafentzug zu einem Wechsel in eine manische oder hypomanische Episode kommen.
- Bei psychotischen Symptomen und akuter Suizidalität ist die Datenlage zu gering und von einer Anwendung wird abgeraten. Ebenfalls ungeeignet ist die Wachtherapie bei organisch bedingter oder substanzinduzierter depressiver Symptomatik.

28.1.2 Vollständiger Schlafentzug

Bei einem vollständigen Schlafentzug werden eine Nacht und der darauffolgende Tag ohne Schlaf verbracht. Dabei kann sich eine Verbesserung der depressiven Symptomatik bereits während der Nacht oder in den frühen Morgenstunden bemerkbar machen. Selten tritt der antidepressive Effekt auch erst nach einer durchschlafenen Nacht auf. Der Patient sollte vorab über den Ablauf sowie die Vor- und Nachteile der Therapie informiert werden. Auch müssen Patienten darauf hingewiesen werden, dass nach einem Schlafentzug keine Eignung zur aktiven Teilnahme am Straßenverkehr oder zum Bedienen von gefährlichen Maschinen besteht. Häufig sind Patienten skeptisch, ob es ihnen gelingt eine Nacht wach zu bleiben. Das Planen von Aktivitäten in Form eines Stundenplans kann hier hilfreich sein. Während des Schlafentzugs können schon kurze Schlafepisoden den Effekt reduzieren oder sogar aufheben. Daher sollte darauf geachtet werde, dass sich der Patient während der Nacht nicht hinlegt. Um Schlafepisoden zu verhindern, kann der Schlafentzug auch in Gruppen von mehreren Patienten durchgeführt werden. Angeleitete nächtliche Aktivitäten erleichtern das Wachbleiben ebenfalls. Die Art der Aktivitäten hat keinen Einfluss auf den Schlafentzugseffekt. Ein vollständiger Schlafentzug kann auch repetitiv bis maximal zweimal pro Woche durchgeführt werden.

MERKE

- Eine Verbesserung der depressiven Symptomatik kann sich während der Nacht oder in den frühen Morgenstunden bemerkbar machen.
- Bereits kurze Schlafepisoden können den Effekt reduzieren. Während des Schlafentzugs sollte sich der Patient nicht hinlegen.
- Schlafentzug in Gruppen und geplante nächtliche Aktivitäten können das Wachbleiben erleichtern.
- Nach einem Schlafentzug besteht keine Eignung zur aktiven Teilnahme am Straßenverkehr oder zum Bedienen von gefährlichen Maschinen.
- Vollständiger Schlafentzug kann bis maximal zweimal pro Woche durchgeführt werden

28.1.3 Partieller Schlafentzug

Da der vollständige Schlafentzug eine robustere Wirksamkeit aufweist, ist er dem partiellen Schlafentzug vorzuziehen. Partieller Schlafentzug kann aber für Patienten von Interesse sein, die sich einen vollständigen Schlafentzug nicht zutrauen. Es gibt zwei Formen des partiellen Schlafentzugs: den späten partiellen Schlafentzug, bei dem der Patient normal zu Bett geht und bis 1.30 Uhr schlafen kann, aber danach durchgängig wach bleibt, und der frühe partielle Schlafentzug, bei dem der Patient bis 1.30 Uhr wach bleibt und danach bis 7 Uhr morgens schlafen kann. Da der partielle Schlafentzug in der zweiten Nachthälfte dem Schlafentzug in der ersten Nachthälfte überlegen ist, wird der frühe partielle Schlafentzug weniger empfohlen. Auch nach einem partiellen Schlafentzug liegt keine Eignung zur aktiven Teilnahme am Straßenverkehr oder zum Bedienen von gefährlicher Maschinen vor. Patienten müssen darüber im Voraus entsprechend informiert werden. Ein partieller Schlafentzug kann bis zu maximal dreimal pro Woche durchgeführt werden.

MERKE

- Traut sich ein Patient den vollständigen Schlafentzug nicht zu, kann ein partieller Schlafentzug durchgeführt werden. Im Vergleich zum vollständigen weist der partielle Schlafentzug jedoch eine etwas geringere Wirksamkeit auf.
- Beim späten partiellen Schlafentzug schläft der Patient bis 1.30 Uhr und bleibt danach durchgängig wach. Beim frühen partiellen Schlafentzug bleibt der Patient bis 1.30 Uhr wach und schläft danach bis Uhr morgens.
- Der späte partielle Schlafentzug ist dem frühen partiellen Schlafentzug überlegen und daher vorzuziehen.

28.1.4 Schlafphasenvorverlagerung

Die Schlafphasenvorverlagerung kann den therapeutischen Effekt bei Schlafentzugsrespondern aufrechterhalten (Riemann et al. 1999). Mit einer direkt auf den Schlafentzug angeschlossenen Schlafphasenvorverlagerung kann ein Rückfall nach erfolgreichem Schlafentzug verhindert beziehungsweise hinausgezögert werden. Die Schlafphasenvorverlagerung beginnt direkt am Tag nach dem Schlafentzug. Wichtig ist, dass sich der Patient tagsüber nicht hinlegt und durchgängig bis 17 Uhr wach bleibt. Auch kurze Schlafepisoden vor 17 Uhr sind zu vermeiden. Von 17 Uhr bis 0 Uhr hat der Patient die Möglichkeit zu schlafen, um dann ab 0 Uhr wieder ohne Schlaf bis zum folgenden Abend wach zu bleiben. Die Schlafphasenvorverlagerung kann in zwei Varianten durchgeführt werden: über 6 Tage oder in einer verkürzten Variante über 3 Tage. Nach der initialen Bettzeit von 17–0 Uhr verschiebt sich bei der 6-Tage-Variante die Zubettgehzeit mit jedem Tag um eine Stunde nach hinten (z. B. 18–1 Uhr), bis nach 6 Tagen eine Bettzeit von 23–6 Uhr erreicht ist. Bei der verkürzten Variante, verschiebt sich die Zubettgehzeit jeden Tag um 2 Stunden nach hinten, bis nach 3 Tagen eine Bettzeit von 23–6 Uhr erreicht ist (Voderholzer et al. 2003). Auch hier gilt, dass während der vordefinierten Wachphasen nicht geschlafen werden sollte. Im Anschluss an die Schlafphasenvorverlagerung kann die übliche Bettzeit eingehalten oder bei Bedarf ein erneuter Schlafentzug durchgeführt werden. Da sich die Bettzeiten während der Schlafphasenvorverlagerung täglich ändern, können Informationsblätter für Patienten, welche die jeweiligen Wach- und Schlafzeiten dokumentieren, hilfreich sein. Auch ist es bei einer stationären Behandlung wichtig, das Pflegeteam über den Ablauf der Schlafphasenvorverlagerung zu informieren, damit das Pflegeteam den Patienten gegebenenfalls unterstützen kann.

MERKE

- Die Schlafphasenvorverlagerung kann den therapeutischen Effekt bei Schlafentzugsrespondern aufrechterhalten und wird direkt an den Schlafentzug angeschlossen.
- Die Schlafphasenvorverlagerung kann in zwei Varianten durchgeführt werden: über 6 Tage oder in einer verkürzten Variante über 3 Tage.
- Für beide Varianten gilt: Am Tag nach dem Schlafentzug soll der Patient erst um 17 Uhr schlafen und um 0 Uhr wieder aufstehen (Bettzeit 7 Stunden). Anschließend wird bei der 6-Tage-Variante jeden Tag die Zubettgehzeit um eine Stunde und bei der verkürzten Variante um 2 Stunden nach hinten verschoben.
- Schlafphasen während der definierten Wachphasen sind zu vermeiden.
- Informationsblätter für Patienten, welche die sich verändernden Wach- und Schlafzeiten dokumentieren, und der Einbezug des Pflegeteams können unterstützend wirken.

28.1.5 Mechanismus der Wachtherapie

Aus neurobiologischer Sicht ist die Wachtherapie ein wichtiges Paradigma, ein „Fenster zum Gehirn“, mit dem antidepressive Mechanismen wie auch die Pathophysiologie depressiver Störungen erforscht werden können. Im Abstand eines Tages können Patienten sowohl in einem depressiven als auch in einem (teil)remittierten Zustand untersucht werden. Die Wirkmechanismen der Wachtherapie sind jedoch trotz zahlreicher Untersuchungen bis heute unzureichend verstanden. Die synaptische Plastizitätshypothese postuliert, dass Veränderungen in der synaptischen Plastizität einen wichtigen Pathomechanismus bei Depression darstellen. Mehrere Studien im Tiermodell und bei Menschen unterstützen diese Hypothese. Dabei bezieht sich synaptische Plastizität auf die Änderung der Übertragungsstärke zwischen Nervenzellen in Abhängigkeit ihrer Nutzung oder Aktivierung. Diese aktivitätsabhängige Anpassung stellt die Grundlage für Prozesse wie Lernen oder Gedächtnisbildung dar. Bei Patienten mit Depression scheint diese synaptische Plastizität, im Vergleich zu gesunden Probanden, beeinträchtigt zu sein. Laut einer neueren Hypothese könnte der therapeutische Effekt von Schlafentzug auf einer Verbesserung der synaptischen Plastizität basieren und so die depressive Symptomatik reduzieren (Wolf et al. 2016). Neben einem vollständigen oder partiellen Schlafentzug wird in früherer Literatur auch der selektive REM-Schlafentzug beschrieben. Dieser konnte sich jedoch nie richtig durchsetzen, da das Verfahren methodisch aufwendig ist und ein Schlafphasenmonitoring voraussetzt. Zudem konnte nach anfänglich positiven Effekten die Wirksamkeit des selektiven REM-Schlafentzugs nicht einheitlich bestätigt werden. Vielmehr geht man aktuell davon aus, dass vor allem der Entzug von Tiefschlaf, dem sogenannten Slow Wave Sleep (SWS), für den Schlafentzugseffekt entscheidend ist. Ein eher neuer Forschungszweig befasst sich mit der selektiven Suppression von SWS bei Depression, zum Beispiel durch akustische Stimulation während des Schlafs. Dieser experimentelle Ansatz könnte eine wirksame Alternative zum vollständigen Schlafentzug darstellen, da er weniger belastend für Patienten wäre.

MERKE

- Die Wirkmechanismen der Wachtherapie sind trotz zahlreicher Untersuchungen bis heute unzureichend verstanden.
- Eine aussichtsreiche Hypothese postuliert, dass der therapeutische Effekt von Schlafentzug auf einer Verbesserung der synaptischen Plastizität basiert.
- Die Wirksamkeit von selektivem REM-Entzug konnte nicht einheitlich bestätigt werden. Aktuell geht man davon aus, dass der Entzug von Tiefschlaf entscheidend ist. Neue experimentelle Ansätze nutzen dieses Konzept, um Alternativen zum vollständigen Schlafentzug zu entwickeln.

28.2 Chronotherapie

Zusammenfassung

- Externe Zeitgeber synchronisieren über unseren zentralen Zeitgeber, den suprachiasmatischen Nukleus, körpereigene Prozesse mit dem äußeren Tag-Nacht Rhythmus. Licht ist dabei der stärkste externe Zeitgeber.
- Zirkadiane Rhythmusstörungen, wie zum Beispiel ein Phase-Delay-Syndrom, können zur Entwicklung einer depressiven Episode beitragen.
- Lichttherapie oder die Verabreichung von Melatonin können als chronotherapeutische Interventionen eingesetzt werden.

Die Regulation des Schlaf-wach-Rhythmus unterliegt neben einer homöostatischen auch einer zirkadianen Komponente (Borbély 1987). Metabolische und hormonelle Prozesse, die Körpertemperatur sowie die psychische Verfassung und kognitive Leistungsfähigkeit unterliegen tageszeitabhängigen Veränderungen. Der suprachiasmatische Nukleus (SCN) des Hypothalamus ist der zentrale Zeitgeber unserer „inneren Uhr“ und synchronisiert über periphere Zeitgeber (Oszillatoren in Zellen) körpereigene Prozesse zum zirkadianen Rhythmus. Der stärkste externe Zeitgeber ist das Licht beziehungsweise der Hell-Dunkel-Wechsel zwischen Tag und Nacht (Foster, Roenneberg 2008). Durch Licht wird die innere Uhr an den äußeren Tag-Nacht-Rhythmus synchronisiert (auch Entrainment genannt).

Neben der Hypothese einer Veränderung der Schlafhomöostase wurde seit den 1970er-Jahren postuliert, dass Veränderungen der zirkadianen Rhythmizität, mit einer Vorverschiebung (Phase Advance) oder Rückverschiebung (Phase Delay) des zirkadianen Rhythmus, an der Entstehung von Depression beteiligt sein könnten. Während Veränderungen der zirkadianen Rhythmik, beispielsweise durch Zeitzonenflüge oder Schichtarbeit, durchaus zur Entstehung von Depression beitragen können, gibt es jedoch keine konsistenten Hinweise, dass der gesamten Breite depressiver Störungen zirkadiane Rhythmusstörungen zugrunde liegen. Vielmehr muss davon ausgegangen werden, dass bei einem Teil von Patienten zirkadiane Rhythmusstörungen vorliegen, wie zum Beispiel ein Phase-Delay-Syndrom, das zur Entwicklung einer depressiven Episode prädisponieren kann. Die Indikation für zirkadiane Interventionen beschränkt sich auf Patienten, bei denen eine zirkadiane Rhythmusstörung angenommen werden muss. Dies umfasst insbesondere ein Phase-Delay- und Phase-Advance-Syndrom. Syndrome der verschobenen Schlafphase können anhand eines Schlaftagebuchs, Fragebögen wie den Munich Chronotype Questionnaire, gegebenenfalls Aktigraphie sowie bei speziellen Fragestellungen durch den Goldstandard der Melatonin-Messung diagnostiziert werden. Chronotherapeutische Interventionen umfassen in erster Linie Licht als wichtigsten Zeitgeber beim Menschen oder die Verabreichung von Melatonin, einem Zeitgeberhormon. Diese Interventionen werden in den folgenden Abschnitten erläutert.

28.2.1 Lichttherapie

Um den Schlaf-wach-Rhythmus zu stabilisieren oder zu verschieben, wird bei der Lichttherapie zeitlich gezielte Lichtexposition eingesetzt (Wirz-Justice et al. 2013). Die Lichttherapie ist wirksam für Patienten mit Seasonal Affective Disorder (Winterdepression) und kann dem verminderten Einfluss von äußeren Zeitgebern, resultierend aus den jahreszeitlich bedingten Lichtverhältnissen, entgegenwirken. Für Depression ohne saisonale Bindung oder ohne zirkadiane Rhythmusstörung liegt hingegen eine geringe Evidenz vor. Des Weiteren kann die Lichttherapie bei Patienten in Betracht gezogen werden, bei denen eine Kontraindikation für eine Pharmakotherapie vorliegt (z. B. eine Schwangerschaft) oder die eine Pharmakotherapie ablehnen. Die Wirksamkeit der Lichttherapie ist stark vom Lichtexpositionszeitpunkt abhängig. Die sogenannte Phase Response Curve (PRC) ist eine Kurve, die den Zusammenhang zwischen einem Stimulus, z. B. Licht und seiner Wirkung, eine Verschiebung des zirkadianen Rhythmus darstellt (➤ Abb. 28.2). Der abendliche Anstieg des Zeitgeberhormons Melatonin bei gedimmtem Licht gilt als Marker der zirkadianen Phasenlage (sogenannter Dim Light Melatonin Onset, DLMO). Dieser erfolgt ca. 1–3 h vor dem Zubettgehen. Generell führt eine Lichtexposition am frühen Morgen zu einer Phasenvorverschiebung (frühere Schlafphase), wohingegen Licht am Abend zu einer Phasenrückverschiebung (spätere Schlafphase) führt (Wirz-Justice et al. 2013). Für eine Phasenrückverschiebung ist der maximale Wirkungszeitpunkt von Licht ca. 6 h nach dem DLMO, für eine Phasenvorverschiebung nach ca. 9 h. Dieser Unterschied von wenigen Stunden unterstreicht die Wichtigkeit des gewählten Lichtexpositionszeitpunktes. Eine tägliche Lichtexposition von ca. 30–60 Min. reicht aus, um die gewünschte Phasenverschiebung zu induzieren. Bei einer zirkadianen Rhythmusstörung, wie zum Beispiel bei einem Phase-Delay-Syndrom, wird eine schrittweise Vorverschiebung in Intervallen von 2–3 Tagen empfohlen. Um einen bereits vorhanden Schlaf-wach-Rhythmus zu stärken, kann eine regelmäßige Lichtexposition zur gleichen Tageszeit eingesetzt werden (Wirz-Justice et al. 2013).

Als Intervention können klassische Lichttherapielampen verwendet werden, die eine Leuchtstärke von ca. 7000–10.000 Lux aufweisen. Für eine optimale Lichtwirkung ist es wichtig, einen nahen Abstand (30–50 cm) zur Lichtquelle einzuhalten, wobei aber nicht direkt in die Lampe geschaut werden muss. Alternativ können auch Lichttherapiebrillen eingesetzt werden, welche den Vorteil der erhöhten Mobilität aufweisen. Für den Schlaf-wach-Rhythmus ist aber nicht nur Licht am Tag wichtig, sondern auch die Dunkelphase in der Nacht. Da der Körper am sensitivsten auf kurzwelliges Licht im Blaulichtbereich reagiert, können künstliche Lichtquellen mit einem hohen Blaulichtanteil (z. B. LED-Bildschirme) in der biologischen Nacht aktivierend wirken und die Melantonin-Ausschüttung hemmen (Wirz-Justice

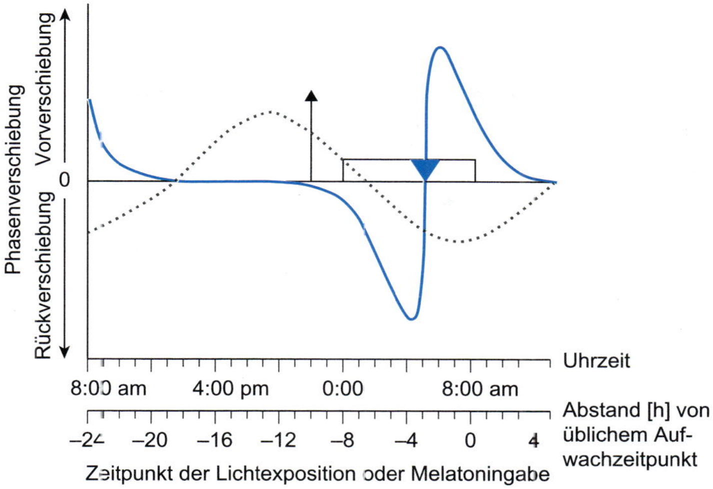

Abb. 28.2 Phase Response Curve, welche den Zusammenhang zwischen einem Stimulus, hier Licht und Melatonin, und seiner Wirkung, die Verschiebung des zirkadianen Rhythmus, darstellt. Eine Phasenvorverschiebung ist dargestellt, wenn die Kurve nach oben zeigt und eine Phasenrückverschiebung, wenn die Kurve nach unten zeigt. Die durchgezogene Linie stellt die Phase Response Curve von Licht dar, die gestrichelte Kurve die von Melatonin. Das Rechteck ist die Schlafphase mit dem Körperkerntemperatur-Minimum, dargestellt mit einem schwarzen Dreieck. Der Pfeil ist der Dim Light Melatonin Onset (DLMO). Aus der Phase Response Curve ist ersichtlich, dass Licht am Morgen zu einer Phasenvorverschiebung (max. Wirkung ca. 9 h nach DLMO) führt, tagsüber während der Hell-Phase wenig Effekt zeigt, aber dann am Abend zu einer Phasenrückverschiebung führt (max. Wirkung ca. 6 h nach DLMO). Die Gabe von Melatonin ca. 4 h vor DLMO führt zu einer maximalen Vorverschiebung wohingegen eine Melatonin-Einnahme ca. 9 h nach DLMO zu einer maximalen Rückverschiebung führt (nach Burgess et al. 2002). [H053–005/L143]

et al. 2013). Lichttherapie ist allgemein gut verträglich. Unerwünschte Wirkungen wie Augenirritationen, Kopfschmerzen oder Übelkeit treten nur selten auf, lassen aber häufig nach wenigen Interventionen nach oder können mit einer reduzierten Lichtdosierung verbessert werden (Wirz-Justice et al. 2013).

MERKE

- Lichttherapie kann eingesetzt werden, um den Schlaf-wach Rhythmus zu stabilisieren oder zu verschieben.
- Der Zeitpunkt der Lichtexposition ist entscheidend (Phase Response Curve). Generell führt Licht am Morgen zu einer Phasenvorverschiebung und Licht am Abend zu einer Phasenrückverschiebung.
- Lichttherapielampen mit einer Leuchtstärke von ca. 7000–10.000 Lux können eingesetzt werden. Für eine optimale Lichtwirkung sollte der Abstand zur Lichtquelle gering sein (ca. 30–50 cm)
- Nicht nur Licht am Tag, sondern auch Dunkelphasen in der Nacht sind wichtig für den Schlaf-wach Rhythmus. Künstliche Lichtquellen können in der Nacht aktivierend auf den Körper wirken.

28.2.2 Melatonin

Melatonin ist ein wichtiges Zeitgeberhormon, das den Zeitgeber Licht in ein chemisches Signal verwandelt und verschiedene Rhythmen im Körper synchronisiert. Die Melatonin-Synthese findet in der Glandula pinealis, der Zirbeldrüse, statt und die Ausschüttung wird vom SCN gesteuert, welcher über die Retina die Lichtinformation erhält. Die Sekretion von Melatonin steigt bei Dunkelheit an und wird durch Tageslicht gebremst. Abends ca. 1–3 h vor dem Zubettgehen steigt die Konzentration an, erreicht ihren Höhepunkt in der Nacht und fällt morgens wieder ab. Tagsüber bleibt die Melatonin-Konzentration niedrig. Obwohl Melatonin kein Schlafmittel ist, kann es neben den zentralnervösen Effekten auch über die induzierte Vasodilatation zu hypothermischen Effekten, zu einem Abfall der Körperkerntemperatur und zu einer leicht schlafanstoßenden Wirkung kommen (Kräuchi et al. 2006). Melatonin selbst hat keine antidepressive Wirksamkeit, wie in zahlreichen Studien untersucht worden ist. Hingegen ist es ein wirksames Zeitgeberhormon, welches benutzt werden kann, um die Tagesrhythmik zu verschieben oder zu synchronisieren (Arendt, Skene 2005). Genau wie bei Licht ist der Zeitpunkt der Melatonin-Verabreichung entscheidend. Entsprechend der Phase Reponse Curve führt die Gabe von Melatonin in den frühen Abendstunden zu einer Phasenvorschiebung, also einer früheren Schlafzeit, und Melatonin-Gabe am Morgen zu einer Phasenverzögerung (➤ Abb. 28.2). Üblicherweise werden Dosierungen von 2–4 mg für Phasenverschiebungen eingesetzt. Allgemein ist Melatonin in diesen Dosierungen gut verträglich. Vorsicht ist jedoch geboten, wenn Schläfrigkeit ein Sicherheitsrisiko darstellen könnte.

MERKE

- Melatonin ist ein wichtiges Zeitgeberhormon, dessen Sekretion bei Dunkelheit ansteigt und durch Tageslicht gebremst wird.
- Melatonin hat keine antidepressive Wirkung, kann aber genutzt werden, um die Tagesrhythmik zu verschieben oder zu synchronisieren.
- Melatonin-Einnahme am frühen Abend führt zu einer Phasenvorverschiebung und die Einnahme am Morgen zu einer Phasenrückverschiebung.

LITERATUR

Arendt J, Skene DJ. Melatonin as a chronobiotic. Sleep medicine reviews 2005; 9(1): 25–39.

Benedetti F, Riccaboni R, Locatelli C et al. Rapid treatment response of suicidal symptoms to lithium, sleep deprivation, and light therapy (chronotherapeutics) in drug-resistant bipolar depression. J Clin Psychiatry 2014; Feb; 75(2): 133–140.

Borbély A. The S-deficiency hypothesis of depression and the two-process model of sleep regulation. Pharmacopsychiatry 1987; 20(01): 23–29.

Burgess HJ., Sharkey KM, Eastman CI. Bright light, dark and melatonin can promote circadian adaptation in night shift workers. Sleep medicine reviews 6.5 2002: 407–420.

Colombo C, Benedetti F, Barbini B et al. Rate of switch from depression into mania after therapeutic sleep deprivation in bipolar depression. Psychiatry research 1999; 86(3): 267–270.

Elsenga S, Van den Hoofdakker RH. Response to total sleep deprivation and clomipramine in endogenous depression. Journal of psychiatric research 1987; 21(2): 151–161.

Foster RG, Roenneberg T. Human responses to the geophysical daily, annual and lunar cycles. Current biology 2008; 18(17): R784-R94.

Giedke H, Schwärzler F. Therapeutic use of sleep deprivation in depression. Sleep medicine reviews 2002; 6(5): 361–377.

Kräuchi K, Cajochen C, Pache M et al. Thermoregulatory effects of melatonin in relation to sleepiness. Chronobiology international 2006; 23(1–2): 475–484.

Kuhn M, Nissen C, Riemann D, Berger M. Praxis der Wachtherapie. In: Konrad C (Hrsg.), Therapie der Depression, Springer-Verlag Berlin Heidelberg 2016. DOI:https://doi.org/10.1007/978-3-662-50347-8_18.

Pflug B, Tölle R. Therapie endogener depressionen durch schlafentzug. Nervenarzt 1971; 42(117): 1124.

Reinink E, Bouhuys N, Wirz-Justice A, Van den Hoofdakker R. Prediction of the antidepressant response to total sleep deprivation by diurnal variation of mood. Psychiatry research 1990; 32(2): 113–124.

Riemann D, König A, Hohagen F et al. How to preserve the antidepressive effect of sleep deprivation: A comparison of sleep phase advance and sleep phase delay. European archives of psychiatry and clinical neuroscience 1999; 249(5): 231–237.

Riemann D, Wiegand M, Lauer CJ, Berger M. Naps after total sleep deprivation in depressed patients: are they depressiogenic? Psychiatry research 1993; 49(2): 109–120.

Saller K, Funda E, Geisler P et al. Die antidepressive Wirkung des Schlafentzuges (Wachtherapie) im Rahmen eines klinischen Gesamtbehandlungsplans. Krankenhauspsychiatrie 1993; 4: 112–119.

Suh SY, Kim JW, Choi CU et al. Spontaneous coronary dissection associated with sleep deprivation presenting with acute myocardial infarction. International journal of cardiology 2007; 115(2): e78-e9.

Voderholzer U, Valerius G, Schaerer L et al. Is the antidepressive effect of sleep deprivation stabilized by a three day phase advance of the sleep period? European archives of psychiatry and clinical neuroscience 2003; 253(2): 68–72.

Wiegand MH. Schlaf, Schlafentzug und Depression: experimentelle Studien zum therapeutischen Schlafentzug. Springer-Verlag 2013.

Wirz-Justice A, Benedetti F, Terman M. Chronotherapeutics for affective disorders: a clinician's manual for light and wake therapy, 2nd: Karger Medical and Scientific Publisher; 2013.

Wirz-Justice A, Van den Hoofdakker RH. Sleep deprivation in depression: what do we know, where do we go? Biological psychiatry 1999; 46(4): 445–453.

Wolf E, Kuhn M, Normann C et al. Synaptic plasticity model of therapeutic sleep deprivation in major depression. Sleep Medicine Reviews 2016; 30: 53–62.

KAPITEL

29 Therapie der Depression im Kindes- und Jugendalter

Gabriel Kornwachs und Martin Hautzinger

Kernaussagen

- **Drei Behandlungsoptionen:** Psychotherapie, Angehörigenarbeit, Pharmakotherapie.
- **Medikamentöse Therapie** ist bei schweren und komplexen Depressionen indiziert.
- **Kognitive Verhaltenstherapie** weist überzeugende Evidenzen auf, ist **erste Behandlungsoption** und erhöht die Besserungsraten einer medikamentösen Therapie.
- **Wesentliche Elemente der KVT sind:** Psychoedukation, Verhaltensaktivierung, kognitive Interventionen, Aufbau kompetenten Verhaltens.
- **Einbeziehung der Familie und des Bezugssystems** (Schule) sind v. a. bei jüngeren Kindern wichtig.

Ausgehend von dem in ➤ Kap. 2.1 am Ende dargestellten multifaktoriellen, biologischen, psychologischen und sozialen Faktoren berücksichtigenden Erklärungsmodell lassen sich für die Behandlung drei Schwepunkte ausmachen:

1. Medikamentöse Therapie
2. Psychotherapie
3. Angehörigenarbeit

Dabei dominieren psychologisch-psychotherapeutische Interventionen und die Arbeit mit den Angehörigen (Eltern, Familie, doch auch Schule). Die Pharmakotherapie spielt bei schweren, komplexeren Erkrankungen mit depressiver Symptomatik eine Rolle.

29.1 Psychopharmakotherapie

29

Die Studienlage zur Wirksamkeit medikamentöser Behandlung im Kindes- und Jugendalter ist widersprüchlicher als bei Studien zum Erwachsenenalter. Eine Wirksamkeit von trizyklischen Antidepressiva (*Cohen's d* = 0,19; Michael und Crowley 2002) konnte im Vergleich zu einem Placebo insgesamt nicht nachgewiesen werden (Tsapakis et al. 2008). Selektive Serotonin-Wiederaufnahmehemmer (SSRI) gelten auch bei jungen Patienten als Erfolg versprechender Ansatz. Die SSRI Citalopram, Escitalopram, Fluoxetin, Paroxetin und Sertralin stellen sich im Vergleich mit einem Placebo als kurzfristig wirksamer dar. Einige Autoren empfehlen daher bei schweren Depressionen SSRI neben einer Psychotherapie (March et al. 2007). Wird eine medikamentöse Behandlung in Erwägung gezogen, so ist das Mittel der Wahl **Fluoxetin,** da es die beste Evidenzlage (*Hedges' g* = 0,21–0,60; Bridge et al. 2007) und das beste Kosten-Nutzen-Profil aufweist (Cipriani et al. 2016; Hetrick et al. 2012). In Deutschland ist bei Minderjährigen derzeit nur Fluoxetin ≥ 8. Lj. zugelassen. Wenn die Gabe von Fluoxetin nicht möglich ist, gelten die Medikamente Escitalopram, Citalopram oder Sertralin als Alternativen.

MERKE

Selektive Serotonin-Wiederaufnahmehemmer (v. a. Fluoxetin) gelten auch bei jungen Patienten als Erfolg versprechender Ansatz, insbesondere bei schweren Depressionen.

Bei einer Einnahme von SSRI gilt es, ein verglichen zur Placebobedingung kurzfristig erhöhtes Vorkommen suizidaler Ereignisse zu berücksichtigen (Hetrick, et al., 2012; DGKJP 2013). Hintergrund könnte sein, dass die Antriebsteigerung vor der Stimmungsaufhellung einsetzt. Andere Studien legen wiederum einen Zusammenhang von der Gabe eines Antidepressivums und einem Rückgang suizidaler Handlungen nahe (Sondergard et al. 2006). Unterschiedliche Nutzen-Risiko-Einschätzungen sind folglich ausschlaggebend dafür, dass nach wie vor keine Einigkeit darüber herrscht, wie sich das Suizidrisiko nach der Gabe eines SSRI verhält. Daher sind weiterhin Vorsicht und sorgfältige Kontrolle geboten.

29.2 Psychotherapie

In mehreren Metaanalysen konnte die Wirksamkeit von Psychotherapie (zumeist kognitive Verhaltenstherapie und die hierzulande wenig verbreitete interpersonelle Psychotherapie) bei Depressionen im Kindes- und Jugendalter belegt werden. Dabei wurden zumeist moderate Effektstärken im Vergleich zwischen Prä- und Postmessung, von $d = 0{,}53$–$1{,}33$, zwischen Interventions- und Kontrollgruppe von $d = 0{,}29$–$1{,}63$ und zwischen Prä- und Follow-up-Messung von $d = 0{,}16$–$1{,}26$ gefunden (Zhou et al. 2015; Erford et al. 2011; Weisz et al. 2006; Michael und Crowley 2002). In einer neueren Metanalyse (Eckshtain et al. 2020) zeigte sich jedoch auch, dass sich die Effekte in den letzten 13 J. nicht signifikant verbesserten.

Als kritisch zu erwähnen ist, dass Kinder < 10 J. in bisherigen Studien wenig Beachtung finden. In der Metanalyse von Zhou et al. (2015) wurden in lediglich 8 von 22 Studien Kinder < 10 J. als Studienteilnehmer gewählt. In nur zwei Studien nahmen überhaupt Kindern < 8 J. teil.

CAVE

Teilnehmer an Therapiestudien waren meist > 10 J. alt. Es dominierten jugendliche Patienten. Die Evidenzlage bei jüngeren Kindern (< 10 J.) ist unzureichend. Die deutschen Behandlungsleitlinien geben für Kinder < 8 J. aufgrund mangelnder empirischer Evidenz überhaupt keine Behandlungsempfehlung.

29.3 Kognitive Verhaltenstherapie

Insgesamt gilt v. a. die kognitive Verhaltenstherapie (KVT) als gut untersucht und besonders wirksam (z. B. TADS-Studie: 81 % Responderrate nach 36 Wo.; March et al. 2007). Die KVT zeigte sich bei Postuntersuchungen überlegen gegenüber dem psychologischen Placebo (d = 0,47), dem Treatment as Usual (d = 0,55), der Spieltherapie (d = 0,80) und der Warteliste (d = 0,83). Bei Katamneseuntersuchungen ist sie dem Problemlösetraining (d = 0,90), der Standardbehandlung (d = 0,32) und Wartebedingungen (d = 0,86) überlegen (Zhou et al. 2015). Dabei bewährt sie sich auch in der Routineversorgung: Patienten weisen im Vergleich zu randomisiert kontrollierten Studien zwar eine langsamer verlaufende, jedoch schließlich vergleichbare Symptomreduktion auf (STAR-Studie; Weersing et al. 2006).

29.4 Interpersonelle Psychotherapie

Mit der interpersonellen Psychotherapie (IPT) besteht nach Studienlage mit mittleren Effektstärken eine bewährte Alternative zur KVT, insbesondere bei Jugendlichen, deren Verhältnis zur Mutter konfliktgeladen ist und deren soziales Funktionsniveau v. a. bzgl. des Vorhandenseins von Freunden gering ist. Teilweise konnte sich die IPT auch als überlegen gegenüber der KVT zeigen (Zhou et al. 2015; Gunlicks-Stoessel et al. 2010). Es liegen jedoch insgesamt deutlich weniger Studien zur Wirksamkeit der IPT verglichen mit der KVT vor. Da die IPT in Deutschland im Behandlungsalltag und in der ambulanten Versorgung eine untergeordnete Rolle spielt, soll sie in der Folge ebenso wenig vertieft werden wie psychodynamische Ansätze, deren Wirksamkeit bisher kaum untersucht wurde.

29.5 Kombinationsbehandlung KVT und SSRI

In der großen US-amerikanischen TADS-Studie schnitt die Kombination aus SSRI und KVT mit 73 % Respondern nach 12 Wo. besser ab als die jeweiligen Monotherapien. Diese anfängliche Überlegenheit (nach 12 Wo.) verlor sich im weiteren Verlauf (nach 36 Wo.). Zwischen einer Monotherapie und einer Kombinationstherapie waren keine Wirkunterschiede mehr festzustellen (March et al. 2007). In einer weiteren US-amerikanischen Studie mit therapieresistenten, depressiven Jugendlichen (TORDIA, Brent et al. 2008), zeigte sich, dass sich nach der zusätzlichen Behandlung mit KVT im Vergleich zur alleinigen Medikamentenumstellung (SSRI oder SNRI) die Erfolgsrate von 40,5 % auf 54,8 % verbesserte.

29.6 Weitere, alternative Behandlungsoptionen

Laut der S3-Leitlinie (DGKJP 2013) sind Therapieansätze, wie Gesprächspsychotherapie, künstlerische Therapien, Ergotherapie, Maßnahmen der Jugendhilfe, repetitive transkranielle Magnetstimulation (rTMS), Elektrokonvulsionstherapie (EKT), Vagusnervstimulation, Schlafdeprivation, die Gabe von Johanniskraut, Agomelatin oder Monoaminoxidasehemmer insgesamt zu wenig untersucht, konnten in vorhandenen Studien nicht überzeugen oder sind mit unerwünschten Wirkungen begleitet. Daher werden diese Ansätze nicht empfohlen. Auch sollen laut der Leitlinie trizyklische Antidepressiva nicht zum Einsatz kommen.

29.7 Ablauf einer kognitiven Verhaltenstherapie (KVT)

Die Behandlung depressiver Störungen bei Kindern und Jugendlichen erfolgt **zumeist ambulant.** Voraussetzung ist ein ausreichendes psychosoziales

Funktionsniveau. Dies beinhaltet, dass die Betroffenen absprachefähig gegenüber suizidalen Handlungen sind und basale Alltagsaufgaben (v. a. regelmäßiges Essen und Trinken, morgendliches Aufstehen, regelmäßiger Schulbesuch) bewältigen können. Andernfalls ist eine **stationäre Aufnahme** indiziert.

29.7.1 Suizidalität abklären

Allererstes Ziel einer ambulanten Behandlung muss das Unterlassen von suizidalen, parasuizidalen und selbstverletzenden Verhaltensweisen sein.

Hilfreiche **Indikatoren,** inwieweit aktuell eine **Gefahr durch Selbstgefährdung** ausgeht, sind folgende Fragen:

- Kann sich der Betroffene von etwaigen suizidalen Gedanken distanzieren?
- Kann er Gründe finden, die für das Weiterleben sprechen, oder zumindest dafür, sich nicht umzubringen?
- Sind die suizidalen Gedanken lediglich Fantasien für einen möglichen letzten Ausweg oder liegt der tatsächliche und konkrete Wunsch vor, nicht mehr leben zu wollen? Hat der Heranwachsende eine Vorstellung von der Unwiderrufbarkeit eines Suizides?
- Liegt eine konkrete Vorstellung der Umsetzung vor? Wurden Pläne zur Umsetzung einer suizidalen Handlung geschmiedet? Wurden Vorkehrungen (z. B. Beschaffung von Medikamenten, Schreiben eines Abschiedsbriefs) bereits getroffen oder sind sie konkret geplant?
- Kann eine Absprache oder ein Antisuizidvertrag (am besten schriftlich!) eingegangen werden? Kann der Betroffene zusichern, zum nächsten Gespräch zu erscheinen? Kann er Blickkontakt aufnehmen? Ist ein Handschlag o. Ä. möglich?

Es gilt generell, **Risikofaktoren für Suizidalität** im Auge zu behalten (Ihle 2016):

- Bisherige Suizidversuche
- Hoffnungslosigkeit, Pessimismus
- Komorbidität einer Störung des Sozialverhaltens oder Substanzmissbrauch
- Männliches Geschlecht
- Deutliche Verhaltensänderungen (z. B. Rückzug, wenn zuvor gesellig)
- Vernachlässigung des eigenen Aussehens
- Sozialer Rückzug, soziale Isolation
- Verschenken von persönlichen Wertgegenständen und starke Beschäftigung mit dem Thema „Tod" (in Zeichnungen, Gedichten und Aufsätzen, in Äußerungen im Internet)
- Offene oder verhüllte Suizidäußerungen (z. B. *„Ohne mich wärt ihr besser dran!"*)
- Anschaffung geeigneter Suizidmittel
- Übermäßiger Konsum von Alkohol oder Drogen, Misserfolge und Schulversagen
- Häufige Unfälle oder körperliche Beschwerden ohne medizinische Erklärung

CAVE

Sprechen Sie Suizidalität direkt an! Vermitteln Sie dem jungen Betroffenen, dass Sie ihn ernst nehmen (z. B. mithilfe einer schriftlichen Vereinbarung) und vertrauen Sie ihm, wenn eine aktuelle Absprachefähigkeit bzgl. Suizidalität gegeben ist.

29.7.2 Beziehungsaufbau

In der ersten Therapiephase wird zunächst der Aufbau einer tragfähigen therapeutischen Beziehung angestrebt. Im Zweifel ist dem Beziehungsaufbau zunächst Vorrang vor einer ausführlichen Diagnostik zu geben. Letztere kann auch im späteren Verlauf nachgeholt werden. Dabei soll auf die Bedürfnisse des jungen Patienten eingegangen werden. **Es gilt:**

1. Patienten für Therapie gewinnen
2. Diagnostik gewissenhaft erledigen!

Gehen Sie hierbei auf die Bedürfnisse des jungen Patienten ein. Ein ressourcenorientiertes Vorgehen sowie eine spielerische Herangehensweise können helfen, den Heranwachsenden zur Therapie zu motivieren. Häufig sind Eltern therapiemotiviert, die heranwachsenden Patienten jedoch nicht. Folglich gilt es, das für den jungen Patienten zunächst niederschwelligste und trotzdem möglichst wirksame Therapiekonzept zu finden und anzuwenden.

29.7.3 Psychoedukation

Ein individuelles Erklärungsmodell zur Entstehung der Depression soll dabei helfen, dass ein junger Patient und dessen Angehörige ein Verständnis dafür erhalten, was gerade mit dem Betroffenen „vor sich geht". Der Zusammenhang von Gefühlen, Gedanken und Verhaltensweisen soll dabei altersgerecht erklärt werden. Hilfreich ist zumeist, die Depression zu externalisieren (z. B. einen Namen geben, malen etc.). Neben der Besprechung von Alltagssituationen, in denen emotionale Reaktionen vom Heranwachsenden als belastend erlebt werden, ist eine Entpathologisierung von Emotionen wichtig. Mit **jüngeren Kindern** haben sich hierfür Geschichten zum Zweck von Emotionen bewährt (z. B. Neandertaler im Wald entdeckt einen Bären; Angst, als evolutionärer Vorteil zu überleben). Wichtig ist, dass der Patient aufrechterhaltende Faktoren, wie Vermeidung und sozialer Rückzug versteht. Altersgerecht entwickelte Verhaltensanalysen (SORK-Modell) können helfen, dass Betroffene dysfunktionale Gedanken und Verhaltensweisen erkennen. **Sekundärer Krankheitsgewinn** durch dysfunktionale (also depressive) Verhaltensweisen kann häufig entstehen durch:

- Bei frustrierten Versorgungswünschen erhält der Heranwachsende nur durch Symptome Aufmerksamkeit (z. B.: Eltern selten anwesend oder können emotional kaum auf das Kind eingehen).
- Bei Konkurrenz innerhalb der Geschwister helfen die Symptome dabei, sich Aufmerksamkeit zu verschaffen.
- Symptome helfen dabei, dass sich verstrittene Eltern gemeinsam um das Kind kümmern. Das Kind sorgt somit für eine Gemeinsamkeit der Eltern.
- Zur Unlustvermeidung helfen die Symptome dabei, sich unangenehmen Dingen zu entziehen (z. B. Schule) und/oder sich angenehmeren Tätigkeiten widmen zu können (z. B. PC-Spiele).

MERKE

Kognitive Verhaltenstherapie ist nur auf Grundlage einer tragfähigen, positiven Beziehung zum jungen Patienten (und dessen Familie) möglich. Elemente der KVT sind Psychoedukation, Verhaltensaktivierung und Tagesstrukturierung, kognitive Interventionen, Aufbau kompetenten (sozialen) Verhaltens, Problemlösestrategien und Rückfallprophylaxe.

29.7.4 Verhaltensaktivierung

Aufgrund der enormen Bedeutung von Peers in diesem Alter ist der Verstärkerverlust, der durch sozialen Rückzug entsteht, besonders gravierend. Ein entscheidendes Therapieziel ist daher, Inaktivität und sozialen Rückzug zu überwinden. Es ist wichtig, dass Heranwachsende wieder positive Erfahrungen machen (Hobbys, Sportverein, Freunde treffen etc.). Eine Steigerung positiver Aktivitäten wird daher bereits früh im Verlauf einer Therapie angestrebt (z. B. Liste positiver Aktivitäten). Mithilfe von Aktivitäts- und Stimmungsprotokollen kann der Heranwachsende einen Zusammenhang zwischen seinen alltäglichen Aktivitäten und seiner Stimmung erkennen. Ziel ist es dabei, „Fachmann/Fachfrau" für sich selbst zu werden und zu lernen, „was einem guttut und was nicht". Mithilfe von Tages- und Wochenplänen kann der Patient lernen, seinem Alltag eine Struktur zu geben. Er kann mithilfe der Pläne „Verantwortung für sich selbst" übernehmen, indem er sowohl Vorsätze für lästige Pflichttermine schmiedet als auch gezielt wohltuende Aktivitäten in den Tag einbaut (z. B. eine positive Aktivität/d). Ziel ist es, auf eine Balance zwischen Belastung und Entlastung zu achten (z. B. Erstellen einer „Belastungs-Entlastungs-Waage").

Der Einsatz von operanten Methoden (Token-Plan) kann v. a. bei jüngeren Kindern sehr hilfreich sein, um aktives Verhalten aufzubauen. Bei älteren Jugendlichen kann hierdurch jedoch Reaktanz entstehen, da dies ihrer Wahrnehmung von Selbstständigkeit wiederstreben kann. Bei Jugendlichen sollte daher stets die Bedeutung der Eigenverantwortung betont werden (z. B. „sich selbst managen" durch die selbstständige Übernahme von Belohnung und ggf. Bestrafungsmaßnahmen, z. B. bei Erledigung gewisser Tagespflichten oder Hausaufgaben). Mithilfe des Wochenplans kann dann z. B. die Woche in der Therapiestunde gemeinsam Revue passiert werden, die gefühlte Kontrolle darf der Heranwachsende jedoch behalten.

Ein besonderer Fokus sollte auf der Wiederaufnahme von sozialen Kontakten liegen. Daher sollte jeder Versuch (nicht nur für das Erreichen des Ziels) der sozialen Kontaktaufnahme verstärkt werden (z. B. Freund fragen, ob er etwas unternehmen will, unabhängig davon, ob ein Treffen schließlich geklappt hat). Dieses Prinzip sollte auch den Eltern und ggf. den Lehrern vermittelt werden.

29.7.5 Kognitive Interventionen

Ein weiteres, zentrales Anliegen ist es, negativ verzerrtes Denken zu reduzieren. Hierzu sollen solche Gedanken frühzeitig erkannt, als solche etikettiert und schließlich deren Automatismus unterbrochen werden. Mithilfe von Realitätschecks können automatisierte Denkmuster und dysfunktionale Attributionsmuster aufgelockert, hinterfragt und korrigiert werden. Selbstwertdienliche und wohlwollende Interpretationen von Erlebnissen sollen den dysfunktionalen Gedanken gegenübergestellt und eingeübt werden.

„Runterzieher-Gedanken" reduzieren

Wichtig ist neben dem Erkennen von dysfunktionalen „Runterzieher-Gedanken", dass diese Überzeugungen aufgerüttelt werden. Mithilfe eines „geleiteten Entdeckens" **(sokratischer Dialog)** sollen die Patienten zunächst mithilfe des Therapeuten und schließlich mithilfe von Spaltenprotokollen dysfunktionale Annahmen und Interpretationen hinterfragen. Eine offene Haltung des Therapeuten hilft dabei herauszufinden, was für und was gegen gewisse automatische Annahmen spricht. Dabei sollte der Therapeut dem Heranwachsenden nicht direkt widersprechen, sondern ihm helfen zu erkennen, an welcher Stelle der Blick auf sich selbst unfair wird oder ggf. einen logischen Bruch aufweist. „Runterzieher-Gedanken" können dann überprüft werden (z. B. Realitätstest: *„Ich lade meine Freunde zum Geburtstag ein und überprüfe, ob diese tatsächlich nicht kommen werden, weil sie mich nicht mögen?"*). Schließlich können diese Gedanken „entschärft" werden, d. h. generalisierte Aussagen sollen umformuliert werden („manchmal" statt „nie" oder „manche" statt „alle"). Sie können dann in „Mutmacher-" oder „Aufbauer-Gedanken" umformuliert werden. Hier kann ein „Held des Alltags" (reales oder fiktives Vorbild) oder „innerer Freund/Helfer" eingeführt werden: *„Wie würde mein Held des Alltags diese Situation interpretieren? Wie könnte mein innerer Freund mich jetzt trösten?"* Hilfreich kann hierbei auch ein Perspektivwechsel sein *(„Was würde ich einem Freund in dieser Situation raten?")*.

„Aufbauer-Gedanken" einüben

„Aufbauer-" oder „Mutmacher-Gedanken" (oder „innerer Schlachtruf") können dann z. B. auf Kärtchen geschrieben werden. Diese können dann an einem (geheimen) Ort verwahrt oder z. B. in der Hosentasche oder im Mäppchen immer bei sich getragen werden und so bei Bedarf als Erinnerung dienen. Auch andere „Erinnerungsanker", wie ein kleiner Edelstein, können an „Mutmacher-Gedanken" oder den „inneren Helfer" erinnern.

29.7.6 Training sozialer Fertigkeiten

Mit dem Ziel des Erlernens eines adäquaten Umgangs mit interpersonellen Problemen soll eine Verbesserung der Kommunikationsfähigkeit sowie Fertigkeiten zum Problemlösen erarbeitet werden. Dabei soll der Patient etwaige Fertigkeitsdefizite im sozialen Umgang überwinden und zielführende Verhaltensweisen erlernen, um neue soziale Kontakte zu schließen oder bisherige Kontakte wiederaufzunehmen. Ziel des Trainings sozialer Fertigkeiten kann jedoch auch sein, sich abgrenzen zu lernen, für eigene Wünsche/Bedürfnisse einstehen zu können und/oder die innerfamiliäre Kommunikation zu verbessern. Patienten sollen hierbei lernen, aggressives, selbstunsicheres und selbstsicheres Verhalten zu unterscheiden und Letzteres mithilfe von Rollenspielen einzuüben. Dabei ist das Ziel, die Rollenspiele mindestens zweimal durchzuspielen. Der Patient soll ermutigt werden, im geschützten Rahmen neue Verhaltensweisen auszuprobieren. Im Anschluss soll der Patient selbst benennen, was er gut gemacht hat, inwiefern er sein vorher definiertes Ziel erreicht hat und was er ggf. noch gerne besser machen möchte (Zielformulierung statt Selbstabwertung!)

Beim Problemlösetraining ist das Ziel, dass der Betroffene auch längerfristig günstige Strategien zum Umgang mit Stress erlernt. Zunächst geht es darum, alltagsrelevante Probleme zu benennen und zu konkretisieren. Ziel ist es dann, gemeinsam mit dem Therapeuten Lösungsmöglichkeiten zu entwickeln. Das Schreiben von To-do-Listen mit anschließender Priorisierung und Streichung von Nichtrelevantem kann hierbei ebenso hilfreich sein wie das Setzen von

Vorsätzen (z. B. *„Immer wenn ich morgens aus dem Bad komme, mache ich mein Bett."*). Der Patient soll dabei reflektieren, für wie wahrscheinlich er es hält, beim nächsten Termin die gesetzten Ziele erreicht zu haben. Wichtig ist, dass die Ziele dabei realistisch, zeitnah und überprüfbar sind. Im Sinne des Selbstmanagements kann sich der Betroffene selbst für das Einhalten von Minizielen belohnen (z. B. abends eine Folge der Lieblingsserie nach Erledigung der Tagesziele). Zur Umsetzung der sich vorgenommen Ziele kann auch das Eintragen kleiner überschaubarer Ziele in einen Tages-/Wochenplan mit anschließendem Abhaken hilfreich sein.

29.7.7 Arbeit mit Angehörigen und dem Bezugssystem

Neben der engen Kooperation mit dem Kinderarzt und/oder dem Kinder- und Jugendpsychiater ist meist eine enge Zusammenarbeit mit den Eltern und ggf. weiteren Familienmitgliedern notwendig. Je nach Fall sollte auch die Schule und ggf. auch das Jugendamt eingebunden werden.

Arbeit mit den Eltern

Zumeist ist es hilfreich, die Eltern in die Therapie miteinzubinden, jedoch gilt es auch, die Selbstbestimmung des Heranwachsenden zu achten und zu fördern.

Häufige Ziele der Arbeit mit den Eltern sind:

- Individualisierte Psychoedukation, hierzu: Entlastung von Schuldgefühlen, Externalisierung der Depression, Parallele ziehen zu einer somatischen Erkrankung (*„Niemand trägt Schuld!"*)
- Entwicklung einer positiven intrafamiliären Kommunikation mit Stärkung der positiven Affekte; Einsatz von wohlwollenden Lob (hierzu kann ein Lobtagebuch eingeführt werden: darin stehen konsequent nur positive Dinge, z. B. eine Sache, die das Kind pro Tag gut gemacht hat. Es ist Eigentum des Kindes. Es darf, muss aber nicht hineinschauen.)
- Dysfunktionales Verhalten ignorieren lernen; keine Aufmerksamkeit für dysfunktionales Verhalten wie Rückzug, Klagen über somatische Beschwerden, Reizbarkeit etc. (Prinzip: nicht diskutieren oder mit dem Kind streiten, auch dies ist Aufmerksamkeit!)
- Funktionales Verhalten aufbauen: lösungsorientiertes und sozial aktives Verhalten verstärken, Einsatz von Lob und transparenten Token-Systemen
- Einführung transparenter Familienregeln
- Einführung von „Quality Time" mit dem Kind (Familienrituale, fixe Zeiten etc.)

Kooperation mit der Schule

Nicht selten werden dem Betroffenen vonseiten der Schule wohlwollenderweise Entlastungsmöglichkeiten geboten (Nachteilsausgleich, Befreiung von Attestpflicht oder Klassenarbeiten etc.). Dies kann zur Entlastung hilfreich sein, jedoch kann dadurch für den Betroffenen ein „Nutzen" durch die Störung entstehen (sekundärer Krankheitsgewinn). Auch kann sich der Betroffene durch die Entlastungen als gesondert behandelter Fall fühlen, was eigene dysfunktionale Gedanken oder subjektiv erlebte Stigmatisierung verstärken kann. Es sollte daher gerade so viel Entlastung geschaffen werden, wie notwendig ist. **„Fördern durch fordern"** gilt auch bei depressiven Kindern und Jugendlichen. Dabei sollte der Lehrer besonders darauf achten, dass Aufgaben und Ziele überschaubar und bewältigbar sind.

Im Verlauf der Therapie können im Kontext Schule auch Realitätstests oder Expositionen stattfinden. Die Lehrkraft kann dabei nach Absprache mit dem Therapeuten die Betroffenen zur aktiven Mitarbeit ermuntern, wohlwollendes Feedback geben, zur sozialen Kontaktaufnahme ermuntern und durch Lob verstärken.

Bei depressiven Kindern und Jugendlichen sind unspezifische somatische Beschwerden oft Ursache für Schulabsentismus. Somatische Symptome, die im Rahmen einer Depression auftreten, sollten in der Schule keine Sonderbehandlung oder einen „Freifahrtschein" nach sich ziehen. Wichtig sind klare Absprachen (Grundsatz: *„Entweder ich geh zur Schule oder zum Arzt!"*). Belohnung für das Einhalten sowie negative Konsequenzen für ein Nichteinhalten dieses Grundsatzes sollten mit den Heranwachsenden (Verantwortungsübernahme), aber auch mit den Eltern und der Schule besprochen werden. Bei häufigen Fehltagen ist es meist hilfreich, strengere Auflagen wie eine Attestpflicht einzuführen. Als Mittel letzter Wahl kann das Ordnungsamt eine Ordnungswidrigkeit verhängen oder die Polizei dafür sorgen, dass die Schulpflicht wahrgenommen wird. Der Sinn solcher Maßnahmen sollte dabei unbedingt transparent mit dem Betroffenen besprochen werden.

29.7.8 Rückfallprophylaxe

Auch erfolgreich behandelte Depressionen haben ein **hohes Rückfallrisiko.** Zum Ende der Therapie sollte daher eine ausgiebige Rückfallprohylaxe stehen. Techniken, Strategien und Gedanken, die sich in der Therapie als hilfreich herausgestellt haben, können dabei ebenso besprochen werden, wie die Notwendigkeit Verhaltensübungen/Expositionen ggf. eigenständig fortzuführen. Mithilfe eines Notfallplans soll der Patient dabei auf Krisen und etwaige „Ausrutscher" vorbereitet werden. Besonders wichtig für den Betroffenen ist es, zu erkennen,

- welche individuellen „Frühwarnzeichen" auf eine wiederauftretende Depression hinweisen (z. B. depressiv verzerrtes Denken, sozialer Rückzug etc.),
- ob aktuelle äußere Bedingungen eine Depression begünstigen könnten
- und zu wissen, wie er entgegensteuern kann.

Dabei sollten Strategien zum Umgang mit wiederauftretenden Symptomen genannt und z. B. auf Kärtchen aufgeschrieben werden. Mithilfe dieses „Werkzeugkoffers" mit nützlichen Methoden/Techniken soll somit eine Selbstwirksamkeitserwartung aufgebaut werden.

29

Zusammenfassung

Kognitive Verhaltenstherapie ist die am meisten angewandte psychologische Behandlung von Kindern und Jugendlichen mit Depressionen. Eine Kombination mit Antidepressiva (meist SSRI) ist bei schweren Erkrankungen indiziert. Die KVT umfasst folgende Abschnitte: Abklärung von Suizidalität und Selbstverletzung, Psychoedukation, Beziehungsaufbau und Motivation schaffen, Verhaltensaktivierung durch Tagesstrukturierung, kognitive Interventionen, kompetentes Verhalten in sozialen Situationen aufbauen, Vorbereitung auf Krisen und Rückfallprävention.

LITERATUR

Brent D, Emslie G, Clarke G et al. Switching to another SSRI or to venlafaxine with or without cognitive behavioral therapy for adolescents with SSRI-resistant depression: the TORDIA randomized controlled trial. Jama 2008; 299(8): 901–913.

Bridge JA, Iyengar S, Salary CB et al. Clinical response and risk for reported suicidal ideation and suicide attempts in pediatric antidepressant treatment: a meta-analysis of randomized controlled trials. Jama 2007; 297: 1683–1696.

Cipriani A, Zhou X, Del Giovane C. Comparative efficacy and tolerability of antidepressants for major depressive disorder in children and adolescents: a network meta-analysis. Lancet 2016; 388: 881–890.

DGKJP. Behandlung von depressiven Störungen bei Kindern und Jugendlichen. AWMF S3-Leitlinie. www.awmf.org/uploads/tx_szleitlinien/028-043l_S3_Depressive_Störungen_bei_Kindern_Jugendlichen_2013-07-abgelaufen.pdf. (letzter Zugriff 25.02.2021).

Eckshtain D, Kuppens S, Ugueto A et al. Meta-analysis: 13-year follow-up of psychotherapy effects on youth depression. J Am Acad Child Psy 2020; 59(1): 45–63.

Erford BT, Erford BM, Lattanzi G et al. Counseling outcomes from 1990 to 2008 for school-age youth with depression: A metaanalysis. J Couns Dev 2011; 89: 439–457.

Gunlicks-Stoessel M, Mufson L, Jekal A, Turner JB. The impact of perceived interpersonal functioning on treatment for adolescent depression: IPT-A versus treatment as usual in school-based health clinics. J Consult Clin Psychol 2010; 78(2): 260–267.

Hetrick SE, McKenzie JE, Cox GR, Simmons MB, Merry SN. Newer generation antidepressants for depressive disorders in children and adolescents. Cochrane Database Syst Rev 2012.

Ihle W. Depressive Störungen im Kindes-und Jugendalter. Psychotherapeut 2016; 61(6): 535–553.

March JS, Silva S, Petrycki S et al. The Treatment for Adolescents with Depression Study (TADS): Long-term effectiveness and safety outcomes. Arch Gen Psychiatry, 2007; 64 (10): 1132–1144.

Michael KD, Crowley SL. How effective are treatments for child and adolescent depression? A meta-analytic review. Clin Psychol Rev 2002; 22(2): 247–269.

Søndergård L, Kvist K, Andersen PK, Kessing LV. Do antidepressants prevent suicide? Int Clin Psychopharmacol 2006; 21(4): 211–218.

Tsapakis EM, Soldani F, Tondo L, Baldessarini RJ. Efficacy of antidepressants in juvenile depression: Meta-analysis. Br J Psychiatry 2008; 193: 10–17.

Weersing VR, Iyengar S, Kolko et al. Effectiveness of cognitive-behavioral therapy for adolescent depression: A benchmarking investigation. Behav Ther 2006; 37(1): 36–48.

Weisz JR, McCarty CA, Valeri SM. Effects of psychotherapy for depression in children and adolescents: a meta-analysis. Psychol Bull 2006; 132(1): 132–149.

Zhou X, Hetrick SE, Cuijpers P et al. Comparative efficacy and acceptability of psychotherapies for depression in children and adolescents: A systematic review and network meta-analysis. World Psychiatry 2015; 14(2): 207–222.

KAPITEL

30

Martin Hautzinger

Therapie bei Menschen mit Depressionen im höheren Lebensalter

Kernaussagen

- Das **Risiko** für eine depressive Entwicklung im Alter ist **deutlich erhöht.**
- **Ansatzpunkte einer Psychotherapie im Alter sind:** Umwelt, Handlungsräume, Denken und Verarbeitung, Verhalten und Neulernen, Verstärker- und Kontrollverlust, Vergangenheit.
- **Interventionsprinzipien** sind Erarbeitung eines (individuellen) Erklärungsmodells, Passivität und Rückzug durch Aktivierung überwinden, Sicherer und kompetenter werden durch Einüben, weniger pessimistisch, negativ denken durch kognitive Umstrukturierung, Vergangenes besser bewältigen durch Lebensrückblick.
- Die **Wirksamkeit von Psychotherapie** bei Depressionen im Alter ist gut belegt und selbst bei leichten bis mittelgradigen kognitiven Einschränkungen erfolgreich anwendbar.

30.1 Einführung

Das Risiko für eine depressive Entwicklung im Alter (➤ Kap. 2.2) ist deutlich erhöht, wenn bereits früher depressive Episoden aufgetreten sind oder die betreffende Person in jüngeren Jahren häufig krank war, wenn ein körperliches Gebrechen bzw. eine chronische Funktionseinschränkung oder Krankheit vorliegt, wenn ein körperlicher Eingriff (z. B. Operation, invasive Behandlung) stattfand bzw. ein Krankenhausaufenthalt erforderlich war. Ferner erhöhen bestimmte Präparate das Depressionsrisiko, dazu gehören Antihypertensiva, Hormone, Kortikosteroide, Antiparkinsonmittel. Kurz zurückliegende Verluste von nahestehenden Personen, von sozialen Rollen, Aufgaben und Funktionen begünstigen ebenso eine Depression, wie Defizite bei Fertigkeiten und Ressourcen. Personen mit reduzierten Interessen, Zielen, Aktivitäten, Beschäftigungen und alternativen Handlungsräumen sind anfälliger für Depressionen, als Personen, die im Alter auf vielfältige Interessen, breit gestreute Aktivitäten und Handlungsräume zurückgreifen können. Schließlich gelingt Menschen mit festen, wenig flexiblen und rigiden Vorstellungen, hohen Ansprüchen und Perfektionismus, ausgeprägter Misserfolgsorientierung und fatalistischem Attributionsstil die Anpassung an sich verändernde Gegebenheiten und unveränderbaren Entwicklungen deutlich schwerer, was über das Festhalten an den alten Zielen und Ansprüchen Enttäuschung und Hilflosigkeit begünstigt und so das Depressionsrisiko erhöht.

30.2 Ansatzpunkte für psychologische Interventionen

Denken und Verarbeitung. Hilfen bzw. Interventionen zur **Selektion** werden notwendig, wenn z. B. Verlust von Sozialpartnern, Ausscheiden aus dem Berufsleben, Funktionsverluste, körperliche Gebrechen oder Behinderungen eintreten. Das gilt ganz besonders dann, wenn ältere Menschen ihre bisherige Lebenswelt aufgeben, um in einer Alteneinrichtung weiter zu leben. Selektion erfordert motivationale Bereitschaft, kognitive Flexibilität und Handlungsorientierung.

Umwelt und Handlungsräume. Optimierung zielt auf die Gestaltung der Umwelt, indem durch eine Verbesserung bzw. den Einsatz von Hilfsmitteln Handlungs-, Entscheidungs- und Kontrollspielräume erhalten bleiben. Die Interventionen zur Verbesserung bzw. Schaffung von Optimierungsprozessen richten sich v. a. auf die physikalische Umwelt (z. B. Gestaltung des Wohnraums, des Treppenhauses, altengerechtes Wohnen usw.), die Einbeziehung von Diensten und Serviceleistungen (z. B. Essensdienste, Pflegedienste, Einkaufshilfen), der Familie, der Partner und der Gemeinde.

Verhalten und Neulernen. Psychologische Interventionen zur **Kompensation** beruhen auf Überlegungen, die in der Gerontologie als „Plastizitätsthese" oder als „Inaktivitätsatrophie-Annahme" bekannt sind. Diese Konzepte besagen, dass der Gebrauch von Fähigkeiten zu ihrer Entwicklung beiträgt, der Nichtgebrauch führt hingegen zur Verkümmerung. Gerontologische Interventionsforschung hat gezeigt, dass die meisten älteren Menschen eine beträchtliche mentale Reserve besitzen, die durch Übung und Lernen aktiviert werden kann. Durch Gebrauch, Übung und Training lassen sich in jeder Altersgruppe Fähigkeiten und Fertigkeiten steigern; fehlt dieser Gebrauch, lassen die Fähigkeiten nach. Die Interventionsforschung (z. B. Baltes und Lindenberger 1989; Hautzinger 2011) hat solche Effekte für die verschiedensten Bereiche nachgewiesen: Intelligenz, Gedächtnis, soziale Kompetenz, Sexualverhalten, Aktivitäten des Alltagslebens, Depressionen, chronische Krankheiten, Ängste, Schlafstörungen usw. Durch Training einzelner Kompetenzen wie z. B. Sprechen, Kochen, Einkaufen, Benutzung von Verkehrsmitteln, selbstständiges Wohnen, Stressbewältigung, Entspannung, Tagesplanung, Verbesserung der sozialen Fertigkeiten usw. lassen sich Defizite ausgleichen, Hemmungen überwinden, neue Bewältigungsfertigkeiten bereitstellen und so den Tätigkeitsspielraum erweitern bzw. optimieren.

Verstärkerverluste. Zunächst unabhängig von gerontopsychologischen Überlegungen hat Lewinsohn (1974) ein verhaltenstheoretisches Modell für depressive Störungen entwickelt (➤ Abb. 30.1), das von Gallagher und Thompson (1981) auf den geriatrischen Bereich übertragen und erfolgreich bei Altersdepressionspatienten angewandt wurde. Ausgangspunkt dieser Überlegungen waren die negativen Veränderungen, die unweigerlich auf alle älter werdende Menschen zukommen: Verlust von Funktionen, Rollen, Aufgaben und Struktur, soziale, körperliche, finanzielle und ökonomische Einschränkungen, chronische Erkrankungen, Verarmung des sozialen Kontaktnetzes und Stützsystems, Verluste bedeutsamer Partner, Unterbrechung von Handlungsplänen, gleichförmige Stimulussituation, Abnutzung der verbliebenen Verstärker, Verlust von Perspektive und Möglichkeiten. Dies alles bei geringer bzw. keiner Kontrolle über diese Veränderungen.

Depressives Verhalten entsteht als Folge einer geringen Rate (verhaltenskontingenter) positiver Verstärkung und einem Übermaß an belastenden, aversiven Erfahrungen. Die Rate an positiver Verstärkung wird von drei Einflussgrößen bestimmt:

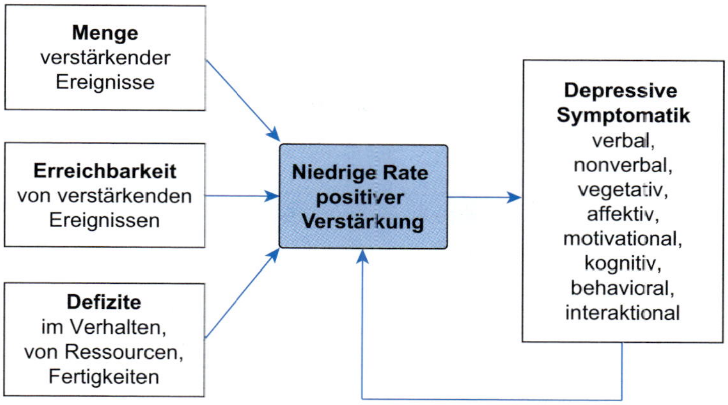

Abb. 30.1 Verstärkungstheoretisches Depressionsmodell [P1155/L143]

1. Anzahl und Funktion potenziell verstärkender Ereignisse
2. Menge verfügbarer bzw. zugänglicher, alternativer Verstärker
3. Repertoire instrumenteller (Bewältigungs-) Fertigkeiten

Das auf diese Weise entstehende depressive Verhalten wird häufig zumindest kurzfristig durch Zuwendung (positive Verstärkung) und den Wegfall unangenehmer Bedingungen (Entlastung; negative Verstärkung) stabilisiert.

Auch wenn die empirischen Belege für die ätiologische Relevanz dieses Modells unzureichend sind, hat es doch einen wichtigen Beitrag zum (psychologischen) Verständnis der Entwicklung bzw. zur Aufrechterhaltung depressiver Symptomatik und die Ableitung (erfolgreicher) psychotherapeutischer Möglichkeiten geleistet. Diese liegen bei den Interventionsmethoden

- zur Steigerung angenehmer, verstärkender Aktivitäten,
- zur Reduktion belastender, aversiver Bedingungen und
- zum Aufbau von Fertigkeiten/Ressourcen, vor allem sozialer und kommunikativer Art.

Kontrollverlust und Hilflosigkeit. Das Modell der „erlernten Hilflosigkeit" postuliert, dass sich Depressionen dann entwickeln,

- wenn Belastungen und persönlich wichtige Ereignisse als unkontrollierbar erlebt werden,
- diese Nichtkontrolle als dauerhaft angenommen,
- dem persönlichen Versagen angelastet und
- zukünftig die eigene Hilflosigkeit angenommen bzw. erwartet wird.

Es ist also nicht (nur) die (objektiv) mangelnde Kontrolle, sondern die subjektive Verarbeitung im Sinne einer internalen, globalen und stabilen Kausalattribution negativer Ereignisse, die motivational, emotional, somatisch-vegetativ und kognitiv blockierend wirkt und somit depressive Auswirkungen hat. Dabei kommt es im weiteren Verlauf dazu, dass sich entsprechende Erwartungshaltungen herausbilden, die dann auf neue Situationen und Ereignisse voreilig und unberechtigt angewandt werden.

Dysfunktionale Überzeugungen, wenig selbstwertdienliche Ursachenzuschreibungen, Schwarz-Weiß-Denken, überhöhte Erwartungen und Ansprüche, Übergeneralisierungen, voreilige Schlussfolgerungen, einseitige und verzerrte Wahrnehmungen, also Prozesse der Informationsverarbeitung stellen bei Beck (1974) die entscheidenden Mediatoren für die Entwicklung einer Depression dar (➤ Abb. 30.2). Beck stellt v. a. die lebensgeschichtliche Dimension der relevanten kognitiven Schemata heraus, die sich als automatische Gedanken in konkreten Zusammenhängen des Alltags zeigen. Über die Analyse und die Korrektur der situationsnahen automatischen Gedanken zeigen sich allmählich überdauernde Grundüberzeugungen und Anspruchshaltungen einer Person, die dann zum Gegenstand der Therapie gemacht werden müssen.

30

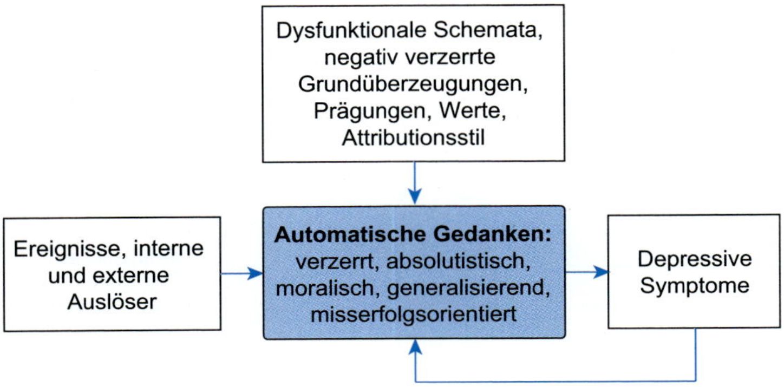

Abb. 30.2 Kognitives Depressionsmodell [P1155/L143]

MERKE
Psychotherapie mit älteren Menschen sollte helfen, Ressourcen und Kompetenzen zu schaffen bzw. zugänglich zu machen, neue Ziele und Interessen durch Erproben und Realitätstesten zu entwickeln, soziale Unterstützung und Kontakte zu optimieren, rigide und dysfunktionale Verarbeitungsmuster zu überwinden, Kontrolle wiederzuerlangen und weiterhin kontrollierbare Lebensbereiche zu selegieren.

30.3 Erfolgreiche Psychotherapie mit Älteren

Erfolgreiche Psychotherapien bei depressiven Störungen im Alter (Hautzinger, 2016) setzen an den genannten kritischen Punkten an. Die Ziele psychologischer Intervention reichen von der Etablierung kurzfristiger Maßnahmen (wie Krisenintervention, unmittelbare Unterstützung, Aktivierung von Hilfsdiensten, Motivierung) über informierende und koordinierende Maßnahmen (wie Aufklärung, Planung und Versorgung mit Möglichkeiten der Hilfe im Alltag) bis hin zu mittel- und längerfristigen psychotherapeutischen Maßnahmen in Form von Einzel- und Gruppentherapien, innerhalb und außerhalb von Institutionen. Dadurch werden selektive und kompensatorische Prozesse initiiert, Ressourcen und Handlungsräume wieder zugänglich, dysfunktionale Kognitionen korrigiert, Tätigkeits- und Handlungsmöglichkeiten optimiert, Unterstützung und soziale Kontakte verfügbar gemacht.

Kliniker stimmen darin überein, dass erfolgreiche Psychotherapien bei Depressionen im höheren Lebensalter folgende Wirkelemente und therapeutische Merkmale besitzen:

- Patienten eine überzeugende, jedoch vereinfachte Erklärung für die individuelle Erkrankung geben.
- Zentrale Problembereiche auf emotionaler, kognitiver, interaktioneller und behavioraler Ebene eingrenzen und konkrete Ziele formulieren.
- Zusammenhang mit Lebensgeschichte und Lebenserfahrungen berücksichtigen.
- Problemlöseperspektive einnehmen und dabei Patienten in die Generierung von Lösungsmöglichkeiten einbeziehen.
- Strukturiertes, geplantes, konkretes Vorgehen und Übungen (Transfer in den Alltag) einschließen.
- Patienten erfahren durch die verschiedenen Maßnahmen Erfolge, Verstärkung und Ablenkung.
- Therapeut achtet darauf, dass Patienten für Veränderungen positive Selbstattributionen vornehmen.
- Therapeutenverhalten ist aktiv, konkret, strukturiert und direktiv.

Es ergeben sich daher folgende, je nach Person variierende Ziele: Erwartungen, Ansprüche, Wünsche den Lebensbedingungen (körperlicher Verfassung, Behinderung) anpassen und realistisch gestalten; Bearbeiten und Aufgeben alter Enttäuschungen, Hoffnungen, Verletzungen; depressionsfördernde Bedingungen in der Lebens- und Alltagswelt der älteren Menschen (wie z. B. Isolation, ungünstige Wohn- und Lebensbedingungen) beseitigen; Sozialpartner, die Familie mit in die Behandlung einbeziehen; Patienten kontingent auf aktives, nicht depressives Verhalten verstärken, um so Verhaltensweisen der Patienten, die im Sinne von Verhaltens- und Ressourcendefiziten depressionsfördernd sind, zu korrigieren und durch situationsangemesseneres Verhalten zu ersetzen; Verhaltensübungen, Realitätstesten durchführen; aktives, die Umwelt (wieder) kontrollierendes Verhalten aufbauen bzw. wieder freilegen; dysfunktionale, wenig hilfreiche, resignative Kognitionen (Einstellungen, Annahmen, Haltungen) abbauen und durch konstruktivere, selbstwertdienlichere ersetzen; Verstärkung von passivem, vermeidendem, depressivem Verhalten abbauen.

MERKE

Themen einer Psychotherapie für ältere depressive Menschen

1. Einführung, Psychoedukation, Information
2. Depressionsspirale, psychologisches Verständnis
3. Problem- und Zielanalyse, Stimmungs- und Tagesplan
4. Angenehme Tätigkeiten und ihre Auswirkungen auf die Stimmung
5. Planung angenehmer Tätigkeiten, Wochenplan, Neustrukturierung
6. Angenehme Tätigkeiten und Kontrolle über Befinden, Tätigkeitsprotokoll
7. Beeinflussung der Stimmung durch negative und positive Gedanken
8. Gedankenkontrollen: Techniken zur Reduktion negativer Gedanken
9. Ereignisbewertendes Gedanken-Gefühle-Schema, Umstrukturierung
10. Soziales Verhalten und Befinden, soziale Kompetenz im Alltag
11. Lernen von Selbstsicherheit und sozialen Fertigkeiten
12. Neue Kontakte knüpfen, Beziehungen gestalten
13. Beibehalten der Fortschritte, Erfolgssicherung, Krisen- und Notfallplan

Das konkrete Vorgehen lässt sich – nach der Phase der Diagnostik, der Problem- und Zielanalyse – unterteilen in die mögliche Anwendung folgender Methoden und Techniken:

- Passivität und Inaktivität überwinden durch Aktivierung, Steigerung verstärkender Erfahrungen, Reduktion aversiver Alltagserfahrungen, Tagesstrukturierung.
- Sicherer und kompetenter werden durch Vermehrung und Verbesserung der sozialen Kontakte, Überwindung von Fertigkeitsdefiziten, Einüben von Verhaltensweisen, Bearbeitung familiärer Konflikte, Verbesserung der familiären bzw. partnerschaftlichen Interaktionen.
- Nicht so pessimistisch, negativ denken durch Herausarbeitung der automatischen Gedanken, Evidenzüberprüfung der automatischen Gedanken, Ersetzen der unberechtigten automatischen Gedanken durch hilfreichere, angemessenere, positivere Kognitionen, Erkennen und Korrigieren von Überzeugungen, Einstellungen.
- Vergangenes besser bewältigen durch „Lebensrückblick“; den Lebensweg, die ursprünglichen Ziele, das Erreichte, doch auch das nicht Erreichte herausarbeiten, besprechen, worauf man stolz sein kann, Veränderungen, die ohne eigenes Wollen erforderlich wurden, herausstellen, Unerwartetes, Unverhofftes benennen.
- Reale Schwierigkeiten bewältigen durch Dienste der Gemeinde, Aufbau eines Versorgungs- und Unterstützungssystems.
- Vorbeugen und selbstständiges Anwenden der in der Therapie gemeinsam erarbeiteten Zusammenhänge, der Bewältigungsmöglichkeiten, der Hilfsmittel zur Problemlösung, der Veränderungstechniken, verwenden der Protokolle und Übungen.
- Bei Krisen und schlechten Phasen diese Methoden wieder hervorholen, selbstständig einsetzen, rechtzeitig, dann oft nur kurz um Hilfe nachsuchen als zu lange bis zur massiveren Verschlechterung zu warten.

30.4 Lebensrückblick-Therapie

Für die psychotherapeutische Arbeit mit älteren, depressiven Patienten ist der Einbeziehung der Lebensgeschichte bzw. der Lebensrückblick ein zentrales Element. Diesem Lebensrückblick kommt der Charakter eines allgemeinen Wirkfaktors bei der Psychotherapie mit älteren Patienten zu.

30.4.1 Ziele des Lebensrückblicks

- **Lebensbilanz,** um eine ausgewogene Bilanzierung positiver und negativer Erinnerungen zu fördern. Idealerweise sollten die positiven Erinnerungen (Erfolge, schöne Erlebnisse, glückliche Momente, erfreuliche Kontakte) gegenüber den negativen (Verluste, Misserfolge, Traumata) überwiegen.
- **Sinnfindung,** indem negativen Erfahrungen bzw. Erlebnissen nachträglich ein Sinn gegeben wird, eine traumatische Erfahrung (z. B. Tod des Partners, berufliche Misserfolge) angenommen und akzeptiert werden kann.
- **Gedächtniskonsolidierung** ermöglichen, indem über traumatische Erfahrungen (z. B. Flucht, Krieg, Gewalt) gesprochen und die Erinnerungen (detailliert, konfrontativ) elaboriert werden, sodass schließlich eine erinnerbare, erzählbare und emotional weniger aufregende Geschichte daraus wird.

Der Lebensrückblick kann parallel zu anderen therapeutischen Maßnahmen oder konzentriert über einige Sitzungen sowohl im Rahmen der Gruppen- als auch der Einzeltherapie erfolgen. Ideal ist es, wenn Patienten zu den Sitzungen persönliche Erinnerungsgegenstände (z. B. Fotos, Briefe) mitbringen. Es hat sich außerdem bewährt, Patienten zu bitten im Anschluss ihre Lebensgeschichte aufzuschreiben. Wesentlich ist, dass der Lebensrückblick nicht nur aus Fakten und einer Aufreihung von Ereignissen besteht, sondern v. a. auf die „Bedeutung" (damals, heute) bestimmter Erfahrungen fokussiert.

MERKE

Möglicher Ablauf der Lebensrückblicktherapie

- Erläuterung und Einstieg
- Frühe Kindheit (früheste Erinnerungen)
- Späte Kindheit
- Schulbeginn und Schulzeit
- Jugendalter
- Frühes Erwachsenenalter, Ausbildung, Berufsbeginn, Partnerschaften
- Erwachsenenalter, Arbeitsleben, längerfristige Beziehung, Familie
- Erwachsenwerden und Auszug der Kinder, Neuorientierung
- Übergang vom Arbeitsleben in den Ruhestand
- Alter bis heute
- Integration, Bewertung, Bilanzierung, Einordnung

30.4.2 Bedeutung und Relevanz

Die Arbeit am und mit dem Lebensrückblick bietet für die Arbeit mit älteren Patienten viele Vorteile. Damit gelingt es rasch und gut, eine positive, emotionale und vertrauensvolle therapeutische Beziehung zu gestalten. Es werden Verletzungen, unbewältigte, noch immer belastende Themen deutlich, die sich dann in Vermeideverhalten, dysfunktionalen Denkmustern und Schemata sowie Verhaltensdefiziten manifestieren. Damit gelingt es, den Bogen zur Problemanalyse und den verschiedenen Therapiemodulen zu spannen.

30.5 Wirksamkeit von Psychotherapie bei Depressionen im Alter

Über die letzten Jahrzehnte wurden weit über 250 Therapiestudien zur Psychotherapie der unipolaren Depression durchgeführt (Cuijpers et al. 2011). Es ist daher nicht verwunderlich, dass in den nationalen Versorgungs- und Behandlungsleitlinien (NVL/S3) bei Depressionen (www.leitlinien.de/nvl/depression) die Psychotherapie, insbesondere die kognitive Verhaltenstherapie, zu den vorrangigen und zentralen Interventionen gehört. **Dies gilt ausdrücklich auch bei Depressionen im Alter!** Eine systematische Suche nach Übersichtsarbeiten zu kontrollierten Therapiestudien zur Psychotherapie von Depressionen im höheren Lebensalter ergab (Gühne et al. 2014) insgesamt 11 Metaanalysen, die bis zu 52 Studien (Cuijpers et al. 2012) berücksichtigten. Insgesamt zeigt sich, dass sich aktive Psychotherapie gegenüber Wartekontrollbedingungen, einer üblichen ärztlichen Behandlung und meistens auch gegenüber unspezifischen, unterstützenden Therapien als wirksamer erweist. Das Therapieformat Gruppen- oder Einzeltherapie erweist sich dabei als wenig relevant. Die errechneten Effektstärken für Psychotherapie im Vergleich zu den (aktiven) Kontrollbedingungen liegen zwischen $d = 0{,}49$ und $d = 0{,}72$. Errechnet man Besserungsraten ($\geq 50\,\%$ Besserung des Ausgangswerts) für depressive (ältere) Patienten, die mit Kombinationsbehandlung (Pharmakotherapie und

Psychotherapie), mit Pharmakotherapie, mit Psychotherapie, mit aktiver Kontrollbedingung (Placebo) oder nicht (Warteliste) behandelt wurden, dann ergibt sich das in ➤ Abb. 30.3 dargestellte erfreuliche Bild.

30.6 Psychotherapie bei kognitiven Einschränkungen und Depression

Kognitive Einschränkungen stellen einen der dominierenden Risikofaktoren für Depressionen im Alter dar (Weyerer et al. 2008). Dazu untersuchten Kiosses et al. (2015) eine am Problemlöseansatz orientierte individuelle Psychotherapie, die ambulant, jedoch im Haus bzw. der Wohnung der Patienten stattfand. Die Zielgruppe älterer Patienten litt an beginnender Demenz (aktuell leichte bis mittelgradige kognitive Einschränkungen) und komorbid an einer Depression. Da Antidepressiva bei dieser Patientengruppe nur begrenzt einsetzbar sind bzw. geringe Effekte zeigen, ist die Entwicklung und Evaluation von psychotherapeutischen Hilfen indiziert. Die Autorengruppe erarbeitete eine über 12 individuelle Sitzungen gehende Psychotherapie. Die 74 Patienten waren > 65 J. alt und litten nachweislich an kognitiven Einschränkungen einer „moderaten" Demenz. Die Psychotherapie erwies sich als sehr effizient (Effektstärken $d = 0{,}60$ bzw. $d = 0{,}67$; NNT 4) und deutlich der rein unterstützenden Therapie überlegen.

Dieser Befund deckt sich mit den Ergebnissen einer eigenen, früheren Arbeit (Hautzinger und Welz 2008), die eine spezifische Gruppen- (DiA-G) und Einzelpsychotherapie (DiA-I) mit unterstützender, verständnisvoller, unspezifischer, patientenzentrierter Therapie ebenfalls als Gruppen- (SuT-G) bzw. als Einzeltherapie (SuT-I) in einem kontrollierten, randomisierten Design miteinander verglich. Alle > 65 J. alten Patienten litten aktuell an einer depressiven Episode und waren in unterschiedlichem Ausmaß kognitiv beeinträchtigt. Die Gruppen- und die Einzeltherapien unterschieden sich hinsichtlich ihrer Effekte auf die Reduktion der depressiven Symptomatik statistisch nur knapp voneinander, wobei die spezifische Psychotherapie insbesondere als Einzeltherapie (DiA-I) die höchsten Besserungsraten und Effekte auf die Depression aufwiesen (➤ Abb. 30.4).

Angesichts der sehr unterschiedlichen Qualität vorliegender Therapiestudien, der hohen Komorbiditäten und der großen Heterogenität der Zielgruppe depressive ältere Patienten sind die Schlussfolgerungen noch mit Unsicherheit belastet. Es bedarf weiterer, besser kontrollierter, umfangreicherer und differenzierterer Therapiestudien, um die getroffenen Aussagen zur Indikation und Effizienz von Psychotherapie bei Altersdepressionen empirisch unangreifbar zu machen.

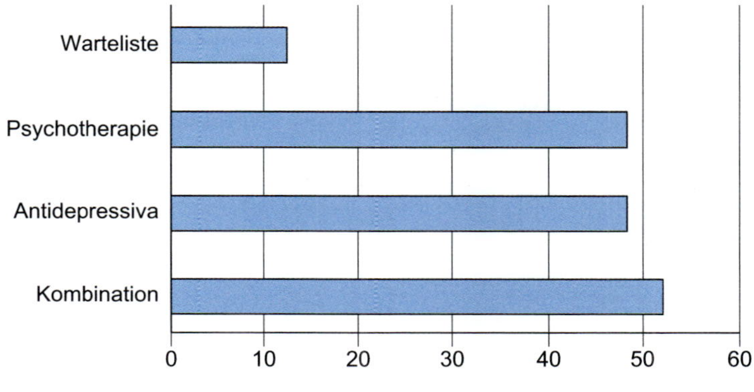

Abb. 30.3 Erfolgsraten verschiedener Interventionen [%] [P1155/L143]

30

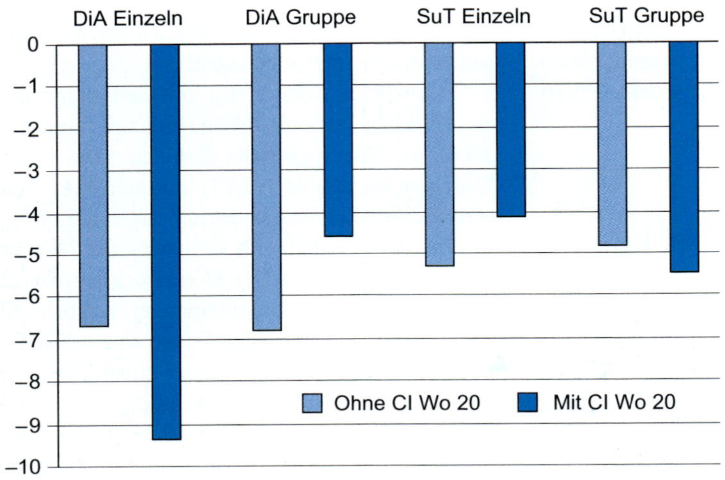

Abb. 30.4 Reduktion depressiver Symptomatik nach 20 Wo. Einzel- bzw. Gruppentherapie, spezifische (DiA) bzw. unterstützende (SuT) Therapie, mit oder ohne kognitive Einschränkung (CI) [P1155/L143]

LITERATUR

Baltes PB, Lindenberger U. On the range of cognitive plasticity in old age as a function of experience. Behaviour Research and Therapy 1989; 19: 283–300.

Beck AT. The development of depression. A cognitive model. In: Friedman RJ, Katz MM (Eds.). The psychology of depression. New York: Wiley; 1974. 3–28.

Cuijpers P, Andersson G, Donker T, van Straten A. Psychological treatment of depression: Results of a series of meta-analyses. Nord Journal Psychiatry Online 2011; 1–11.

Cuijpers P, Reynolds CF, Donker T et al. Personalized treatment of adult depression. Medication, psychotherapy, or both? A systematic review. Depression & Anxiety 2012; 29: 855–864.

Gallagher D, Thompson LW. Depression in the elderly. A behavioral treatment manual. Los Angeles: The University of Southern California Press; 1981.

Gühne U, Lupa M, König, HH, Hautzinger M, Riedel-Heller S. Ist Psychotherapie bei depressiven Erkrankungen im Alter wirksam? Ein systematischer Überblick. Psychiatrische Praxis 2014; 41: 415–423.

Hautzinger M. Kognitive Verhaltenstherapie. Behandlung psychischer Störungen im Erwachsenenalter (7. A.). Weinheim: Beltz; 2011.

Hautzinger M. Depression im Alter. Psychotherapeutische Behandlung für Einzel- und Gruppensetting (2. A.). Weinheim: Beltz; 2016.

Hautzinger M, Welz S. Kurz- und langfristige Wirksamkeit psychologischer Interventionen bei Depressionen im Alter. Zeitschrift für Klinische Psychologie und Psychotherapie 2008; 37: 52–60.

Kiosses DN, Ravdin L, Gross JJ, Raue P, Kotbi N, Alexopoulos GS. Problem adaptation therapy for older adults with major depression and cognitive impairment. JAMA Psychiatry 2015; 72, 22–30.

Lewinsohn PM. A behavioral approach to depression. In: Friedman RJ, Katz MM (Eds.), The psychology of depression. New York: Wiley; 1974. 157–18.

Lewinsohn PM, Teri L, Hautzinger M. Training clinical psychologists for work with older adults. Professional Psychology 1984; 15: 187–202.

Weyerer S, Eiffländer-Gorfer S, Köhler L, Jessen F. et al. Prevalence and risk factors for depression in non-demented primary care attenders aged 75 years and older. Journal of Affective Disorder 2008; 111; 153–163.

IV Ergänzende Behandlungen

KAPITEL

31

Jens Plag

Physio- und Sporttherapie

Kernaussagen

- Regelmäßige **körperliche Aktivität** hat einen antidepressiven Effekt.
- In diesem Zusammenhang ist **aerobes Ausdauertraining** besonders gut untersucht.
- Sowohl trainings- als auch **patientenbezogene Variablen** können die Wirksamkeit beeinflussen.
- Vor Beginn und während der körperlichen Aktivität können **unterschiedliche Aspekte** dazu beitragen, das therapeutische Potenzial zu optimieren.
- In Bezug auf die **antidepressiven Effekte von Physiotherapie** liegen (noch) zu wenige Daten vor, um valide Aussagen treffen zu können.

31.1 Einführung

In den letzten Jahrzehnten ist eine kontinuierliche Zunahme von Studien zu verzeichnen, die die Effekte von körperlicher Aktivität bei psychischen Erkrankungen systematisch untersuchen. Obwohl sich mittlerweile die transdiagnostische Relevanz von körperlicher Aktivität über zahlreiche Störungsgruppen deutlich abzeichnet, liegen gegenwärtig insbesondere für traditionell als „stressreaktiv" bezeichnete Erkrankungen wie der Depression oder Angsterkrankungen bereits zahlreiche Wirksamkeitsnachweise vor. Parallel hierzu ist zu beobachten, dass unterschiedliche Formen von körperlicher Aktivität zunehmend in die klinische Praxis integriert werden. Meist sind sie dann ein Baustein eines multimodalen Therapiekonzepts und sie werden als komplementäre Behandlungsstrategie in Ergänzung zur Psycho- und Pharmakotherapie eingesetzt. Regelmäßig sind jedoch einige wichtige Aspekte zu beachten und nicht selten auch Hürden zu überwinden, um körperliche Aktivität effektiv im Behandlungsalltag zu implementieren.

Das folgende Kapitel stellt zunächst die aktuelle Evidenz in Bezug auf körperliche Aktivität als Therapieoption der Depression dar. Hierbei wird auf unterschiedliche Formen körperlicher Aktivität eingegangen, ihre Wirksamkeit bei besonderen Patientengruppen beschrieben und es werden die bisher bekannten (neuro)biologischen sowie psychologischen Wirkfaktoren skizziert. Anschließend erfolgt ein „Brückenschlag" in den Therapiealltag und der Fokus liegt darauf, wann und wie das antidepressive Potenzial von körperlicher Aktivität in der praktischen Anwendung optimal genutzt werden kann. Abschließend wird kurz auf die Befunde eingegangen, die hinsichtlich der klinischen Effekte von Physiotherapie bestehen. Diese bleiben jedoch sowohl numerisch als auch qualitativ (noch) hinter denjenigen zurück, die eine aktive Form von körperlicher Aktivität betreffen.

31.2 Körperliche Aktivität bei Depression

Bereits seit einigen Jahrzehnten weisen epidemiologische Daten darauf hin, dass körperlich aktive Menschen ein geringeres Risiko aufweisen, an einer Depression zu erkranken. Studien, die diesen Zusammenhang systematisch untersuchten, konnten diesen Befund inzwischen bestätigen und zeigen, dass ein körperlich aktiver Lebensstil in allen Altersgruppen und unabhängig vom soziokulturellen Kontext die Auftretenswahrscheinlichkeit einer Depression deutlich reduziert (Schuch et al. 2018). Entsprechend wird durch die Weltgesundheitsorganisation (WHO) gegenwärtig empfohlen, dass Erwachsene jedes Lebensalters mind. 150 Min./Wo. und Kinder bzw. Jugendliche 60 Min./d moderat (bis intensiv) körperlich aktiv sein sollten, um einen prophylaktisch antidepressiven Effekt zu erzielen (WHO 2010).

Vor diesem Hintergrund rückte insbesondere innerhalb der letzten zwei Jahrzehnte körperliche Aktivität als Therapieoption der Depression zunehmend in den Fokus der klinischen Forschung. Allein seit Mitte der 2000er-Jahre wurden mehr als 100 randomisierte kontrollierte Studien publiziert, die die antidepressiven Effekte von körperlicher Aktivität adressieren. Obwohl die bisher durchgeführten Arbeiten teilweise deutliche Unterschiede in Bezug auf das Studiendesign aufweisen, auf die im weiteren Verlauf dieses Kapitels noch eingegangen wird, zeichnet sich jedoch bereits ein relativ gutes Bild davon ab, wodurch ein antidepressiv wirksames Bewegungsprogramm charakterisiert sein sollte. Die Mehrheit der bisherigen Untersuchungen fokussierte auf ein **aerobes Ausdauertraining,** welches als Lauf- oder Fahrradergometertraining in **moderater bis hoher Intensität** (zwischen 60 und 80 % der max. Herzfrequenz) mind. **3×/Wo.** für mind. **40 Min.** und über einen Zeitraum von **mehreren Wochen** durchgeführt wurde. Für diese Form von körperlicher Aktivität zeigte sich metaanalytisch ein mittlerer bis großer Effekt auf die Symptomatik einer Depression.

Damit war sie nicht nur unterschiedlichen nicht aktiven Kontrollbedingungen signifikant überlegen, sondern auch vergleichbar wirksam wie eine störungsorientierte Psycho- oder Pharmakotherapie (Schuch et al. 2016b). Neben der guten Wirksamkeit zeigt die gegenwärtige Studienlage auch, dass entsprechende Bewegungsprogramme durch Menschen mit einer Depression gut angenommen bzw. toleriert werden. Durchschnittlich brachen nur rund 18 % der Patienten die Intervention ab und damit signifikant weniger als dies im Kontext einer Behandlung mit Antidepressiva und erkrankungsorientierter Psychotherapie der Fall war. (Stubbs et al. 2016b)

MERKE

Die meisten Wirksamkeitsnachweise liegen für ein **aerobes Ausdauertraining** vor, das
- in **moderater bis intensiver Intensität** (60–80 % HR_{max}),
- in einer Trainingsfrequenz von **ca. 3–4 ×/Wo.**,
- für jeweils **mind. 40 Min.** und
- über **mehrere Wochen**

durchgeführt wird.

Die maximale Herzfrequenz (HR_{max}), die zur Bestimmung der individuellen Trainingsintensität bekannt sein sollte, ist geschlechtsspezifisch. Sie kann im Rahmen einer sportmedizinischen Voruntersuchung (z. B. durch eine Spiroergometrie) bestimmt oder formelbasiert berechnet werden.

MERKE

Die „maximale Herzfrequenz" kann nach folgender Formel berechnet werden:
- Frauen: 206 – (Alter × 0,88)
- Männer: 207 – (Alter × 0,7)

31.3 Ein tieferer Blick in die Daten

Wie bereits oben erwähnt, zeichnet sich die aktuelle Studienlage insgesamt (noch) durch eine relative Heterogenität aus. Diese betrifft sowohl die Art, Frequenz und Intensität als auch die Umgebungsbedingungen des Trainings. Darüber hinaus werden mehr und mehr Studien durchgeführt, die die antidepressiven Effekte von körperlicher Aktivität explizit bei besonderen Patientengruppen wie Kindern und Jugendliche, älteren Menschen oder Personen mit somatischen Erkrankungen untersuchen. Im Folgenden sollen diese Daten näher dargestellt werden. Dies soll dazu beitragen, eine entsprechende Intervention bestmöglich an die Situation, Möglichkeiten oder Bedürfnisse der einzelnen Patienten anpassen zu können und so durch eine personalisierte Therapieplanung die Wirksamkeit des Trainings zu optimieren.

31.3.1 Art des Trainings

Obwohl die meisten Wirksamkeitsnachweise für ein mehrwöchiges aerobes und in moderater Intensität durchgeführtes Ausdauertraining vorliegen, wurden in geringerem Ausmaß auch andere Formen körperlicher Aktivität in Bezug auf ihr antidepressives Potenzial untersucht. In diesem Zusammenhang existieren insbesondere Studien, die die Effekte von Krafttraining oder verschiedenen Formen von Mind Body Exercise (MBE) adressierten. MBE umfasst verschiedene Techniken wie Yoga, Tai-Chi oder Qigong, die überwiegend im asiatischen Kulturkreis entwickelt wurden und den Anspruch besitzen, eine direkte „physiomentale" Wirkung zu erzielen. Sowohl für Kraftraining als auch für unterschiedliche Subtypen von MBE konnte im Rahmen randomisierter kontrollierter Studien eine antidepressive Wirksamkeit gezeigt werden. Während die Effekte für Tai-Chi und Qigong eher klein und aufgrund methodischer Aspekte teilweise schwer interpretierbar sind, konnte durch ein auf Kraftzuwachs ausgelegtes Training sowie durch verschiedene Yoga-Programme wiederholt eine Reduktion der depressiven Symptomatik erzielt werden, die mit der durch aerobes Training erzielten Symptomverbesserung vergleichbar war (Stanton et al. 2013; Saeed et al. 2019). Diese Befunde werden durch eine Metaanalyse untermauert, die die Effekte von Ausdauer- und Krafttraining sowie Yoga bei älteren Erwachsenen mit einer majoren Depression in Relation setzt. Durch die Arbeit konnte gezeigt werden, dass durch alle drei Formen körperlicher Aktivität mittlere bis große Effekte auf die Zielsymptomatik erzielt werden und kein signifikanter Unterschied zwischen einzelnen Interventionen hinsichtlich ihrer Wirksamkeit besteht (Miller et al. 2020).

31.3.2 Intensität des Trainings

In denjenigen Studien, die ein moderat intensives Ausdauertraining durchführten, variiert die Trainingsintensität bisher deutlich und erstreckt sich vom unteren (ca. 60 % HR_{max}) bis in den oberen moderaten aeroben Bereich (80 % HR_{max}). Hierdurch ergaben sich im Verlauf deutliche Hinweise darauf, dass in Bezug auf die antidepressiven Effekte körperlicher Aktivität eine positive Intensitäts-Wirkungs-Beziehung besteht (Schuch et al. 2016b). Dies bedeutet, dass die Symptomreduktion umso ausgeprägter ist, je intensiver das Trainingsprogramm gestaltet bzw. je anstrengender die Intervention durch die Patienten erlebt wird.

Vor diesem Hintergrund haben in jüngerer Vergangenheit verschiedene Varianten eines sog. hochintensiven Intervalltrainings (HIIT) als potenzielle Therapieoption der Depression v. a. wissenschaftlich an Bedeutung gewonnen. Das HIIT ist eine Trainingsform, die ursprünglich im Leistungssport für das „Auftrainieren" von Athleten entwickelt und primär angewandt wurde. In den letzten Jahren hat sich das HIIT jedoch zunehmend auch im Breitensport etabliert und es hat sich gezeigt, dass auch Freizeitsportler oder weitestgehend untrainierte Personen diese Art von Training gut und problemlos absolvieren können. Ein HIIT ist eine relativ kurze Trainingseinheit, die wiederum aus alternierend durchgeführten niedrig- und hochintensiven Abschnitten besteht und in unterschiedlicher Form (z. B. als Lauf-, Fahrradergometer- oder Bodentraining) durchgeführt werden kann. Ein in Wissenschaft und Praxis relativ häufig angewandtes HIIT-Programm ist das Protokoll nach Gillen und Gibala (Gillen, Gibala 2014). Hierbei werden innerhalb von 2 Wo. insgesamt 6 HIIT-Einheiten durchgeführt. Eine Einheit dauert hier 20 Min. und ist aus jeweils 10 einminütigen Abschnitten zusammengesetzt, in denen in einer Intensität von 70–95 % HR_{max} bzw. < 70 % HR_{max} trainiert wird (> Abb. 31.1). Eine stetig zunehmende Anzahl an Studien zeigt, dass dieses oder ein jeweils sehr ähnlich aufgebautes HIIT-Programm vergleichbare oder sogar ausgeprägtere Effekte auf die kardiorespiratorische Fitness sowie auf zahlreiche metabolische (z. B. Lipid- oder Glukosestoffwechsel) oder kardiovaskuläre Parameter (z. B. Blutdruck) besitzt als ein konventionelles mehrwöchiges Training, dass in moderater aerober Intensität durchgeführt wird (Costa et al. 2018; Daizong Wen et al. 2019; Wen et al., 2019). Rund zehn randomisiert kontrollierte Studien untersuchten bisher explizit den Effekt eines HIIT auf die erkrankungsspezifische Symptomatik bei Menschen mit einer majoren Depression oder auf eine „Depressivität" im Rahmen einer anderen psychischen Erkrankung. Analog zu den Befunden

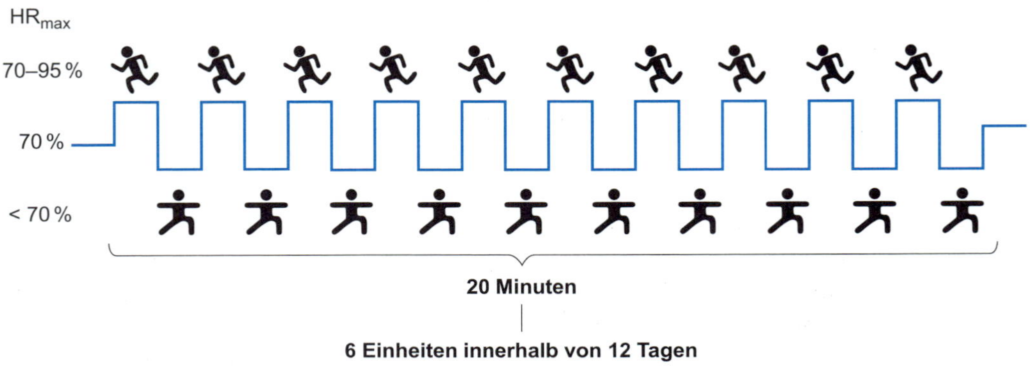

Abb. 31.1 HIIT-Protokoll nach Gillen und Gibala (2014) [P1144/L143]

in Bezug auf die somatischen Parameter bzw. zu den Beobachtungen bei Freizeitsportlern konnte gezeigt werden, dass im Vergleich zu einem konventionellen Ausdauertraining durch ein HIIT ein signifikant stärkerer antidepressiver Effekt erzielt werden kann, beide Trainingsformen jedoch durch die Patienten eine vergleichbar hohe Akzeptanz erfahren (Martland et al. 2020; Korman et al. 2020).

Trotz dieser sehr vielversprechenden Ergebnisse ist das HIIT als (additive) Behandlungsoption der Depression noch nicht wirklich in der Praxis angekommen. Dies mag sicherlich zu einem Teil daran liegen, dass diese Trainingsform aufgrund ihres „hochintensiven" Charakters bei Patienten mit (schweren) somatischen Vorerkrankungen, z. B. aus dem kardiovaskulären oder pulmonalen Bereich, nur eingeschränkt bzw. nicht anwendbar ist. Zum anderen müssen etwaige vorliegende somatische Kontraindikationen vor Trainingsbeginn durch eine gründliche internistische bzw. sportmedizinische Untersuchung (z. B. im Rahmen einer Spiroergometrie) ausgeschlossen werden, um die Trainingssicherheit bestmöglich zu gewährleisten – dies stellt bisweilen einen nicht unerheblichen logistischen Aufwand für die Patienten dar. Die bisherige Datenlage weist jedoch deutlich darauf hin, dass ein HIIT eine vergleichsweise sehr wirksame und gleichzeitig gut anwendbare Form von körperlicher Aktivität bei depressiven Patienten darstellt. Entsprechend kann sein Einsatz insbesondere bei Personen erwogen werden, die körperlich gesund sind, jedoch gleichzeitig eine relativ schwere Symptomausprägung aufweisen.

MERKE

Vor dem Hintergrund einer sich deutlich abzeichnenden Intensitäts-Wirkungs-Beziehung kann ein **hochintensives Intervalltraining (HIIT)** für geeignete Patienten eine relativ schnell und stark antidepressiv wirksame Form von körperlicher Aktivität darstellen.

31.3.3 Individuelle Faktoren und Trainingsbedingungen

Neben der allgemeinen Quantifizierung des antidepressiven Effekts fokussierten viele der bisherigen Studien auch auf patienten- und kontextbezogene Aspekte, die das Potenzial besitzen, die therapeutische Wirksamkeit körperlicher Aktivität zu beeinflussen. Ziel hierbei war es, herauszufinden, wie das Potenzial des körperlichen Trainings bestmöglich ausgeschöpft und ein individualisiertes Vorgehen gestaltet werden kann. Vor diesem Hintergrund wurden v. a. Faktoren untersucht, die das Trainingssetting sowie physische, soziale und psychologische Parameter der Patienten betreffen. Inzwischen liegen mehrere Übersichtsarbeiten vor, die die entsprechenden Befunde zusammenfassen (z. B. Schuch et al. 2016a; Stanton, Reaburn 2014; Lahart et al. 2019) und es erlauben, diese Daten hinsichtlich ihrer Relevanz besser einzuordnen:

In Bezug auf das **Trainingssetting** konnte gezeigt werden, dass die **Anleitung bzw. Supervision** des Trainings durch eine geschulte Person (z. B. Personal Trainer, Sport- oder Physiotherapeut) im Vergleich zu einem durch die Patienten selbstständig durchgeführten Sportprogramm mit einem signifikant stärkeren antidepressiven Effekt verbunden war. Möglicherweise ist dieser Befund neben motivationalen Aspekten auch darauf zurückzuführen, dass Fehler (z. B. Trainieren in einem suboptimalen Intensitätsbereich oder für zu kurze Zeit) vermieden oder schneller korrigiert werden und so die Effektivität gesteigert werden kann. Es scheint jedoch prinzipiell keinen Unterschied zu machen, ob Patienten ein **Einzel- oder ein Gruppentraining** absolvieren. Bei vergleichbarer Wirkung wurden für jede der beiden Optionen jedoch potenzielle Vorteile herausgestellt, die sich durch das Patientenprofil ergeben können: Ein Training in Gruppen scheint sich insbesondere positiv auf das Kontaktverhalten und die Motivation auszuwirken, den Erwerb bzw. Ausbau von sozialen Fertigkeiten zu fördern und den Austausch von Erfahrungen zu erleichtern. Entsprechend wird ein Gruppenangebot insbesondere für Jugendliche, eher schwer belastete Patienten sowie Menschen mit einem chronischen Erkrankungsverlauf empfohlen. Das Einzeltraining hingegen war mit einer größeren Trainingsadhärenz assoziiert und kann sich deshalb für Patienten anbieten, denen es nach subjektiver oder objektiver Einschätzung schwerfällt, „dabei zu bleiben". In Bezug auf die **Trainingsumgebung** (outdoor vs. indoor) liegen gegenwärtig noch keine vergleichenden Daten für Patienten mit einer depressiven Störung vor. Insbesondere in den letzten 3–5 J. war jedoch eine kontinuierliche Zunahme der Studien zu verzeichnen, die die möglichen Vorteile des sog. Green Exercising auf das allgemeine psychische Wohlbefinden untersuchten. Unter diesem Sammelbegriff wird körperliche Aktivität verstanden, die in der freien Natur, beispielsweise im Park, auf dem Feld oder im Wald stattfindet. Bisherige Ergebnisse liefern erste Hinweise darauf, dass ein Training in dieser Umgebung sowohl das Risiko einer Verschlechterung der psychischen Gesundheit im Allgemeinen vergleichsweise stark reduziert als auch dezidiert ausgeprägtere Effekte auf die affektive Valenz (d. h. auf das Ausmaß an – positiven – Emotionen und Bewertungen in Reaktion auf angenehme Wahrnehmungen) und die Genussfähigkeit erzielt als verschiedene Indoor-Aktivitäten. Ob dieser Aspekt der Trainingsumgebung auch eine Relevanz für die Effekte bei der Depression besitzt, müssen zukünftige Arbeiten zeigen.

Als **patientenbezogene Faktoren,** die den antidepressiven Effekt von körperlicher Aktivität beeinflussen können, wurden wiederholt das Ausmaß an **Lebenszufriedenheit, Selbstbewusstsein** sowie der Umfang der **sozialen Unterstützung** durch Dritte identifiziert. Hierbei zeigte sich das Training umso wirksamer, je ausgeprägter diese Faktoren vorhanden waren. Auch verheiratete oder in einer festen Partnerschaft lebende Patienten profitierten in vielen Studien besser von den jeweiligen Interventionen als Singles oder verwitwete Personen. Im Gegensatz dazu war eine relativ hohe **körperliche Fitness** zu Beginn des Bewegungsprogramms vielfach mit einem geringeren Therapieerfolg assoziiert. Dass eher untrainierte Patienten in Bezug auf ihre psychischen Erkrankungen besonders gut von körperlicher Aktivität profitieren, wurde auch schon bei anderen „stressreaktiven" psychischen Erkrankungen (z. B. Angststörungen) beobachtet. Eine mögliche Erklärung für diesen Befund bietet die sog. kardiorespiratorische Fitness, auf die in ➤ Kap. 31.4.1 noch näher eingegangen wird. Kein konsistenter Zusammenhang wurde hingegen zwischen der antidepressiven Wirksamkeit eines Trainings und der **Symptomausprägung** zu Beginn des Trainings sowie den **Überzeugungen hinsichtlich der Wirksamkeit** von körperlicher Aktivität gefunden. Hierdurch wird die oft geäußerte Überzeugung, dass nur leicht bis mittelschwer erkrankte sowie per se motivierte Patienten von einer Sportintervention profitieren, zumindest relativiert. Die praktische Umsetzung eines körperlichen Trainings kann bei Patienten mit relativ ausgeprägter Symptomschwere oder eher gering ausgeprägter Motivation jedoch sicherlich eine besondere Herausforderung darstellen.

Leitlinien

Die aktuelle S3-Leitlinie/NVL-Leitlinie für unipolare Depression empfiehlt auf Basis der bisherigen Datenlage, dass „Patienten mit einer depressiven Störung und ohne Kontraindikation für körperliche Belastungen die Durchführung eines strukturierten und supervidierten körperlichen Trainings empfohlen werden" sollte **(Evidenzgrad B; www.leitlinien.de/themen/depression).** In Orientierung an den Richtlinien des American College of Sports Medicine (ACSM) wird empfohlen, **aerobes Ausdauertraining** in moderater (für mind. 30 Min. an mind. 5 d/Wo.) oder hoher Intensität (für mind. 20 Min. an mind. 3 d/Wo.) durchzuführen. **Krafttraining** sollte an 1–2 d/Wo. stattfinden und alle großen Muskelgruppen einschließen.

31.3.4 Besondere Patientengruppen

Auch für einige spezielle Patientengruppen liegen bereits qualitativ wertvolle Daten in Bezug auf den antidepressiven Effekt von körperlicher Aktivität vor. Zu nennen sind hier insbesondere Kinder und Jugendliche, ältere Patienten, Schwangere sowie somatisch erkrankte Menschen, die zusätzlich unter einer depressiven Störung leiden.

Aktuelle metaanalytische Auswertungen von zusammen fast 40 randomisiert-kontrollierten Studien konnten zeigen, dass sowohl **Kinder und Jugendliche** als auch **Erwachsene ≥ 60 J.** mit einer klinisch relevanten Depression von körperlicher Aktivität vergleichbar gut profitieren wie Erkrankte im mittleren Lebensalter. In beiden Gruppen zeigten sich Bewegungsprogramme wirksam, die im Mittel weitgehend identische mittlere Basisparameter aufwiesen (aerobes Training, mind. 3–4 ×/Wo. für 40 Min.) wie die Interventionen bei jungen Erwachsenen. Ausschließlich in der Dauer der Intervention gab es einen deutlichen Unterschied – während ein therapeutisch wirksames Training bei Kindern und Jugendlichen durchschnittlich 11 Wo. dauerte, trainierten Patienten mit einer **Late-Life Depression** durchschnittlich 20 Wo. (Klil-Drori et al. 2020; Wegner et al. 2020). Dieser Befund weist Parallelen insbesondere zur Pharmakotherapie mit Antidepressiva bei älteren Menschen auf, die im höheren Lebensalter ebenfalls eine vergleichsweise lange Wirklatenz aufweisen kann.

Bei Schwangeren wurde in allen Trimena eine negative Assoziation zwischen dem Grad an körperlicher Aktivität während der Schwangerschaft und der Auftretenswahrscheinlichkeit einer **postpartalen Depression** beobachtet. Obwohl sich neben aerobem Ausdauertraining auch die Durchführung von Yoga-Übungen, Stretching und Krafttraining als präventiv wirksam erwies, zeigte sich erneut, dass für ein effektives Vorgehen Trainingseinheiten in einer Frequenz von durchschnittlich 3 ×/Wo. und einer jeweiligen Dauer von mind. 30 Min. notwendig waren. Die Intensität der jeweiligen Aktivität variierte hingegen deutlich vom eher niedrigen bis in den hohen aeroben Bereich und orientierte sich in den meisten Studien an den Bedürfnissen bzw. Möglichkeiten der Patentinnen (Nakamura et al. 2019).

Vergleichsweise viele Arbeiten untersuchten das antidepressive Potenzial von körperlicher Aktivität bei Menschen mit einer (schweren) **körperlichen Erkrankung.** Dies spiegelt zum einen die Relevanz wider, die die Depression als Komorbidität bei zahlreichen somatischen Konditionen besitzt, zum anderen aber auch das Bemühen, durch ein Bewegungsprogramm sowohl positive psychische als auch somatische Effekte zu erzielen. Vor diesem Hintergrund deckt die bisherige Studienlage ein relatives großes Spektrum ab – von rheumatischen, kardiovaskulären, onkologischen und metabolischen bis hin zu infektiologischen und neurologischen Erkrankungen (Roeh et al. 2019). In der Zusammenschau lassen sich jedoch auch in diesen Patientengruppen die Kennwerte reproduzieren, die bereits bei somatisch Gesunden ein wirksames antidepressives Aktivitätsprogramm charakterisieren: So liegen beispielsweise für Patienten mit rheumatoider Arthritis, Herzinsuffizienz, HIV, Morbus Parkinson, Diabetes oder multipler Sklerose jeweils die meisten bzw. besten Nachweise für ein moderat intensives aerobes Training vor, dass mind. 3 ×/Wo. für 40 Min. und über einen Zeitraum von durchschnittlich 11 Wo. durchgeführt wird. Hierbei zeigte sich in der Mehrzahl der Studien, dass sowohl der antidepressive Effekt als auch die Akzeptanz des Bewegungsprogramms vergleichbar ausgeprägt waren wie bei Menschen ohne somatische Erkrankung.

31.4 Wirkfaktoren

Nachdem die antidepressive Wirksamkeit von körperlicher Aktivität sowohl in Studien als auch in der Praxis gezeigt werden konnte, wuchs auch das Interesse, die Grundlagen dieses Effekts zu verstehen. Die gegenwärtige Datenlage ist noch deutlich ausbaufähig und in Teilen nicht völlig widerspruchsfrei; man kann jedoch bereits sagen, dass das therapeutische Potenzial von Bewegung bei Menschen mit einer Depression sicher nicht auf einen Aspekt allein zurückführen, sondern am ehesten Ausdruck eines multifaktoriellen Geschehens ist. Nach gegenwärtigem Stand des Wissens spielen hierbei sowohl biologische als auch psychologische Veränderungen eine Rolle, die im folgenden Abschnitt übersichtsartig dargestellt werden sollen.

31.4.1 Biologische Systeme

Gegenwärtig spricht einiges dafür, dass der antidepressive Effekt von körperlicher Aktivität zumindest teilweise auf die trainingsinduzierte Veränderung der „kardiorespiratorischen Fitness“ (CRF) zurückzuführen ist. Die (Veränderung der) CRF beschreibt die physiologischen Anpassungsvorgänge der Lunge, des Herz-Kreislauf-Systems und des Stoffwechsels (z. B. Vergrößerung der Vitalkapazität, Verringerung von Herzfrequenz und Blutdruck, Verbesserung des Glukosestoffwechsels), die sich durch kontinuierliche körperliche Aktivität einstellen. In der Vergangenheit konnten Studien nicht nur zeigen, dass Menschen mit einer Depression insbesondere durch aerobes Training regelmäßig eine deutliche Verbesserung der CRF erreichen, sondern auch, dass ein positiver Zusammenhang zwischen der Zunahme der CRF und dem Rückgang der depressiven

Symptomatik besteht (Stubbs et al. 2016a; Rahman et al. 2018; Papasavvas et al. 2016). Insbesondere der letztgenannte Befund liefert eine plausible Erklärung für den wiederholt replizierten und bereits weiter oben beschriebenen Befund, dass insbesondere wenig trainierte depressive Patienten einen Benefit durch ein Training haben: Diese Gruppe besitzt einen größeren Spielraum für eine trainingsinduzierte Verbesserung der CRF und damit relativ viel „Luft nach oben". Gut trainierte Personen hingegen weisen bereits eine hohe CRF auf und stoßen früher an ihr persönliches Limit. Auf diese Weise stellt ein in Bezug auf die CRF unterschiedlich schnell einsetzender „Deckeleffekt" wahrscheinlich einen wichtigen wirksamkeitslimitierenden Faktor von körperlicher Aktivität bei der Depression dar.

MERKE

Relativ **untrainierte Patienten** mit einer Depression profitieren besonders gut von körperlicher Aktivität. Dies ist möglicherweise auf eine vergleichsweise größere Zunahme der **„kardiorespiratorischen Fitness"** während des Trainings zurückzuführen.

Körperliche Aktivität führt jedoch auch zu Veränderungen in biologischen Systemen, die bereits mittel- bis langfristig mit der Entstehung und Aufrechterhaltung einer Depression assoziiert werden (z. B. Kandola et al. 2019). So konnte gezeigt werden, dass regelmäßiges körperliches Training nicht nur zu einer „Deaktivierung" der Hypothalamus-Hypophysen-Nebennierenrinden (HPA)-Achse und damit konsekutiv zu einer reduzierten Sekretion des Stresshormons Kortisol führt, sondern auch mit strukturellen und funktionellen Veränderungen in verschiedenen (para)limbischen Hirnarealen einhergeht. Relativ häufig replizierte Befunde sind in diesem Zusammenhang eine Zunahme des Hippocampusvolumens sowie eine Erhöhung kortikaler Aktivität. Darüber hinaus kann es mittlerweile als gesichert gelten, dass Bewegung die Verfügbarkeit von Neurotrophinen, v. a. des Brain-derived Neurotrophic Factor (BDNF), steigert und dadurch positive Effekte auf die Neuroprotektion und die Neuroplastizität besitzt. Weitere Befunde betreffen die Verbesserung der Neurotransmission von Serotonin, Noradrenalin und Dopamin, die Reduktion von oxidativem Stress sowie antiinflammatorische Effekte.

Erste Arbeiten konnten bereits einen Zusammenhang zwischen einer trainingsassoziierten Zunahme der CRF und neurobiologischen Veränderungen beobachten: So korrelierte bei Menschen aus der Allgemeinbevölkerung sowohl der Anstieg der CRF als auch die Reduktion einer depressiven Symptomatik positiv mit der Zunahme des Hirnparenchyms im Allgemeinen und der des Hippocampusvolumens im Speziellen (Zotcheva et al. 2019).

31.4.2 Psychologische Parameter

Körperliche Aktivität führt auch zu Veränderungen von psychologischen bzw. psychosozialen Faktoren, die im Rahmen der Pathogenese der Depression evidenzbasiert eine Rolle spielen (Kandola et al. 2019). Die mit am besten untersuchten Parameter stellen in diesem Zusammenhang das „Selbstwertgefühl" sowie die „Selbstwirksamkeit" dar. So konnte sowohl bei Gesunden als auch bei Menschen mit einer Depression gezeigt werden, dass regelmäßiges körperliches Training zu einer signifikanten Verbesserung des Körperbildes und der Körperwahrnehmung führt, was sich wiederum positiv auf das Selbstwertgefühl auswirkt. Darüber hinaus machen die verfügbaren Daten deutlich, dass Menschen mit und ohne depressive Symptomatik nach einem strukturiert und regelmäßig durchgeführten Bewegungsprogramm mehr Zutrauen in die eigenen Kompetenzen sowie Fertigkeiten entwickeln und in der Folge selbst definierte Ziele besser umsetzen konnten.

31.5 Der Schritt in die Praxis

Vor dem Hintergrund des bisher Dargestellten stellt sich nun die Frage, wie man das antidepressive Potenzial von körperlicher Aktivität im Therapiealltag bestmöglich zur Anwendung bringen kann. Welche Aspekte sind zu beachten? Welche Hürden können bestehen und wie können diese überwunden werden? Es bietet sich an, hier zwei Abschnitte zu unterscheiden:

1. vor Beginn des Trainings sowie
2. die eigentliche Trainingssituation.

In diesen Phasen sind jeweils unterschiedliche Aspekte bedeutsam, die zum Gelingen eines Bewegungsprogramms beitragen können. Die folgenden Empfehlungen stellen eine Synthese aus bisherigen Forschungsergebnissen und praktischen Erfahrungen aus dem Behandlungsalltag dar.

31.5.1 Vor dem Training

Der erste Schritt hin zu einem antidepressiv wirksamen Bewegungsprogramm ist eine fundierte **Psychoedukation.** In diesem Zusammenhang sollten dem Patienten auf Grundlage der bestehenden Datenlage Informationen über alle relevanten Aspekte (z. B. Art, Intensität, Frequenz und Wirkfaktoren von körperlicher Aktivität) vermittelt und die Gelegenheit zum ausführlichen Nachfragen gegeben werden. Wurde hierdurch ein grundsätzliches Interesse des Patienten geweckt, sollte sich eine gründliche **somatische Diagnostik** anschließen. Hierdurch müssen eventuell bestehende körperliche Bedingungen beurteilt werden, die die Durchführung eines Trainings unmöglich machen oder zumindest einschränken können. Neben einer ausführlichen Erhebung der Anamnese ist hier oft auch eine weiterführende fachärztliche Vorstellung notwendig, um insbesondere Erkrankungen des Herz-Kreislauf-Systems, des Stoffwechsels, der Lunge oder des zentralen Nervensystems auszuschließen bzw. hinsichtlich ihrer Ausprägung zu beurteilen.

CAVE

Vor Beginn regelmäßiger körperlicher Aktivität muss das Vorliegen (relativer) somatischer Kontraindikationen ausgeschlossen werden. Hierzu zählen insbesondere Erkrankungen

- des Herz-Kreislauf-Systems (z. B. schwerer Bluthochdruck, Herzerkrankungen),
- der Lunge (z. B. Asthma, chronisch obstruktive Lungenerkrankung),
- des Stoffwechsels (z. B. Diabetes, Schilddrüsendysfunktion) sowie
- des zentralen Nervensystems (z. B. Epilepsie)

Sind das Interesse und die somatischen Grundvoraussetzungen vorhanden, stellt die depressive Symptomatik selbst bzw. deren Konsequenzen eine der größten zu überwindenden Hürden dar. Insbesondere Symptome wie Antriebslosigkeit, Ambivalenz und Konzentrationsstörungen, ausgeprägte Insuffizienzgefühle, aber auch eine durch Schlafstörungen bedingte Tagesmüdigkeit können die Initiierung von körperlicher Aktivität deutlich erschweren. Insbesondere bei Patienten mit einer schweren Symptomausprägung kann es daher sinnvoll sein, zunächst durch eine **Pharmakotherapie** eine zumindest graduelle Symptomverbesserung anzustreben und dadurch die „Trainingsfähigkeit" zu verbessern bzw. herzustellen. Ergänzend können validierte Techniken hilfreich sein, die die intrinsische Motivation zur Aufnahme körperlicher Aktivität steigern können. In diesem Zusammenhang hat sich insbesondere die **motivierende Gesprächsführung (Motivational Interviewing, MI)** bewährt. Das MI ist eine Methodik, die ursprünglich für die Herstellung und Aufrechterhaltung der Abstinenz bei Patienten mit einer Substanzabhängigkeit entwickelt wurde. Bereits mittelfristig bestehen jedoch auch für das Thema der körperlichen Aktivität adaptierte Vorgehensweisen, die u. a. bei Messner (2018) detaillierter nachgelesen werden können. Ziel des MI ist es, durch eine spezifische Gesprächs- und Fragetechnik individuelle Diskrepanzen in der Argumentationsführung (Pro und Kontra einer Verhaltensmodifikation) aufzuzeigen, Ambivalenzen und Widerstände in Bezug auf körperliche Aktivität aufzulösen sowie das Vertrauen in eine Veränderung zu stärken. Das MI besteht aus vier Phasen (➤ Tab. 31.1), die seriell aufeinander aufbauen und schließlich dazu führen sollen, dass der Patient eine stabile Eigenmotivation entwickelt, körperlich aktiv zu werden und zu bleiben.

Aus den bisherigen Studienergebnissen lässt sich darüber hinaus ableiten, dass es für den antidepressiven Effekt entscheidend ist, vor Beginn der körperlichen Aktivität den **individuellen Trainingsbereich** des Patienten möglichst genau zu bestimmen. Nur so kann gewährleistet werden, dass das Bewegungsprogramm mindestens im Bereich von 60–80 % HR_{max} und damit im moderaten bis intensiven aeroben Bereich stattfindet. Die individuelle HR_{max} kann relativ einfach durch die bereits weiter oben dargestellten und gut validierten „Faustformeln" geschlechtsspezifisch berechnet werden (Such, Meyer 2010; ➤ Kap. 31.2). Noch genauer gelingt dies jedoch durch eine **internistische bzw. sportmedizinische Diagnostik,**

Tab. 31.1 Phasen der „motivierende Gesprächsführung" (MI) im Kontext körperlicher Aktivität (Messner 2018)

<table>
<tr><th>Phase</th><th>Ziel</th><th>Techniken/Elemente</th></tr>
<tr><td>Beziehungsaufbau</td><td>Herstellung einer offenen, tragfähigen Therapeuten-Patienten-Beziehung
„Sich kennenlernen" in Bezug auf persönliche Einstellungen hinsichtlich körperlicher Aktivität</td><td rowspan="4">Basistechniken:
Offene Fragen stellen
Aktives Zuhören
Würdigung des Gesagten
Informationen und Rat anbieten

Phasenspezifische Elemente:
Change-Talk[1]
Confidence Talk[2]</td></tr>
<tr><td>Fokussierung</td><td>Gewünschte Veränderungen, die durch körperliche Aktivität erreicht sollen, werden benannt, eingegrenzt und priorisiert</td></tr>
<tr><td>Evokation</td><td>„Hervorlocken" der intrinsischen Veränderungsmotivation in Bezug auf die benannten Ziele</td></tr>
<tr><td>Planung</td><td>Erstellung konkreter Pläne zum Beginn und zur Aufrechterhaltung körperlicher Aktivität</td></tr>
</table>

[1] Während der Evokation: Der Patient führt eigenmotiviert Wünsche, Notwendigkeiten oder Gründe bezüglich einer Veränderung an. Diese werden durch den Therapeuten aufgenommen, eingehender exploriert und gezielt ausgebaut.
[2] Während der Evokation: Der Therapeut verstärkt gezielt die Zuversicht des Patienten in Bezug auf die Umsetzbarkeit der Veränderung.

in deren Rahmen durch eine Spiroergometrie nicht nur die HR_{max}, sondern auch die „aerobe Schwelle" der Patienten sehr genau bestimmt werden kann. Ein weiterer Vorteil dieser vergleichsweise umfangreichen Untersuchung ist, dass insbesondere Erkrankungen des Herz-Kreislauf-Systems oder der Lunge erkannt bzw. in ihrer Ausprägung gut beurteilt werden können. Hierdurch kann relativ gut eingeschätzt werden, ob und ggf. bis zu welcher Intensität ein Training durchgeführt und dadurch die Trainingssicherheit noch einmal deutlich erhöht werden kann. Darüber hinaus sollte sich die Auswahl der körperlichen Aktivität an den **Präferenzen des informierten Patienten** orientieren. Obwohl für ein aerobes Ausdauertraining die meisten Wirksamkeitsnachweise vorliegen und dies dem Patienten im Rahmen der Psychoedukation auch vermittelt werden sollte, können auf Basis der aktuellen Datenlage auch Krafttraining oder Yoga effektive Optionen darstellen. Durch eine möglichst weitgehende Berücksichtigung des Patientenwunsches kann eine bereits bestehende Motivation, das Training zu beginnen und fortzusetzen, sicherlich weiter verstärkt werden. Schließlich kann es wichtig sein, sich die Patienten auch in Bezug auf die **Ausrüstung** einigermaßen gut vorzubereiten. Es ist sicherlich von Vorteil, gegebenenfalls in ein passendes Schuhwerk und bequeme Trainingskleidung zu investieren, um den Einstieg so angenehm wie möglich zu machen.

31.5.2 Während des Trainings

Insbesondere bei Patienten mit einer Depression ist ein **langsamer Beginn** nahezu essenziell für ein erfolgreiches Training. Sowohl Trainingsfrequenz als auch -intensität sollten Schritt für Schritt, jedoch progredient gesteigert werden. Dies ist aus mehreren Gründen wichtig: Zunächst trägt man hierdurch den physiologischen Anpassungsvorgängen Rechnung, die sich insbesondere bei untrainierten Menschen eher langsam vollziehen. Da man davon ausgehen kann, dass viele Patienten schon erkrankungsbedingt nicht regelmäßig körperlich aktiv sind, ist dies von besonderer Bedeutung, da so Verletzungen (z. B. Muskelzerrungen, Sehnen- oder Bandrupturen) oder Kreislaufproblemen vorgebeugt werden kann. Entsprechend sollte auch auf eine Aufwärm- und Cool-down-Phase vor bzw. nach dem Bewegungsprogramm nicht verzichtet werden. Darüber hinaus kann ein zu schneller Beginn die Patienten auch „physiomental" überfordern und hierdurch zu Misserfolgserlebnissen führen. Diese sind nicht nur für die Trainingsadhärenz problematisch, sie besitzen auch das Potenzial, das bereits problematische Selbstbewusstsein bzw. Selbstwertgefühl der Teilnehmer weiter zu reduzieren. Auf diese Weise kann es unter Umständen sogar zu einer Verschlechterung der Depression kommen. Die meisten dieser Aspekte können jedoch dadurch adressiert werden, indem zumindest zu Beginn das Bewegungsproramm unter **professioneller Anleitung** durchgeführt wird. Diese kann, je nach Verfügbarkeit oder Präferenz, durch einen Sport- oder Physiotherapeuten, einen Personal Trainer, im Rahmen eines entsprechenden Angebots eines Fitnessstudios oder auch durch einen geschulten Psychotherapeuten erfolgen. Ein begleiteter Einstieg kann deutlich dazu beitragen, Trainingsfehler zu vermeiden sowie dysfunktionale Kognitionen zeitnah zu korrigieren und dadurch sowohl die Sicherheit als auch die antidepressive Wirksamkeit des Bewegungsprogramms zu steigern.

Des Weiteren sollten die Patienten angehalten werden, die **Bedingungen** der körperlichen Aktivität so zu gestalten, dass sie die Durchführung begünstigen und ihrem Effekt nicht entgegenstehen (Blumenthal et al. 2012). So sollte ein Training weder im hungrigen Zustand noch unmittelbar nach einer Mahlzeit stattfinden. Die Trainingszeit sollte idealerweise am Morgen, Vormittag oder am Nachmittag liegen, auch um einen zusätzlichen antidepressiven Effekt von Tageslicht im Sinne eines Synergismus ausnutzen zu können. Ein Training am (späten) Abend hingegen sollte vermieden werden, um einen oft bereits gestörten zirkadianen Rhythmus nicht weiter zu belasten. Auch ist ein Bewegungsprogramm, das zu zweit oder in kleineren Gruppen durchgeführt werden kann, in vielen Fällen von Vorteil. Bei vielen Patienten wirkt sich dies (auch durch einen „sanften" Gruppendruck und -kontest) positiv auf die Motivation und Adhärenz aus. Darüber hinaus bietet sich hier die Möglichkeit zur interpersonellen Kommunikation, wodurch insbesondere Patienten profitieren können, die im Rahmen ihrer Depression einen starken sozialen Rückzug aufweisen oder per se über nur wenige soziale Kontakte verfügen. Letztlich kann die körperliche Aktivität in Gruppen auch mittelbar zur Herstellung bzw. Förderung der zwischenmenschlichen Ebene genutzt werden. So kann man die Teilnehmer ermuntern, nach Beendigung der Trainingseinheiten gemeinsam etwas zu unternehmen, beispielsweise gemeinsam etwas essen oder trinken zu gehen oder Unternehmungen zu planen. Gerade wenn sich die Gruppenteilnehmer bereits näher kennengelernt haben, kann dies einen nicht zu unterschätzenden Anreiz zur Trainingsteilnahme darstellen Schließlich sollten mögliche **Trainingshindernisse** antizipiert und proaktiv nach Lösungen gesucht werden: Wie gehe ich mit schlechtem Wetter um, wenn ich am liebsten draußen trainiere? Wenn ich beruflich oder privat viel zu tun habe – wie kann ich mir trotzdem genug Zeit dafür einräumen, körperlich aktiv zu bleiben? Wie kann ich meinen „inneren Schweinehund" überwinden, wenn ich einmal sehr müde oder demotiviert bin? Diese Liste kann beliebig fortgesetzt werden, was verdeutlicht, dass Schwierigkeiten in der Umsetzung sehr unterschiedlich sein können und deshalb auch individuelle Lösungsstrategien erarbeitet werden müssen. Auch hier kann das MI hilfreich sein, um Ambivalenzen, die während des Trainings entstehen, zu thematisieren und möglichst aufzulösen.

31.5.3 Organisation des Trainings

Körperliche Aktivität kann prinzipiell in nahezu jedem therapeutischen Setting als komplementäre Behandlungsoption organisiert bzw. etabliert werden. Vor dem Hintergrund der bereits dargestellten Evidenzlage sind (professionell angeleitete) Lauf- oder Bewegungsgruppen bereits fester Bestandteil des Therapieangebots zahlreicher psychiatrischer oder psychosomatischer Kliniken. Eine relative Herausforderung kann jedoch (noch) die Implementierung des Trainings im ambulanten psychotherapeutischen oder psychiatrischen Behandlungskontext darstellen. Hier ist eine entsprechende Infrastruktur, die dezidiert Menschen mit psychischen Erkrankungen adressiert, gegenwärtig noch weniger gut ausgebildet. Patienten, denen es schwerfällt, selbstständig ein Training zu initiieren (z. B. im Rahmen strukturierter Programme eines Fitnessstudios oder evtl. mithilfe eines Personal Trainers) können ggf. Unterstützung bei der erkrankungsspezifischen Selbsthilfe oder den Krankenkassen suchen. Insbesondere Letztere bieten häufig entsprechende Programme im Rahmen ihres Präventionsportfolios (für somatische Erkrankungen) an. Darüber hinaus sind entsprechende Informationen und Kontakte über das Referat Sportpsychiatrie der Deutschen Gesellschaft für Psychiatrie und Psychotherapie, Psychosomatik und Nervenheilkunde (www.dgppn.de/die-dgppn/referate/sportpsychiatrie.html) oder über das Ambulante Netzwerk Sportpsychiatrie und -psychotherapie (www.anspp.de) beziehbar.

Zusammenfassung

Vor dem Training ist es wichtig,
- eine gute Psychoedukation durchzuführen.
- durch eine somatische Diagnostik die Trainingssicherheit zu gewährleisten.
- eine bestmögliche Trainingsfähigkeit bzw. -motivation zu erreichen (z. B. durch „motivierende Gesprächsführung").

Während des Trainings sollte
- langsam begonnen und gesteigert werden.
- initial eine Anleitung/Supervision gewährleistet werden.
- eine Optimierung der Bedingungen des Trainings angestrebt werden.
- ein bestmöglicher Abbau von Trainingshindernissen erfolgen.

Für die **Organisation des Trainings** kann
- auf Strukturen der Selbsthilfe sowie
- auf Angebote der Krankenkassen und der Fachgesellschaften zurückgegriffen werden.

31.6 Physiotherapie

Bisher wurden nur sehr vereinzelt Studien durchgeführt, die die antidepressiven Effekte einer Physiotherapie adressierten. Die verfügbaren (Pilot-)Daten beziehen sich nahezu ausnahmslos auf Menschen, bei denen eine entsprechende Behandlung im Rahmen einer körperlichen Erkrankung durchgeführt wurde und die zusätzlich an einer depressiven Symptomatik litten. Vor diesem Hintergrund konnte beispielsweise bei Patienten mit orthopädischen Beschwerden oder einer multiplen Sklerose gezeigt werden, dass nach einer Physiotherapie eine deutliche Verbesserung der komorbiden depressiven Symptomatik zu verzeichnen war (z. B. Wideman et al. 2012). Insgesamt stehen entsprechende Befunde jedoch sowohl numerisch als auch qualitativ deutlich hinter denjenigen zurück, die die antidepressiven Effekte von aktiver körperlicher Aktivität untersuchen. Entsprechend kann hier noch keine abschließende Wertung vorgenommen werden. Es gibt Forschungsbedarf, um das Potenzial von Physiotherapie (insbesondere auch bei depressiven Menschen ohne somatische Grunderkrankung) beurteilen zu können.

LITERATUR

Blumenthal JA, Smith PJ, Hoffman BM. Is Exercise a Viable Treatment for Depression? ACSMs Health Fit J 2012; 16(4): 14–21.

Costa EC, Hay JL, Kehler DS et al. Effects of High-Intensity Interval Training Versus Moderate-Intensity Continuous Training On Blood Pressure in Adults with Pre- to Established Hypertension: A Systematic Review and Meta-Analysis of Randomized Trials. Sports Med 2018; 48(9): 2127–2142.

Daizong Wen, Till Utesch, Jun Wu, Samuel Robertson et al. Effects of different protocols of high intensity interval training for VO2max improvements in adults: A meta-analysis of randomised controlled trials. 2019a

Gillen JB, Gibala MJ. Is high-intensity interval training a time-efficient exercise strategy to improve health and fitness? Appl Physiol Nutr Metab 2014; 39(3): 409–412.

Härter M, Schorr S, Schneider F. S3-Leitlinie/Nationale VersorgungsLeitlinie Unipolare Depression. Berlin, Heidelberg, s. l.: Berlin Heidelberg: Springer; 2017. 280.

Kandola A, Ashdown-Franks G, Hendrikse J et al. Physical activity and depression: Towards understanding the antidepressant mechanisms of physical activity. Neuroscience and biobehavioral reviews 2019; 107.

Klil-Drori S, Klil-Drori AJ, Pira S, Rej S. Exercise Intervention for Late-Life Depression: A Meta-Analysis. J Clin Psychiatry 2020; 81(1).

Korman N, Armour M, Chapman J et al. High Intensity Interval training (HIIT) for people with severe mental illness: A systematic review & meta-analysis of intervention studies – considering diverse approaches for mental and physical recovery. Psychiatry Res 2020; 284: 112601.

Lahart I, Darcy P, Gidlow C, Calogiuri G. The Effects of Green Exercise on Physical and Mental Wellbeing: A Systematic Review. International journal of environmental research and public health 2019; 16(8).

Martland R, Mondelli V, Gaughran F, Stubbs B. Can high intensity interval training improve health outcomes among people with mental illness? A systematic review and preliminary meta-analysis of intervention studies across a range of mental illnesses. J Affect Disord 2020; 263: 629–660.

Messner T. Motivational Interviewing in der Sport- und Bewegungstherapie – ein Ansatz zur Förderung der intrinsischen Motivation. B & G 2018; 34(04): 186–193.

Miller KJ, Gonçalves-Bradley DC, Areerob P et al. Comparative effectiveness of three exercise types to treat clinical depression in older adults: A systematic review and network meta-analysis of randomised controlled trials. Ageing research reviews 2020; 58.

Nakamura A, van der Waerden J, Melchior M et al.: Physical activity during pregnancy and postpartum depression: Systematic review and meta-analysis. J Affect Disord 2019; 246: 29–41.

Nardi AT de, Tolves T, Lenzi TL et al. High-intensity interval training versus continuous training on physiological and metabolic variables in prediabetes and type 2 diabetes: A meta-analysis. Diabetes Res Clin Pract 2018; 137: 149–159.

Papasavvas T, Bonow RO, Alhashemi M, Micklewright D. Depression Symptom Severity and Cardiorespiratory Fitness in Healthy and Depressed Adults: A Systematic Review and Meta-Analysis. Sports Med 2016; 46(2).

Rahman MS, Helgadóttir B, Hallgren M et al. Cardiorespiratory fitness and response to exercise treatment in depression. BJPsych open 2018; 4(5).

Roeh A, Kirchner SK, Malchow B et al. Depression in Somatic Disorders: Is There a Beneficial Effect of Exercise? Frontiers in psychiatry 2019; 10: 141.

Saeed SA, Cunningham K, Bloch RM. Depression and Anxiety Disorders: Benefits of Exercise, Yoga, and Meditation. Am Fam Physician 2019; 99(10): 620–627.

Schuch FB, Dunn AL, Kanitz A et al. Moderators of response in exercise treatment for depression: A systematic review. J Affect Disord 2016a; 195: 40–49.

Schuch FB, Vancampfort D, Firth J et al. Physical Activity and Incident Depression: A Meta-Analysis of Prospective Cohort Studies. Am J Psychiatry 2018; 175(7): 631–648.

Schuch FB, Vancampfort D, Richards J et al. Exercise as a treatment for depression: A meta-analysis adjusting for publication bias. J Psychiatr Res 2016b; 77: 42–51.

Stanton R, Reaburn P. Exercise and the treatment of depression: a review of the exercise program variables. J Sci Med Sport 2014; 17(2): 177–182.

Stanton R, Reaburn P, Happell B. Is cardiovascular or resistance exercise better to treat patients with depression? A narrative review. Issues Ment Health Nurs 2013; 34(7): 531–538.

Stubbs B, Rosenbaum S, Vancampfort D et al. Exercise improves cardiorespiratory fitness in people with depression: A meta-analysis of randomized control trials. J Affect Disord 2016a; 190: 249–253.

Stubbs B, Vancampfort D, Rosenbaum S et al. Dropout from exercise randomized controlled trials among people with depression: A meta-analysis and meta regression. J Affect Disord 2016b; 190: 457–466.

Such U, Meyer T. Die maximale Herzfrequenz. Standards der Sportmedizin 2010; 61(12)

Wegner M, Amatriain-Fernández S, Kaulitzky A et al. Systematic Review of Meta-Analyses: Exercise Effects on Depression in Children and Adolescents. Frontiers in psychiatry 2020: 11.

Wen D, Utesch T, Wu J et al. Effects of different protocols of high intensity interval training for VO2max improvements in adults: A meta-analysis of randomised controlled trials. J Sci Med Sport 2019b; 22(8): 941–947.

Wideman TH, Scott W, Martel MO, Sullivan MJ. Recovery from depressive symptoms over the course of physical therapy: a prospective cohort study of individuals with work-related orthopaedic injuries and symptoms of depression. The Journal of orthopaedic and sports physical therapy 2012; 42(11).

World Health Organization. Global recommendations on physical activity for health. Global Strategy on Diet, Physical Activity & Health. Genf: WHO Press; 2020.

Zotcheva E, Pintzka CWS, Salvesen Ø et al. Associations of Changes in Cardiorespiratory Fitness and Symptoms of Anxiety and Depression With Brain Volumes: The HUNT Study. Frontiers in behavioral neuroscience 2019; 13.

KAPITEL

32 Kunsttherapie in der Behandlung depressiv Erkrankter

Bettina Bechen, Jochen Schwemm

Kernaussagen

- **Kurzfristig** kann Kunsttherapie durch Förderung einer achtsamen Haltung, der Eigenwahrnehmung, der Regulierung von Angst und der Anspannung sowie der Selbstwirksamkeit zur **Entlastung und Minderung depressiver Symptome** beitragen.
- **Langfristig** kann der kunsttherapeutische Prozess bei depressiven Störungen durch die kreative Auseinandersetzung mit psychotherapeutischen Inhalten eine **Grundlage** für zukünftiges Fühlen, Handeln und Denken schaffen.

Kunsttherapie wird mittlerweile in fast allen psychiatrischen, psychotherapeutischen und psychosomatischen Einrichtungen angeboten. Mit ihr steht sowohl dem Patienten als auch den Behandlern ein Medium mit breitem Anwendungsspektrum zur Seite, welches für depressiv Erkrankte therapeutische Wirksamkeit bereithält. Anwendung findet die Kunsttherapie im stationären und teilstationären sowie im ambulanten Setting und wird in Gruppenarbeit oder in Einzeltherapie angeboten.

Depressiv erkrankte Menschen erleben sich während der Arbeit an ihrem Werk als aktiv, der kreative Prozess fördert beim Patienten den eigenen Antrieb, stärkt den Selbstwert und kann zur Korrektur eines starren Selbstbildes beitragen. Die Interaktion in der Gruppe wirkt dem sozialen Rückzug entgegen, die Arbeit am bildnerischen Ausdruck unterstützt das Selbstwirksamkeitserleben. Die kreative Auseinandersetzung mit therapeutischen Themen und die Verbildlichung von Gedanken und Gefühlen schaffen neue Handlungs- und Erlebnisspielräume.

Schon im 19. Jahrhundert wurden Werke von Patienten klinisch betrachtet und zur Diagnostik herangezogen. Der kreative Prozess und dessen Erleben rückten im Laufe der Jahre mehr und mehr in den Fokus klinisch-kunsttherapeutischer Arbeit.

Bestandteil des folgenden Kapitels sind die von den Autoren gesammelten und ausgewerteten

Erfahrungsberichte aus stationärem und ambulantem Setting (Bechen, Schwemm 2020).

Das spontan entstehende Werk ist Träger und Vermittler von therapierelevanten Inhalten, die, vorerst nonverbal im Werk, im Gespräch mit dem Kunsttherapeuten in Sprache übersetzt werden können.

Um diese Art von Erlebnis zugänglich zu machen, benötigt es einen Ort, einen sicheren Raum, in dem Patienten sich öffnen und ihren Intuitionen und Entscheidungen nachgehen können. Soll eine Kunsttherapie gelingen, benötigt es verschiedene innere und äußere Bedingungen, die einen progressiven Therapieprozess bei Patienten ermöglichen, begünstigen, fördern und unterstützen.

32.1 Begegnung und Motivation

32.1.1 Das Vorgespräch

Die Möglichkeit, mit künstlerischen Materialien zu arbeiten, wird von vielen, speziell depressiven Patienten kaum von sich aus in Betracht gezogen. Im therapeutischen Kontext löst die Aussicht auf die Teilnahme an der Kunsttherapie vielmehr zusätzliche Ängste aus: Oft entsteht die Angst, etwas nicht richtig zu können, etwas falsch zu machen, sich selbst oder anderen nicht zu genügen und dadurch unangenehme Gefühle zu entwickeln, vorerst im Vordergrund. Erlebnisse aus der Kindheit und der Schule haben oft Hemmungen gegenüber eigenen kreativen Fähigkeiten entstehen lassen, welche eine Überzeugung ausprägen kann, dass die individuelle Kreativität nicht zugänglich sei. Diese, als hohe Schwelle wahrgenommene Hürde, „etwas Neues zu beginnen", stellt einen ersten Konflikt in der Kunsttherapie dar. Ziel ist es daher, das Vertrauen in die eigene Schaffenskraft aufzubauen.

Um eine Annäherung an diese Form der Therapie zu erleichtern, ist ein **Vorgespräch** als erste Begegnung zwischen Patienten und dem Kunsttherapeuten eine notwendige Maßnahme. Das Vorgespräch dient dem Beziehungsaufbau, der Klärung von Inhalten und Zielen sowie dem Heranführen an das Material und das kunsttherapeutische Setting. Im ersten persönlichen Kontakt können bisherige Erfahrungen und Ängste angesprochen sowie eigene Themen formuliert werden.

„Die Kunsttherapie hat mir bei der Stabilisierung geholfen, indem ich zum einen (besonders anfangs), die Schwere meiner Gefühle ausdrücken konnte. Und das auf eine neue Art, ohne darüber zu sprechen. Sie hat zu meinem verbesserten Selbstwert beigetragen, indem ich üben konnte, weniger kritisch zu sein und gemerkt habe, dass man positives Feedback bekommt. Und ich konnte üben, abzuschalten und in einen Flow zu kommen, der im Gegensatz zu allen negativen Gedanken heilsam war." (Bechen, Schwemm 2020).

Kunst als Therapie schöpft aus verschiedenen psychologischen und psychotherapeutischen Strömungen und Methoden. Der kreative Akt und das, was wir währenddessen erfahren, bleiben vielschichtig und individuell. Anliegen des Kapitels ist es, die Perspektive des an der Kunsttherapie Teilnehmenden zu beleuchten sowie die Aufmerksamkeit auf theorieverbindende Bezüge, unter Einbeziehung neurowissenschaftlicher Erkenntnisse, zu richten.

MERKE

Elemente des kunsttherapeutischen Prozesses

Erleben
- von eigener Kreativität,
- des Sich-Ausprobierens,
- des Experimentierens,
- des Neugierigwerdens,
- des Erlebens von Entspannung und Ruhe im Tun,
- der Eigenwahrnehmung im „Hier und Jetzt" (Flow und Achtsamkeit).

Ohne Worte sprechen, einen eigenen Ausdruck finden.

„Mit Pastellkreide auf Papier habe ich hier meine Vorstellungen von meinem inneren Kind zum Ausdruck bringen können, das in mir wohnt und das Innere meines Herzens beschützt." (Bechen, Schwemm 2020)

Künstlerische Auseinandersetzung bietet die Möglichkeit, auf mehreren Ebenen in Kommunikation zu treten: als gestalterischer Dialog in und mit dem Bild, als „vorsprachliche" Kommunikation, als Abbild einer inneren Auseinandersetzung sowie als intuitive, von kollektiven und individuellen

Symbolen geprägten Ausdrucksform. Durch das Malen und Betrachten eines Bildes, das Verwenden einer bestimmten Farbe, Form oder Gegenständlichkeit können innere Bilder und damit verbundene Emotionen und Kognitionen stimuliert werden. Im Austausch zwischen dem Gestaltenden, dem Werk und dem Betrachter entstehen Begegnungsräume für neue Blickwinkel, die dem eigenen Therapieprozess neue Ansatzpunkte geben können. Die Arbeit mit äußeren und inneren Bildern bietet die Möglichkeit des „Sich-über-ein-Bild-Mitteilens", der Rekapitulation, der Distanzierung und Integration vergangenen Erlebens. Peter Sinapius und Peer de Smit schreiben über den Bildbegriff in der Kunsttherapie und über die therapeutische Bedeutsamkeit der Vorgänge, die sich zwischen künstlerischer Gestaltung und dem sich innerlich vermittelnden Bild abspielen: *„[…] Innere Bilder sind aber weder bloß Projektionen der äußeren Welt auf die innere Leinwand unserer Seele, noch verhalten sie sich ähnlich wie äußere Bilder. Interessant und therapeutisch bedeutsam sind die Vorgänge, die sich dazwischen abspielen; zwischen der künstlerischen Gestaltung und dem sich innerlich vermittelnden Bild."* (Sinapius, de Smit 2010, S. 15)

32.2 Sinnliches Erleben und Erfahren

Kreative Prozesse sind nicht vorhersehbar und deren Ergebnis ist nur bedingt planbar. Während des Gestaltens werden immer wieder neue Entscheidungen getroffen, verworfen und verändert. Der Gestaltende bewältigt ständig neue bildnerische Herausforderungen: Sei es bezogen auf das Material, die eigene bildnerische Fähigkeit, den eigenen Anspruch oder die individuelle Vorstellung von Ästhetik. Rizzolatti und Sinigaglia (2008) sprechen von Akten, die außerhalb sprachlicher Vorgänge erkannt werden. Erste Gekritzel und Zeichnungen sind nicht immer Darstellung von visuell Wahrgenommenem, sondern auch Spuren und Dokumente der Tätigkeit des Körpers (vgl. Leimbacher 2008). Auch hier lässt sich die Beobachtung noch weiter differenzieren, wird etwa aus dem Handgelenk heraus, unter Einsatz des ganzen Armes oder sogar mit Bewegung des ganzen Körpers gekritzelt.

„Ich habe Spaß daran, mit den Farben zu spielen, zu experimentieren und zu lernen, wie sie sich verhalten." (Bechen, Schwemm 2020)

Mehrfach wird von der Erfahrung berichtet, neugierig zu werden, ein Ventil zu finden, Worte zu finden und aussprechen zu können, bildnerisch eine Lösung für Unruhezustände zu finden, Kreativität zu entdecken, loszulassen von Leistungsdruck oder sich nicht bewertet zu fühlen. Weitere häufig genannte Aspekte sind, die Materialien genießen zu können, Perfektionismus über Bord geworfen zu haben, mit den eigenen Fähigkeiten zufrieden zu sein oder eine liebevolle Seite an sich zu entdecken. Gestaltung ist häufig Transformation von unbewussten Inhalten, bildnerischen Symbolen und metaphorischen Darstellungen. Dazu gehört auch, dass während des Gestaltungsprozesses auftauchende, inhaltliche, technische oder materialbezogene Probleme bewältigt und individuelle Lösungen gefunden werden. Auch das Gefühl des Scheiterns gehört im kreativen Prozess zum „Alltag", und ist Grundlage für neues Schaffen.

„Die Kunsttherapie hat mir dabei geholfen Lösungsansätze zu visualisieren, Probleme zu entwirren. Einiges ist mir dabei klarer geworden." (Bechen, Schwemm 2020)

Noah Hass-Cohen und Joanna Clyde Findlay nähern sich mit einer neurowissenschaftlichen Betrachtungsweise der Kunsttherapie. Sie kommen zu folgendem Schluss: Die integrierte Funktion der Kreativität wird von sensorischen Erfahrungen, impliziten und expliziten emotionalen Prozessen, Kognitionen und Gedanken angetrieben und verstärkt dabei die Konnektivität zwischen den verschiedenen Netzwerken. (vgl. Hass-Cohen, Findlay 2015)

32.3 Atelier und Gruppengröße

Das kunsttherapeutische Atelier wird als Freiraum angesehen, der eine einladende, offene, kreative Atmosphäre bereithält. In diesem Freiraum werden alternative Definitionen von Leistung und Erfolg möglich.

Zu kleine, aber auch zu große Arbeitsräume können sich in Bezug auf die Gruppengröße ungünstig erweisen. Zu kleine Ateliersituationen können bei manchen Patienten Gefühle von Enge und Bedrängnis auslösen. Eine zu große körperliche Nähe zum Tischnachbarn kann es schwer machen, subjektive und in der Krankheit besonders empfindliche Bedürfnisse von Distanz einzuhalten und einzufordern. Für das kunsttherapeutische Atelier sind daher großzügige Räume zu empfehlen. Sie ermöglichen auch eine raumgreifende Arbeit im Einzel- oder Gruppensetting.

Grundsätzlich zeigt sich, dass in den unterschiedlichsten Gruppengrößen therapeutisch wirksame Prozesse möglich sind. Doch erscheinen Gruppengrößen, die eine Anzahl von 3 nicht unterschreiten und 8 nicht überschreiten sowohl für die Patienten als auch für die Arbeit der Kunsttherapeuten als eine geeignete Größe. Dadurch sind optimale Bedingungen geschaffen, sodass die Patienten in ihren therapeutischen Prozessen angemessen begleitet werden können.

32.4 Kommunikation und Reflexion

„Das Bild hat mir bei der Bewusstwerdung meiner verzweifelten Gefühle geholfen, mit der ich mich besser distanzieren und die Gefühle bearbeiten konnte." (Bechen, Schwemm 2020)

32

Oft bemerken die Patienten, durch die Arbeit am eigenen Werk eine gute Möglichkeit zu finden, sich ohne Worte auszudrücken: *„Herausfinden, was mich innerlich, eher unterbewusst oder unbewusst, wirklich beschäftigt"* (Bechen 2017), die *„Annäherung an einen alten Schmerz"* (Bechen 2017) und *„an Gefühle heranzukommen"* (Bechen 2017).

„Eine sowohl als Bild sowie als Tonfigur gestaltete ‚grüne Elfe' mit Flügeln, zierlicher Figur und wüstem Haar entstand aus der Vorstellung einer Schutzpatronin. Diese sollte der Natur entspringen und besonnen durch die dunklen Wolken gen das Licht empor fliegen. Ich möchte sie mir fortan als Beistand in herausfordernden Situationen, als Symbol für den wohlwollenden Begleiter, sowie als Kämpfer gegen die Angst vorstellen. Die Elfe ist aus einer eigenen Dynamik entstanden, die sich durch die vielfältigen Materialien und Möglichkeiten bildet. So ist sie wie eine Figur aus dem Unbewussten, die sich für das Bewusste leichter annehmen lässt." (Bechen, Schwemm 2020)

Für Donald (2008) entstehen Symbole aus der Spannung zwischen verschiedenen Aspekten eines kognitiven Symbolsystems, der Form des Symbols, der daran geknüpften Bedeutungsebene und der Symbolwirkung. Ein Bild, eine Gestaltung ist Symbolisierung von Unbewusstem, hat ikonische und indexikalische Qualitäten. Jedes Zeichen, also jede einzelne grafische Geste innerhalb eines Bildes, beinhaltet wiederum mehrere Sinnesschichten: das Medium, die Form und den Inhalt (vgl. Leimbacher 2010).

Dadurch entsteht in der Kunsttherapie Gelegenheit, innere, mentale Landschaften konkret zu repräsentieren und auf solche Repräsentationen mit Bildern und Worten zu reagieren. Diese Fertigkeit kann einen aufnahmefähigen mentalen Zustand fördern und die Integration dieser mentalen Landschaften im präfrontalen Kortex möglich machen. (vgl. Hass-Cohen, Findlay 2015)

Rech schreibt: „Im Widerspruch von inneren und äußeren Bildern steckt der verborgene Beweggrund von seelischer Gesundheit." (Rech 2009, S. 6)

„Die Linolschnitte, die ich produziert habe, sind für mich Fenster in vergangene Gefühle und Zeiten, die ich immer wieder durch Abdrücke mit unterschiedlichen Farben neu interpretieren kann. Jeder Abdruck hat eine eigene Textur und ist daher so oder so eine neue Interpretation." (Bechen, Schwemm 2020)

Innerhalb der therapeutischen Beziehung bietet die kunsttherapeutische Behandlung eine Möglichkeit zu beidem, eine Erinnerung zu besuchen und sie erneut und unterschiedlich zu aktualisieren. Das kommt daher, dass wir jedes Mal, wenn wir eine Erinnerung aufleben lassen, diese innerlich so wieder aufrufen, wie wir das letzte Mal darüber gedacht oder gesprochen haben. (vgl. Hass-Cohen, Findlay 2015, S. 145)

„Das Echo aus der Gruppe und vom Therapeuten geben mir die Bestätigung, auf dem richtigen Weg zu sein." (Bechen 2017)

Die Patienten betonen in ihren Erfahrungsberichten die Besonderheit des Gestaltens in der Gruppe, des therapeutischen Gesprächs und der Beziehung zur Person des Therapeuten in der Kunsttherapie. Wichtige Voraussetzung für die Wirksamkeit von Kunsttherapie ist, wie in der Psychotherapie, die stabile therapeutische Beziehung. Eine Beziehung, die einen Übergangs- und Schutzraum anbietet und notwendige Sicherheit und Vertrauen für heilsame Selbstexploration gewährleistet.

„Es gab eine bestimmte Zeit in der Therapie, wo in meiner bestehenden Situation sehr viele Dinge noch zusätzlich dazu kamen. War sehr traurig, musste oft weinen. Daher war ich froh in der Kunsttherapie meine Traurigkeit zum Ausdruck zu bringen, indem ich ein weinendes Auge gemalt habe. Beim Malen fühlte ich den Zusammenhalt in der Gruppe, fühlte mich wohl, konnte loslassen. […] Beim Betrachten an der Wand und Besprechen der Bilder, fühlte ich mich: ‚ja … einen Schritt weiter'.“ (Bechen, Schwemm 2020)

Das entstandene Bild dient häufig als Dialogmittler zwischen Patient und Therapeut. Das Bild kann sich nicht selbst ausdrücken, der Patient, der Schöpfer des Werkes, kann ihm jedoch eine Bedeutung geben und dazu eine Übersetzung von nonverbalem Ausdruck in Worte finden. Ein Bild ist dabei nicht bloß Ausdruck einer Psychopathologie, sondern reflektiert den gegenwärtigen Moment, die Präsenz des Therapeuten, der Gruppe, des Raums und aller vorhandenen Gegebenheiten. Die stattfindende Selbstkommunikation und Selbstexploration über das entstandene Werk fördern die Fähigkeit zur Introspektion und sind wichtige Schritte auf dem Weg zur inneren Veränderung.

„Die Erkenntnis, gespiegelt in den anderen Patienten und dem Therapeuten helfen mir, mich endgültig mit der Wahrheit abzufinden, sie anzuerkennen und sie erst dann richtig und erfolgreich bearbeiten zu können.“ (Bechen 2017)

Eine neue Sichtweise, ein anderer Blickwinkel, gespiegelt durch die Gruppenteilnehmer und den Therapeuten, kann die erlebte Problematik verstehbarer machen sowie ihre Aufarbeitung und Integration vorbereiten (vgl. Phelps 2006).

32.5 Psychische Stabilisierung und Begleitung

„Allein die Geselligkeit und die Tatsache in der Gruppe etwas zu gestalten, zu bewegen und zu besprechen, bringt mich aus dem Gefühl der Isolation heraus. Die eigenen Bilder erlauben mir, wieder neugierig auf das Leben zu werden, ein Gefühl, das ich lange nicht kannte.“ (Bechen 2017)

Den Auswertungsergebnissen der oben genannten Patientenberichte zur Folge, trug die durch die Kunsttherapie gefundene Klarheit über eigene Verhaltensschemata und das gefundene Verständnis für sich selbst zur psychischen Stabilisierung bei.

Das Aufzeigen neuer Perspektiven, neue Wege auszuprobieren, Selbstakzeptanz, sich selbst annehmen, eine neue Form der Auseinandersetzung mit sich selbst und der Welt gefunden zu haben, werden als wichtige stabilisierende Faktoren in der kunsttherapeutischen Depressionsbehandlung mehrfach genannt. (Bechen 2017)

Weitere im Laufe der depressionsspezifischen Behandlung als stabilisierend empfundene Faktoren waren die durch positive Äußerungen anderer Teilnehmer entstehende Zuversicht, die Gemeinsamkeit im Leid, *„ich weiß, dass andere auch Probleme haben und ich nicht allein bin“* (Bechen 2017), der Halt in der Gruppe und bleibende Freundschaften über den kunsttherapeutischen Gruppenkontext hinaus.

Kunsttherapie beinhaltet die Chance einer emotionalen Neuordnung. Jeder Mensch verknüpft eigene Gefühle wie z. B. Wut, Trauer oder Schmerz mit individuellen, inneren Bildern. Im kunsttherapeutischen Atelier besteht die Möglichkeit, Emotionen und Erlebnisse erneut zu erfahren, anzuerkennen und ins eigene Selbst zu integrieren, um psychische Gesundheit zu erreichen.

LITERATUR

Bechen B. Kunsttherapie, Masterarbeit. Sigmund Freud Privatuniversität, Berlin 2017.

Bechen B, Schwemm J. Erfahrungsberichte. Qualitative Studie. Berlin: Fliedner Klinik, 2020.

Donald M. Triumph des Bewusstseins: Die Evolution des menschlichen Geistes. Stuttgart: Klett-Cotta, 2008.

Hass-Cohen N, Findlay, JC. Art therapy & the neuroscience of relationships, creativity, & resilience. New York: W. W. Norton, 2015.

Leimbacher M. Bildgrammatik. 2010. http://bg.ken.ch/dokumente/bildgrammatik.pdf

Phelps EA. Emotion and cognition: Insights from studies of the human amygdala. Annual Review of Psychology 2006, 57, 27–53. doi:https://doi.org/10.1146/annurev.psych.56.091103.070234.

Rech P. Das Geheimnis des Zusammenhangs von seelischer Gesundheit und Kunst. In: Franzen G (Hrsg.), Kunst und seelische Gesundheit, 1–12. Berlin: Medizinisch Wissenschaftliche Verlagsgesellschaft, 2009.

Rizolatti G, Sinigaglia C. Spiegelneuronen und Empathie. Die biologische Basis des Mitgefühls. Frankfurt/Main: Edition Unseld, 2008.

Sharot T, Delgado MR, Phelps EA. How emotion enhances the feeling of remembering. Nature Neurosience 2004, 7, 1376–1380. doi:https://doi.org/10.1038/nn1353

Sinapius P, de Smit P. Bildwahrnehmung als performative Praxis. Ein Anstoß für den Umgang mit Bildern in der Praxis. In: Sinapius P, Wendlandt-Baumeister M, Niemann A, Bolle R (Hrsg.), Bildttheorie und Bildpraxis in der Kunsttherapie, 13–26. Frankfurt/Main: Peter Lang, 2010.

KAPITEL

33

Daniel Maasfeld

Psychosoziale Beratung

Kernaussagen

- **Psychosoziale Problemlagen** können Ursache, Folge und aufrechterhaltender Faktor depressiver Erkrankungen sein, weshalb ihre Therapie auch eine psychosoziale Diagnostik sowie psychosoziale und sozialtherapeutische Interventionen umfassen sollte.
- **Psychosoziale Diagnostik** betrachtet die **Lebensweltbereiche** materielle Absicherung, besondere Rechtssituationen, Wohnsituation und Selbstversorgung, Tagesstruktur und Beschäftigung, soziales Netz, Interessen, Freizeitgestaltung sowie Umgang mit der Erkrankung.
- **Psychosoziale Beratung** unterstützt bei der **Erarbeitung von Orientierungs- und Handlungsmöglichkeiten** in der sozialen Lebenssituation, beim Umgang mit dem emotionalen Geschehen, bei der Deutung und Klärung von Zusammenhängen, Gefühlen oder Sachverhalten und beim Erwerb von Handlungs- und Bewältigungskompetenzen.
- **Psychosoziale Beratung** bewegt sich zu Teilen im Kontext **(sozial-)rechtlicher Rahmenbedingungen.**
- Neben Leistungen zur Teilhabe am Arbeitsleben sind nach langer Arbeitsunfähigkeit insbesondere die stufenweise Wiedereingliederung in das Erwerbsleben („Hamburger Modell“) und das betriebliche Eingliederungsmanagement (BEM) verbreitete **arbeitsplatzbezogene Maßnahmen zur beruflichen Wiedereingliederung.**

33.1 Das Soziale in der Psychiatrie

Psychosoziale Problemlagen können Ursache, Folge und aufrechterhaltender Faktor depressiver Erkrankungen sein. Eine umfassende Therapie der Depression muss deshalb auch eine fundierte psychosoziale Diagnostik sowie psychosoziale und sozialtherapeutische Interventionen umfassen. Dazu sind spezifische Beratungskompetenzen, Kenntnisse sozialrechtlicher und administrativer Rahmenbedingungen sowie das Wissen um komplementäre Einrichtungen und Dienste notwendig. „Das Soziale“ tritt in der Psychiatrie vielfältig in Erscheinung: als Reformbewegung (Sozialpsychiatrie), als Profession (Sozialarbeiter, Sozialpädagogen), als wissenschaftliche Disziplin (Soziale Arbeit) und Teildisziplin (Klinische Sozialarbeit), als therapeutische Intervention (Soziale Therapie, Sozialtherapie), als SGB V-Leistung (Soziotherapie), als Beratungsansatz (psychosoziale Beratung, Sozialberatung), im Strafvollzug (sozialtherapeutische Anstalten), im DSM IV noch als eigene Achse (psychosoziale und umgebungsbedingte Probleme) sowie als dritte Säule einer modernen psychiatrischen Behandlung neben den biologischen und psychotherapeutischen Verfahren inkl. eigener S3-Leitlinie (Psychosoziale Therapien).

Psychosoziale Beratung unterstützt bei der Erarbeitung von Orientierungs- und Handlungsmöglichkeiten in der sozialen Lebenssituation der Patienten sowie beim Umgang mit dem emotionalen Geschehen (Pauls 2013) und bietet

- Lösungshilfen mittels Information und Orientierung durch Wissen und Fakten (z. B. zu Beruf, Arbeit, Recht),
- Deutung und Klärung von Zusammenhängen, Gefühlen oder Sachverhalten (z. B. Paarberatung, Familienberatung, Krisenberatung) sowie
- Erwerb von Handlungs- und Bewältigungskompetenzen (z. B. Schuldnerberatung, zum Umgang mit Behörden; Pauls 2013).

Das psychiatrische Versorgungssystem und die psychosoziale Beratung bewegen sich im Kontext **sozialrechtlicher Rahmenbedingungen.** Deren Kenntnis ist Voraussetzung, um Leistungsberechtigte über ihre Möglichkeiten informieren und sie bei der Geltendmachung von Ansprüchen unterstützen zu können. Die für die Beratung depressiver Patienten wesentlichen Sozialgesetzbücher, ihre Leistungsträger und deren wichtigste Leistungen und Regelungen sind:

- **SGB II – Grundsicherung für Arbeitssuchende** (Jobcenter als gemeinsame Einrichtungen der Bundesagentur für Arbeit und der Kommunen): Beratung, Eingliederung in Arbeit, Sicherung des Lebensunterhalts für erwerbsfähige Hilfebedürftige (Arbeitslosengeld II)
- **SGB III – Arbeitsförderung** (Bundesagentur für Arbeit): Berufsberatung, Ausbildungs- und Arbeitsvermittlung, Berufsorientierungsmaßnahmen, berufsvorbereitende Bildungsmaßnahmen, Berufsausbildungsbeihilfe, Förderung der beruflichen Weiterbildung, Eingliederungszuschüsse, Leistungen zur Teilhabe am Arbeitsleben (berufliche Rehabilitation) inkl. Übergangsgeld oder Ausbildungsgeld, Arbeitslosengeld
- **SGB V – Gesetzliche Krankenversicherung** (gesetzliche Krankenkassen): Prävention, Gesundheitsförderung, Selbsthilfe, ärztliche, psychotherapeutische und Krankenhausbehandlung, Leistungen zur medizinischen Rehabilitation, häusliche Krankenpflege, Soziotherapie, Haushaltshilfe, Belastungserprobung und Arbeitstherapie, Krankengeld
- **SGB VI – Gesetzliche Rentenversicherung** (Deutsche Rentenversicherung Bund, Knappschaft Bahn-See sowie 14 regionale Rentenversicherungsträger): Beratung, Altersrente, Erwerbsminderungsrenten, medizinische und berufliche Rehabilitationsmaßnahmen inkl. Übergangsgeld
- **SGB VIII – Kinder- und Jugendhilfe** (Jugendämter): Hilfen zur Erziehung, Eingliederungshilfe für seelisch behinderte Kinder und Jugendliche
- **SGB IX – Rehabilitation und Teilhabe von Menschen mit Behinderungen** (unterschiedliche Reha-Träger, darunter Sozialversicherungsträger und Träger der Eingliederungshilfe): Beratung, Regelungen für Menschen mit Behinderungen oder von Behinderung bedrohte Menschen inkl. medizinische, berufliche und soziale Rehabilitation, Eingliederungshilfe (z. B. betreutes Wohnen), Schwerbehindertenrecht
- **SGB XII – Sozialhilfe** (Sozialämter): Beratung, Hilfe zum Lebensunterhalt, Grundsicherung im Alter und bei Erwerbsminderung, Hilfe zur Überwindung besonderer sozialer Schwierigkeiten

33.2 Psychosoziale Diagnostik und Interventionen

Eine psychosoziale Diagnostik kann sich auf vielerlei Modelle und Systeme berufen (z. B. Pauls 2013). Aus einer praxisorientierten Sicht ist zur Identifikation psychosozialer Problemlagen folgender Leitfaden hilfreich, der **sieben Lebensweltbereiche** betrachtet (Walther, Deimel 2017):

- Materielle Absicherung
- Rechtliche Position (besondere Rechtssituationen wie z. B. gesetzliche Betreuung, Minderjährigkeit, Asylstatus, Zwangsunterbringung)
- Wohnsituation und Selbstversorgung
- Tagesstruktur und Beschäftigung
- Soziales Netz (persönliche und professionelle Beziehungen)
- Interessen, Freizeitgestaltung
- Umgang mit der Erkrankung (Einstellung, Umgang mit Unterstützungsangeboten)

Die S3-Leitlinie Psychosoziale Therapien systematisiert **psychosoziale Interventionen** folgendermaßen (DGPPN 2019):

- Grundlagen psychosozialen Handelns: Gestaltung von Umgebungsbedingungen, des sozialen Miteinanders sowie die Organisation aller therapeutischen Angebote in psychiatrischen bzw. psychosozialen Institutionen wie z. B. in Krankenhausstationen oder Tageskliniken
- Systeminterventionen: Organisation und Gestaltung der Versorgungsangebote wie gemeindepsychiatrische Behandlungsansätze, unterstütztes Wohnen und berufliche Teilhabe
- Einzelinterventionen: z. B. Psychoedukation, Training sozialer Fertigkeiten, künstlerische Therapien, Ergotherapie, Sporttherapie
- Konzepte der Selbsthilfe, des Selbstmanagements und der Peer-Arbeit

In diesem Kapitel stehen die Systeminterventionen im Vordergrund. Dabei soll nicht zwischen den Begriffen Interventionen, Therapien, Maßnahmen, Methoden oder Leistungen differenziert werden. Zur Vertiefung lassen sich etwa die Methoden der sozialen Arbeit (Galuske 2013), die Methoden psychosozialer Behandlung in der Klinischen Sozialarbeit (Pauls 2016), psychosoziale Interventionsformen sozialer Arbeit in der Psychiatrie (Bischkopf et al. 2017) oder die S3-Leitlinie Psychosoziale Therapien (DGPPN 2019) heranziehen.

33.2.1 Leistungen zur Teilhabe am Arbeitsleben

Depressionen haben häufig erhebliche Auswirkungen auf die Arbeits- bzw. Erwerbssituation der Betroffenen. Der Abbruch von Ausbildungen, der Verlust des Arbeitsplatzes sowie Frühberentungen sind wahrscheinlicher oder ein beruflicher Einstieg bleibt ganz verwehrt (DGPPN 2019). Zum Erhalt, zur Verbesserung oder zur (Wieder-)Herstellung der Erwerbsfähigkeit können bei anerkannter Schwerbehinderung oder auf Anregung der Rehabilitationsträger auch die **Integrationsfachdienste** (IFD) zur Beratung und Unterstützung hinzugezogen werden. Unabhängig vom Vorliegen einer Schwerbehinderung kann auch eine berufliche Rehabilitation beantragt werden. Im Sozialrecht spricht man dabei von **Leistungen zur Teilhabe am Arbeitsleben** (LTA). Abhängig von den versicherungsrechtlichen Voraussetzungen sind die Träger meist die Rentenversicherung oder die Arbeitsagentur. Die vielfältigen Leistungen richten sich nicht nur an die Rehabilitanden, sondern auch an Arbeitgeber und reichen von finanzieller Unterstützung über die Bereitstellung von Hilfsmitteln bis zu Ausbildungs- und Weiterbildungsangeboten. Dabei werden Eignung, Neigung, die bisherige Tätigkeit und die Lage auf dem Arbeitsmarkt berücksichtigt. Wichtige Maßnahmen sind z. B. die erweiterte Berufsfindung und Arbeitserprobung (EBA), berufliche Ausbildungen, Trainings und Umschulungen in Berufsbildungswerken (BBW), Berufsförderwerken (BFW) und beruflichen Trainingszentren (BTZ). Berufliche Rehabilitation geht traditionell davon aus, dass man Betroffene mit ihren Teilhabeeinschränkungen zunächst für den Arbeitsmarkt trainieren muss, bevor sie in Arbeit kommen („first train, then place"), obwohl es sich zeigt, dass Ansätze des Supported Employment („first place, then train") Erfolg versprechender sind (DGPPN 2019). Leider sind solche Modelle im deutschen Sozialrecht noch kaum vorgesehen.

33.2.2 Leistungen zur sozialen Teilhabe

Wichtige Leistungen der sozialen Teilhabe im psychiatrischen Bereich sind Assistenzleistungen in unterschiedlichen betreuten Wohnformen wie dem betreuten Einzelwohnen (BEW) oder therapeutischen Wohngemeinschaften (TWG) sowie Beschäftigungstagesstätten (BTS). Dies erfordert einen Antrag auf Eingliederungshilfe nach SGB IX beim zuständigen Leistungsträger. Im Zuge des

Bundesteilhabegesetztes wurde die Eingliederungshilfe zum 01.01.2020 aus der Sozialhilfe herausgelöst und in das SGB IX überführt. Dennoch sind oft weiterhin die Sozialämter zuständig, mancherorts gibt es z. B. Teilhabeämter, Teilhabefachdienste oder Fachämter für Eingliederungshilfe. Wenngleich sich diese Angebote historisch vorrangig an Patienten richteten, die z. B. an Erkrankungen aus dem schizophrenen Formenkreis oder Suchterkrankungen leiden, kommen sie mittlerweile häufig auch für depressive Patienten infrage, insbesondere dann, wenn sie eine hohe Teilhabebeeinträchtigung haben, wenige Ressourcen vorhanden sind und keine stabilen Lebensverhältnisse bestehen. Wichtig zu wissen ist, dass betreutes Wohnen zwar auch in Wohnungen oder speziellen Wohneinrichtungen der Leistungserbringer stattfinden kann, vorwiegend aber im eigenen Wohnraum. Die Klienten erhalten also Betreuungs-, Beratungs- und Assistenzleistungen und die Möglichkeit der Teilnahme an Gruppenangeboten bei Verbleib in der eigenen Wohnung, was für depressive Patienten durchaus auch eine Option sein kann.

33.2.3 Soziotherapie

Zu den psychosozialen Therapieverfahren gemäß S3-Leitlinie Unipolare Depression (DGPPN et al. 2015) und der S3-Leitlinie Psychosoziale Therapien (DGPPN 2019) zählt für Patienten mit schwerer Symptomatik und deutlicher Funktions- und Teilhabestörung auch die Soziotherapie nach § 37a SGB V. Es handelt sich um eine Leistung für schwer psychisch Kranke, die insbesondere zum Ziel hat, zur Inanspruchnahme von ärztlicher Behandlung und Betreuungsleistungen zu motivieren, um Krankenhausbehandlungen zu vermeiden. Voraussetzungen, Art und Umfang der Versorgung bestimmt die Soziotherapie-Richtlinie (Richtlinie des Gemeinsamen Bundesausschusses über die Durchführung von Soziotherapie in der vertragsärztlichen Versorgung). Schwere psychische Erkrankungen im Sinne dieser Richtlinie sind entweder Erkrankungen aus dem schizophrenen Formenkreis oder affektive Erkrankungen mit psychotischen Symptomen. Seit 2015 kann Soziotherapie in begründeten Einzelfällen aber auch bei anderen psychiatrischen Diagnosen verordnet werden. Zur Verordnung sind beim Vorliegen bestimmter Voraussetzungen nicht nur einige Fachärzte, sondern auch psychologische Psychotherapeuten berechtigt.

33.3 Ausgewählte psychosoziale Problemlagen

Bezogen auf zwei Lebensweltbereiche, die in der psychosozialen Beratung depressiver Patienten eine bedeutende Rolle spielen, sollen nun einige praktische Informationen vermittelt werden: die finanzielle und die Arbeitssituation.

33.3.1 Finanzen

Arbeitnehmer ohne anderweitige vertragliche Regelungen haben bei Arbeitsunfähigkeit Anspruch auf **Entgeltfortzahlung** durch den Arbeitgeber für bis zu 6 Wo. Wer wegen der gleichen Krankheit erneut arbeitsunfähig wird, erhält nur dann wieder Entgeltfortzahlung, wenn er vor der erneuten Arbeitsunfähigkeit mind. 6 Mon. nicht infolge derselben Krankheit arbeitsunfähig war oder, wenn seit Beginn der ersten Arbeitsunfähigkeit infolge derselben Krankheit eine Frist von 12 Mon. abgelaufen ist (§ 3 EntgFG).

Wenn kein Anspruch auf Entgeltfortzahlung mehr besteht, erhalten gesetzlich Krankenversicherte **Krankengeld** (§§ 44–51 SGB V). Die Höhe des Krankengeldes beträgt 70 % des Arbeitsentgeltes (Bruttoentgelt), aber max. 90 % des Nettoentgelts. Krankengeldanspruch besteht für die Dauer von höchstens 78 Wo. innerhalb von 3 J. Privat Krankenversicherte erhalten Krankentagegeld, aber nur, wenn sie diesen Baustein in ihren Versicherungsschutz aufgenommen haben. Krankschreibungen sollten lückenlos attestiert werden, damit es nicht zu Problemen mit der Entgeltfortzahlung oder dem Krankengeld kommt.

Wenn die versicherungsrechtlichen Voraussetzungen vorliegen, können langzeiterkrankte Patienten eine **Rente wegen verminderter Erwerbsfähigkeit** beantragen (§ 43 SGB VI). Eine Rente wegen voller

Erwerbsminderung erhält, wer unter den üblichen Bedingungen des allgemeinen Arbeitsmarktes nicht mind. 3 h/d erwerbstätig sein kann. Eine Rente wegen teilweiser Erwerbsminderung erhält, wer nicht mind. 6 h/d erwerbstätig sein kann. Erwerbsminderungsrenten können befristet oder unbefristet bewilligt werden. Gemäß dem Prinzip „Reha vor Rente" (§ 9 SGB IX) haben Leistungen zur Teilhabe Vorrang vor Rentenleistungen. Die Sozialleistungsträger wirken deshalb ggf. auf einen solchen Antrag hin, wenn Sozialleistungen beantragt oder erbracht werden.

Wenn die Rentenansprüche im Alter oder bei Erwerbsminderung nicht ausreichen, besteht im Rahmen der Sozialhilfe nach SGB XII ggf. Anspruch auf **Hilfe zum Lebensunterhalt oder Grundsicherung** vom Sozialamt. Sozialhilfe ist grundsätzlich nachrangig, d. h. leistungsberechtigt ist nur, wer sich nicht durch Einsatz seiner Arbeitskraft oder seines Einkommens und Vermögens selbst helfen kann oder wer die erforderliche Leistung nicht von Angehörigen oder von Trägern anderer Sozialleistungen erhalten kann.

Anspruch auf **Arbeitslosengeld** nach SGB III hat, wer innerhalb der letzten 30 Mon. (Rahmenfrist) mind. 12 Mon. (Anwartschaftszeit) in einem Versicherungspflichtverhältnis gestanden hat (§§ 137, 142 u. 143). Zuständig ist die Bundesagentur für Arbeit. Je nach Dauer des versicherungspflichtigen Arbeitsverhältnisses beträgt die Dauer des Arbeitslosengeldanspruchs meist 6–12 Mon., ab dem 50. Lj. bis zu 24 Mon. (§ 147). Die Höhe des Arbeitslosengeldes (§ 149) beträgt 60 oder 67 % des an einem Tag durchschnittlich erzielten Arbeitsentgelts (Bemessungsentgelt).

Hilfebedürftige, die mind. 3 h/d auf dem allgemeinen Arbeitsmarkt tätig sein können, mind. 15 J. alt sind, noch nicht das gesetzliche Rentenalter erreicht haben und die keinen Anspruch etwa auf Arbeitslosengeld von der Agentur für Arbeit haben oder deren Einkommen nicht ausreicht, können unter Umständen vom Jobcenter **Arbeitslosengeld II** nach SGB II erhalten (umgangssprachlich **Hartz IV**). Beim Alg II wird das Einkommen (§§ 11–11b) und Vermögen (§ 12) der Bedarfsgemeinschaft angerechnet. Zur Bedarfsgemeinschaft gehören Ehepartner, Lebenspartner und deren Kinder im gemeinsamen Haushalt (§ 7). Nicht erwerbsfähige Hilfebedürftige in der Bedarfsgemeinschaft, die keine Leistungen nach SGB XII erhalten (z. B. Kinder), erhalten Sozialgeld. Der Regelbedarf (§ 20) dient zur Sicherung des Lebensunterhalts und beträgt für Alleinstehende ohne Kinder derzeit 449,– EUR (Stand 01.01.2022). Unter Umständen können Mehrbedarfe geltend gemacht werden (§ 21). Kosten für Unterkunft und Heizung werden übernommen, wenn diese „angemessen" sind (§ 22), Strom ist aus dem Regelbedarf zu entrichten. Außerdem werden Zuschüsse zur Kranken- und Pflegeversicherung bezahlt (§ 26).

Besonders belastend ist es, wenn das Einkommen nicht mehr die Ausgaben deckt und dadurch **Schulden** entstehen. In der Behandlung ist dies ein sensibles Thema, denn Schulden sind für manche derart beschämend, dass das Thema gar nicht oder erst spät zur Sprache kommt. Deshalb bietet sich in der Therapie ein proaktives Nachfragen an. Gerade depressive Patienten sind häufig nicht mehr in der Lage, die Schuldenregulierung eigenständig zu bewältigen, weshalb der Schuldnerberatung in der psychosozialen Beratung eine bedeutende Rolle zukommt. Schuldner sollten sich ggf. an gemeinnützige Schuldnerberatungsstellen wenden, die kostenlos in Anspruch genommen werden können.

33.3.2 Arbeit

Arbeit ist mehr, als nur das Generieren von Einkommen. Arbeit ist sinnstiftend, stärkt den Selbstwert, strukturiert den Tag und fördert soziale Kontakte. Bei depressiven Patienten gilt es, Antriebsminderung, Interessenverlust, eingeschränkte Belastbarkeit, Zukunftsängste, verminderten Selbstwert oder Konzentrationsstörungen angemessen zu berücksichtigen und in der Therapie berufliche Themen deshalb nicht zu früh, aber auch nicht zu spät zu verfolgen. Eine wichtige Herausforderung in der Behandlung ist es, sie dabei zu unterstützen, in Arbeit zu kommen und zu bleiben. Wie dies gelingen kann, füllt eigene Bücher (z. B. Storck, Plößl 2015). Neben den bereits erwähnten Leistungen zur Teilhabe am Arbeitsleben sollten Behandler und Patienten noch von zwei wichtigen arbeitsplatzbezogenen Möglichkeiten Kenntnis haben: der stufenweisen Wiedereingliederung und dem Betrieblichen Eingliederungsmanagement.

Nach längerer Krankheit kann sowohl im Zuge einer stationären als auch einer ambulanten Behandlung mit Zustimmung aller Beteiligten eine ärztlich angeregte **stufenweise Wiedereingliederung** in das Erwerbsleben („Hamburger Modell") stattfinden. Geregelt ist sie in § 7 der Arbeitsunfähigkeits-Richtlinie (Richtlinie des Gemeinsamen Bundesausschusses über die Beurteilung der Arbeitsunfähigkeit und die Maßnahmen zur stufenweisen Wiedereingliederung). Demnach hat spätestens nach einer Dauer der Arbeitsunfähigkeit von 6 Wo. die Feststellung zu erfolgen, ob eine stufenweise Wiedereingliederung empfohlen werden kann. Im Anhang der Richtlinie finden sich auch Empfehlungen zur Umsetzung. Ziel ist die schrittweise Heranführung an die volle Arbeitsbelastung. Sozialrechtlich ist es eine Leistung der medizinischen Rehabilitation (§ 44 SGB IX), die sich auch in § 74 SGB V findet. Während der Wiedereingliederung ist der Patient weiterhin arbeitsunfähig und erhält deshalb Entgeltersatzleistungen, meist Krankengeld von der Krankenversicherung oder nach einer Rehabilitation Übergangsgeld von der Rentenversicherung. Es existieren keine genauen Bestimmungen hinsichtlich einer notwendigen Dauer der vorausgegangenen Arbeitsunfähigkeit oder der Dauer der Wiedereingliederung. Meist dauert die Wiedereingliederung 4–8 Wo. und nicht länger als 6 Mon. Der Arzt erstellt zusammen mit dem Patienten einen Wiedereingliederungsplan. Er enthält Angaben zur Abfolge und Dauer der einzelnen Stufen sowie ggf. zu Einschränkungen bei der Tätigkeit. Der von Arzt und Patient unterschriebene Stufenplan wird dem Arbeitgeber vorgelegt. Stimmt auch dieser schriftlich zu, ist noch die Genehmigung der Krankenversicherung einzuholen, bevor die Wiedereingliederung wie geplant begonnen werden kann. Diese sollte fortlaufend vom Arzt überprüft und bei Bedarf angepasst werden. Die stufenweise Wiedereingliederung ist bei privaten Krankenversicherungen kein Bestandteil des Leistungskatalogs, wird aber häufig aus Kulanz dennoch unterstützt.

Sollten arbeitsplatzbezogene Faktoren eine Rolle bei der Arbeitsunfähigkeit spielen, bietet es sich an, ein **betriebliches Eingliederungsmanagement** (BEM) in Anspruch zu nehmen. *„Sind Beschäftigte innerhalb eines Jahres länger als sechs Wochen ununterbrochen oder wiederholt arbeitsunfähig, klärt der Arbeitgeber […] mit Zustimmung und Beteiligung der betroffenen Person die Möglichkeiten, wie die Arbeitsunfähigkeit möglichst überwunden werden und mit welchen Leistungen oder Hilfen erneuter Arbeitsunfähigkeit vorgebeugt und der Arbeitsplatz erhalten werden kann"* (§ 167 SGB IX). Die genaue Ausgestaltung oder organisatorische Umsetzung eines BEM ist gesetzlich nicht näher festgelegt und kann je nach Arbeitgeber stark variieren. Ziel ist der Erhalt des Arbeitsplatzes sowie die Wiederherstellung und der Erhalt der Arbeitsfähigkeit. Solche Gespräche, zu denen auch weitere Parteien wie der Betriebsrat, die Schwerbehindertenvertretung, der Betriebsarzt, ggf. der Integrationsfachdienst oder die Rehabilitationsträger hinzugezogen werden können, sind individuell und ergebnisoffen. Im Rahmen der Behandlung ist es hilfreich, solche BEM-Gespräche mit den Patienten gemeinsam vorzubereiten. Dabei kann es sich als nützlich erweisen, den Zusammenhang zwischen den beruflichen Schwierigkeiten und der persönlichen bzw. gesundheitlichen Situation sowie die daraus resultierenden arbeitsplatzbezogenen Auswirkungen herauszuarbeiten. Nach Möglichkeit sollten eigene Lösungsvorschläge zur Wiederherstellung und zum Erhalt der Arbeitsfähigkeit entwickelt werden, die im BEM vorgebracht werden können. Schließlich gilt es, eine Haltung dazu zu finden, wie viel die Patienten im BEM von sich und ihrer Erkrankung preisgeben wollen. Einerseits kann vom Arbeitgeber nur Verständnis für die individuelle Situation aufgebracht werden, wenn diese auch dargelegt wird. Andererseits lässt sich nicht vorhersagen, wie der Arbeitgeber danach mit den Erkenntnissen über die persönliche Situation des Beschäftigten umgeht.

LITERATUR

DGPPN, BÄK, KBV, AWMF (Hrsg.). S3-Leitlinie/Nationale VersorgungsLeitlinie Unipolare Depression – Langfassung, 2. A.; 2015. https://www.awmf.org/uploads/tx_szleitlinien/nvl-005l_S3_Unipolare_Depression_2017-05_abgelaufen.pdf (letzter Zugriff 24.6.2022).

DGPPN (Hrsg.). S3-Leitlinie Psychosoziale Therapien bei schweren psychischen Erkrankungen. Berlin: Springer; 2019.

G-BA. Richtlinie des Gemeinsamen Bundesausschusses über die Beurteilung der Arbeitsunfähigkeit und die Maßnahmen zur stufenweisen Wiedereingliederung nach § 92 Absatz 1 Satz 2 Nummer 7 SGB V (Arbeitsunfähigkeits-Richtlinie). 2020. www.g-ba.de/downloads/62-492-2470/AU-RL_2021-03-18_iK-2021-04-01_AT-15-04-2021-B3.pdf (letzter Zugriff 24.6.2022)

G-BA. Richtlinie des Gemeinsamen Bundesausschusses über die Durchführung von Soziotherapie in der vertragsärztlichen Versorgung (Soziotherapie-Richtlinie/ST-RL). 2020. www.g-ba.de/downloads/62-492-2466/ST-RL_2021-03-18_iK-2021-04-01.pdf (letzter Zugriff 24.6.2022)
Pauls H. Klinische Sozialarbeit. Grundlagen und Methoden psychosozialer Behandlung. Weinheim und Basel: Beltz Juventa; 2013.
Galuske M. Methoden der Sozialen Arbeit. Eine Einführung. Weinheim und München: Juventa; 2013.
Storck J, Plößl I (Hrsg.). Handbuch Arbeit. Wie psychisch erkrankte Menschen in Arbeit kommen und bleiben. Köln: Psychiatrie Verlag; 2015.
Walther S, Deimel D. Theorie Klinischer Sozialarbeit in der Psychiatrie. In: Bischkopf J, Deimel D, Walther C, Zimmermann RB (Hrsg.): Soziale Arbeit in der Psychiatrie. Köln: Psychiatrie Verlag 2017; 38–58.

KAPITEL

34

Julia C. Zwick

Psychoedukation und Angehörigenarbeit

Kernaussagen

- Psychoedukation und Angehörigenarbeit haben als **Teil einer Gesamtbehandlungsstrategie** depressiver Störungsbilder große Bedeutung.
- Psychoedukation umfasst die **Information des Patienten und seiner Angehörigen** über Störungsbild und Symptomatik, Verlauf und Prognose, Ursachen sowie Behandlungsansätze der depressiven Störung.
- Neben der störungsspezifischen Information tragen die **Vermittlung kommunikativer und problemlösender Fertigkeiten** sowie die **Bereitstellung sozialer Unterstützungsangebote** in der Arbeit mit Angehörigen dazu bei, die familiäre Belastung zu reduzieren sowie den Krankheitsverlauf des Betroffenen günstig zu beeinflussen.

34.1 Einführung

Die Psychoedukation von Patienten sowie ihrer Angehörigen spielt in der Behandlung verschiedenster Erkrankungen eine bedeutsame Rolle. Dabei versteht man darunter *„systematische didaktisch-psychotherapeutische Interventionen […], die dazu geeignet sind, Patienten und ihre Angehörigen über die Krankheit und ihre Behandlung zu informieren, das Krankheitsverständnis und den selbstverantwortlichen Umgang mit der Krankheit zu fördern und sie bei der Krankheitsbewältigung zu unterstützen."* (Bäuml und Pitschel-Walz 2018, S. 3). Psychoedukative Interventionen umfassen somit reine Informationsangebote (z. B. in Form von störungsspezifischen Informationsbroschüren oder Büchern), aber auch aktivere Elemente, wie z. B. Selbsthilfebücher, Gruppenprogramme oder individuell durch einen Therapeuten angeleitete Sitzungen, die den Patienten nicht nur informieren, sondern auch aktiv in seiner Krankheitsbewältigung unterstützen.

Wenngleich die Wirksamkeit psychoedukativer sowie angehörigenspezifischer Behandlungselemente im Bereich depressiver Störungen noch wenig beforscht ist, empfiehlt die Nationale Versorgungsleitlinie für Unipolare Depression (2015) deren Einsatz zur Verbesserung des Informationsstandes, der Akzeptanz und der Patientenmitarbeit als sinnvolle Ergänzung im Rahmen einer

Gesamtbehandlungsstrategie (Empfehlungsgrad B). So konnte im Rahmen einer systematischen Übersichtsarbeit gezeigt werden, dass ein gesteigertes Wissen über die depressive Störung und ihre Behandlungsoptionen beim Betroffenen zu einer verbesserten Prognose der Erkrankung führt und die psychosoziale Belastung der Angehörigen reduziert (Tursi et al. 2013). Hinsichtlich der Wirksamkeit von Interventionen, welche die Angehörigen depressiver Patienten ansprechen, existieren bislang nur wenige empirisch gewonnene Befunde. Diese deuten jedoch daraufhin, dass die Information der Angehörigen, sie betreffende unterstützende Beratungsangebote sowie die aktive Veränderung ungünstiger Kommunikationsmuster einen positiven Einfluss auf den Erkrankungsverlauf sowie die familiäre Belastung nehmen (Brady et al. 2017; Luciano et al. 2012).

34.2 Psychoedukative Elemente in der Depressionsbehandlung

Im deutschsprachigen Raum existieren mittlerweile mehrere veröffentlichte psychoedukative Gruppenprogramme in manualisierter Form (z. B. Pitschel-Walz et al. 2017; Schaub et al. 2013) sowie Ratgeberbücher und Selbsthilfeprogramme für depressive Patienten und deren Angehörige (z. B. Hautzinger 2018; Zwick und Hautzinger 2018). Die Grenzen sind hierbei v. a. bei den therapeutisch angeleiteten Gruppenprogrammen fließend zu der üblicherweise anschließenden, kognitiv-verhaltenstherapeutisch ausgerichteten Psychotherapie.

Im Folgenden werden die **wesentlichen Inhalte einer depressionsspezifischen Psychoedukation** vorgestellt. Hierbei werden in erster Linie die Informationselemente wiedergegeben, welche Teil einer jeden Psychoedukation sein sollten. Zentral hierbei ist die Vermittlung in einfacher und verständlicher Sprache. Darüber hinaus können schließlich verhaltensaktivierende, kognitionspsychologische, problemlösende und kommunikationsbezogene Behandlungselemente zum Einsatz kommen (➤ Kap. 21).

34.2.1 Störungsbild und Symptomatik

Wenngleich die meisten Menschen eine grobe Vorstellung davon haben, um was es sich bei „Depressionen" handelt, sollte als Einstieg einer jeden Psychoedukation eine Begriffsklärung mit ausführlicher Darstellung des Störungsbildes und seiner Symptomatik erfolgen. Die Betroffenen und deren Angehörige sollten erfahren, dass es sich um eine affektive Störung handelt, bei der es in erster Linie zu einer bedeutsamen Veränderung der Stimmungslage kommt. Die Betroffenen sollten ferner erfahren, dass es nicht die **eine** Depression gibt, sondern sich diese aus unterschiedlichen Mustern spezifischer Symptome zusammensetzen kann. Hierbei bieten sich verschiedene Fallvignetten depressiver Patienten an, welche gemeinsam mit dem Patienten einzeln oder in der Gruppe betrachtet werden können. Dabei werden die in ➤ Tab. 34.1 dargestellten Auffälligkeiten als Symptome einer depressiven Phase herausgearbeitet. Es sollte vermittelt werden, dass das Spektrum depressiver Symptome breit ist. Depressive Symptome können in unterschiedlicher Ausprägung bei den Betroffenen auftreten. Nicht jedes Symptom ist für die Diagnose einer Depression erforderlich.

Gleichzeitig bedeutet das Vorhandensein einzelner Symptome nicht, dass eine Person depressiv erkrankt ist. Sie können Teil einer anderen Störung oder auch einer normalen Stimmungsschwankung sein. Daher sollte die Abgrenzung der Depression als behandlungsbedürftige affektive Störung von „normalen" Stimmungsschwankungen thematisiert werden. Hierbei ist neben der Art und Anzahl auch die Dauer (mind. 2 Wo.) der Symptome entscheidend. Es bietet sich an dieser Stelle an, die von der Weltgesundheitsorganisation beschriebenen Diagnosekriterien einer depressiven Episode nach ICD-10 bzw. ICD-11 in vereinfachter Form mit dem Patienten zu erarbeiten, sodass diese auch für künftige Stimmungsverschlechterungen zur Selbstüberprüfung herangezogen werden können.

34.2.2 Verlauf und Prognose

Um ein Erkrankungsbild einschätzen zu lernen, ist es wesentlich, die Betroffenen über die verschiedenen Verlaufsformen depressiver Störungsbilder sowie deren Prognose aufzuklären (➤ Kap. 1 und ➤ Kap. 7).

Tab. 34.1 Symptome der Depression

Emotionale Beschwerden	**Kognitive Beschwerden**
• Niedergeschlagenheit • Traurigkeit • Gefühl der inneren Leere • Freudlosigkeit • Verzweiflung • Schuldgefühle • Gefühle der Wertlosigkeit • Erhöhte Reizbarkeit • Ängste	• Konzentrationsprobleme • Gedächtnisschwierigkeiten • Pessimismus • Hoffnungslosigkeit • Hilflosigkeit • Selbstvorwürfe, Selbstzweifel • Sorgen um die eigene Zukunft, Gesundheit, eigene Fähigkeiten • Psychotische Symptome (Wahnvorstellungen, z. B. zu verarmen; Halluzinationen)
Motivationale Beschwerden	**Motorische Beschwerden**
• Interessenverlust • Antriebslosigkeit • Entscheidungsschwierigkeiten • Lebensüberdruss bis Selbstmordgedanken	• Verlangsamung bis Hemmung • Inaktivität • Erhöhte Ermüdbarkeit • Unruhe, Erregung • Spannungsarme Körperhaltung • Eingeschränkte Gestik u. Mimik
Körperliche Beschwerden	**Zwischenmenschliche Beschwerden**
• Energielosigkeit • Schlafstörungen • Verminderter o. gesteigerter Appetit • Gewichtsabnahme oder -zunahme • Sexuelle Funktionsstörungen • Druck- u. Engegefühl in der Brust • Herz-Kreislauf-Beschwerden • Schmerzen, v. a. im Kopf- u. Bauchbereich • Magen-/Darmbeschwerden	• Sozialer Rückzug • Einschränkung kommunikativer u. sozialer Fertigkeiten (z. B. Blickkontakt halten, aufrechte Körperhaltung, Durchsetzungsfähigkeit)

Einzelne depressive Episoden sollten von einer rezidivierenden depressiven Störung abgegrenzt werden. In ersterem Fall treten depressive Symptome nur während einer einzigen mind. 2 Wo. anhaltenden Phase auf. Bei einer rezidivierenden depressiven Störung kommt es hingegen zu wiederkehrenden depressiven Episoden. Der Großteil aller depressiv erkrankten Patienten leidet an dieser Verlaufsform. Hält die depressive Episode mind. 2. J. an, in denen höchstens kurze Phasen (max. 2 Mon.) normaler Stimmung auftreten, spricht man von einer **chronischen Depression.** Handelt es sich hierbei um nicht ganz so stark ausgeprägte Symptome wie bei einer depressiven Episode, spricht man von einer **dysthymen Störung.** Schließlich handelt es sich um eine **bipolare Störung,** wenn es neben den depressiven Episoden auch zu zeitlich begrenzten (hypo-)manischen Episoden kommt. In diesen Phasen erleben Betroffene u. a. ein Gefühl von Euphorie oder starker Gereiztheit, gepaart mit starkem Energieempfinden und einer Zunahme zielgerichteter Aktivitäten (➤ Abb. 34.1).

Hinsichtlich der Prognose sollte der Patient darüber informiert werden, dass es sich bei der Depression grundsätzlich um eine gut behandelbare Erkrankung handelt. Prognostisch ungünstig auf den Erkrankungsverlauf wirken sich v. a. die Anzahl früherer Episoden und die Episodendauer aus. Je mehr depressive Episoden ein Patient bereits durchlebt hat und je länger die depressive Episode anhält, desto wahrscheinlicher sind ein erneuter Rückfall sowie eine unvollständige Remission zwischen den Erkrankungsphasen. Daher ist es wesentlich, schnell zu intervenieren. An dieser Stelle soll gezielt die Behandlungs- und Veränderungsmotivation des Patienten gestärkt werden. Prognostisch günstig hingegen wirkt sich die Dauer gesunder Phasen aus: Je länger ein Patient symptomfrei bleibt, desto geringer ist sein Rückfallrisiko.

34.2.3 Erklärungsmodell mit prädisponierenden, auslösenden und aufrechterhaltenden Faktoren

Viele depressive Patienten beschäftigt die Frage, warum gerade sie eine depressive Störung entwickelt haben. Um dieser Frage gerecht zu werden, aber auch mögliche Anknüpfungspunkte einer pharmako- sowie psychotherapeutischen Behandlung herauszuarbeiten, besteht ein **weiteres Ziel der Psychoedukation** darin, ein persönliches, aus mehreren Einflussfaktoren bestehendes Erklärungsmodell mit

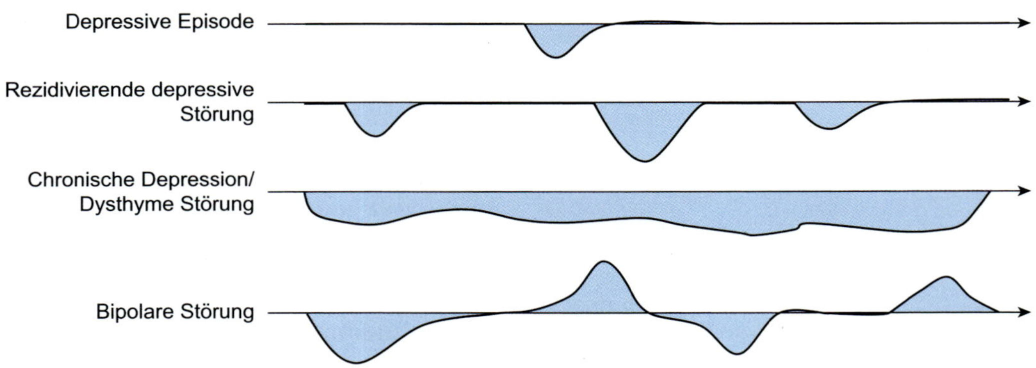

Abb. 34.1 Beispiel eines Schaubilds zur Erklärung des Verlaufs verschiedener affektiver Störungen [P1147/L143]

dem Patienten zu erarbeiten. Hierbei bietet es sich an, typische prädisponierende Bedingungen, auslösende sowie aufrechterhaltende Faktoren einer depressiven Erkrankung gesondert zu betrachten. **Prädisponierende Bedingungen** tragen zur Vulnerabilität (Verletzbarkeit) eines Betroffenen bei, im Laufe seines Lebens depressiv zu erkranken. **Auslösende Faktoren,** meist belastende externe Faktoren, führen dazu, dass es bei gegebener Vulnerabilität kurzfristig, doch oft auch mit zeitlicher Verzögerung zum Ausbruch einer depressiven Episode kommt. **Aufrechterhaltende Faktoren** bewirken schließlich, dass depressive Störungen weiterbestehen, oft auch noch, wenn sich die auslösende Situation bereits wieder gelegt hat.

Prädisponierende Faktoren:

- Biologische Instabilität: Ungleichgewicht bestimmter Transmittersysteme im Gehirn (v. a. Serotonin und Noradrenalin)
- Frühe traumatische Erfahrungen: z. B. Erfahrungen von Gewalt, sexuellem Missbrauch oder Vernachlässigung, Verlusterfahrungen wie der Tod einer wichtigen Bezugsperson
- Depressionsfördernde Persönlichkeitsmerkmale: z. B. ängstlich-unsichere Persönlichkeit, geringes Selbstwertgefühl, emotionale Labilität, hohe Sensibilität
- Depressionsfördernde Einstellungen: z. B. überhöhte Anspruchshaltung, unzureichende Berücksichtigung eigener Bedürfnisse, Überzeugung, ungerecht behandelt zu werden bzw. Tendenz, andere Personen grundsätzlich als feindselig wahrzunehmen

Auslösende Faktoren:

- Konflikte: meist mit nahestehenden Personen (z. B. Partner oder Familienmitglieder) oder Personen, mit denen viel gemeinsame Zeit verbracht wird (z. B. Arbeitskollegen)
- Überforderung: Stress in Schule, Ausbildung oder Beruf
- Verlust eines Menschen (Trennung oder Tod)
- Veränderung der sozialen Rolle/Lebenssituation: z. B. Berentung, Arbeitslosigkeit, Veränderungen der Familiensituation (Heirat, Geburt, Auszug der eigenen Kinder), Umzug
- Soziale Isolation: z. B. durch Verlust von Angehörigen im höheren Alter oder durch den Umzug in eine fremde Umgebung
- Körperliche Erkrankungen: v. a. solche, die mit schwerwiegenden Funktionseinschränkungen oder mit einer hohen Sterblichkeit einhergehen
- Bestimmte Jahreszeiten: saisonal bedingte depressive Episoden, welche zu bestimmten Jahreszeiten (oft im Herbst und Winter) ausgelöst werden

Aufrechterhaltende Faktoren:

- Zunehmender (sozialer) Rückzug: meist durch mangelnden Antrieb und Lustlosigkeit bedingt; dieser bewirkt, dass immer weniger positive Erfahrungen gemacht werden und sich somit die Stimmung weiter verschlechtert
- Zunehmendes Nichterledigen von Aufgaben und Verpflichtungen: meist verursacht durch Antriebsmangel und Erschöpfung; bewirkt, dass

sich Aufgaben anhäufen, hierdurch Schuldgefühle zunehmen, Gefühle der Wertlosigkeit oder gar lebensmüden Gedanken auftreten

Im Rahmen der Psychoedukation sollten die für den Patienten jeweils persönlich relevanten Faktoren herausgearbeitet und auf dieses Weise ein **individuelles Erklärungsmodell** entwickelt werden. Hierbei erweist sich das **gemeinsame Anfertigen von Schaubildern** als hilfreich. Diese können folglich darum erweitert werden, an welchen Stellen verschiedene Behandlungsansätze anknüpfen können: Psychopharmaka (v. a. Antidepressiva) zur Stabilisierung unausgeglichener Neurotransmittersysteme, psychotherapeutische Gespräche zur Verarbeitung traumatischer Erfahrungen, verhaltensaktivierende Ansätze zum Abbau des depressionsaufrechterhaltenden Rückzugsverhaltens, problem- und konfliktlösende Ansätze zum besseren Umgang mit Überforderung und Konflikten, schrittweise Aufgabenbewältigung zur Verhütung von Überforderung bei sich anhäufenden Aufgaben. Durch das Aufzeigen verschiedener Handlungsoptionen wird dem häufig bei depressiven Patienten bestehenden Gefühl der Hilflosigkeit entgegengewirkt und somit Hoffnung induziert.

34.2.4 Behandlungsoptionen

An die Ableitung eines individuellen Erklärungsmodells schließt sich i. d. R. die Darstellung verschiedener Behandlungsoptionen an. Patienten sollten hierbei über die verschiedenen Möglichkeiten antidepressiver Therapieansätze aufgeklärt werden, um anschließend eine informierte freiwillige Entscheidung für oder gegen die einzelnen Behandlungsoptionen treffen zu können.

Pharmakotherapie

Die pharmakotherapeutische Behandlung einer depressiven Störung besteht i. d. R. aus der Einnahme von Präparaten aus der Gruppe der Antidepressiva (➤ Kap. 15, ➤ Kap. 16, ➤ Kap. 17, ➤ Kap. 18 u. ➤ Kap. 19). Diese haben eine stimmungsaufhellende, antriebssteigernde oder teils auch dämpfende Wirkung. Im Rahmen der Psychoedukation sollten Patienten darüber informiert werden, dass sich die Wirkung von Antidepressiva i. d. R. erst nach einigen (oft erst nach 4–6) Wochen voll ausbildet. Dazu ist es von zentraler Bedeutung, den Patienten zu erläutern, wo die Medikamente genau ansetzen, wie die Kommunikation in und zwischen Nervenzellen verläuft, welche Rezeptoren beteiligt sind und weshalb es Zeit bis zum Wirkungseintritt braucht. Der Einsatz eines verständlichen Schaubilds (➤ Kap. 15) wird empfohlen.

Es muss unbedingt darauf hingewiesen werden, dass es v. a. zu Beginn der Einnahme zu **unerwünschten Wirkungen** kommen kann. Diese Nebenwirkungen sind jedoch meist vorübergehend. Diese Information hilft, einem vorschnellen Absetzen der Medikation entgegenzuwirken. Patienten sollten an dieser Stelle dazu ermutigt werden, bezüglich auftretender Nebenwirkungen Rücksprache mit ihrem Arzt zu halten, um im Verlauf ggf. einen Medikamentenwechsel in Betracht zu ziehen.

Es sollte Zeit dafür eingeplant werden, die Ängste und Sorgen der Patienten in Verbindung mit einer medikamentösen Behandlung (z. B. Abhängigkeitspotenzial) zu besprechen und zu korrigieren. Über die Vorteile, aber auch Gefahren (z. B. Absetzsyndrom infolge eines abrupten Absetzens, erhöhte Rückfallgefahr) einer psychopharmakologischen Behandlung sollte an dieser Stelle informiert werden.

Psychotherapie

Neben den pharmakotherapeutischen Möglichkeiten im Umgang mit Depressionen sollten Betroffene über die unterschiedlichen psychotherapeutischen Behandlungsansätze und deren Chancen informiert werden. Allein schon deshalb, weil in der Praxis die **Kombination** von Pharmakotherapie und Psychotherapie die **häufigste und wirksamste Depressionsbehandlung** darstellt. Kurze und verständliche Darstellungen der unterschiedlichen Herangehensweisen kognitiv-verhaltenstherapeutischer (➤ Kap. 20,21) sowie psychoanalytischer bzw. tiefenpsychologisch (➤ Kap. 26) fundierter Psychotherapien, aber auch ergänzender Ansätze wie z. B. die der Cognitive Behavioral Analysis System of Psychotherapy (➤ Kap. 24), interpersonellen Psychotherapie (➤ Kap. 23) oder Schematherapie (➤ Kap. 25) können den Patienten darin unterstützen, sich für den persönlich passenden Ansatz zu entscheiden. Eine patientengerechte, leicht verständliche Information hierzu findet sich z. B. im Selbsthilfebuch für depressive Patienten und deren Angehörige von Zwick und Hautzinger (2018).

34.3 Einbeziehung von Angehörigen in die Depressionsbehandlung

Die Angehörigen depressiver Patienten spielen für das Krankheitsgeschehen der Betroffenen eine große Rolle. Deren Einbeziehung in die Behandlung hat daher große Bedeutung. So werden mittels angehörigenzentrierter Behandlungsansätze in der Depressionstherapie **unterschiedliche Ziele** verfolgt: Im Rahmen von psychoedukativen Angehörigengruppengesprächen und Gesprächen als Teil einer Einzeltherapie sollen Angehörige – wie auch die Patienten selbst – über die Erkrankung, deren Symptomatik, Ursachen, Verlauf und Behandlungsansätze informiert werden, um auf diese Weise als kompetente Begleiter ihres betroffenen Angehörigen fungieren zu können. Darüber hinaus können Angehörige in verschiedenen Fertigkeiten trainiert werden, mit denen sie günstigen Einfluss auf die Erkrankung ihres Angehörigen nehmen können. So ist bekannt, dass sich in Familien depressiv Erkrankter dysfunktionale Kommunikationsmuster entwickeln, die den Erkrankungsverlauf ungünstig beeinflussen. Ein hohes Maß an Expressed Emotion (feindselig-kritisches, negatives Interaktionsverhalten, gepaart mit emotionalem Überengagement) geht mit einer erhöhten Rückfallrate beim depressiv erkrankten Familienmitglied einher (z. B. Hooley et al. 1986; Mundt et al. 1996). Ein Ziel in der Arbeit mit Angehörigen ist es daher, das Kommunikationsverhalten aller Beteiligten zu verbessern, indem angemessene Sprecher- und Zuhörerfertigkeiten eintrainiert werden. Ein weiterer wesentlicher Bestandteil angehörigenzentrierter Behandlungsangebote besteht darin, die Angehörigen im Umgang mit dem Erkrankten zu schulen (z. B. Umgang mit zunehmendem Rückzugsverhalten, in Krisen oder auch suizidalen Zuständen).

Andererseits bewirken depressive Erkrankungen oft massive und vielseitige Belastungen innerhalb der familiären Bezugssysteme. So weisen Personen, welche sich um ihre depressiven Angehörigen kümmern, häufig selbst psychische, emotionale, finanzielle oder soziale Probleme auf. Hierbei scheint die **Lebensqualität von Angehörigen** depressiver Patienten ähnlich stark beeinträchtigt zu sein, wie die der Angehörigen schizophrener Patienten (Angermeyer et al. 2006). Ein weiteres Ziel der Angehörigenarbeit besteht somit darin, mittels Beratung oder Verweis auf weiterführende Unterstützungsangebote für Entlastung zu sorgen. Zusätzlich können den Angehörigen Problemlösefertigkeiten vermittelt werden, die einen konstruktiven, strukturierten Lösungsweg von schwer bewältigbaren Situationen ermöglichen, welche v. a. im Zusammenhang mit der depressiven Erkrankung des Betroffenen (z. B. Wegfall von Unterstützung) zutage treten. Durch Gruppenangebote, in denen Angehörige depressiver Patienten mit anderen betroffenen Angehörigen in Austausch kommen, kann soziale Unterstützung untereinander den Umgang mit der Erkrankung erleichtern. Eine hierdurch erzielte Minderung der familiären Belastung wirkt sich wiederum positiv auf den Erkrankungsverlauf des depressiven Betroffenen aus (Brady et al. 2017; Luciano et al. 2012).

Trotz vielversprechender Befunde findet die Einbeziehung von Angehörigen in die Behandlung depressiver Patienten bislang noch wenig Anklang. Mangelnde Verfügbarkeit oder Inanspruchnahme durch Betroffene sowie organisatorische Schwierigkeiten scheinen hierbei die führenden Hindernisse zu sein (Brady et al. 2017). Diese gilt es in Zukunft im Sinne einer Erfolg versprechenden Gesamtbehandlungsstrategie zu bewältigen.

LITERATUR

Angermeyer MC, Kilian R, Wilms HU, Wittmund B. Quality of life of spouses of mentally ill people. Int J Soc Psychiatr 2006; 52: 278–285.

Bäuml J, Pitschel-Walz G. Psychoedukation bei schizophrenen Erkrankungen. München: Schattauer; 2003.

Brady P, Kangas M, McGill K. „Family matters": a systematic review of the evidence for family psychoeducation for major depressive disorder. J Marital Fam Ther 2017; 43: 245–263.

DGPPN, BÄK, KBV, AWMF (Hrsg.) für die Leitliniengruppe Unipolare Depression. S3-Leitlinie/Nationale VersorgungsLeitlinie Unipolare Depression – Langfassung, 2. A. Version 5. 2015. www.depression.versorgungsleitlinien.de (letzter Zugriff 24.6.2022)

Hautzinger M. Ratgeber Depression: Informationen für Betroffene und Angehörige. Göttingen: Hogrefe Verlag; 2018.

Hooley J, Orley J, Teasdale J. Levels of expressed emotion and relapse in depressed patients. Brit J Psychiat 1986; 148: 642–647.

Luciano M, Del Vecchio V, Giacco D, De Rosa C, Malangone C, Fiorillo A. A „family affair"? The impact of family psychoeducational interventions on depression. Expert Rev Neurother 2012; 12: 83–92.

Mundt C, Goldstein MJ, Hahlweg K, Fiedler P. Interpersonal factors in the origin and course of affective disorders. London: Gaskell; 1996.

Pitschel-Walz G, Bäuml J, Kissling W. Psychoedukation bei Depressionen: Manual zur Leitung von Patienten-und Angehörigengruppen. München: Elsevier Urban & Fischer; 2017.

Schaub A, Roth E, Goldmann U. Kognitiv-psychoedukative Therapie zur Bewältigung von Depressionen: Ein Therapiemanual. Göttingen: Hogrefe; 2013.

Tursi MFdS, Baes CvW, Camacho FRdB, Tofoli SMdC, Juruena MF. Effectiveness of psychoeducation for depression: a systematic review. Aust Nz J Psychiat 2013; 47: 1019–1031.

Zwick J, Hautzinger M. Dem Leben wieder Farbe geben: Aktiv werden, Denkmuster verändern, Depressionen überwinden. Ein Selbsthilfebuch für Betroffene und Angehörige. Weinheim, Basel: Beltz; 2018.

KAPITEL

35 Onlinetherapien

Thomas Berger

Kernaussagen

- Es gibt **verschiedene Formen von Onlinetherapien** bei Depression. Das Spektrum reicht von Selbsthilfeprogrammen, die mit wenig oder gar keinem Kontakt mit Fachpersonen auskommen, bis zu Therapien via E-Mail, Chat- und Videotherapien, die das Internet als Medium für die Kommunikation zwischen Patienten und Therapeuten nutzen. Im Weiteren können Onlineinterventionen vollständig via Internet durchgeführt oder mit Vor-Ort-Therapiesitzungen kombiniert werden (Blended-Therapien).
- Zu den wichtigsten **Risiken und Herausforderungen** gehören die Patientensicherung, der Datenschutz und die Qualität sowie die Qualifikation der Angebote und Anbieter.
- **In Deutschland** sieht das **Digitale-Versorgung-Gesetz** (DVG) vor, dass bestimmte Selbsthilfeprogramme zulasten der Krankenkassen verordnet werden können. Verschiedene Verbände haben Qualitätskriterien für Apps und Selbsthilfeprogramme erstellt und die Kassenärztliche Bundesvereinigung (KBV) hat Regeln zu Videosprechstunden und zertifizierten Videoanbietern erlassen.
- **Selbsthilfeprogramme,** die einen regelmäßigen Kontakt mit Fachpersonen beinhalten, sind wirksamer als unbegleitete Programme. **Therapien via E-Mail und Chat-Therapien** sowie **Videosprechstunden** haben sich bisher als gleich wirksam erwiesen, wie Vor-Ort-Psychotherapien. Mit **Blended-Therapien** kann die Wirkung von Psychotherapie bei Depression möglicherweise verbessert werden.
- Im **Zentrum von Indikationsüberlegungen** stehen die Patientensicherheit sowie die Präferenzen und Erfolgserwartungen der Patienten.

35.1 Einführung

Dieses Kapitel soll dem Leser einen Überblick über Onlinetherapien bei Depressionen und den aktuellen Stand in Forschung und Praxis geben. Hierbei werden verschiedene Formen von internetvermittelten Interventionen beschrieben und Vor- und Nachteile, die empirische Evidenz sowie die Indikation von internetbasierten Interventionen diskutiert. In den Tabellen und Kästen werden u. a. Beispiele und Hinweise für die Praxis gegeben.

35.2 Verschiedene Formen von internetvermittelten Interventionen

Das Internet kann grundsätzlich zu Kommunikationszwecken (E-Mail, Chat, Videokonferenz) und zur interaktiven Präsentation und Auswertung von Inhalten bzw. zur Informationsvermittlung über Webseiten und Apps verwendet werden. Entsprechend bewegt sich das Spektrum internetbasierter Interventionen zwischen Anwendungen, die das **Internet als Kommunikationsmedium** zwischen Patienten und Therapeuten verwenden – Beispiele sind Therapien via E-Mail, Chat oder Videosprechstunde – , und solchen, die das **Internet als Informationsmedium** verwenden und mithilfe von webbasierten Selbsthilfeprogrammen und Apps Informationen und Übungen vermitteln. Zwischen diesen beiden Polen existieren Übergangsformen: Selbsthilfeprogramme können mit oder ohne zusätzliche Unterstützung von Fachpersonen verwendet werden. Hier ist von **begleiteten** und **unbegleiteten Selbsthilfeprogrammen** die Rede. Im Weiteren werden in jüngerer Zeit vermehrt sog. **Blended Therapien** realisiert: Die Kombination aus Vor-Ort-Psychotherapien und internetbasierten Interventionen. Die verschiedenen Interventionsformen werden im Folgenden dargestellt.

35

35.2.1 Unbegleitete und begleitete Selbsthilfeprogramme

In **webbasierten Selbsthilfeprogrammen** werden psychoedukative Informationen und therapeutische Übungen bereitgestellt, die meist auf kognitiv-verhaltenstherapeutischen Manualen basieren. Die Programme sind meist in verschiedene Module oder Sitzungen aufgeteilt, die in vorgegebenen Zeiten, z. B. 1 Modul/Wo., bearbeitet werden sollen. Die Programme können typischerweise auf verschiedenen Endgeräten, von PC bis Smartphone, nutzerfreundlich verwendet werden. In ➤ Tab. 35.1 sind die Inhalte des im Bereich Depression am besten erforschten Programms **deprexis** aufgeführt (Meyer et al. 2009). Angaben zu weiteren Programmen im Bereich Depression und anderen Störungen finden sich im Verzeichnis digitaler Gesundheitsanwendungen (https://diga.bfarm.de/de). Neben diesen kommerziell vertriebenen und von Krankenkassen übernommenen Programmen gibt es insbesondere im Bereich der Depression auch kostenfreie evidenzbasierte Programme wie ifight depression (https://ifightdepression.com/de) oder moodgym (https://moodgym.de).

CAVE

In Deutschland sieht das Digitale Versorgung-Gesetz (DVG) vor, dass bestimmte Selbsthilfeprogramme zulasten der Krankenkassen auf Rezept verordnet werden können. Damit ein Programm verschrieben werden kann, muss es in das Verzeichnis Digitaler Gesundheitsanwendungen (DiGA-Verzeichnis) aufgenommen werden. Am DiGA-Verzeichnis kann kritisiert werden, dass relativ lasche Kriterien für die Aufnahme Anwendung finden. So muss z. B. nicht unbedingt eine randomisierte Studie vorliegen, die die Wirksamkeit eines Programms zeigt.

Wie erwähnt können Selbsthilfeprogramme unbegleitet oder begleitet angeboten werden. In **begleiteten Selbsthilfeansätzen** werden Teilnehmende während der Arbeit mit einem Selbsthilfeprogramm mit kurzen, meist wöchentlichen und schriftbasierten Onlinekontakten unterstützt. Die Unterstützung beinhaltet meist das Beantworten von Fragen und ein Feedback, welches v. a. die Motivation der Teilnehmenden zur Nutzung des Selbsthilfeprogramms stärken soll.

Tab. 35.1 Inhalte des webbasierten Programms deprexis

Verhaltensaktivierung	Erläuterung des Zusammenhangs zwischen aufbauenden u. verstärkenden Aktivitäten u. Depression sowie Vorstellung des Konzepts der psychologischen Grundbedürfnisse, deren Befriedigung durch entsprechende Aktivitäten erreicht werden kann.
Kognitive Umstrukturierung	Erläuterung zum Umgang mit depressionsfördernden automatischen Gedanken u. kognitiven Verzerrungen. Es werden verschiedene Techniken vorgestellt, mit denen negative Gedanken o. kognitive Verzerrungen erkannt u. hinterfragt werden können bzw. dabei helfen können, sich von ihnen emotional zu distanzieren.
Entspannung, körperliche Aktivität u. Lebensstiländerungen	Vorstellung verschiedener Entspannungstechniken zum Umgang mit Stress (z. B. Atemübungen, meditative Visualisierungsübungen, progressive Muskelentspannung) u. Bedeutung von Lebensstiländerungen (z. B. gesunde Ernährung, körperliche Aktivität) für das psychische Wohlbefinden.
Akzeptanz u. Achtsamkeit	Erläuterung der Schwierigkeiten, unerwünschte Gedanken u. Gefühle kontrollieren o. unterdrücken zu wollen, u. Vorstellung der Möglichkeit, derartige Gedanken u. Gefühle als solche akzeptieren u. mit ihnen umgehen zu lernen. Ferner werden Nutzer darin unterstützt, persönliche Werte u. Ziele zu reflektieren u. diese trotz des Auftretens belastender Gedanken u. Gefühle aktiv zu verfolgen.
Problemlösung	Erläuterung, wie man mit Problemen strukturiert umgehen u. Lösungsmöglichkeiten entwickeln u. umsetzen kann. Die Inhalte in diesem Abschnitt folgen den Prinzipien verhaltenstherapeutischer Problemlösetrainings.
Erfahrungen aus der Kindheit	Verhaltenstherapeutisch orientierte Vorstellung des Zusammenhangs früher Lernerfahrungen mit dem späteren Auftreten einer Depression u. Erläuterung zum Umgang mit früheren problematischen Erfahrungen in der Kindheit.
Zwischenmenschliche Fähigkeiten	Verhaltenstherapeutisch orientierte Erläuterung des Zusammenhangs zwischen dem eigenen Verhalten gegenüber anderen Menschen u. der Depression. Vorstellung, wie man positiv mit anderen Menschen kommunizieren u. welche Auswirkungen dies auf die Stimmung haben kann.
Positive Psychologie	Verhaltenstherapeutisch orientierte Erläuterung der Kernelemente positiver Psychologie mit Fokussierung auf Exploration der persönlichen Stärken und Talente.
Traumarbeit (optional)	Verhaltenstherapeutisch orientierte Vorstellung vom Umgang mit Träumen als Ansatz für Problemlösungen im Alltag.
Zusammenfassung	Zusammenfassung der wichtigsten Schlüsselprinzipien u. Techniken.

CAVE

Apps in App Stores

In App Stores lassen sich einige Apps finden, die der Selbsttherapie von depressiven Symptomen dienen sollen. Viele dieser zu geringen Kosten in Google Play oder iTunes verfügbaren Apps sind allerdings von schlechter Qualität. In einer Übersichtsarbeit zu deutschsprachigen Apps zur Anwendung bei depressiven Symptomen wurde festgestellt, dass für keine der 38 identifizierten Apps eine Wirksamkeitsstudie vorliegt (Terhorst et al. 2018).

35.2.2 Blended-Therapien

Unter **Blended-Therapien** werden verschiedene Formen der Kombination von Vor-Ort-Psychotherapie mit internetbasierten Interventionen verstanden. So können internetbasierte Interventionen vor oder nach etablierten Vor-Ort-Therapien eingesetzt werden, z. B. zur Überbrückung von Wartezeiten oder als Nachsorgemaßnahme. Onlineinterventionen wie Selbsthilfeprogramme können aber auch während der Psychotherapie eingesetzt werden, beispielsweise zur Vorbereitung, Vertiefung oder Wiederholung therapeutischer Inhalte. Mit Blended-Ansätzen können spezifische Vorteile der beiden Interventionsformate genutzt werden, also z. B. der Alltagstransfer neuer Denk- und Verhaltensweisen mit Onlinehausaufgaben gefördert und individuelle Themen in den Vor-Ort-Therapie vertieft bearbeitet werden.

35.2.3 E-Mail, Chat- und Videotherapien

E-Mail- und Chat-Therapien sowie Videosprechstunden nutzen das Internet als Kommunikationsmedium. Sie werden persönlich erbracht und können deshalb stärker als die relativ standardisierten Selbsthilfeprogramme individuellen Merkmalen und Bedürfnissen der Patienten gerecht werden. In Chat-Therapien wird schriftbasiert in Echtzeit kommuniziert, während die Kommunikation in E-Mail-Therapien zeitversetzt (asynchron) erfolgt. Videosprechstunden haben gerade angesichts der COVID-19-Krise Anfang 2020 einen Durchbruch erlebt (Wind et al. 2020). In Deutschland wurden vonseiten der Kassenärztlichen Bundesvereinigung Regelungen zur Videosprechstunde in der Psychotherapie erlassen, in welchen neben Anforderungen an Praxen auch Anforderungen an die Videodienstleister definiert sind.

WEITERE INFORMATIONEN

Regelung der Kassenärztlichen Bundesvereinigung zu Videosprechstunden in der Psychotherapie[1]

- Patienten müssen für die Videosprechstunde eine Einwilligung abgeben.
- Die Videosprechstunde muss in Räumen stattfinden, die Privatsphäre bieten. Außerdem müssen die eingesetzte Technik und die elektronische Datenübertragung eine angemessene Kommunikation gewährleisten.
- Die Videosprechstunde muss vertraulich und störungsfrei verlaufen – wie eine normale Sprechstunde auch. So darf die Videosprechstunde beispielsweise von niemandem aufgezeichnet werden, auch nicht von den Patienten.
- Videosprechstunden müssen über zertifizierte Anbieter erfolgen (eine Liste der zertifizierten Videoanbieter findet sich auf der Webseite der KVB[1])
- Die Klarnamen der Patienten müssen für die Praxis erkennbar sein.
- Die Videosprechstunde muss frei von Werbung sein.

[1] www.kbv.de/html/videosprechstunde.php

35.3 Vor- und Nachteile

Die verschiedenen Interventionsformate weisen jeweils unterschiedliche Vor- und Nachteile auf. So sind Interventionen, bei denen die Kommunikation zwischen dem Patienten und dem Therapeuten zeitversetzt, also asynchron erfolgt, flexibel verfügbar und können auch außerhalb üblicher Arbeitszeiten verwendet werden. Dafür entfällt durch die zeitlich versetzte Kommunikation die Möglichkeit des unmittelbaren, prozesshaften Austauschs zwischen dem Patienten und dem Therapeuten. ➤ Tab. 35.2 gibt einen Überblick über Merkmale von Onlineinterventionen und häufig genannte Vor- und Nachteile.

Zu den größten Herausforderungen bei allen Onlineinterventionen gehört neben dem Datenschutz die **Gewährleistung der Patientensicherheit.** Es besteht weitgehend Konsens darüber, dass sich internetbasierte Interventionen aufgrund der physischen Distanz und der oft zeitverzögerten Kommunikation nicht eignen, um angemessen auf akute, insbesondere suizidale Krisensituationen zu reagieren. Es wird deshalb empfohlen Hilfesuchende schon auf der Homepage über diese Einschränkung zu informieren und auf Notfallnummern hinzuweisen. Bei vollständig via Internet durchgeführten Interventionen ist es üblich, einen individuellen Notfallplan zu erarbeiten, in welchem definiert ist, an wen sich Patienten wenden können, wenn sie in eine akute Krise geraten.

Aufgrund der Herausforderungen und Risiken, die mit internetbasierten Interventionen verbunden sind, wurden in den letzten Jahren von verschiedenen Verbänden Qualitätskriterien ausgearbeitet.

WEITERE INFORMATIONEN

Qualitätskriterien für internetbasierte Selbstmanagementinterventionen

Eine Arbeitsgruppe der Fachgesellschaften DGPPN und DGPs hat Qualitätskriterien für internetbasierte Selbstmanagementinterventionen formuliert. Gemäß diesen Kriterien kann eine Intervention empfohlen werden, wenn die folgenden Kriterien erfüllt sind (Klein et al. 2018):

- Gewährleistung der Sicherheit der Patienten und der Daten. Neben dem Datenschutz geht es hier v. a. um den Umgang mit akuten Krisensituationen (z. B. Verweis auf eine Behandlung im persönlichen Kontakt im Fall einer Krise)

- Erfüllung inhaltlicher Qualitätsanforderungen. Hier wird darauf verwiesen, dass die Intervention inhaltlich auf evidenzbasierten Methoden der Psychotherapie basieren sollte und in die Entwicklung auch Experten einbezogen werden müssen.
- Wirksamkeitsnachweis aus mindestens einer randomisierten Studie, in welcher die Intervention entweder mit einer unbehandelten Kontrollgruppe oder einer etablierten Behandlung verglichen worden ist.
- Transparente Darstellung zentraler Informationen wie Kosten, Qualifikation der Entwickler sowie Inhalte und Indikationsbereiche der Intervention.

35.4 Empirische Evidenz

Obwohl die Forschung zu internetbasierten Interventionen noch verhältnismäßig jung ist, wurden in den letzten Jahren viele kontrollierte Wirksamkeitsstudien durchgeführt, wobei gerade die Studien im Bereich Depression mit den teils über 1000 Teilnehmenden zu den größten Psychotherapiestudien überhaupt gehören (Klein et al. 2016).

35.4.1 Unbegleitete und begleitete Selbsthilfeansätze

Von allen internetbasierten Interventionen wurden unbegleitete und begleitete Selbsthilfeansätze bisher am Häufigsten erforscht. In ➤ Tab. 35.3 werden die Ergebnisse von drei neueren Metaanalysen zusammengefasst. Für unbegleitete Selbsthilfeansätze werden im Schnitt kleine bis mittlere Effekte gefunden (Hedges' $g = 0{,}33$; Karyotaki et al. 2017). Im Gegensatz dazu werden für begleitete Selbsthilfeansätze, die einen regelmäßigen OnlinekKontakt mit einer Fachperson beinhalten, große Effekte berichtet (Hedges' $g = 0{,}90$; Königbauer et al. 2017). Die Wirkung von angeleiteten Selbsthilfeansätzen ist damit vergleichbar mit der Wirkung von Vor-Ort-Psychotherapien, wie auch die Metaanalyse von Carlbring et al. (2018) zeigt, in welche nur Studien mit direkten Vergleichen von Online- und Vor-Ort-Therapien eingeschlossen wurden (➤ Tab. 35.3). Zusammenfassend kann gesagt werden, dass mit unbegleiteten Selbsthilfeprogrammen zwar viele Menschen mit depressiven Symptomen erreicht werden, die Effekte aber geringer sind als bei einem regelmäßig stattfindenden Austausch mit Fachpersonen.

Tab. 35.2 Vor- und Nachteile von Onlinetherapien (adaptiert nach Berger 2015)

Merkmal von Online Therapien	Vorteile	Nachteile/Risiken
Therapie auf Distanz	• Erreichen von Patienten, die vor Ort o. aufgrund eingeschränkter Mobilität keine Hilfe finden • Bequem, da Anreise entfällt	• Angemessene Reaktion in akuten Krisensituationen nur eingeschränkt möglich • Vertraulichkeit der Daten durch Übertragung u. Speicherung gefährdet • Identität von Anbietern u. Patienten nicht gesichert
Flexible Verfügbarkeit bei Angeboten mit asynchroner Kommunikation	• Nutzung auch außerhalb von üblichen Arbeitszeiten möglich • Terminfindung fällt weg • Inhalte können zu einem günstigen (Lern) Zeitpunkt u. mit flexiblem Tempo bearbeitet werden	• Möglichkeiten des unmittelbaren, prozesshaften Austauschs eingeschränkt • Fehlende zeitliche Struktur kann die Compliance reduzieren
Schriftbasierter Austausch/Abwesenheit des physischen Kontakts	• Niedrige Hemmschwelle, Hilfe aufzusuchen u. über Probleme zu schreiben • Soziale Barrieren (z. B. aufgrund äußerlicher Merkmale) fallen weg • Möglichkeit, über Geschriebenes wiederholt zu reflektieren • Aktive Teilnahme am Therapieprozess ist unumgänglich • Schreiben wirkt therapeutisch	• Fehlen des non- u. paraverbalen Austauschs • Mehr Missverständnisse in der Kommunikation • Lese- u. Schreibfertigkeiten als Voraussetzung • Verheimlichen bzw. vermeiden schwieriger Themen leicht möglich • Schreiben ist aufwendiger u. dauert länger als reden

Tab. 35.3 Ergebnisse von aktuellen Metaanalysen zu unbegleiteten und begleiteten Selbsthilfeansätzen bei depressiven Symptomen und Depression

Metaanalyse	Indikationsbereich	Intervention	Vergleichsgruppe	Anzahl Studien	Effektstärke Hedg es' *g* (95 %-KI)
Karyotaki et al. (2017)	Depressive Symptomatik	Unbegleitete Selbsthilfe	Wartelisten; CAU	16	0,33 (0,19–0,46)
Königbauer et al. (2018)	MDE; Dysthymie	Begleitete Selbsthilfe	Wartelisten	10	0,9 (0,73–1,07)
Carlbring et al. (2018)	Depressive Symptomatik; MDE; Dysthymie	Begleitete Selbsthilfe	Vor-Ort-Psychotherapie	4	0,16 (0,16–0,47)

MDE = Majore Depressive Episode; CAU = Care as Usual (gewohnte Behandlung); 95 %-KI = 95 %-Konfidenzintervall

35.4.2 Blended-Therapien

Mit der **Kombination von Vor-Ort-Therapien und internetbasierten Interventionen** wird das Ziel verfolgt, die Wirkung von Psychotherapie mit zusätzlichen Onlineinterventionen zu verbessern. Erste kontrollierte Studien, in welchen zusätzlich zu herkömmlicher Psychotherapie webbasierte Selbsthilfeprogramme verwendet und mit herkömmlicher Psychotherapie ohne diese Programme verglichen wurden, zeigten sowohl in der ambulanten als auch stationären Routinebehandlung eine Überlegenheit der Psychotherapie mit zusätzlicher Nutzung der Onlineintervention (Berger et al. 2018; Zwerenz et al. 2017). Ein anderes mögliches Ziel von Kombinationsformaten ist das Ersetzen einzelner Therapiesitzungen durch Onlineinterventionen und damit die Reduktion der Anzahl von Vor-Ort-Sitzungen. Hier deuten erste kontrollierte Studien darauf hin, dass der Einsatz von webbasierten Selbsthilfeprogrammen die Zahl der Vor-Ort-Therapiesitzungen ohne Wirkungsverlust reduzieren kann (Thase et al. 2018). Gerade im Bereich von Blended-Therapien braucht es aber noch mehr und größere Studien, um die vielversprechenden Resultate zu prüfen.

35.4.3 E-Mail, Chat- und Videotherapien

Wie bei Blended-Therapien ist die Ergebnislage bei Therapien via E-Mail, Chat- und Videotherapien noch unzureichend. Insgesamt weisen bisherige Ergebnisse darauf hin, dass der zwischen dem Patienten und dem Therapeuten verwendete Kommunikationskanal keinen Einfluss auf die Wirkung der Therapie hat, dass also Chat-, E-Mail- und Videotherapien genauso wirksam sein können wie Vor-Ort-Psychotherapien. Dafür sprechen die mit konventioneller Psychotherapie vergleichbaren Effekte in zwei kontrollierten Studien zur E-Mail-Therapie bei depressiven Patienten (Vernmark et al. 2010; Wagner et al. 2014) und in einer großen Studie zur Wirksamkeit der Chat-Therapie bei Depression (Kessler et al. 2009). Im Weiteren kam eine systematische Review zudem Schluss, dass Depressionstherapien, die mit Videosprechstunden durchgeführt werden, vergleichbare Effekte erzielen wie Vor-Ort-Therapien (Berryhill et al. 2019).

WEITERE INFORMATIONEN

Therapiebeziehung

Kann in Onlinetherapien eine gute Therapiebeziehung aufgebaut werden und kommt dieser eine ähnliche Bedeutung zu wie in konventionellen Therapien? Bisherige Studien zeigen, dass in allen Onlinetherapieformaten, in welchen Patienten mit Therapeuten in Kontakt sind (begleitete Selbsthilfe, E-Mail-Therapie, Videosprechstunde), gemäß Patienteneinschätzung eine tragfähige Therapiebeziehung aufgebaut werden kann (Berger et al. 2017). Eine neuere Metaanalyse zeigt außerdem, dass die Therapiebeziehung in internetbasierten Interventionen etwa gleich stark mit dem Behandlungsergebnis zusammenhängt wie in Vor-Ort-Psychotherapien (Probst et al. 2019).

35.5 Indikation

Studienergebnisse zur Frage, wer von einer internetbasierten Behandlung profitiert und wer nicht, sind noch sehr uneinheitlich. Folgende **Empfehlungen** können aufgrund der Literatur aber formuliert werden (Berger 2015):

- Im Zentrum aller Indikationsüberlegungen steht die **Patientensicherheit.** Wie erwähnt, sind Behandlungen auf Distanz für Menschen in akuten Krisen nicht geeignet. Dies gilt ganz besonders für Interventionen, die vollständig via Internet durchgeführt werden. In Blended-Therapien, die Vor-Ort-Therapiesitzungen beinhalten, kann die Patientensicherheit aufgrund des persönlichen Kontakts besser gewährleistet werden.
- **Präferenzen und Erfolgserwartungen** sollten berücksichtigt werden. Viele der positiven Studienergebnisse wurden bei Patientengruppen gefunden, die sich selbst für eine Onlinetherapie entschieden hatten und die deshalb möglicherweise für dieses Behandlungsformat besonders motiviert und geeignet sind. Zudem wurde, wie auch bei anderen Therapieformaten, gefunden, dass die Erfolgserwartung positiv mit dem Behandlungsergebnis zusammenhängt. Wenn Patienten eine internetbasierte Behandlung als sinnvoll erachten und zuversichtlich sind, dass Onlinetherapie helfen kann, sind wichtige Indikationsvoraussetzungen erfüllt.
- Wenn die Patientensicherheit gegeben ist und Patienten zuversichtlich sind, dass ihnen das Behandlungsformat zusagt, kann Onlinetherapie auch einfach einmal ausprobiert werden. Studien zeigen, dass es in Onlinetherapien nicht mehr negative Effekte gibt, als in Vor-Ort-Psychotherapien und dass sich relativ früh im Prozess zeigt, ob die Patienten mit E-Mails, Hausaufgaben oder Onlineterminen zurechtkommen oder merken, dass sie den Vor-Ort-Kontakt brauchen.

LITERATUR

Berger T. Internetbasierte Interventionen bei psychischen Störungen. Göttingen: Hogrefe; 2015.

Berger T. The therapeutic alliance in internet interventions: A narrative review and suggestions for future research. Psychother Res 2017; 27: 511–524.

Berger T, Krieger T, Sude K, Meyer B, Maercker A. Evaluating an e-mental health program („deprexis") as adjunctive treatment tool in psychotherapy for depression: Results of a pragmatic randomized controlled trial. J Affect Disord 2018; 227: 455–462.

Berryhill MB, Culmer N, Williams N, Halli-Tierney A, Betancourt A, Roberts H et al. Videoconferencing Psychotherapy and Depression: A Systematic Review. Telemed J E Health 2019; 25(6): 435–446.

Carlbring P, Andersson G, Cuijpers P, Riper H, Hedman-Lagerlöf E. Internet-based vs. face-to-face cognitive behavior therapy for psychiatric and somatic disorders: An updated systematic review and meta-analysis. Cogn Behav Ther 2018; 47: 1–18.

Klein JP, Berger T, Schröder J, Späth C, Meyer B, Caspar F et al. Effects of a psychological internet intervention in the treatment of mild to moderate depressive symptoms: results of the EVIDENT study, a randomised controlled trial. Psychother Psychosom 2016; 85: 218–228.

Klein JP, Knaevelsrud C, Bohus M, Ebert DD, Gerlinger G, Gunther K et al. [Internet-based self-management interventions : Quality criteria for their use in prevention and treatment of mental disorders]. Nervenarzt 2018; 89(11): 1277–1286.

Karyotaki E, Riper H, Twisk J, Hoogendoorn A, Kleiboer A, Mira A et al. Efficacy of self-guided internet-based cognitive behavioral therapy in the treatment of depressive symptoms: A meta-analysis of individual participant data. JAMA Psychiatry 2017; 74: 351–359.

Kessler D, Lewis G, Kaur S, Wiles N, King M, Weich S et al. Therapist-delivered internet psychotherapy for depression in primary care: a randomised controlled trial. Lancet 2009; 374: 628–634.

Königbauer J, Letsch J, Doebler P, Ebert D, Baumeister H. Internet- and mobile-based depression interventions for people with diagnosed depression: A systematic review and meta-analysis. J Affect Disord 2017; 223: 28–40.

Meyer B, Berger T, Caspar F, Beevers CG, Andersson G, Weiss M. Effectiveness of a novel integrative online treatment for depression (Deprexis): Randomized controlled trial. J Med Internet Res 2009; 11(2): e15.

Probst GH, Berger T, Flückiger C. The Alliance-Outcome Relation in Internet-Based Interventions for Psychological Disorders: A Correlational Meta-Analysis. Verhaltenstherapie 2019.

Terhorst Y, Rathner E-M, Baumeister H, Sander L. 'Help from the app store?': A systematic review of depression apps in German app stores. Verhaltenstherapie 2018; 28: 101–112.

Thase ME, Wright JH, Eells TD, Barrett MS, Wisniewski SR, Balasubramani GK et al. Improving the efficiency of psychotherapy for depression: Computer-assisted versus standard CBT. Am J Psychiatry 2018; 175: 242–250.

Vernmark K, Lenndin J, Bjärehed J, Carlsson M, Karlsson J, Öberg J et al. Internet administered guided self-help versus individualized e-mail therapy: A randomized trial of two versions of CBT for major depression. Behav Res Ther 2010; 48: 368–376.

Wagner B, Horn AB, Maercker A. Internet-based versus face-to-face cognitive-behavioral intervention for depression: A randomized controlled non-inferiority trial. J Affect Disord 2014; 152–154: 113–121.
Wind TR, Rijkeboer M, Andersson G, Riper H. The COVID-19 pandemic: The 'black swan' for mental health care and a turning point for e-health. Internet Interv 2020; 20: 100317.
Zwerenz R, Becker J, Knickenberg RJ, Siepmann M, Hagen K, Beutel ME. Online self-help as an add-on to inpatient psychotherapy: Efficacy of a new blended treatment approach. Psychother Psychosom 2017; 86(6): 341–350.

KAPITEL

36

Dada Held-Poschardt

Prävention der Depression

Kernaussagen

- **Prävention von depressiven Störungen** setzt auf verschiedenen Ebenen an, z. B. auf gesellschaftlicher Ebene sowie auf individueller Ebene.
- Ein **einseitiges Streben nach Glück und Tabuisieren von „Unglücklichsein"** kann Druck, Selbstüberforderung und Selbstabwertung erzeugen, was wiederum zum Nährboden für depressive Erkrankungen werden kann.
- Eine **radikal akzeptierende, bedingungslos annehmende, liebevolle und von Selbstmitgefühl geprägte Grundhaltung** gegenüber sich selbst lässt sich üben. Schmerz, Traurigkeit und Enttäuschungen haben bei dieser Form der eigenen Lebensbegleitung genauso Raum wie Freude oder Lusterfahrungen.
- Eine **bewusste Vergegenwärtigung** der eigenen Werte und Bedürfnisse in Kombination mit einem entschlossenen Engagement (Selbstaktivierung, Aushalten von Unlust) entlang dieser Werte führen zu einem sinnerfüllten und authentischen Leben und verbessern das psychische Wohlbefinden.
- **Klare innere wie äußere Abgrenzung** gegenüber dysfunktionalen, kräftezehrenden und den eigenen Bedürfnissen widerstrebenden Forderungen liefert einen wichtigen Beitrag zu psychischer Gesundheit.
- **Körperliche Betätigung** bzw. regelmäßige **sportliche Aktivität, soziale Kontakte** sowie **spielerische, spontane Aktivitäten** unterstützen das psychische Wohlbefinden und schützen damit vor depressiven Erkrankungen.

36.1 Prävention im gesellschaftlichen Kontext

Die Rolle, die unsere Haltung zur Depression bei der Vorbeugung der Depressionen spielt.

Die Idee der Prävention speist sich aus dem Prinzip der Vermeidung: einem bestimmten Zustand vorbeugen und ihn verhindern wollen. Depressionen sind ein „Schreckgespenst" unserer Gesellschaft und gleichzeitig allgegenwärtig. Aber wenn man das eine vermeiden möchte, was ist das andere, was man an dessen Stelle anstrebt? Unsere Gegenwartskultur suggeriert, dass psychische Gesundheit gleichzusetzen sei mit der Abwesenheit von belastenden, unerwünschten Gefühlen und Gedanken. Wenn man in die Suchmaschine „Ratgeber, glücklich sein" eingibt, bekomme man 12,4 Millionen Treffer. Die Bücherregale und Zeitschriften sind voll von Anleitungen zum Glück und zur Selbstoptimierung. Sie sind ein Spiegel des kulturellen Klimas, in dem wir überwiegend leben und welches unseren Umgang mit uns selbst und anderen prägt. Wir werden i. d. R. sozial dafür belohnt, wenn wir durch unser Verhalten positive Gefühle herstellen und negative Erlebnisweisen beseitigen. „Glücklich sein" stellt einen Wert dar und ist mit Produktivität, einer weiteren wichtigen gesellschaftlichen Maxime assoziiert. Während belastende, schmerzhafte Gefühle und Gedanken gemeinhin als bedrohlich, hinderlich und intim gelten. Hier beginnt vielleicht ein Missverständnis. Die Annahme von Dualität und Spaltung zwischen glücklich vs. depressiv sein sowie das daraus resultierende Streben das eine zu vermeiden, um das andere zu erreichen, kann aus psychotherapeutischer Sicht paradoxerweise als Nährboden für Depressionen angesehen werden. Anders als es teilweise in einer früheren Ära kognitiver Verhaltenstherapie nahegelegt wurde, lassen sich unerwünschte, negative Gefühle und Gedanken auf Dauer nicht kontrollieren. Wer dies im Zuge von Selbstmanagement- und Selbstoptimierungsbemühungen probiert, wendet viel Kraft auf für eine „Mission Impossible". Die Akzeptanz- und Commitmenttherapie spricht in diesem Zusammenhang von der Unworkable Change Agenda oder Kontrollagenda (Wengenroth 2017). Sie bezeichnet den Versuch, Gefühle und Gedanken zu kontrollieren und zu unterdrücken (Wengenroth 2017).

Ein Patient betitelte den Teufelskreis sehr treffend als die „Schuldlast der Depression": Wenn das Gebot einer Gesellschaft ist, Depressivität zu vermeiden und entsprechende Verhaltensrichtlinien und Selbstoptimierungsmaßnahmen (Sport treiben, angenehmen Aktivitäten nachgehen, Freunde treffen etc.) formuliert, vergrößert sich damit das Tabu, an einer Depression zu erkranken. Wenn jeder Einzelne depressive Erlebnisformen verhindern „muss", indem er positive innere Reaktionen anstrebt und negative vermeidet (z. B. Betäubung, Ablenkung, Verleugnung), fühlt er sich doppelt schuldig und beschämt, wenn er depressiv wird. Durch die Dynamik des „Vermeidenwollens" können somit auf „dialektischem" Wege aus temporärer Niedergeschlagenheit, Rückzugstendenzen, Ängsten und melancholischen Gefühlszuständen manifeste und rezidivierende depressive Episoden erwachsen, die von Versagens- und Schuldgefühlen begleitet und unterfüttert werden. Aus dieser Perspektive sind Depressionen eine Spätfolge von abgespaltenen, stigmatisierten und emotional unbegleiteten Phasen negativer, belastender Gefühle.

Symptomatische Bestandteile der Depression, wie z. B. Kraft- und Antriebslosigkeit, Niedergeschlagenheit, Traurigkeit, Rückzug, Zweifel und Leere sind tief mit der menschlichen Natur verknüpfte Phänomene und Erlebnisformen. Sie sind, anders als von der Gesellschaft im Rausch der Glückskonjunktur suggeriert, ebenso Teil unserer Conditio humana wie Freude, Lust und Antrieb. Ihnen fehlt vielleicht lediglich in der heutigen Kultur der entsprechende Platz, u. a. weil sie als „unproduktiv" gelten. Ohne Schmerz und Leid, zentrale menschliche Momente, wäre die Literatur, Kunst-, Musik-, Theater- und Filmgeschichte undenkbar. Sie gehören damit nicht nur zum emotionalen Gefühlsinventar eines jeden Menschen, ebenso wie die Empfindungen von Freude, Glück, Vitalität, Liebe und Inspiration, sondern erfüllen auch Funktionen. C. G. Jung wies bereits darauf hin, dass jeder Mensch eine „Schattenseite" in sich trägt, die es nicht zu verleugnen, sondern zu integrieren gelte.

MERKE

Eine gelassene gesellschaftliche Grundhaltung gegenüber „negativen" Gefühlen ist der erste Schritt zur Prävention. Begegnen wir Angst, Erschöpfung, Aggression, Wut, Traurigkeit und psychischem Schmerz mit einer akzeptierenden Aufmerksamkeit und Offenheit, sind sie integrierbar. Damit können assoziierte Schuld- und Schamgefühle der Betroffenen verhindert und die Dynamik eines depressiven Teufelskreises unterbrochen werden.

Nach diesem Einstieg zur Einordnung von Depressionen in den gegenwärtigen gesellschaftlichen Kontext bleibt die Frage: Was schützt einen Menschen auf individueller Ebene davor, an einer Depression zu erkranken (➤ Kap. 36.4)? Und welche Präventionsmaßnahmen kommen hier zum Einsatz (➤ Kap. 36.3)?

36.2 Begrifflichkeit

Die gängigen Präventionsansätze sind auf die Verhütung von depressiven Erkrankungen ausgerichtet. Es geht einfach gesagt darum, die Anzahl von Menschen, die Inzidenz von depressiven Episoden möglichst gering zu halten. Sie widmen sich der Frage: „Wie versetzen wir Menschen in die Lage, unser Verhalten und unsere Gedanken so auszurichten, dass gesundheitsförderliche Aspekte daraus resultieren." Wenn sich unsere Bemühungen dabei auf die Senkung der Neuerkrankungsrate richten, sprechen wir von **primärer Prävention.** Wenn unser Fokus hingegen darauf liegt, subsyndromale depressive Symptome im Frühstadium zu erkennen und das Verhalten des Betroffenen entsprechend hin zu gesundheitsförderlichem Verhalten zu modifizieren, bezeichnen wir das als **sekundäre Prävention.** Wobei sich Primär- und Sekundärprävention überschneiden. Unter **tertiärer Prävention** versteht man das Vorbeugen einer weiteren depressiven Episode, bei bereits erlebten depressiven Episoden in der Vorgeschichte einer Person (Rückfallprophylaxe).

Richten sich die Maßnahmen auf die Gesamtbevölkerung, ist das der **universellen Prävention** zuzuordnen. Richten sich unsere Bemühungen auf ausgewählte Risikogruppen, wie z. B. Personen, die bereits Frühwarnzeichen aufweisen oder aufgrund von chronischer Erkrankung oder genetischer Disposition eine erhöhte Wahrscheinlichkeit aufweisen an einer Depression zu erkranken, ist unser Vorgehen unter den Begriff der **selektiven, indizierten Prävention** zu fassen.

36.3 Beispiele von Präventionsprogrammen

Koschig et al. führen in ihrer jüngst veröffentlichten Übersichtsarbeit (2019) Beispiele von evidenzbasierten Präventionsprogrammen auf, deren Einsatz sich bei der Prävention von Depressionen bewährt haben. Die Bearbeitung dysfunktionaler Kognitionen, wie z. B. katastrophisierender Gedanken, haben sich als besonders wirksam herausgestellt. Die einzelnen Maßnahmen der Präventionsprogramme beziehen sich auf den Lebensstil (Bewegung und Schlaf) und/oder das Sozialleben einer Person und enthalten verhaltenstherapeutische Interventionen (z. B. Entspannungs- und Genusstraining, Psychoedukation und Stressmanagement). Präventionsprogramme setzen in unterschiedlichen Lebensbereichen an. Die meisten Programme kommen bisher im Schulsetting und im Arbeitsumfeld zum Einsatz. Zunehmend gewinnen auch Online-Programme an Bedeutung. Die Wirksamkeitsstudien zu den Präventionsprogrammen ergaben zwei universelle Präventionsfaktoren und einige settingspezifische, welche die Wahrscheinlichkeit, an einer Depression zu erkranken, verringern.

MERKE

Präventiv wirksame Faktoren sind regelmäßige, **körperliche Aktivität** und eine gute **soziale Eingebundenheit,** d. h. Beziehungen und regelmäßige Kontakte zu Familie, Freunden, Nachbarn, Kollegen und Bekannten.

Präventive Interventionen im betrieblichen Kontext, Arbeitsumfeld:

- Vergrößerung bzw. Flexibilisierung des individuellen Handlungsspielraums
- Erhöhung der körperlichen Aktivität

- Kognitiv-verhaltenstherapeutisches Stressmanagement-Training

Präventive Interventionen im Schulsetting, bei Kindern und Jugendlichen:
- Informationsvermittlung zu psychischer Gesundheit und Wohlbefinden (Psychoedukation)
- Kognitiv-verhaltenstherapeutische Interventionen: Aufklärung über den Einfluss dysfunktionaler, katastrophisierender Gedanken auf die Stimmung

Zusammenfassend lassen sich außerdem vier wirkungsvolle, globale Interventionsbausteine benennen (Heiniger-Haldimann 2019):
1. Training sozialer Fertigkeiten
2. Erhöhung der sozialen Unterstützung
3. Ausweitung der Möglichkeiten zur sozialen Kontaktgestaltung
4. Auflösung dysfunktionaler sozialer Kognitionen

36.4 Protektive Faktoren im Rahmen psychotherapeutischer Modelle

Es ist zwischen äußeren (z. B. günstige Umweltbedingungen) und inneren (angeborenen und erworbenen) Schutzfaktoren zu unterscheiden, die seelische Gesundheit begünstigen und vor depressiven Erkrankungen schützen können. Während an dieser Stelle auf die äußeren Schutzfaktoren nicht näher eingegangen werden soll, legen wir den Fokus auf die innerpsychischen Schutzfaktoren (z. B. Kompetenzen, Grundeinstellungen). Viele dieser Schutzfaktoren wirken sowohl Depressionen, als auch anderen psychischen Erkrankungen entgegen. Im vorherigen Abschnitt wurde ein Überblick von praktischen, operationalisierten Präventionsstrategien gegeben. In diesem Abschnitt wollen wir uns dem Präventionsgedanken auf Ebene des Individuums nähern und uns mit der Frage beschäftigen, welche innere Haltung und welche psychischen „Skills" oder Eigenschaften die Wahrscheinlichkeit reduzieren können, an einer Depression zu erkranken. Die Frage nach präventiven Strategien setzt die Kenntnis der Ursachen voraus. Dies führt uns zu verschiedenen Psychotherapieansätzen (➤ Kap. 21, ➤ Kap. 2, ➤ Kap. 23, ➤ Kap. 24, ➤ Kap. 25, ➤ Kap. 26, ➤ Kap. 27 und ➤ Kap. 28), die sich mit der Behebung bzw. Reduktion dieser Ursachen beschäftigen. Aus dem theoretischen Modell, welches diesen Therapieansätzen zugrunde liegt, lassen sich innere Ressourcen ableiten, die Menschen zu psychischer Stabilität verhelfen bzw. deren Resilienz positiv beeinflussen.

36.4.1 Salutogenetische Perspektive

Warum gibt es viele Menschen, die trotz widrigster Umstände wie z. B. finanzieller und seelischer Not, körperlicher Krankheit oder Verlusterfahrungen keine Depression entwickeln, während es andere tun? Mit dieser Frage beschäftigte sich der Begründer der „Salutogenese", Aaron Antonovsky. Wenn wir über Prävention sprechen, beschäftigen wir uns wie bereits erwähnt üblicherweise damit, wie krank machende Faktoren vermieden werden können. In Abgrenzung dazu widmet sich die Salutogenese den gesundheitsförderlichen Kräften. Welche innere Verfasstheit schützt uns vor Depressionen? Aaron Antonovsky untersuchte, welche Fähigkeiten und Einstellungen Menschen gesund halten. Den Kern des salutogentischen Konzepts macht die Annahme aus, „dass der menschliche Organismus sich prototypisch in einem dynamischen Zustand des Ungleichgewichts befindet". Damit ist gemeint, dass wir alle „alltäglichen Widrigkeiten ausgesetzt sind" und „unser Leben reich an Reizen ist, auf die wir keine automatischen, angemessenen, adaptiven Antworten haben", was zu Spannungen bzw. kognitiven und emotionalen Dissonanzen führt (Antonovsky 1997). Ein dialektisches Selbstbild, gemäß dem Motto „ich bin verletzlich, aber unbesiegbar" führt zu einer verbesserten Bewältigungsfähigkeit innerer und äußerer Spannungszustände. Hat eine Person Vertrauen, „dass das Verwirrende verständlich werden wird" und man in der Lage ist, die Spannung erst auszuhalten und dann aufzulösen, ist dies als schützende, gesundheitserhaltende Ressource anzusehen. Die Ausprägung des sog. Kohärenzgefühls (**Sense of Coherence,** SOC) einer Person bestimmt deren psychische Widerstandsfähigkeit und gilt als Indikator dafür, ob sie gesund und psychisch stabil bleibt. Das SOC beschreibt die Grundhaltung einer Person,

- die Welt um sich herum verstehen und beeinflussen zu können.
- sich innerer und äußerer Hilfsquellen bewusst zu sein und sich derer bedienen zu können, d. h. Vertrauen in die eigene Handlungsfähigkeit zu empfinden.
- einen Sinn im eigenen Handeln zu erkennen.
- Schmerz, Chaos und Leid aushalten und integrieren zu können.

Wenn eine Person die Anforderungen des eigenen Lebens versteht, sie als handhabbar empfindet und die Mühe, sie zu bewältigen, als lohnenswert erachtet sowie ihre Bewältigungsstrategien flexibel einsetzen oder erweitern kann, hat sie ein hohes Kohärenzgefühl und eine geringere Wahrscheinlichkeit an einer Depression zu erkranken. Dieser salutogenetische Ansatz weist Überschneidungen mit der Theorie der Selbstwirksamkeit von Bandura (1977) auf. In Anlehnung an das salutogenetische Modell unterstreicht Rainer Lutz die gesundheitserhaltende Potenz von Genussfähigkeit. Das setzt voraus, dass sich die Person Genuss „erlauben kann", und kein „Genussverbot" als Oberplan wirksam ist. Genuss gehört zum euthymen Erleben. Euthymes Erleben beschreibt Verhalten, welches angenehme Gefühle erzeugt, wie Spaß, Wohlbefinden, Entspannung und Freude (nach Lutz 1999) und auf diese Weise u. a. eine Belastungsbalance (zum Stresserleben) herstellen kann (Franke, Witte 2009).

Zusammengefasst haben aus salutogenetischer Perspektive folgende innere Faktoren präventive Relevanz:

1. **Verständnis und Konsistenzerleben**
   a) Ein Narrativ für die eigene Biografie haben: Verstehen der eigenen Verhaltensweisen, Gedanken und Gefühle im Kontext der Umgebungsfaktoren, in denen wir aufgewachsen sind und denen wir aktuell ausgesetzt sind.
   b) Ordnung und Struktur in den alltäglichen Abläufen, die das Gefühl von Vorhersehbarkeit und somit das Verständnis fördern.
2. **Positive Selbstwahrnehmung und positives Selbstwirksamkeitserleben**
   a) Bewusstheit über eigene Ressourcen und potenzielle Unterstützung aus dem Umfeld.
   b) Anstrengungsbereitschaft, die Ressourcen ggf. zu erweitern.
3. **Sinnhaftigkeitserleben**
   a) Das Leben nach eigenen Werten und Zielen ausrichten.
   b) Teilhabe.
4. **Genussfähigkeit**
   a) Lustvollen Verhaltensweisen nachgehen.
   b) Lustvolle, sinnliche Wahrnehmungsfähigkeit, die positive Emotionen erzeugt.

Depressionen sind häufig mit dem Gefühl von Leere und Orientierungsverlust verbunden sowie mit einem Mangel von Sinnhaftigkeitserleben. Es gibt jedoch Wege, wie man dem entgegenwirken bzw. wie man vorbeugen kann. Sich regelmäßig mit der inneren Frage zu beschäftigen „Was ist mir wirklich wichtig im Leben? Wie finde ich zu dem, was tragender Sinn in meinem Leben sein kann?", wirkt dem präventiv entgegen. Gegebenenfalls neue Wege zu beschreiten und auszuprobieren, um sich an dem auszurichten, was einem sinnvoll erscheint, führt zu einem stabilen Kohärenzgefühl und schützt damit vor Depressionen. An dieser Stelle lässt sich eine Brücke zum Ansatz der Akzeptanz- und Committmenttherapie (ACT) schlagen. Auch hier wird seelische Gesundheit darüber erreicht und erhalten, dass man sich seiner Werte und Wünsche bewusst ist und seine Handlungen gemäß diesen ausrichtet. Indem auf diesem Wege unsere Handlungen „Sinn ergeben" und wir erleben, dass wir mit unserem Handeln einen entscheidenden Einfluss auf unser Leben haben, erfolgt eine Stärkung des Kohärenzgefühls.

36.4.2 Akzeptanz- und Commitmenttherapie (ACT)

Die Definition von psychischer Gesundheit ist nach dem theoretischen Modell der ACT nicht die Abwesenheit von belastenden Emotionen und auch nicht gleichzusetzen mit „sich gut fühlen". Eine Person, hat eine bessere Chance, psychisch gesund zu sein und zu bleiben, wenn sie „spürt und akzeptiert, was es heißt, ein menschliches Wesen zu sein, und gleichzeitig die innere Freiheit hat, ihr Verhalten in den Dienst ihrer Werte zu stellen" (Wengenroth 2017). Aus dem theoretischen Modell der ACT kann abgeleitet werden, dass sich eine psychisch gesunde und resiliente Person durch eine bestimmte innere Haltung auszeichnet, die als Schutzfaktor in Bezug auf Depressionen angesehen werden kann, da sie psychische Stabilität und Flexibilität herstellt. Sie setzt sich aus bestimmten Charakteristika zusammen, aus denen mögliche Leitsätze formuliert werden können.

1. **Offenheit und Achtsamkeit** gegenüber „negativen" inneren Reaktionen (Gedanken, Gefühle und Impulse), statt diese vermeiden oder wegregulieren zu wollen.
   - Öffne dich bewusst und nicht wertend deinen eigenen negativen und belastenden Gefühlen gegenüber (Achtsamkeit) und erlaube sie dir.
2. **Distanzierungsfähigkeit:** Einordnung der eigenen Gefühle und Gedanken in den Kontext des eigenen Selbst, als „Produkte des Verstands".
   - Du bist nicht deine Gedanken und Gefühle.
   - Deine gegenwärtigen Gedanken und Impulse sind nur eine mögliche Variante, die Situation zu erleben. Probiere andere Perspektiven aus!
   - Dein Gefühl muss nicht automatisch eine Handlung nach sich ziehen.
3. Fähigkeit, **Verbindung mit den eigenen Werten** aufzunehmen, die für das Individuum ein gutes Leben definieren und das Verhalten nach ihnen auszurichten.
   - Vergegenwärtige dir was für dich im Leben Bedeutung hat und was für dich ein gutes Leben ausmacht.
   - Orientiere dein Verhalten immer wieder neu an diesen Werten.

MERKE

Die Kombination einer selbstakzeptierenden Haltung und Werteorientierung schafft eine hohe psychische Flexibilität und begünstigt individuelles Wohlergehen (Wengenroth 2017).

Fallbeispiel

Persönliches Beispiel einer Haltung (gemäß ACT)

Ich begegne meinem inneren Widerstand, mich an einem sonnigen Ferientag an den Schreibtisch setzen und schreiben zu müssen, mit einer wohlwollenden akzeptierenden Haltung. Nachdem ich meine Traurigkeit darüber, den Tag nicht mit Freunden und Familie draußen verbringen zu können (Verzicht auf lustvolle Aktivitäten), gewürdigt sowie meine Insuffizienzängste bezogen auf das Schreiben akzeptierend zur Kenntnis genommen habe (Selbstmitgefühl), tröste ich mich damit, dass ich zeitnah noch viele sonnige Tage in der Natur verbringen werde. Ich freue mich darüber, dass ich mich geistig betätige (Wertorientierung) und mit meinem Vorhaben, ein Buchkapitel zu schreiben weiterkomme (Zielorientierung). Woraufhin ich mich, meine anfängliche Unlust gelassen hinnehmend, hinsetze und anfange zu arbeiten (Selbstaktivierung).

36.4.3 Schematherapeutische Perspektive

Die Schematherapie hat ihre Wurzeln in der kognitiven Verhaltenstherapie (KVT), ebenso wie die ACT, beinhaltet aber auch Elemente aus Hypnotherapie und Gestalttherapie. Ursprünglich als störungsübergreifender Ansatz konzipiert, hat sie sich im Laufe der Zeit v. a. bei der Behandlung von therapieresistenten Depressionen sowie bei der Behandlung von Persönlichkeitsstörungen als wirksam erwiesen. Das handlungsleitende Konzept der Schematherapie ist die **Bedürfnisorientierung.** Vereinfacht zusammengefasst bilden zwanghafte Kontrolle, überhöhte Ansprüche an sich selbst und daraus resultierende selbstabwertende Gedanken die Grundlage für Schuldgefühle und machen vulnerabel in Bezug auf Depressionen. Als Gegenstück formuliert die Schematherapie adaptive gesundheitsförderliche Modi („glückliches Kind", „gesunder Erwachsener"), welche mit bestimmten psychischen Fähigkeiten einhergehen. In diesen gesundheitsförderlichen Modi ist ein Mensch in der Lage, die eigenen Gefühle und das eigene Tun wohlwollend zu begleiten und sich seinen Bedürfnissen gemäß zu verhalten. Im „gesunden erwachsenen Modus" erlebt ein Mensch Handlungsspielraum, d. h. Möglichkeiten, auf Probleme zu reagieren, und ist in der Lage, sich abzugrenzen (d. h. „Nein" zu sagen zu Dingen, die er nicht möchte bzw. welche die eignen Energiereserven oder Grenzen überschreiten). Der gesunde Kindmodus zeichnet sich durch spontanes, spielerisches und lustvolles Handeln aus. In diesem Modus befindet man sich ganz im gegenwärtigen Moment und drückt sich frei aus. Nach der Logik des schematherapeutischen Konstrukts befindet sich eine Person in einem gesunden, psychischen Gleichgewicht, welches die Wahrscheinlichkeit, an einer Depression zu erkranken, reduziert, wenn sie in der Lage ist,

- die eigenen Gefühle zu akzeptieren und mitfühlend zu begleiten.
- wertschätzend mit sich umzugehen, auch bei Misserfolgen und sich diese zu erlauben.
- Entscheidungen entsprechend eigenen Bedürfnisse zu treffen.
- Probleme anzugehen und zu lösen.
- sich gegenüber unangemessen Forderungen oder Abwertungen anderer zu schützen und abzugrenzen.
- sich selbst begrenzen zu können.
- seine eigenen Bedürfnisse zu erkennen und zu äußern.
- sich selbst zu trösten und zu beruhigen.
- sich Freiräume für spielerische, ausgelassenen und spontane Aktivitäten zu schaffen.
- gesunde Beziehungen zu anderen Menschen zu gestalten.

Ansätze, wie man die oben skizzierten Modi des „gesunden Erwachsenen“ und „freien Kindes“ stärken kann:

- Förderung von gezieltem, planerischem Denken, indem man sich seine Werte, Wünsche und Bedürfnisse explizit und konkret vor Augen führt.
- Bedürfnisorientierung: das Verhalten in Richtung der Bedürfniserfüllung planen und angehen.
- Angemessene Selbstinstruktion: positiv, konkret und unterstützend formuliert (z. B. „Ich möchte heute dieses Buchkapitel zu Ende schreiben, weil es mir ein Bedürfnis ist diese Arbeit abzuschließen und morgen ins Grüne fahren zu können. Ich kann das schaffen.“)
- Validierung und Abgrenzung von unangemessenen Delegationen und Werten der Eltern.
- Wissen fördern über angemessene kindliche und gegenwärtige Bedürfnisse.
- Bewusstheit und Selbstmitgefühl bezüglich frustrierter Bedürfnisse entwickeln.
- Emotionstoleranz: Affektausdruck und -erleben, die die Fokussierung auf eigene Ziele und Bedürfnisse stärken.
- Selbstfürsorge: warmherzige, wohlwollende Selbstverbalisation und Ermutigung zu angenehmen Aktivitäten.
- Selbstdisziplinierung: sich Grenzen setzen und Frustration aushalten, vor dem Hintergrund, dass der richtige Weg in Richtung Bedürfniserfüllung nicht zu jeder Zeit angenehm ist und manchmal Verzicht bedeutet.

36.4.4 Zusammenfassung präventiver, gesundheitsstiftender Faktoren

Prävention kann in verschiedenen Lebensphasen und auf verschiedenen Ebenen (z. B. gesundheitspolitisch, kulturell und individuell) stattfinden. Auf individueller Ebene stellt die früheste Form der Prävention die Befriedigung kindlicher Grundbedürfnisse (Grawe 2000) dar. Günstige frühkindliche Bindungserfahrungen, in denen die kindlichen Bedürfnisse nach Orientierung/Sicherheit, Bindung, Anerkennung und Selbstwert sowie lustvollem, spielerischem Selbstausdruck befriedigt wurden, erhöhen die Resilienz eines Menschen und reduzieren die Wahrscheinlichkeit, an einer Depression zu erkranken.

Während ein bedeutender Teil von Ressourcen, die eine Person vor der Entwicklung einer depressiven Erkrankung im Laufe ihres Lebens schützen können, in der Kindheit gelegt werden, gibt es auch psychologische Schutzfaktoren, auf die man zu jedem Zeitpunkt im Leben Einfluss nehmen kann. Fasst man die Bestimmungsstücke psychischer Gesundheit aus den verschiedenen psychotherapeutischen Ansätzen zusammen, lässt sich daraus eine Haltung ableiten, die uns immer wieder dabei hilft, unser psychisches Gleichgewicht herzustellen: Eine „innere Instanz“, die wir in uns und anderen entwickeln und stärken können.

WEITERE INFORMATIONEN

Bild des „inneren Begleiters“

Er legitimiert, dass ein Teil von uns zwischenzeitlich uneins ist mit der Welt und Schmerz erlebt (Akzeptanz). Er vergegenwärtigt einem die eigene Haltung (Achtsamkeit) und gibt auch Phasen der Niedergeschlagenheit und Traurigkeit gelassen Raum (Selbstmitgefühl, Selbstberuhigung). Sein leitendes Mindset ist „sowohl als auch", anstelle von „wenn, dann" und „entweder oder" (Integration, Ambiguitätstoleranz). Er nimmt dysfunktionale und maladaptive Denkmuster, Verhaltens- und Bewältigungsimpulse gelassen wahr, ohne diese zu verurteilen, ordnet sie ein und erinnert uns an Alternativen

(Distanzierungsfähigkeit), mit denen wir uns unseren Bedürfnissen und Wünschen annähern (Werteorientierung). Er fragt uns immer wieder, wo wir in unserem Leben Sinn und Freude erleben oder zukünftig erleben wollen und ermutigt uns zu Schritten der Umsetzung (Fokussierung, Selbstaktivierung). Diese Instanz führt uns aus selbstkritischen, strafenden oder beschämenden Mustern in Selbstmitgefühl und verbindet uns mit unseren freien, spielerischen und explorativen Anteilen.

Das Vorhandensein dieser inneren Haltung kann darüber entscheiden, ob sich melancholische, antriebslose Gefühlszustände verfestigen und generalisieren, in Form rezidivierender depressiver Erkrankungen, oder nur eine Facette einer ständig in Bewegung bleibenden Erfahrungswelt darstellen. Sie befähigt uns zu dem Glück der Fülle (Wilhelm Schmid) und des Kontrasts.

36.5 Ausblick

Nachdem wir eine Auswahl von protektiven und potenziell präventiv wirksamen psychologischen Faktoren identifiziert haben, stellt sich die Frage, wo und wann sich diese im Rahmen von Prävention anwenden lassen. Während bereits an unterschiedlichen Stellen, Präventionsprogramme zum Einsatz kommen (➤ Kap. 3.3 oder bei Koschig et al. 2019), scheint die systematische Verankerung dieser Programme noch ausbaufähig. Heutzutage routinemäßig und systematisch durchgeführte Vorsorgeuntersuchungen beziehen sich überwiegend auf die physische Gesundheit: kindliche Vorsorgeuntersuchungen (U1–9), zahnmedizinische Vorsorge und Prophylaxe, Krebsvorsorge (z. B. gynäkologische Vorsorge, Mammografien, Darmspiegelungen). Eine vergleichbare Vorsorgesorgfalt bezogen auf psychische Gesundheit ist bisher wenig verbreitet. Das bundesweite Präventionsprogramm „Babylotse“, welches Unterstützung rund um Schwangerschaft, Geburt und Frühkindheit anbietet, ist ein Beispiel für systematische, primäre Prävention. Eine systematische Beachtung der psychologischen Verfasstheit von Kindern, in Kindergarten- und Schulalter und ein damit verknüpftes Angebot zur Unterstützung findet jedoch kaum statt. Ein Ansatz systematischer, psychologischer Edukation und Trainings wäre in Schulen denkbar, z. B. in Form von Arbeitsgruppen oder eines eigenen Schulfachs. Diese könnten Psychoedukation, Kommunikations- und Selbstfürsorgetrainings beinhalten und bei Bedarf psychotherapeutische Einzelgespräche vermitteln.

Die hausärztliche Routineuntersuchung wäre eine weitere Möglichkeit, per Screening das Vorhandensein bzw. Fehlen protektiver Faktoren sowie dysfunktionaler Gedankenmuster und Grundeinstellungen (z. B. schwaches Selbstwirksamkeitserleben oder selbstabwertende Gedanken) zu erfassen, um entsprechende Angebote für psychotherapeutische Trainings und Interventionen vermitteln zu können. Präventionsprogramme für ältere Menschen könnten an bestimmte behördliche Vorgänge wie „Stellen des Rentenantrags“ gekoppelt oder ab einem festgelegten Alter routinemäßig vom Hausarzt vermittelt werden. Diese Programme könnten ein Kontingent an Gesprächsangeboten mit Psychotherapeuten beinhalten, welche z. B. den Übergang (Rollenwechsel) in den Ruhestand begleiten und bei der Gestaltung unterstützen können. Hierzu sollte die Vermittlung von Gruppenangeboten gehören, die sozialen Anschluss bahnen und ermöglichen. Computerbasierte Online-Kurse und therapeutische Apps gewinnen zunehmend an Bedeutung und versprechen zukünftig auch bei der Prävention von Depressionen, u. a. aufgrund ihrer breiten Zugänglichkeit, von Nutzen zu sein. Sie fördern z. B. mithilfe von Stimmungstagebüchern, Psychoedukation und Entspannungsübungen die Achtsamkeits- und Selbstfürsorgekompetenzen und können auf diesem Wege begleitend die alltägliche Psychohygiene unterstützen.

Ein universeller Ansatz zur Prävention bestünde darin, dass eine vorliegende ICD-Diagnose keine notwendige Bedingung mehr für psychotherapeutische Unterstützung darstellen würde, sondern auch präventive Sitzungen zur individuellen Stärkung der Resilienz und Bearbeitung von potenziellen Risikofaktoren über die Krankenkassen abgerechnet werden könnten. Auch wenn diese Art von „psychologischer Prophylaxe“ auf den ersten Blick kostspielig erscheinen mag, könnte sie mittel- und langfristig Einsparungen bedeuten und nachhaltige, signifikant positive gesellschaftliche Effekte haben.

LITERATUR

Antonovsky A. Salutogenese: Zur Entmystifizierung der Gesundheit. Tübingen: Dgvt-Verlag, 1997.

Conradi L. Der Schatten und die Persona als Gegensatzpaar: Schatten und Persona nach CG Jung. München: Grin Verlag, 2019.

Franke A, Witte M. Das HEDE-Training, Manual zur Gesundheitsförderung auf Basis der Salutogenese. Bern: Huber Verlag, 2009.

Grawe K. Psychologische Therapie. Göttingen: Hogrefe Verlag, 2000.

Heiniger-Haldimann B. Prävention der Depression, 2019. www.klaus-grawe-institut.ch/blog/praevention-der-depression (letzter Zugriff 24.6.2022).

Linden M, Weig W. Salutotherapie in Prävention und Rehabilitation. Köln: Deutscher Ärzte-Verlag GmbH, 2009.

Koschig M, Conrad I, Riedel-Heller S. Prävention der Depression. Ansätze, Evidenz und Beispiele guter Praxis. Psychotherapeut 2019; 1: 4–8

Wengenroth M. Therapie-Tools, Akzeptanz- und Commitmenttherapie. Weinheim: Beltz Verlag, 2.A., 2017.

Young J, Klosko J, Weishaar M. Schematherapie: ein praxisorientiertes Handbuch. Paderborn: Junfermann Verlag, 2008.

Register